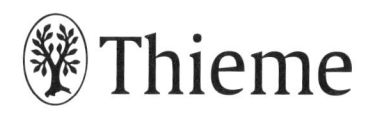

physiolehrbuch Basis

Physikalische Therapie, Massage, Elektrotherapie und Lymphdrainage

Herausgegeben von Antje Hüter-Becker und Mechthild Dölken

Autoren Teil I
Elisabeth Badde-Borcherding
Norbert Hemrich
Heinz-Otto Junker
Johannes Mörler
Joachim Rauch
Bernhard Reichert
Walter Rostalski
German M. Schleinkofer
Rolf Strasser
Elke Teloo

Autor Teil II
Dr. med. Renato Kasseroller

210 Abbildungen
60 Tabellen

Georg Thieme Verlag
Stuttgart · New York

Bibliografische Information
Der Deutschen Nationalbibliothek
Die Deutsche Nationalbibliothek verzeichnet diese Publikation in der Deutschen Nationalbibliografie; detaillierte bibliografische Daten sind im Internet über http://dnb.d-nb.de abrufbar.

Wichtiger Hinweis: Wie jede Wissenschaft ist die Medizin ständigen Entwicklungen unterworfen. Forschung und klinische Erfahrung erweitern unsere Erkenntnisse, insbesondere was Behandlung und medikamentöse Therapie anbelangt. Soweit in diesem Werk eine Dosierung oder eine Applikation erwähnt wird, darf der Leser zwar darauf vertrauen, dass Autoren, Herausgeber und Verlag große Sorgfalt darauf verwandt haben, dass diese Angabe **dem Wissensstand bei Fertigstellung des Werkes** entspricht.

Für Angaben über Dosierungsanweisungen und Applikationsformen kann vom Verlag jedoch keine Gewähr übernommen werden. **Jeder Benutzer ist angehalten,** durch sorgfältige Prüfung der Beipackzettel der verwendeten Präparate und gegebenenfalls nach Konsultation eines Spezialisten festzustellen, ob die dort gegebene Empfehlung für Dosierungen oder die Beachtung von Kontraindikationen gegenüber der Angabe in diesem Buch abweicht. Eine solche Prüfung ist besonders wichtig bei selten verwendeten Präparaten oder solchen, die neu auf den Markt gebracht worden sind. **Jede Dosierung oder Applikation erfolgt auf eigene Gefahr des Benutzers.** Autoren und Verlag appellieren an jeden Benutzer, ihm etwa auffallende Ungenauigkeiten dem Verlag mitzuteilen.

© 2007 Georg Thieme Verlag KG
Rüdigerstraße 14
D-70469 Stuttgart
Unsere Homepage: http://www.thieme.de

Printed in Germany

Zeichnungen: Helmut Holtermann, Dannenberg
Umschlaggestaltung: Thieme Verlagsgruppe
Umschlagfoto: Studio Nordbahnhof, Stuttgart
Satz: medionet AG, Berlin
Druck: Grafisches Centrum Cuno, Calbe

ISBN 3-13-136871-3
ISBN 978-3-13-136871-3

1 2 3 4 5 6

Geschützte Warennamen (Warenzeichen) werden **nicht** besonders kenntlich gemacht. Aus dem Fehlen eines solchen Hinweises kann also nicht geschlossen werden, dass es sich um einen freien Warennamen handelt.

Das Werk, einschließlich aller seiner Teile, ist urheberrechtlich geschützt. Jede Verwertung außerhalb der engen Grenzen des Urheberrechtsgesetzes ist ohne Zustimmung des Verlages unzulässig und strafbar. Das gilt insbesondere für Vervielfältigungen, Übersetzungen, Mikroverfilmungen und die Einspeicherung und Verarbeitung in elektronischen Systemen.

Vorwort

Physiotherapie ist theoriegeleitete Praxis. Schüler und Studenten müssen deshalb außer sehr spezialisierten berufspraktischen Fertigkeiten auch deren theoretische Grundierung (Basiswissen) erlernen.

Dieser Band umfasst die theoretischen und praktischen Grundlagen der physikalischen Therapie. Die Therapieformen sind ein so breit gefächertes Feld, dass sie in fast allen medizinischen Disziplinen angewandt werden.

Der Erfolg der Therapie ist, neben Sachkompetenz, von Sozialkompetenz, Sensibilität, Verständnis und Kommunikationsfähigkeit des Behandlers abhängig, der sich in einem gesunden Nähe- Distanz- Verhältnis zwischen Patient und Therapeut ausbalanciert. Der lernende Therapeut erwirbt während der Ausbildung neben vielen anderen Fähigkeiten und Fertigkeiten auch taktile Beobachtungs- und Behandlungskompetenz, die bei der Anwendung vieler Maßnahmen der physikalischen Therapie eine wichtige Rolle spielt. Schüler und Studierende bekommen z.B. Informationen zur Auswahl der optimalen Methode der Kryotherapie, angepasst auf die individuelle Behandlungssituation, und sie lernen das Lymphsystem und dessen Beeinflussbarkeit kennen. Anwendungsbeispiele und konkrete Hinweise zur Durchführung der Technik sollen dazu befähigen, die in der Natur vorkommenden Heilmittel der Balneo- und Hydrotherapie effektiv zu nutzen. Beschrieben wird auch die Bindegewebsmassage, mit der das vegetative Nervensystem beeinflusst werden kann und die daher viele Möglichkeiten bietet, gestörte Organfunktionen zu normalisieren. Die Fallbeispiele in diesem Band sollen die praktische Anwendung veranschaulichen und den Übertrag in die Praxis erleichtern.

Wer Physiotherapie als theoriegeleitete Praxis versteht, kann sein tägliches Entscheiden und Handeln jederzeit begründen. Dieser Band liefert dazu fundiertes Basiswissen.

Dem Thieme Verlag und hier in erster Linie Rosi Haarer-Becker gilt unser Dank für sachkundige, zielstrebige und kollegiale Zusammenarbeit bei Planung und Herstellung auch dieses Lehrbuchs.

Antje Hüter – Becker
Mechthild Dölken

Anschriften

Herausgeberinnen:
Antje Hüter-Becker
Hollmuthstraße 20
69151 Neckargemünd

Mechthild Dölken
Schule für Physiotherapie
Käfertaler Straße 162
68167 Mannheim

Autoren:
Elisabeth Badde-Borcherding
Massage-Privatpraxis
Dorfstr./Eggerskoppel 2 c
21509 Glinde
www.reflexzonentherapie-im-bindegewebe.de

Norbert Hemrich
Staatl. Berufsfachschule für Massage
Josef-Schneider-Str. 2
97080 Würzburg

Heinz-Otto Junker
Storck-Schule
Schule für Physiotherapie und Massage
Sebastian-Kneipp-Str. 36
35080 Bad Endbach

Dr. med. Renato Kasseroller
Aignerstraße 4a
A 5020 Salzburg

Johannes Mörler
ulmkolleg
Lehr- und Weiterbildungsinstitute
 für Physiotherapie, Massage und Podologie
Oberberghof 5
89081 Ulm

Joachim Rauch
Sebastian-Kneipp-Schule
Brucknerstraße 1
86825 Bad Wörishofen

Bernhard Reichert
VPT-Akademie
Stauferstraße 13
70736 Fellbach-Schmiden

Walter Rostalski
Storck-Schule
Schule für Physiotherapie und Massage
Sebastian-Kneipp-Str. 36
35080 Bad Endbach

German M. Schleinkofer
Sebastian-Kneipp-Schule
Brucknerstr. 1
86825 Bad Wörishofen

Rolf Strasser
Eberlstr. 26
93051 Regensburg

Elke Teloo
Universitätsklinikum Düsseldorf
Ausbildungszentrum für Gesundheitsberufe
Fachbereich Massage
Moorenstr. 5
40255 Düsseldorf

Inhaltsverzeichnis

Teil I Physikalische Therapie 1

1	**Einführung**	**5**
1.1	Physikalische Therapie	5
1.1.1	Physikalische Therapie – Begriffsklärung	5
1.1.2	Physikalische Therapie: eine funktionelle Reiztherapie	5
1.2	Historische Entwicklung der Physikalischen Therapie	6
1.2.1	Massage.............................	6
1.2.2	Hydro- und Balneotherapie..........	7
1.2.3	Elektrotherapie	8
1.3	Abgrenzung und Schnittstellen der Physikalischen Therapie	10
1.3.1	Die Physikalische Therapie als medizinische Disziplin	10
1.3.2	Weitere Einsatzmöglichkeiten innerhalb und außerhalb der Medizin .	10
1.4	Befundgerechte Physikalische Therapie	11
1.4.1	Therapeutische Untersuchung und Behandlung	11
1.4.2	Das Neue Denkmodell der Physiotherapie und die Physikalische Therapie	11
1.4.3	Kombinationstherapie................	12
2	**Massage**	**15**
2.1	Einführung in die klassische Massagetherapie	15
2.1.1	Massageraum........................	15
2.1.2	Lagerungsmaterial und Massagemittel.	16
2.1.3	Ergonomie	16
2.1.4	Eigenschaften des Therapeuten	17
2.1.5	Vorbereitung des Patienten...........	17
2.1.6	Verhalten während der Behandlung ...	17
2.1.7	Lagerungen, Ausgangsstellungen, Transfer	17
2.2	Überblick über die verschiedenen Massageformen und -techniken	19
2.2.1	Einleitung	19
2.2.2	Massage mit Bewegung	19
2.2.3	Sportmassage........................	22
2.2.4	Querfriktionen nach Dr. Cyriax........	23
2.2.5	Manuelle Lymphdrainage.............	24
2.2.6	Triggerpunktmassage	28
2.2.7	Integrierte Massage in der Behandlung hemiplegischer Patienten.............	28
2.2.8	Sonderformen und apparative Formen.	30
2.3	Wirkungen, Indikationen und Kontraindikationen der Massagetherapie	33
2.3.1	Wirkkomponenten der Massagetherapie............................	33
2.3.2	Wirkungen der Massagetherapie......	42
2.3.3	Indikationen der Massagetherapie	51
2.3.4	Kontraindikationen der Klassischen Massage............................	54
2.4	Untersuchung	55
2.4.1	Ziele der Befunderhebung und Behandlungsplanung.................	55
2.4.2	Durchführen der Untersuchung	56
2.4.3	Lokale Inspektion	59
2.4.4	Palpation............................	59
2.4.5	Funktionsprüfung....................	67
2.4.6	Behandlungsplanung.................	67
2.5	Massagetechniken und Behandlungsaufbau	69
2.5.1	Handgriffe der Massage	69
2.5.2	Massage der verschiedenen Körperregionen	79
2.5.3	Befundorientierte Auswahl der Techniken	88
2.5.4	Fallbeispiele	88
2.5.5	Wie erlebt der Patient die Berührung und die Nähe während der Therapie?..	91
2.5.6	Massage bei/ trotz veränderter Körperwahrnehmung, z. B. bei psychischen Erkrankungen	91
3	**Reflexzonentherapie**	**97**
3.1	Einführung	97
3.1.1	Verschiedene Methoden der Reflexzonentherapie	98
3.2	Reflexzonentherapie im Bindegewebe/ Bindegewebsmassage	100
3.2.1	Wirkmechanismen....................	101
3.2.2	Indikationen/Kontraindikationen	108
3.3	Reflexzonen im Bindegewebe – Bindegewebszonen	109
3.4	Befunderhebung	114
3.4.1	Techniken der Befunderhebung	115
3.5	Behandlung	118
3.5.1	Integration in die physiotherapeutische Behandlung	118
3.5.2	Behandlungstechniken	119

3.6	Reaktionen	127	6.2	Geschichte der Balneotherapie und Klimaheilkunde	208
3.7	Behandlungsaufbau	131	6.2.1	Balneotherapie	208
3.7.1	Behandlungsbeispiele am Wirkort Bewegungssystem	132	6.2.2	Klimatherapie	209
3.7.2	Behandlungsbeispiele am Wirkort Innere Organe	144	6.3	Stellung der Balneologie in der Medizin	210
4	**Thermotherapie**	**151**	6.4	Trinkkuren	211
4.1	Physikalische Definitionen	151	6.5	Inhalationskur	212
4.2	Wärmeübertragung	152	6.5.1	Aerosole	213
4.3	Reiz und Reaktion	153	6.6	Heilwässer	214
4.3.1	Definitionen	153	6.6.1	Entstehung von Heilquellen	214
4.4	Wirkungen thermischer Reize	154	6.6.2	Klassifikation der Heilwässer	215
4.5	Reaktionen des Körpers auf Erwärmung	154	6.7	Wirkung der Heilbäder	216
4.6	Regulation der Körpertemperatur	155	6.7.1	Badekur-Reaktionen	216
4.6.1	Homöostase = inneres Gleichgewicht oder Fließgleichgewicht	155	6.8	Reizstärke in der Balneotherapie	217
4.6.2	Wärmeabgabe – physikalische Wärmeregulation	156	6.9	Spezielle Heilbäder	218
			6.9.1	Kohlensäurebäder und Kohlensäure-Trockenbäder	218
4.6.3	Wärmebildung – chemische Wärmeregulation	156	6.9.2	Solebäder	220
			6.9.3	Schwefelhaltige Bäder	222
4.6.4	Thermoregulation	156	6.9.4	Peloidbäder	223
4.6.5	Kern- und Schalentemperatur	157	6.9.5	Bäder in radioaktiven Wässern	225
4.7	Kryotherapie	157	6.9.6	Bäder in iodhaltigen Wässern	226
4.8	Wärmetherapie	162	6.9.7	Künstliche Heilbäder	226
4.8.1	Sauna	162	6.9.8	Behandlung alter Menschen	227
4.8.2	Peloide	163	**7**	**Elektrotherapie**	**231**
4.8.3	Paraffinpackungen	168	7.1	Physikalische Grundlagen	231
4.8.4	Heiße Rolle	169	7.1.1	Aufbau eines Atoms	231
4.8.5	Heißluftbehandlungen	171	7.1.2	Leiter	231
5	**Hydrotherapie**	**175**	7.1.3	Elektrochemische Vorgänge	233
5.1	Grundlagen der Hydrotherapie	175	7.2	Elektrophysikalische Grundlagen der verschiedenen Stromformen	234
5.2	Wasser – das Medium der Hydrotherapie	175	7.2.1	Gleichstromtherapie	234
5.2.1	Physikalische Eigenschaften des Wassers, die therapeutisch genutzt werden	176	7.2.2	Grundlagen der Niederfrequenztherapie	236
5.3	Physiologie der Hydrotherapie	178	7.2.3	Grundlagen der Mittelfrequenztherapie	238
5.3.1	Wie funktioniert Hydrotherapie?	178	7.2.4	Stromstärke	239
5.4	Praxis der Hydrotherapie	182	7.2.5	Grundlage der Hochfrequenztherapie	240
5.4.1	Grundregeln und Grundformen hydrotherapeutischer Anwendungen	182	7.3	Galvanischer Strom	240
			7.3.1	Wirkung	240
5.4.2	Waschungen	183	7.3.2	Anwendungen des galvanischen Stroms	241
5.4.3	Wickel	187	7.4	Niederfrequenz-Reizstrom	246
5.4.4	Güsse	191	7.4.1	Impulsgalvanisation mit Schüttelfrequenzen	246
5.4.5	Dämpfe	200	7.4.2	Neofaradischer Strom	246
5.5	Krankheitsbild bezogene Anwendungen – Überprüfen Sie Ihr Wissen	200	7.4.3	Diadynamische Ströme	247
			7.4.4	Mikroampere-Reizstrom	248
5.5.1	Lösungsvorschläge	201	7.4.5	Transkutane Elektrische Nerven-Stimulation (TENS)	248
5.6	Wasseranwendungen zur Gesundheitsvorsorge	203	7.5	Hochvolt-Ströme (HV)	251
			7.6	Mittelfrequenz-Interferenzstromtherapie	252
5.6.1	Stärken der Abwehr durch natürliche Reize	203	7.7	Ultraschall-Therapie	256
6	**Balneotherapie – Bäderheilkunde**	**207**	7.7.1	Wirkungen des Ultraschalls	256
6.1	Definition	207	7.7.2	Beschallungsmethoden	257
			7.7.3	Dosierung des Ultraschalls	257

7.7.4	Ultraschallkopfführung...............	258	7.9	Lichttherapie mit Infrarot	264
7.7.5	Beschallungsort......................	258	7.10	Elektrodiagnostik	266
7.7.6	Ankopplungsformen	258	7.10.1	Erregbarkeitsprüfung	266
7.7.7	Kontraindikationen der Ultraschall-therapie.............................	259	7.10.2	I/T-Kurve...........................	267
			7.10.3	Akkomodationswert und Chronaxie...	268
7.7.8	Simultanverfahren: Kombination von Ultraschall und Reizstrom	260	7.10.4	Therapeutisches Dreieck..............	269
			7.11	Behandlungsgrundsätze bei schlaffer Lähmung	271
7.8	Hochfrequenztherapie	260			
7.8.1	Kurzwellenverfahren.................	261	7.12	Anwendungsschemata	272
7.8.2	Dezimeter- und Mikrowellenverfahren.	263	7.13	Medizingeräteverordnung	275

Teil II Kombinierte Physikalische Entstauungstherapie und ihre Indikationen................................ 281

8	**Kombinierte Physikalische Entstauungstherapie (KPE) und ihre Indikationen**	**281**	8.4	Klassische lymphologische Indikationen	293
			8.4.1	Primäres und Sekundäres Lymphödem.	293
8.1	Einleitung	281	8.4.2	Lipödem	300
8.2	Entstauungstherapien, Wirkungsweisen und Kontraindikationen	281	8.4.3	Zyklisch idiopathisches Ödem/Syndrom (CIS/CIÖ)...................	302
8.2.1	Manuelle Lymphdrainage (ML)........	281	8.4.4	Weitere Indikationen für die Entstauungstherapie	302
8.2.2	Kompressionsbehandlung	285			
8.2.3	Kontraindikationen	287	8.4.5	Untersuchungs- und Behandlungs-beispiel	306
8.3	Physiologie des Lymphflusses und Morphologie der Lymphgefäße	289			

Sachverzeichnis **313**

Teil I
Physikalische Therapie

1 Einleitung · *5*
2 Massage · *15*
3 Reflexzonentherapie · *99*
4 Thermotherapie · *153*
5 Hydrotherapie · *177*
6 Balneotherapie · *209*
7 Elektrotherapie · *235*

Physikalische Therapie kommt in allen medizinischen Fachgebieten zur Anwendung

1 Einführung · 5

1.1 **Physikalische Therapie** · *5*
1.2 **Historische Entwicklung der Physikalischen Therapie** · *6*
1.3 **Abgrenzung und Schnittstellen der Physikalischen Therapie** · *10*
1.4 **Befundgerechte Physikalische Therapie** · *11*

erstaunlich: ein halbes Jahrhundert n. Chr. wurden Kopfschmerzen mit elektrischen Impulsen eines Zitterrochens behandelt

Kneipp behandelte sich selbst, er besiegte Tuberkulose mit Kaltwasseranwendungen

Physikalische Therapie regt die Selbstheilungskräfte

mechanische, thermische, elektrische und chemische Reize therapeutisch nutzen

1 Einführung

Joachim Rauch

1.1 Physikalische Therapie

Die Physikalische Therapie ist ein Teilgebiet der Physiotherapie und wird vom Masseur und medizinischen Bademeister und vom Physiotherapeuten angewendet. Die Therapieform umfasst ein so breit gefächertes Repertoire, dass sie in fast allen medizinischen Disziplinen eingesetzt werden kann. Die physikalisch-therapeutischen Anwendungen werden entsprechend der ärztlichen Verordnung, dem therapeutischen Befund und Ziel sowie entsprechend den gewünschten Wirkungen eingesetzt. Vom Therapeuten wird daher nicht nur fachliches Können, sondern auch ein umfangreiches theoretisches und medizinisches Wissen verlangt, das in vielen Fällen über Grundlagenwissen hinausgeht. Der Therapeut muss in der Lage sein, physiologische und psychische Vorgänge, bzw. Reaktionen, die er auslöst, einzuschätzen und nachzuvollziehen. Zudem muss er, was mindestens genauso wichtig ist, Fehlentwicklungen rechtzeitig erkennen und ihnen entgegenwirken können. Je besser er diese Fähigkeiten beherrscht, desto mehr ist er in der Lage, die fein abgestimmte Klaviatur der physikalisch-therapeutischen Anwendungen zu spielen.

Physikalische Therapie verlangt ein intensives Vertrauensverhältnis zwischen Patient und Therapeut. In keinem anderen medizinischen Fachgebiet kommen sich Patient und Behandler auf Dauer so nah. Dieser Kontakt zum Patienten, der durch körperliche Berührung erfolgt, spielt eine ungeheuer große Rolle. Masseure und Physiotherapeuten werden daher nicht selten als „Berührungsexperten" bezeichnet.

Eine unabdingbare Voraussetzung, um als Therapeut die Physikalische Therapie zielgerichtet und wirkungsvoll einsetzen zu können, ist daher, sich neben fachlichem und medizinisch-theoretischem Wissen Berührungskompetenz (taktile Kompetenz) anzueignen. Diese lässt sich aber nur durch ständiges, wiederholtes Üben, z. B. von Tastbefund und Massagegriffen, schulen.

Wir wollen versuchen, im Folgenden die Grundlagen der Physikalischen Therapie verständlich zu machen. Darüber hinaus wollen und müssen wir aber auch immer wieder darauf hinweisen, dass der Erfolg in diesen Therapieformen von *der Sozialkompetenz, der Sensibilität, dem Verständnis* und *der Kommunikationsfähigkeit* des Behandlers *und* einem gesunden *Nähe-Distanz-Verhältnis* zwischen Patient und Therapeut abhängig ist.

1.1.1 Physikalische Therapie – Begriffsklärung

Der Begriff *Physikalische Therapie* setzt sich aus zwei Wörtern zusammen, die einen griechisch/lateinischen Ursprung haben:

„Physik": Naturwissenschaft, die sich mit den *Naturgesetzen* beschäftigt und „physikalisch" dementsprechend: die Physik betreffend. „Therapie" ist die Pflege, die Heilung und bedeutet: *Behandlung* von Krankheiten, Heilverfahren.

> Physikalische Therapie ist die Behandlung von Krankheiten mit Heilmitteln, die auf physikalisch bedingten, äußeren Naturgesetzen beruhen.

1.1.2 Physikalische Therapie: eine funktionelle Reiztherapie

Alle physikalisch-therapeutischen Anwendungen sind sog. Reiztherapien. Der Therapeut setzt einen mechanischen, thermischen, elektrischen oder chemischen Reiz, der vom Körper reaktiv-funktionell beantwortet wird. Nach Lange ist ein Reiz „… jeder Eingriff in das innere Gleichgewicht, jede äußere oder innere Einwirkung, die dieses System verändert" (Lange 2003, S. 5) und die Reaktion ist „… die Antwort eines Lebewesens auf einen inneren oder äußeren Störimpuls (Reiz). Diese Reaktion wird physiologischerweise bei Überschreitung einer Mindestschwelle ausgelöst, wobei das Reaktionsausmaß abstufbar ist und von der Zahl der erregten Rezeptoren und der sonstigen Intensität des Reizes abhängt …" (ebda.). Dieses Reiz-Reaktions-Muster ist der Vorgang, der indirekt *Selbstheilungskräfte*, also die natürliche Fähigkeit des Organismus zur Erholung, Regulation, Heilung und Anpassung unterstützt und anschiebt (Hildebrand 1990).

Dazu ein Beispiel: Innerhalb eines verspannten Muskels sorgt ein Triggerpunkt (schmerzhafter

Punkt in einem verspannten Muskel) dafür, dass der Muskel in Bewegung und/oder Ruhe schmerzt. Der Schmerz strahlt in nicht betroffene Gebiete aus, der Muskel ist geschwächt und büßt seine volle Beweglichkeit ein. Die Folgen kann man sich leicht vorstellen. Unabdingbare Voraussetzung, um dem Muskel wieder zu seiner notwendigen Bewegungsfähigkeit ohne Einschränkung zu verhelfen, ist die Beseitigung des Triggerpunktes, z. B. durch eine Triggerpunktmassage. Der Patient selbst kann den Muskel nur dehnen, beseitigt aber damit nicht den Triggerpunkt. Die Reiztherapie hingegen löst im Körper Reaktionen aus, die dazu führen, dass der Triggerpunkt deaktiviert oder beseitigt wird; lokale und ausstrahlende Schmerzen hören sofort auf und die Schmerzfolgen – Schwäche und eingeschränkte Dehnfähigkeit – klingen ab. Ohne den Schmerz und ohne seine Einschränkung ist der Muskel wieder funktionsfähig, der Patient kann ihn, wie zuvor, voll einsetzen.

Physikalische Therapie lässt sich also nur begreifen und richtig einordnen, wenn man dieses Reiz-Reaktions-Prinzip versteht. Physikalische Therapie ist eine *Reiz-Reaktions-Therapie* oder noch besser: eine *funktionelle Reaktionstherapie*.

> Der menschliche Körper reagiert hochsensibel auf die therapeutischen Reize: aus diesem Grund ist die Physikalische Therapie eine aktive Therapie.

Wohlgemerkt, es geht hier nicht um die rein mechanischen Einwirkungen. Das Reiz-Reaktions-Prinzip beruht darauf, dass der therapeutische Reiz im Körper eine Vielzahl neurobiologischer und neurochemischer Vorgänge in Gang setzt, die wir dann als *Reaktionen* bezeichnen. Zu bedenken ist hierbei, dass die unmittelbar erzeugten Effekte meistens so genannte *Sofortwirkungen* (Immediateffekte) sind und anhaltende Wirkungen erst durch Therapiewiederholungen, also Serienbehandlungen, erreicht werden. Wir Therapeuten müssen unser Repertoire so gezielt und wohl dosiert einsetzen, dass es über den Soforteffekt hinaus zu den gewollten Reaktionen, einem Anstoß der Selbstheilungskräfte und damit zu anhaltenden Verbesserungen kommt. Davon abgesehen kommt es ganz wesentlich darauf an, den Patienten – soweit dies irgend möglich ist – zur Mitwirkung und zu einer positiven Einstellung gegenüber der Therapie und dem zu erwartenden Heilerfolg zu motivieren.

1.2 Historische Entwicklung der Physikalischen Therapie

Es scheint, dass Teilbereiche dessen, was wir heute Physikalische Therapie nennen, so alt sind wie die Menschheit selbst. Wir können davon ausgehen, dass z. B. einfache Massagegriffe schon in der Überganszeit Tier – Mensch zur Beseitigung bestimmter Schmerzzustände eingesetzt wurden. Die Hand ist nun einmal das ursprünglichste Werkzeug des Menschen: auch heute reiben wir reflexartig das Schienbein, wenn wir uns dort gestoßen haben. Ebenso dürfte die schmerzlindernde Wirkung des kalten Wassers schon sehr früh entdeckt worden sein; genau wie warmes Wasser, dort wo es als Thermalwasser in natürlicher Form vorkam, sicherlich seit Beginn der menschlichen Zivilisation zu Heilzwecken genutzt wurde.

Natürlich benötigte der Mensch eine lange Zeit, bevor er diese unwillkürlichen, reflexartigen Handlungen zu einem, für medizinische Zwecke geeigneten, System entwickelt hatte. Sicherlich war es so, dass der eine eben mehr Talent zum Heilen hatte als der andere; den besseren suchte man auf. Diese Heiler verbesserten und systematisierten ihre Kunst, tauschten sich miteinander aus und gaben ihr Wissen an ihre Schüler weiter.

1.2.1 Massage

Erste Hinweise auf „Einreibungen", die sowohl rituellen als auch heilenden Zwecken dienten, finden sich bei den Völkern zwischen Euphrat und Tigris sowie im Land der Pharaonen (Hentschel 2003). Aber auch im indischen und chinesischen Kulturraum war Massage von alters her ein probates Heilmittel. Im antiken Griechenland kannte man bereits unterschiedliche Griffe und Einsatzmöglichkeiten der Massage.

Große Ärzte beschäftigten sich mit dieser Therapieform: Von Hippokrates, Galen und Asklepios sind entsprechende Texte überliefert. Zu dieser Zeit wurde diese Behandlung auch schon als „Sportmassage" eingesetzt, in einer überlieferten Schrift heißt es z. B.: „Die Massage kräftigt ein schwaches Gelenk, während sie ein versteiftes Gelenk wieder biegsam und geschmeidig machen kann" (Hentschel u. Blum 1990, S. 345 f.). Auch in Rom und Byzanz kannte und schätzte man Massageanwendungen, vielfach wurden sie auch mit Badeanwendungen verbunden.

In unseren Breiten war Massage im Altertum ebenfalls bekannt. Im Mittelalter erfuhr sie keine nennenswerte Entwicklung, erst mit dem Aufschwung der Medizin in der Renaissance wurde diese Therapieform sozusagen wiederentdeckt. Der um 1800 lebende englische Masseur W. Beveridge eröffnete die erste Massageanstalt. Zu dieser Zeit wirkte auch der schwedische Gymnastiklehrer und Schriftsteller P.H. Ling (**Abb. 1.1**). Ling und der holländische Arzt und Heilgymnast J.G. Metzger gaben der therapeutischen Massageanwendung wesentliche Impulse. Im Grunde genommen ist Ling die Systematik unserer heutigen Massage zu verdanken. Daher wird – vor allem im Angelsächsischen – immer noch von der „schwedischen Massage" gesprochen.

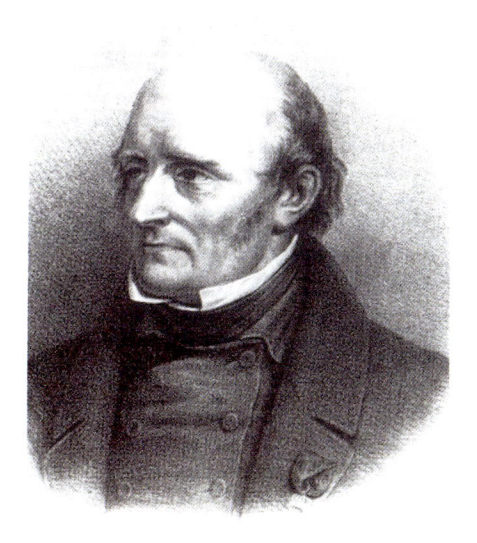

Abb. 1.1 Per Henrik Ling.

Mitte bis Ende des 19. Jahrhunderts erschienen zahlreiche wissenschaftliche Arbeiten zum Thema Massage. Ende des 19. Jahrhunderts wurde an der Berliner Charité die erste staatliche Massageanstalt eingerichtet, deren Leiter der russische Militärarzt I. Zabludowski war. Damit war der modernen Massage, die nun von Masseuren ausgeführt wurde, der Weg geebnet. Im 20. Jahrhundert waren zahlreiche Ärzte, Masseure und Krankengymnasten an der weiteren Entwicklung hin zur modernen Massage heutiger Prägung beteiligt. Stellvertretend seien hier genannt: A. Hoffa, F. Kirchberg, G. Glogowski, J.C. Terrier, H. Teirich-Leube, W. Kohlrausch, H.-D. Hentschel und H. Storck.

1.2.2 Hydro- und Balneotherapie

Erste geschichtliche Hinweise auf hydro- und balneotherapeutische Ansätze lassen sich im indischen Raum finden (Dieckhöfer 1990). Die Therapie mit Wasser hat aber auch im Orient und auf der griechischen Halbinsel eine lange Tradition. Noch heute gibt es zahlreiche bauliche Zeugnisse, die uns die Dimensionen dieser „Badekultur" erahnen lassen. In Mesopotamien und in Ägypten findet man ebenfalls Hinweise auf frühe Bade- und Waschungsrituale, in Griechenland gab es erste eindeutige Funde, die aus dem 2. Jahrtausend v.Chr. stammen. Hier wurden reinigende und rituelle Bäder verabreicht, die nicht nur den Körper, sondern auch den Geist reinigen sollten (Lippert-Grüner 1995). Die Griechen waren es wohl auch, die als Erste in Europa Bäderanwendungen zu Heilzwecken einsetzten. Man kannte nicht nur warme Bäderanwendungen, auch kaltes Wasser wurde bereits gezielt zu Heilzwecken genutzt. Das Bad wurde sowohl zur „Regeneration" nach sportlichen Leistungen angewendet, als auch bei bestimmten Krankheiten zur Wärmezufuhr oder zum Wärmeentzug. Griechische Ärzte brachten diese Badekultur ins römische Imperium. Auch hier errichtete man Badehäuser, so genannte *balnea*, später auch öffentliche Badeeinrichtungen die als *thermae* bezeichnet wurden. Es gab Kaltbäder *(frigidarium)*, Warmbäder *(caldarium)* und Schwitzbäder *(laconicum)*. In diesen Thermen wurden nicht nur Bäder, sondern auch Massagen und Reibungen verabreicht; aber auch Gymnastik, Wandern, Reiten und das Licht- und Luftbad wurde hier zu medizinischen Zwecken angewendet (Dieckhöfer 1990).

In unseren Gegenden wurde das medizinisch wirkende Bad vor allem ab dem 15. Jahrhundert bedeutsam. Einer der prominentesten Befürworter der Bäderanwendungen des ausgehenden Mittelalters war wohl Paracelsus, der wichtige Schriften zur Bäderheilkunde verfasste. „So beobachtete er bei ordentlicher Anwendung der Bäder, die die richtigen chemischen Grundbestandteile ... aufweisen müssen, entsprechende Heilerfolge bei verschiedenen Krankheitsbildern" (Dieckhöfer 1990, S. 57). In dieser Zeit gab es bereits Badekuren. Bestimmte Orte wurden wegen ihrer Spezialisierung auf die Therapie bestimmter Erkrankungen berühmt. Die Anwendungen wurden vom Arzt vorgegeben, er bestimmte auch das Prozedere und die Dauer der Behandlung. Im 17. Jahrhundert kamen, statt der bisher üblichen Badekuren, die Trinkkuren in Mode. Dies führte dazu, dass der gesellschaftliche Aspekt in den Badeorten immer mehr in den Vordergrund trat. Aber auch Kaltwasserkuren erlebten eine

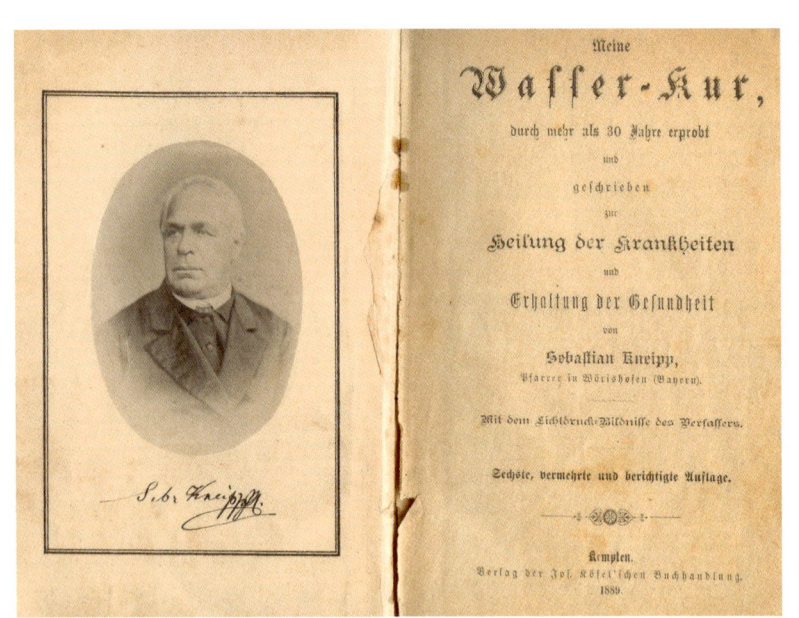

Abb. 1.2 1886 veröffentlichte Kneipp sein erstes Buch „Meine Wasserkur", das ihn weit über die Grenzen des Allgäus hinaus bekannt machte.

Blüte. Bekannt sind zum Beispiel die so genannten „schlesischen Wasserhähne" – wie man Patienten der entsprechenden Kuren nannte. Siegmund Hahn und seine Söhne wirkten als Ärzte im schlesischen Schweidnitz. Überliefert wurde das Werk von einem der Söhne, Johann Siegmund Hahn, dessen Niederschrift „Unterricht von Krafft und Würckung des frischen Wassers in die Leiber der Menschen ...", viele Kaltwasser-Anhänger beeinflusste. Kaltwasserkuren wurden nicht nur bei einfachen Infektionskrankheiten oder zur Steigerung der Abwehrkräfte eingesetzt, man wandte diese Prozedur auch bei Typhus, Gicht, Rachitis und anderen Krankheiten an.

Einen wesentlichen Beitrag zur Hydrotherapie leistete der 1799 in Gräfenberg geborene Vinzenz Prießnitz. Er war als „Laienbehandler", wie später auch Sebastian Kneipp, stets den Anfeindungen durch die Ärzteschaft ausgesetzt. Prießnitz war ein mit Menschenkenntnis begabter Mann, der hinschauen und zuhören konnte und so den Zustand seiner Patienten in seiner Gesamtheit erfasste. Er setzte 56 verschiedene Kaltwasseranwendungen ein (Oelze 1990), forderte von seinen Patienten ausreichende, anschließende Bewegung an der frischen Luft und verlangte, wie Alfred Martin in seinem 1906 erschienenen Werk „Deutsches Badewesen in vergangenen Tagen" formulierte, „Entsagung und ... eine vernünftige Beschäftigungstherapie bei derber Bauernkost mit kalter Milch und gewöhnlichem Wasser als Getränk" (Martin 1906, S. 396).

Kneipp, 1821 im Allgäuer Stefansried geboren, war ebenfalls ein begnadeter Beobachter, der seine Begabung und seine Erfahrung dazu nutzte, klare Diagnosen zu stellen und Krankheiten mit einfachen Therapieformen zu heilen. Dabei war für ihn immer der Mensch in seiner Ganzheit wichtig. Während seiner Ausbildung zum Priester erkrankte er an Tuberkulose und behandelte sich selbst erfolgreich mit Kaltwasseranwendungen. Die Vorgaben dafür erhielt er aus dem schon erwähnten Büchlein von J.S. Hahn. Als Pfarrer in Wörishofen arbeitete Kneipp seine „Wasserkur" zu einem ausgereiften naturheilkundlichen Konzept aus, das heute noch – und sogar mehr denn je – seine Berechtigung hat und Anerkennung findet (**Abb. 1.2**).

Kneipps Hydrotherapie basiert auf ca. 120 von ihm entwickelten Anwendungen, wie den Flach- und Blitzgüssen, Waschungen, den Wickeln mit verschiedenen Zusätzen, dem Wassertreten, Arm- und Sitzbädern und vielen weiteren Anwendungen. Aus Maßnahmen der Ernährungstherapie, der Kräuterheilkunde, der Bewegungs- und Ordnungstherapie formte er ein in Europa einmaliges, ganzheitliches Gesundheitskonzept. Heute gibt es über 50 Kneipp-Heilbäder und -Kurorte, ein weiterer Beweis für Kneipps zukunftsweisende Arbeit.

1.2.3 Elektrotherapie

So erstaunlich es klingt, die ersten elektrotherapeutischen Behandlungen stammen aus dem Altertum: Der römische Arzt Scribonius Largus berichtete ein halbes Jahrhundert n. Chr., dass er Kopfschmerzen und Gicht mit elektrischen Impulsen eines Zitterrochens behandelte. Die Elektrotherapie taucht im Schrifttum dann erst wieder sehr viel später auf. Der Arzt Christian Gottlieb Katzenstein verwendete eine „Elektrisiermaschine" zur Therapie und verfasste 1746 das erste Buch über Elektrotherapie. Der italienische Arzt Luigi Galvani beobachtete einen Zusammenhang zwischen Elektrizität und der Muskelkontraktion, indem er an Kupferhaken befestigte Froschschenkel an ein Eisengitter hängte. Durch die unterschiedlichen Metalle wurde Spannung erzeugt, die die Muskeln zur Kontraktion brachten. Michael Faraday kommt das Verdienst zu, Gleichstrom durch den so genannten „wagnerschen Hammer" rhythmisch unterbrochen zu haben; ihm zu Ehren wurde der Begriff der „Faradisation" geprägt.

Dann ging es Schlag auf Schlag: 1851 beschäftigte sich der Physiologe Eduard Pflüger mit der Wirkung von elektrischen Impulsen auf den Muskel, ihm verdanken wir die „pflügersche Zuckungsformel". 1866 erfand Steve das elektrogalvanische Vollbad, das 1900 durch den Ulmer Gerbermeister Johann Stanger weiterentwickelt wurde (**Abb. 1.3**). 1886 verfasste Wilhelm Erb ein Handbuch der Elektrotherapie, in dem er Reizpunkte beschrieb. Gegen Ende des 19. Jahrhunderts gaben Nicola Tesla und Jacques-Arsène d'Arsonval Hinweise zur Hochfrequenztherapie. Josef Kowarschik entwickelte 1926 den „Exponentialstrom" zur Behandlung schlaffer Lähmungen und führte einige Jahre später die „Spulenfeld-Kurzwellentherapie" in Europa ein. Der Dresdner Karl Franz Nagelschmidt beschäftigte sich Anfang des 20. Jahrhunderts mit der „Diathermie", zur selben Zeit gelang Stephane Leduc der Nachweis, dass sich Medikamente durch Gleichstrom in den Körper einschleusen lassen – die „Iontophorese" war geboren.

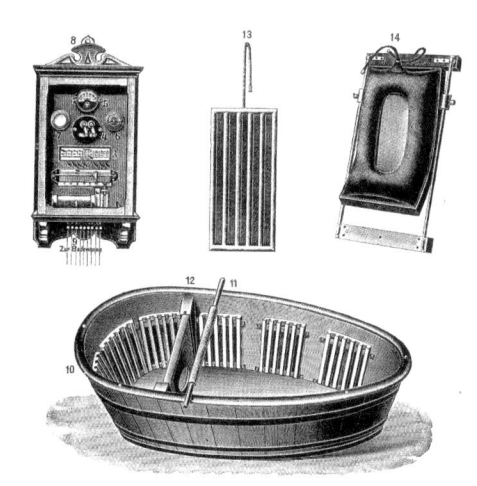

Abb. 1.3 Abbildung aus einem Lehrbuch von 1906.

Nach dem 2. Weltkrieg ging die rasante Entwicklung der Elektrotherapie weiter: 1950 entwickelte der französische Zahnarzt Pierre D. Bernard die „diadynamischen Ströme" (bernardsche Ströme) und veröffentlichte entsprechende Studien. 1957 entwickelte der deutsche Arzt H. Träbert den „Ultrareizstrom". 1960 entwickelte der österreichische Physiker Hans Nemec den „Interferenzstrom" und in den Siebzigerjahren setzte sich die „TENS-Therapie" (transkutane elektrische Nervenstimulation) durch.

1.3 Abgrenzung und Schnittstellen der Physikalischen Therapie

1.3.1 Die Physikalische Therapie als medizinische Disziplin

Das medizinische Fachgebiet, dem die Physikalische Therapie zugeordnet ist, ist die *Physikalische Medizin*. Sie umfasst die Teilgebiete Physikalische Therapie, Bewegungstherapie, Rehabilitation und medizinische Klimatologie. Ihre Grundlagen sind vor allem *empirisch* hergeleitet, d. h. sie begründen sich aus teilweise sehr alten medizinischen Erfahrungen.

Tabelle 1.1 Bereiche der Physikalischen Therapie

Bereiche	Bedeutung
Balneotherapie	die Anwendung von medizinischen Bädern
Elektrotherapie	der therapeutische Einsatz von elektrischem Strom
Hydrotherapie	die therapeutischen Warm- und Kaltwasseranwendungen
Lichttherapie	der therapeutische Einsatz von elektromagnetischen Wellen des sichtbaren Spektralbereiches
Massagetherapie	durch die Hände ausgeübte, mechanische Einwirkungen auf den Körper
Thermotherapie	die therapeutische Ausnutzung von Wärme und Kälte
Hochfrequenz- und Ultraschalltherapie	der therapeutische Einsatz von hochfrequenten, elektrischen Strömen (wird üblicherweise der Elektrotherapie zugeordnet)

Bisher kam die Physikalische Therapie in erster Linie in der *Rehabilitation* zum Tragen, also bei der Nachbehandlung von Krankheiten und dem Wiedereingliederungsprozess der Patienten in den Alltag. Zunehmend kommt diese Therapieform aber auch in der *Prävention* – also der Gesundheitsvorsorge oder Krankheitsverhütung – zum Einsatz. Immunstimulierende Effekte sowie die Wirkungen auf das Herz-Kreislauf-System, das vegetative Nervensystem, die Muskulatur und die Atmung spielen hier eine wichtige Rolle. Zunehmend müssen sich Therapeuten auch mit Anfragen nach *Gesundheitsberatung* und den damit verbundenen Fragen zur *Erhaltung der Gesundheit* (s. u.) auseinander setzen.

1.3.2 Weitere Einsatzmöglichkeiten innerhalb und außerhalb der Medizin

Neben den erwähnten Einsatzgebieten gibt es Bereiche, die eine Spezialisierung der Therapeuten, aber auch ein modifiziertes und besseres Verständnis des Einsatz- und Wirkungsspektrums der Anwendungen verlangen. Um dies zu erreichen, muss der Therapeut bestimmte Fortbildungsangebote wahrnehmen.
Hier gibt es eine große Bandbreite an Möglichkeiten; ich möchte im Folgenden einige davon beispielhaft erwähnen.

Sportphysiotherapie: Im Prinzip geht es um nichts anderes als um den Einsatz physikalisch-therapeutischer oder physiotherapeutischer Techniken im Sport. Sportphysiotherapeuten nutzen ihre Möglichkeiten, um bei Sportlern leistungslimitierende Faktoren zu beseitigen, Verletzungen schnell zu erkennen, zeitnahe und gezielte Erstmaßnahmen zu ergreifen und schon bestehende Bagatellverletzungen möglichst schnell und anhaltend zu beheben. Hierfür sind nicht nur erweiterte Kenntnisse der Anwendungstechniken nötig, sondern auch Grundlagenkenntnisse der Sportmedizin, der Sportpsychologie und der Trainingslehre. Um dies alles zu erlernen, muss der interessierte Therapeut anerkannte Fortbildungskurse besuchen, die mit einer Prüfung abschließen. Wer im Bereich des Hochleistungssports behandeln will, kann an aufbauenden Weiterbildungsseminaren für die Lizenz „DSB Sportphysiotherapie" teilnehmen.

Wellness: Zunehmend beschäftigen sich Masseure und Physiotherapeuten auch mit dem wirtschaftlich sehr interessanten Wellnessmarkt. Es ist nicht anzuzweifeln, dass die Maßnahmen der Physikalischen Therapie im Wellnessbereich eine dominierende Rolle spielen. Ärzte, Kliniken, aber auch Physiotherapeuten und Masseure müssen sich damit auseinander setzen, dass die von den Krankenkassen bezahlten Leistungen allein nicht mehr ausreichend sind, um wirtschaftlich arbeiten zu können. Zusätzliche Angebote müssen hier greifen.

Medizinische Wellness: Das von Ärzten und Therapeuten eingesetzte und überwachte Wellnessangebot, das eine medizinische Grundlage hat, kommt als zusätzliches Standbein (in ökonomischer Hinsicht wie auch als im Sinne der Erweiterung des Leistungsangebots) im Reha- und Kurbereich, aber auch in Massage- und Physiotherapiepraxen verstärkt zum Einsatz. In der Physiotherapie tätige Personen sollten sich mit dem Thema „medizinische Wellness" auseinander setzen, sie laufen sonst Gefahr, den Bereich aus der Hand zu geben. Bei dieser Art von Wellness geht es nicht nur um das Wohlfühlen, sondern vor allem um die Gesundheit. Sie ist eine Art Vorstufe zur Prävention und geht wesentlich weiter als die Fitnessbewegung. Der Erhalt der Gesundheit und die Gesundheitsberatung stehen im Vordergrund, der Wohlfühlaspekt wird als begleitend angesehen.

In Anlehnung an das Konzept der Salutogenese (Antonovsky 1997) geht es im gesamten Bereich der Physikalischen Therapie nicht mehr nur um die Behandlung schon aufgetretener Krankheiten, sondern vielmehr darum, im Menschen Kräfte zu wecken, die ihm helfen, seine Gesundheit zu entwickeln und zu erhalten.

1.4 Befundgerechte Physikalische Therapie

1.4.1 Therapeutische Untersuchung und Behandlung

Um physikalisch-therapeutische Maßnahmen, aufbauend auf ärztlicher Diagnose und Verordnung, so gezielt wie möglich und so umfassend wie nötig durchführen zu können, ist eine eingehende Untersuchung notwendig. Mit ihr erhält der Therapeut alle notwendigen Informationen über den Patienten: Krankheitsgeschehen, aktueller Krankheits-, aber auch Gesundheitszustand, betroffene Strukturen und deren Schädigungsgrad usw. Erst mit den Informationen eines systematisch erhobenen Befundes, der sich aus bestimmten, sich ergänzenden Untersuchungsvorgängen zusammensetzt, ist er in der Lage, die verordneten Therapiemaßnahmen zielgerecht einzusetzen und sinnvoll miteinander zu kombinieren.

Der therapeutische Befund berücksichtigt also das Gesamtbild des Patienten, Krankheitsstadium und Krankheitsverlauf sowie seine Reaktion auf die Behandlung. Der Befund bestimmt in der Therapieplanung den Behandlungszeitraum und das Behandlungsintervall. Zudem bestimmt er die Größe des Behandlungsgebietes und die Dosierung während der Therapie. Der therapeutische Befund ist unerlässliche Voraussetzung für die nachfolgende Therapie.

Die befundgerechte Physikalische Therapie greift die Ergebnisse der Untersuchung auf und richtet sich in jeder Behandlungsphase nach ihnen. So gesehen erlaubt die Physikalische Therapie keine starren Behandlungsschemata.

1.4.2 Das Neue Denkmodell der Physiotherapie und die Physikalische Therapie

Antje Hüter-Becker hat Ende der Neunzigerjahre ein Aufsehen erregendes Denkmodell für die Physiotherapie veröffentlicht, „... das sich nicht am Fachgebiet, sondern an den Organ- und Funktionssystemen ausrichtet" (Hüter-Becker 1997). In ihrem Aufsatz stellt Hüter-Becker fest, dass sich Physiotherapie zu sehr an Fachdisziplinen festmacht und dass es aufgrund einer unüberschaubaren Vielzahl von Untersuchungs- und Behandlungstechniken nicht möglich sei, eine durchgängige Struktur mit verbindenden Elementen zu erkennen. Sie bemerkt, dass in dieser Vielfalt keine Einheit zu erkennen ist. Mit dem *Neuen Denkmodell* der Physiotherapie fordert sie zu neuen Denkmustern auf, also zu einem Paradigmenwechsel.

Das Neue Denkmodell besagt, dass Physiotherapie stets auf den gesamten Menschen wirkt und dass sich diese Wirkung auf 4 „Orte" beziehen lässt, auf die 4 Wirkorte der Physiotherapie:
- das Bewegungssystem
- die Bewegungsentwicklung und Bewegungskontrolle
- die inneren Organe
- das Erleben und Verhalten der Patienten

Jede Therapie erreicht immer alle 4 Wirkorte, der Schwerpunkt oder der Fokus der Therapie liegt in der Regel bei einem Wirkort. Betrachtet man z. B. die Wirkung der Berührung in der klassischen Massage, liegt diese Wirkung sicher hauptsächlich beim Bewegungssystem durch Einwirken auf Haut und Muskeln, sowie bei den inneren Organen, im Sinne einer Veränderung der Durchblutung. Berührung wirkt aber auch auf das Erleben und Verhalten des Patienten, löst in der Regel Wohlgefühl und Entspannung aus.

Das Neue Denkmodell ist uneingeschränkt auf die Physikalische Therapie anwendbar. Therapeuten der Physikalischen Therapie haben stets den Patienten in seiner Gesamtheit im Auge. Sie wissen, welchen Wirkort die befundgerechte Therapie in der jeweiligen Behandlungssituation schwerpunktmäßig anspricht.

1.4.3 Kombinationstherapie

Wird die oben angeführte These konsequent weiterverfolgt, stößt man wahrscheinlich dann an Grenzen, wenn bei einem bestimmten Beschwerdebild nur eine Therapieform eingesetzt werden soll. Das jeweilige Wirkspektrum reicht oftmals nicht aus, um komplexe Geschehen, die innerhalb eines Funktionssystems ablaufen, in den Griff zu bekommen. Es ist aber auch bekannt, dass unterschiedlich ansetzende Reize schnellere und auch anhaltende Erfolge bringen.

Die Konsequenz aus diesem Wissen heißt *Kombinationstherapie*. Die physikalisch-therapeutischen Anwendungen eignen sich in besonderer Weise dazu, miteinander oder aber mit anderen Therapieformen kombiniert zu werden. Oftmals steht hier an erster Stelle die Bewegungstherapie, die sich mit den physikalisch-therapeutischen Maßnahmen hervorragend ergänzt. Befundgerecht eingesetzt und ergänzt durch weitere physikalisch-therapeutische Maßnahmen, ergeben Bewegungs- und Berührungsreize ein Behandlungssystem, das die vier Ebenen „Funktion des Bewegungssystems", „Funktion der inneren Organe", „Bewegungsentwicklung und Bewegungskontrolle" sowie „Verhalten und Erleben" geradezu ideal zu erreichen vermag.

Wer sich mit Physikalischer Therapie beschäftigt und die oben genannten Gesichtspunkte berücksichtigt, wird erkennen, dass sie mit ihren unglaublich vielfältigen Möglichkeiten immer dann unverzichtbar wird, wenn *der Mensch als Ganzes* durch ein Behandlungskonzept erreicht werden soll.

Literatur

Antonovsky A. Salutogenese. Tübingen: dgvt-Verlag; 1997.

Dieckhöfer K. Grundzüge der Geschichte der Naturheilkunde und Naturheilverfahren. In: Schimmel KC, Hrsg. Lehrbuch der Naturheilverfahren, Bd. 1. Neu bearbeitete und erweiterte Auflg. Stuttgart: Hippokrates; 1990.

Hentschel HD. Die Massage im Lauf der Jahrtausende. Physikalische Therapie. 2003; 2: 62. u. 2003; 4: 163.

Hentschel HD, Blum B. Massagetherapie. In: Schimmel KC (Hrsg). Lehrbuch der Naturheilverfahren, Bd. 1. Stuttgart: Hippokrates; 1990.

Hildebrandt G. Physiologische Grundlagen, Thermo- und Hydrotherapie, Balneologie und medizinische Klimatologie. In: Drexel H, Hildebrandt G, Schlegel KF, Weimann G (Hrsg). Physikalische Medizin, Bd. 1. Stuttgart: Hippokrates; 1990.

Hüter-Becker A. Ein neues Denkmodell für die Physiotherapie. Z. f. Physiotherapeuten. 1997; 4: 565.

Hüter-Becker A. Das Neue Denkmodell in der Physiotherapie: Bewegungsentwicklung, Bewegungskontrolle, Band II. Stuttgart: Thieme; 2005.

Hüter-Becker A. Das Neue Denkmodell in der Physiotherapie: Bewegungssystem, Band I. 2. Aufl. Stuttgart: Thieme; 2006.

Lange A. Physikalische Medizin. Berlin, Heidelberg: Springer; 2003.

Lippert-Grüner M. Zur Entwicklung des Badewesens im europäischen Kulturkreis, Physikalische Therapie. 1995; 4: 268.

Martin A. Deutsches Badewesen in vergangenen Tagen. Jena: Eugen Diederichs; 1906.

Oelze F. Hydrotherapie. In: Schimmel KC (Hrsg). Lehrbuch der Naturheilverfahren, Bd. 1. Stuttgart: Hippokrates; 1990.

Therapeutische Berührung bei Massage
- *reguliert den Muskeltonus*
- *dämpft Schmerz*
- *aktiviert den Parasympathikus*
- *dämpft den Sympathikus*

Mechanische Reize der Massage beeinflussen Körperflüssigkeiten, Gefäße und Verschiebeschichten zwischen den Strukturen.

Massage wirkt auf die Rezeptoren der Haut und Unterhaut sowie der Muskulatur

Triggerpunkte sind Zentren erhöhter Reizbarkeit in einem Gewebe!

2　Massage · 15

2.1　Einführung in die klassische Massagetherapie · *15*
2.2　Überblick über die verschiedenen Massageformen und -techniken · *19*
2.3　Wirkungen, Indikationen und Kontraindikationen der Massagetherapie · *34*
2.4　Untersuchung · *55*
2.5　Massagetechniken und Behandlungsaufbau · *69*

2 Massage

2.1 Einführung in die klassische Massagetherapie

Heinz-Otto Junker

Wenn man über Massage und deren Durchführung spricht, sind verschiedene physiologische und psychologische Aspekte zu berücksichtigen. Die Wirkung der Massage muss als ein komplexes Ganzes gesehen werden, in dem viele Wirkmechanismen miteinander verbunden und voneinander abhängig sind. Sicher ist, dass die Wirkung der klassischen Massage nicht ausschließlich auf reflektorisch-segmentalen Wegen oder durch lokale Hyperämisierung erfolgt. Allein die Berührung löst emotionale und psychische Effekte aus. Wir können folgende übergeordneten Wirkungen feststellen:
- Lokale Wirkungen, z. B. auf Blut- und Lymphgefäßsystem und Muskulatur, sowie
- Fernwirkungen, die in Allgemeinwirkung, segmentale Wirkung und Fremdreflexe unterschieden werden können

Die Abgrenzung der einzelnen Wirkungen voneinander ist schwierig und teilweise nur theoretisch möglich (siehe Kap. 2.3). Es können jedoch für die verschiedenen Massagegriffe spezifische Wirkungen angegeben werden.

Die Macht der Berührung und deren Bedeutung für unseren Körper sind seit den Untersuchungen von Tiffany Field wissenschaftlich untermauert. Die therapeutische Berührung bei der Massage wird von den meisten Patienten als angenehm empfunden und führt innerhalb von wenigen Minuten zur Entspannung. Daraus folgt Muskeltonusregulation, Schmerzdämpfung, Aktivierung des Parasympathikus und Dämpfung des Sympathikus. Dies bedingt einen Abbau von Stresshormonen, das Immunsystem wird aktiviert und Wunden heilen schneller. Frau Field hat in vielen unterschiedlichen Untersuchungen die Wirkung der Massage bei Kindern, Erwachsenen und älteren Menschen mit unterschiedlichen Erkrankungen bewiesen, dabei hat sich die direkte Berührung der Haut auf folgende Punkte positiv ausgewirkt:
- Vermehrte Entspannung
- Verbesserung des Allgemeinbefindens
- Muskeltonusregulation
- Schmerzreduktion
- Dämpfung des Sympathikus
- Verbesserte Immunlage
- Geringere Stimmungsschwankungen

Die Grundlage einer guten Behandlung ist der detaillierte Befund des Patienten, der das Gesamtbild des Patienten, das Krankheitsstadium und den Krankheitsverlauf beschreibt. Mit seiner Hilfe werden Therapieplanung, Behandlungszeitraum und Behandlungsintervall bestimmt. Während der Therapie wird der Umfang des Behandlungsgebiets und die Intensität der Behandlung notiert. Im Abschlussbefund wird dann die Patientenreaktion auf die Behandlung dokumentiert. In diesem Kapitel wird nur auf die Aspekte des physiotherapeutischen Befunds eingegangen, die eine Relevanz für die Massagetherapie haben.
- Inspektion: z. B. Atrophien, Kontrakturen, Hypertrophie und Tonusminderung eines Muskels
- Palpation: Der Normalbefund der Haut und des Muskelgewebes ist in Ruhelage weich und elastisch, Verschieblichkeit und Zugelastizität sind gegeben. Bei Abweichungen kann sich das Muskelgewebe z. B. derb, hart und unelastisch anfühlen. Bei Dehnung reagiert es kaum oder es kommt zu einer Spannungserhöhung. Tonuserhöhungen können generalisiert oder örtlich vorkommen. Bei zu geringem Tonus fühlt sich die Muskulatur schlaff an und gibt auf Zug deutlich nach. Bei schlaffen Paresen findet man einen Atonus, bei muskulären Dysbalancen einen Hypotonus.

Im Folgenden werden die Rahmenbedingungen der Massagetherapie sowie die korrekte Lagerung beschrieben. Zu den Rahmenbedingungen gehören ein adäquater Behandlungsraum, Lagerungsmaterial und Massagemittel, das Beachten ergonomischer Grundsätze sowie Eignung des Therapeuten, eine gute Vorbereitung des Patienten auf die Behandlung und die fachkundige Lagerung in den verschiedenen Ausgangsstellungen.

2.1.1 Massageraum

Nach den gesetzlichen Vorgaben sollte ein Massageraum mindestens 2,5 m breit und 4 m lang sein. Oft sind Behandlungsräume in den unteren Etagen einer Klinik untergebracht. Daher ist es für Behandler und Patienten wichtig, dass die Behandlungsräume hell, sauber, freundlich und gut zu belüften sind. Die

Raumtemperatur sollte 20 – 22 °C betragen, sodass der Patient nicht friert und während einer längeren Behandlung nicht zu stark auskühlt.

Werden Fangopackungen und Massagebehandlung in einem Raum durchgeführt, muss in jedem Falle eine Notrufanlage vorhanden sein. Die Patienten sollen sich sicher und wohl fühlen. Um die Privatsphäre zu wahren, hat es sich als günstig erwiesen, wenn ein oder zwei Umkleidekabinen vorhanden sind, in denen sich der Patient aus- und anziehen kann. Sollten mehrere Behandlungen gleichzeitig in einem Raum durchgeführt werden, müssen die Behandlungsbereiche durch Vorhänge oder Stellwände voneinander getrennt werden. Wird der Raum nicht vollständig mit Tageslicht beleuchtet, müssen Tageslichtröhren den Raum erhellen. Eine gute Belüftung der Behandlungsräume muss gewährleistet sein.

2.1.2 Lagerungsmaterial und Massagemittel

Lagerungsmaterial

Um den Patienten bestmöglich lagern zu können, werden heute hydraulisch oder elektrisch verstellbare Multifunktionsliegen verwendet, deren Kopf- und Fußteil positiv und negativ zu verstellen sind und bei denen das Gesicht in eine Aussparung im Kopfteil gelegt werden kann. Einige Bänke bieten die Möglichkeit, die Arme auf seitlich tiefer liegenden Polstern abzulegen. Damit Patienten für bestimmte Anwendungen auch im Sitzen behandelt werden können, sollte das Fußteil ausreichend verstellbar sein. Aus hygienischen Gründen muss die Behandlungsbank mit einem Spannbezug oder einem Bettlaken bezogen werden und eine Oberfläche besitzen, die mit entsprechenden Desinfektions- und Reinigungsmitteln gesäubert werden kann.

Zur Unterlagerung einzelner Körperabschnitte werden vom Fachhandel Kissen, Rollen, Halbrollen, Keile, Würfel oder feste Schaumstoffmaterialien angeboten, es können jedoch auch Decken benutzt werden. Im Fachhandel gibt es höhenverstellbare Schulter-Arm-Tische mit speziellem Kopfteil. Hokker, die den Sicherheitsbestimmungen entsprechen, sollten für Behandler und Patienten bereitstehen.

Massagemittel

Massagemittel dienen dazu, den Reibungswiderstand der Haut während der Massage zu verringern. Ein Massagemittel sollte nicht fetten, leicht dosierbar sein und keine allergischen Reaktionen hervorrufen. Die heutigen Öle und Cremes werden auf pflanzlicher oder mineralischer Basis angeboten. Diese Materialien müssen in gut zu reinigenden Behältern gelagert werden. Die begrenzte Haltbarkeit von naturbelassenen Massagemitteln ist zu beachten. Das frühere Standardmassagemittel war Talkum, jedoch ist es aufgrund zahlreicher allergischer Reaktionen von Behandlern und Patienten fast vollständig vom Markt verschwunden. Bei Unverträglichkeit von Massagemitteln gibt es in der Apotheke viele Alternativen. Welche Massagemittel zur Anwendung kommen, bestimmt der Behandler, der aufgrund der Einschätzung des Hauttyps des Patienten die entsprechende Wahl des Mittels trifft.

> Es gilt jedoch für alle Gleitmittel die Anwendungsregel: „so wenig mit möglich und soviel wie nötig".

Bei Verwendung von Massagemitteln, die nur sehr langsam in die Haut einziehen, besteht die Gefahr, dass zu viel davon benutzt und somit die Massagebehandlung erschwert wird. Um die Reste des Massagemittels nach der Behandlung zu binden, empfiehlt es sich den Rücken abschließend abzuwischen. Franzbrandwein oder andere alkoholhaltige Präparate regen die Durchblutung der Haut zusätzlich an. Allerdings besteht die Gefahr, dass die Haut durch die alkoholischen Inhaltsstoffe stark austrocknet.

2.1.3 Ergonomie

Da der Therapeut bei den meisten Behandlungen stehen muss, sollte er auf eine ergonomische und rückengerechte Haltung achten. Eine höhenverstellbare Massagebank ermöglicht ihm, ökonomisch und gelenkschonend zu arbeiten und rückenschulgerechtes Bücken, Heben und Drehen anzuwenden. Die Behandlungsbank sollte auf Beckenhöhe des Therapeuten eingestellt sein, denn eine falsche Einstellung kann beim Behandler zu Beschwerden am Bewegungsapparat führen oder eine optimale Durchführung der Behandlung behindern. Der Therapeut kann gelegentlich mit den Oberschenkeln an der Behandlungsbank lehnen, sollte aber vorwiegend im Ausfallschritt neben der Bank stehen und seine Gelenke in leichter Beugung halten. Der Oberkörper muss möglichst aufgerichtet sein, damit ein freies Atmen und eine abwechselnde Gewichtsverteilung über einen längeren Zeitraum möglich ist. Der Therapeut sollte auf sichere und bequeme Schuhe und eine zweckmäßige Kleidung achten.

2.1.4 Eigenschaften des Therapeuten

Ständige Änderungen auf dem Gesundheitsmarkt und das wechselnde Verordnungsverhalten der Ärzte erfordern vom modernen Behandler Flexibilität. Er muss einerseits fachkundiger Leistungserbringer und andererseits Berater auf den verschiedensten Ebenen des Gesundheitsmarktes sein. Über folgende persönliche Eigenschaften sollte ein Therapeut verfügen:
- Fachkompetenz
- Körperliche Eignung
- Teamfähigkeit
- Kommunikationsfähigkeit
- Ideen und Flexibilität für individuelle Behandlungen
- Offenheit für die Belange des Patienten
- Einfühlungsvermögen
- Gute Umgangsformen
- Fachkenntnisse für Gesundheitsberatung

Die Hände des Therapeuten sollten warm und trocken sein. Feuchte und kalte Hände können beim Patienten zu einer Abwehrspannung führen. Die Fingernägel müssen kurz und abgerundet sein. Der Behandler sollte auf Sauberkeit und auf Schutz seiner Hände vor Verletzungen achten.

2.1.5 Vorbereitung des Patienten

Vor der ersten Anwendung muss der Therapeut den Patienten über den Ablauf der Behandlung informieren. Allgemeine Inspektion und die wichtigsten Anteile der Anamnese werden jetzt durchgeführt. Danach wird entschieden, welche Lagerung geeignet ist, und der Patient entkleidet sich so weit, dass die zu behandelnden Körperregionen gut erreichbar sind.

In den meisten Fällen legt sich der Patient in Bauch- oder Rückenlage auf die Behandlungsbank. Die Lagerung muss möglichst schmerzfrei sein und die Atmung des Patienten sollte nicht besonders erschwert werden. Hin und wieder muss der Transfer bzw. ein Lagerungswechsel auf der Bank vom Behandler unterstützt werden. Die Lagerung des Patienten wird überprüft und bei Bedarf korrigiert. Nun beginnt die lokale Inspektion und Palpation.

2.1.6 Verhalten während der Behandlung

Die ersten Grifftechniken werden mit entsprechendem Einfühlungsvermögen durchgeführt. Während der gesamten Behandlung, die fließend und harmonisch sein sollte, dürfen die Hände den Kontakt zum Patienten möglichst nicht verlieren. Intensivere Grifftechniken muss der Behandler dem Patienten vor seiner Durchführung ankündigen, um mögliche Spannungserhöhungen zu vermeiden.

Die Weitergabe von Informationen über Befund und Therapie des jeweiligen Patienten ist sehr stark reglementiert. Zur Dokumentation auf der Behandlungskarte oder zur Übergabe des Patienten an einen Arzt oder einen anderen Kollegen im Krankheits- oder Urlaubsfall ist der Datenaustausch erlaubt. Gegenüber anderen Personen unterliegt der Behandler generell der Schweigepflicht. Die Schweigepflicht bezieht sich nicht nur auf die Diagnose, sondern auf jede private oder berufliche Information, die der Behandler vom Patienten erhält. Wichtige Veränderungen der Beschwerden des Patienten oder Änderungen im Behandlungsablauf sollten möglichst nur mit dem behandelnden Arzt besprochen werden. Es muss vermieden werden, dass der Patient sich aufgrund seiner Erkrankung und den intimen Kenntnissen des Behandlers ausgeliefert fühlt.

Der Behandler muss während der gesamten Behandlung seine Nah- und Fernziele, die zur Verbesserung des Krankheitsprozesses notwendig sind, im Auge behalten und diese individuell anpassen.

2.1.7 Lagerungen, Ausgangsstellungen, Transfer

Vor der eigentlichen Massagebehandlung muss der Patient optimal gelagert werden. Dabei sind folgende Punkte zu berücksichtigen:
- Welche Erkrankung liegt vor?
- Wo hat der Patient Schmerzen?
- Was hat die Befunderhebung ergeben?
- Wo liegen die Ziele der Behandlung?
- Kann der Patient die optimale Behandlungslage einnehmen?
- Welche Begleiterkrankungen sind vorhanden?
- Gibt es Kontraindikationen?

Für alle Lagerungen gilt, dass dem zu massierenden Muskel jegliche Halteaufgabe abgenommen wird. Die einzelnen Körperpartien müssen großflächig abgelegt werden können. Schmerzen sollten möglichst durch die Lagerung verringert werden und die zu behandelnde Muskulatur muss für den Behandler gut zugänglich sein. Alle nachfolgenden Beschreibungen von Lagerungsmöglichkeiten schildern das Vorgehen für die Rücken-Schulter-Nacken-Massage.

Bevor der Patient sich auf die Behandlungsbank legt, sollte diese mit einem Laken oder Handtuch abgedeckt werden.

Bauchlage

In Bauchlage werden die Sprunggelenke mit einer Fußrolle unterlagert. Ist eine starke lumbale Lordose vorhanden, kann diese durch das Unterlegen eines Kissens unter Bauch und Becken verringert werden. Die Arme sollten seitlich am Rumpf oder mit den Händen unter der Stirn abgelegt werden. Auch die Kombination aus beiden Armstellungen ist möglich. Zuletzt kontrolliert der Behandler die Kopfposition. Hier ist es günstig, wenn die HWS durch positive oder negative Einstellung des Kopfteils in neutraler Stellung gelagert wird.

Patienten mit Operationen im Bauch- oder Brustbereich, nach Hüft- oder Kniegelenksendoprothese scheuen sich oft, auf dem Bauch zu liegen. Das Einnehmen der Lagerung kann der Behandlung durch gezielte und sichere Transfertechniken unterstützen. Eine individuelle Lagerung mit geeignetem Polstermaterial um die Operationsnarben herum ist hier wichtig. Auch beim Verlassen der Behandlungsbank kann der Patient unterstützt und gesichert werden, bis sein Kreislauf stabil ist.

Seitlage

Bei der Behandlung von Schwangeren, nach Operationen im Bauchraum, bei Herzschrittmacher oder nach Knieoperationen mit großen Narben eignet sich die Seitlage als Alternative zur Rücken- und Bauchlage.

Der Patient kann sich seitlich auf die Behandlungsbank setzen und legt sich dann en bloc auf die Seite. Anschließend unterlagert der Behandler den Kopf so, dass er sich in einer Mittelstellung befindet. Bei einem breiten Becken muss der Taillenbereich mit einem Kissen oder einer Rolle unterlagert werden, damit auch die LWS gut gelagert ist. Die Beine sollten in den Hüft- und Kniegelenken etwa 70° flektiert sein. Zwischen die Kniegelenke wird ein Kissen oder eine dünne Decke eingeschoben. Bei Patienten mit Totalendoprothese der Hüftgelenke sollte die operierte Seite oben liegen. Damit der Oberkörper nicht unkontrolliert nach vorne rollt, legt man dem Patienten ein Kissen vor den Bauch, auf das der oben liegende Arm abgelegt werden kann. Diese Lagerung ermöglicht dem Therapeuten, die Rückenbehandlung von dorsal sitzend oder von vorn über den Patienten gebeugt stehend durchzuführen. Nach der Behandlung werden die Lagerungsmaterialien entfernt, der Patient richtet sich auf, wird gesichert und verlässt die Behandlungsbank.

Rückenlage

In der Rückenlage kann die gesamte ventrale Körperregion, Teile des Schultergürtels, des Bauchs und des Brustbereichs, sowie die obere oder untere Extremität von vorne behandelt werden.

Nachdem sich der Patient auf den Rücken gelegt hat, wird der Kopf mit einem Kissen unterlagert oder das Kopfteil angepasst. Die Beine können je nach Behandlungstechnik und Zielsetzung mit einer Rolle unter den Kniegelenken oder einem Klotz unter den Unterschenkeln erhöht gelagert werden. Auch hier ist darauf zu achten, dass der Patient schmerzfrei und entspannt liegen kann.

Behandlung im Sitzen

Für die Behandlung im Sitzen bieten sich zwei Möglichkeiten an:
- Lagerung auf einem Massagestuhl
- Sitz auf einem Hocker mit Lagerung von Kopf und Oberkörper auf einem Teil der höhenverstellbaren Behandlungsbank

Unabhängig von der Lagerung auf einem Behandlungsstuhl oder gegen die Behandlungsbank gelehnt muss der Behandler dafür sorgen, dass Kopf und Arme gut abgelegt werden können, da sich sonst die Nackenregion nicht entspannen kann.

Zur Behandlung stellt oder setzt sich der Behandler hinter den Patienten. Die Lagerung im Sitzen ist besonders für Patienten geeignet, die nicht auf dem Bauch oder nur in Seitlage behandelt werden können. Diese Lagerung ist ungeeignet bei Patienten mit einer starken Einschränkung der Hüft- und Knieflexion.

Zur Behandlung der Vorderseite der Beine setzt sich der Patient in den Langsitz auf die Bank und lehnt sich mit dem Rücken gegen ein stark hochgestelltes Fußteil. Durch die entstehende Hüftflexion wird die ventrale Oberschenkelmuskulatur besonders entspannt. Diese Lagerung kann daher bei allen Behandlungen des Beins, insbesondere der Kniegelenke eingesetzt werden. Die Behandlung der Rückseite des Unterschenkels ist möglich, wenn der Patient sein Knie anwinkelt.

2.2 Überblick über die verschiedenen Massageformen und -techniken

Rolf Strasser, Bernhard Reichert

2.2.1 Einleitung

In diesem Kapitel sollen die wichtigsten Massageformen vorgestellt werden, die nicht direkt zur klassischen Massagetherapie gezählt werden. In der Ausbildung zum Masseur und medizinischen Bademeister werden diese in das Fach „Sonderformen der Massagetherapie" subsumiert.

Bei den Sonderformen handelt sich teilweise um „Artverwandte" der Klassischen Massagetherapie, die besondere Zielsetzungen (Manuelle Lymphdrainage, Triggerpunktmassage, Hemi-Massage, Kolonmassage) oder Einsatzbedingungen (z. B. sportbezogen) verfolgen bzw. die nahe liegende Verbindung zwischen Massagegriffen und Bewegung verinnerlichen. Eine weitere Gruppe benutzt technische Hilfsmittel, um eine Massagewirkung zu erzielen, die apparativen Massageformen. Nicht vorgestellt werden alle Massagemethoden, die in die Gruppe der energetischen Behandlungsformen fallen und auf der Basis fernöstlicher Denkweise (Meridiane, Chi) durchgeführt werden. Ferner sind alle dem Wellness-Bereich zugesprochenen Techniken nicht aufgeführt.

Zunächst sollen die modernen, vermeintlich attraktiveren Sonderformen erläutert werden. Sie sind derzeit sehr aktuell, da sie das therapeutische Rüstzeug enorm erweitern und auch jede Methode für sich eine Basis zur Weiterqualifizierung sowohl für Masseure und medizinische Bademeister als auch für Physiotherapeuten darstellen kann (z. B. Lymphdrainagetherapeut). Gemein ist allen Massageformen, dass sie die Wirkungen der Krankengymnastik ergänzen können. So bereitet die Hemi-Massage Patienten mit spastischen Paresen hervorragend auf eine nachfolgende Bobath-Behandlung vor. Alle Kombinationen aus Massage mit Bewegung unterstützen mobilisierende Techniken.

Die Behandlung mit Techniken, die auch die Wirkung der Massage nutzen, zielen auf folgende Effekte:
- Gewebsmobilisation
- Beeinflussen der Tonuslage der Muskulatur
- Reduktion von Schmerzen
- Fazilitation von neuralen Anpassungsprozessen
- Direkte oder reflektorische Beeinflussung innerer Organe
- Beeinflussung des Stoffwechsels

Es gilt diese Effekte für die therapeutischen Ziele zu nutzen.

2.2.2 Massage mit Bewegung

Unterschiedliche physiotherapeutische Konzepte beinhalten Behandlungstechniken, die auch auf die Wirkung von Massage und Weichteilmobilisationen setzen. Im Folgenden werden die Weichteiltechniken und Funktionsmassagen aus der Manuellen Therapie vorgestellt, die Mobilisierende Massage aus der Funktionellen Bewegungslehre Klein Vogelbach (FBL) und die Manipulativmassage nach Terrier.

> Die Bewegung eines Gelenks oder Wirbelsäulenabschnittes wird mit der Bearbeitung der Muskulatur kombiniert.

Weichteiltechniken und Funktionsmassagen

Der Begriff Weichteiltechnik hat seinen Ursprung in der Manuellen Therapie, vorwiegend mit Bezug auf die Wirbelsäule (Winkel 1993, Dahl 2000). Die Funktionsmassage wurde von Evjenth (Evjenth u. Hamberg 1993) im Rahmen des Kaltenborn/Evjenth-Konzepts entwickelt.

Weichteiltechniken

In der Vorbereitung auf eine schmerzlindernde oder mobilisierende Behandlung einzelner Wirbelsäulenabschnitte mit manualtherapeutischen Techniken werden muskelverformende und detonisierende Griffe eingesetzt. Sie stellen den ersten Berührungskontakt für den Patienten dar und bereiten ihm z. B. auf folgende intensivere Mobilisationstechniken vor. Lokale, segmentale Funktionsprüfungen oder Provokationstests, die auf einer sehr genauen Palpation basieren, benötigen häufig auch die Vorbereitung durch Weichteiltechniken. Erst nach Detonisierung der paravertebralen Muskulatur lassen sich knöcherne Strukturen oder Facettengelenke erheblich sicherer ertasten.

Muskelverformende Griffe werden durch gleichzeitige Bewegungen des Wirbelsäulenabschnitts unterstützt. Auch diese haben schon einen leichten mobilisierenden Effekt. Das Ausmaß der eingesetzten Bewegung sollte im schmerzfreien Bereich liegen, eine Beweglichkeitsprüfung vor der Therapie ist unbedingt erforderlich.

Beispiel: Lumbale Weichteiltechnik mit Seitneigung

Der Patient liegt in Seitlage, die Wirbelsäule ist in der Nullstellung, die zu detonisierenden Weichteile liegen auf der oberen Seite. Der Therapeut steht vor dem Patienten, seine Hände umfassen mit den Fingerkuppen die paravertebrale Muskulatur der obenliegenden Seite. Die Daumen haken sich lateral an der Muskulatur an. Beide Unterarme des Therapeuten liegen seitlich auf dem Rumpf des Patienten. Der kraniale Arm liegt mit wenig Druck auf. Der kaudale Arm nimmt deutlichen Kontakt mit dem Trochanter major auf. Er wird den maßgeblichen Schub zum Entstehen der geplanten Bewegung – hier der Seitneigung – erbringen.

Beide Hände greifen den Rückenstrecker und dehnen ihn nach oben, weg von der Wirbelsäule, die Fingerkuppen ziehen und die Daumen gehen etwas auseinander. Dieser Griff verformt die Muskulatur quer zu ihrer Faserrichtung. Gleichzeitig schiebt der kaudale Unterarm des Therapeuten das Becken nach kaudal und bewirkt so eine Seitneigung der Lendenwirbelsäule und des thorakolumbalen Übergangs. Diese Bewegung verformt die Muskulatur in Längsrichtung. Die Technik kann mit wiederholten rhythmischen Bewegungen oder statisch durchgeführt werden. Bearbeitet wird ein Bereich oder der gesamte lumbale Abschnitt der Muskulatur (**Abb. 2.1a–b**).

Funktionsmassage

Mit ähnlichen Zielsetzungen wie die Weichteiltechniken arbeitet auch diese Form der Massage mit Bewegung an den Extremitäten. Ihre Effekte sind Tonussenkung, Lösen von Adhäsionen zwischen den Gewebsschichten und die Vorbereitung auf mobilisierende Gelenktechniken. Nach der Funktionsprüfung der beteiligten Gelenke wird der zu bearbeitende Muskel passiv angenähert, quer zu seinem Faserverlauf verformt und mit einer passiven Bewegung verlängert. Die Wirkung kann durch Unterstützung mit reziproker Hemmung oder postisometrischer Relaxation (PIR) noch gesteigert werden. Nahezu jeder große Extremitätenmuskel ist zur Funktionsmassage geeignet.

Mit der Funktionsprüfung testet man das schmerzfrei zur Verfügung stehende Bewegungsausmaß, das zur Technik genutzt werden kann. Das bedeutet, dass man Funktionsmassagen auch dann einsetzen kann, wenn das gesamte Bewegungsausmaß noch nicht beschwerdefrei zur Verfügung steht. In jedem Fall sollte die Technik keine zusätzlichen Beschwerden an Gelenken oder Weichteilen hervorrufen, die sich noch in den ersten beiden Phasen der Wundheilung befinden. Das schmerzbedingte Limit des Patienten gilt als maßgebliche Grenze der passiven Bewegungen.

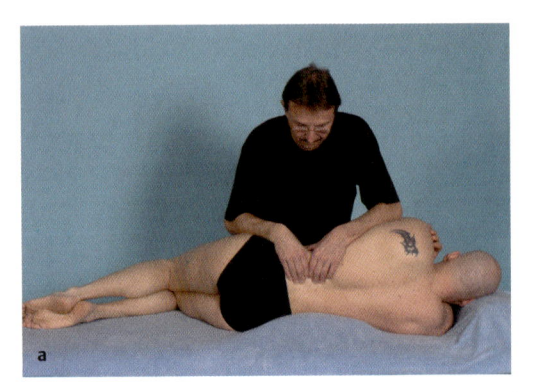

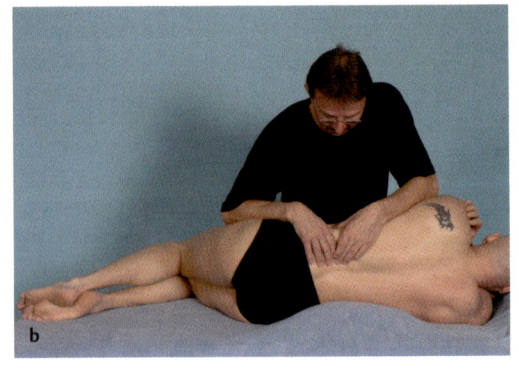

Abb. 2.1a–b lumbale Weichteiltechnik mit Seitneigung. **a** Griffanlage in Annäherung. **b** Bewegung in Seitneigung und gleichzeitiger Massagegriff.

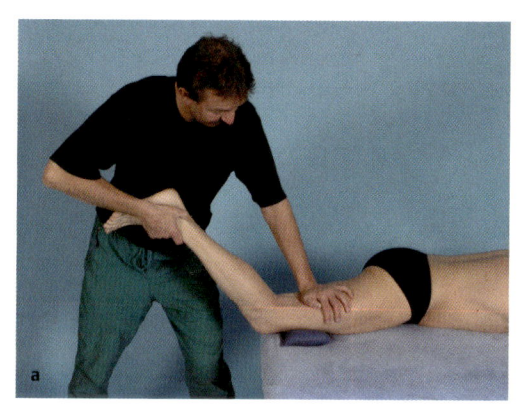

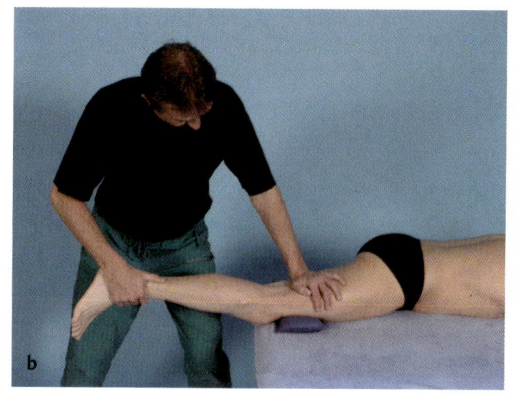

Abb. 2.2 a–b Funktionsmassage ischiokrurale Muskulatur. **a** Griffanlage in Annäherung. **b** Bewegung in Knieextension und gleichzeitiger Massagegriff.

Beispiel: Funktionsmassage der ischiokruralen Muskelgruppe

Ziel ist die Verbesserung der Knieextension. Der Patient wird in Bauchlage und das Kniegelenk mit proximaler Polsterung gelagert. Daraufhin wird die mögliche schmerzfreie Knieextension passiv geprüft.

Mit mäßiger Knieflexion werden die ischiokruralen Muskeln passiv angenähert. Eine Hand des Therapeuten betont durch flächigen Druck einen Muskelabschnitt und verformt den Muskel mit einem queren Schub oder proximal gerichteter Längsdehnung. Die zweite Hand umfasst den distalen Unterschenkel und bewegt das Kniegelenk in Extension. Die Ausführung ist langsam rhythmisch oder statisch. Gedehnt wird immer der Muskelabschnitt zwischen dem Gelenk und der verformenden Hand (**Abb. 2.2**).

Mobilisierende Massage

Diese Behandlungstechnik ist eine von mehreren aus der Funktionellen Bewegungslehre Klein-Vogelbach. Die Wirkung der Massage wird mit der Wirkung des hubfreien oder hubarmen Bewegens im schmerzfreien Bereich kombiniert. Bei der Mobilisierenden Massage werden die Muskeln und umliegenden Gewebeschichten eines Gelenks bearbeitet, um die Bewegungsqualität und die Gewebsverschieblichkeit zu verbessern. Der Massagegriff unterstützt dabei die Bewegungen, die kontinuierlich und reziprok ausgeführt werden (Klein-Vogelbach 2005).

Die Effekte liegen in der Verbesserung der Trophik, des Gewebes, in der Senkung des muskulären Spannungszustands und in der zunehmenden Gewebsverschieblichkeit. Daraus resultieren eine Verbesserung der inter- und intramuskulären Koordination sowie die Zunahme des Bewegungsausmaßes und der Bewegungsqualität. Weiter wird die kinästhetische und taktile Wahrnehmung des Patienten verbessert, der damit z. B. lernt, einzelne Wirbelsäulenabschnitte gezielt und selektiv zu bewegen oder zu stabilisieren.

Manipulativmassage nach Dr. Terrier

Die von dem Schweizer Arzt J.C. Terrier entwickelte Behandlungsform wurde sowohl für periphere Gelenke als auch für die Wirbelsäulenabschnitte konzipiert. Der Terminus manipulativ wird in diesem Zusammenhang im Sinne einer manuellen Einflussnahme und nicht als Hochgeschwindigkeitsimpuls aus der Manuellen Therapie gebraucht.

Spezielle Griffe, die Terrier Manöver nennt, werden mit Grifftechniken der Klassischen Massage verbunden. Auch hier werden die verschiedenen Anteile eines Muskels und kapsuläre Strukturen im Sinne einer gelenkschonenden passiven Mobilisation mit längs- und querverformenden Techniken behandelt. Als Besonderheit kommen Traktions- und Gleittechniken zur Anwendung.

Die Manipulativmassage mit ihren vielfältigen Druck- und Dehnungsreizen spricht nach Terrier vor allem die Mechanorezeptoren in Gelenken, Muskeln und Sehnen an. Sie vermitteln Tiefensensibilität und registrieren die jeweilige Tonuslage und greifen über das γ-System regulierend in das Tonusgeschehen ein. Weitere Vorteile der Behandlung sind gewebsspezifische Massageeffekte und Dehnungen, rasche Schmerzlinderung durch Reizung der Propriozeptoren, ein positiver Einfluss auf die Sensomotorik und Koordination und die gelenkschonende Art zu mobilisieren.

2.2.3 Sportmassage

Die Sportmassage ist die Ausführung der Klassischen Massage am Sportler zum Zwecke der Prävention, Vorbereitung und Regeneration mit dem Ziel der Leistungsverbesserung und Wiederherstellung des Leistungsniveaus nach sportlicher Belastung. Andere Formen physiotherapeutischer Maßnahmen lassen sich mit ihr gut verbinden: z. B. Thermo- und Bewegungstherapie.

Die beabsichtigten Wirkungen ähneln der Klassischen Massagetherapie:
- Einwirkung auf die Tonuslage (Steigerung oder Senkung des Muskeltonus)
- Verbesserung der lokalen Trophik durch Erhöhung des Stoffwechselan- und Abtransports
- Förderung des arteriellen Angebots und Verbesserung des venösen Rückstroms
- Lockerung von Adhäsionen in Haut und Muskulatur

Innerhalb der Sportmassage unterscheidet man verschiedene Formen nach Zeitpunkt und Zielsetzung:
- Trainingsmassage
- Vorbereitungs- oder Vorwettkampfmassage
- Zwischenwettkampfmassage
- Regenerations- oder Entmüdungsmassage

Diese Formen unterscheiden sich durch den benötigten Zeitaufwand, die Art der eingesetzten Techniken, deren Intensität, den Zeitpunkt hinsichtlich der Sportausübung, die Art der sportlichen Betätigung.

Trainingsmassage

Hier hat der Therapeut die Aufgabe, die Verletzungen aus Training und Wettkampf (z. B. Muskelzerrung) in Ruhe zu untersuchen und ausgiebig zu behandeln. Meistens wird für die Massage ein Umfang von 30 Min. angesetzt.

Vorbereitungs- oder Vorwettkampfmassage

Innerhalb einer kurzen Behandlung soll die Muskulatur auf die Art der Belastung während eines Wettkampfs vorbereitet werden. Im Allgemeinen geht das mit Lockerung und Tonisierung der Muskulatur einher. In dieser Behandlungszeit hat der Therapeut die Aufgabe psychologisch auf den Sportler einzuwirken. Er kann versuchen ihn zu beruhigen oder auch anzuspornen. Mit einem funktionellen Verband kann die Behandlung kombiniert werden, um die Stabilität eines Gelenks zu unterstützen.

Beispiel: Schüttelungen

> *Zur Lockerung der Ober- und Unterschenkelmuskulatur werden Schüttelungen typischerweise in der Sportmassage eingesetzt.*

Das Knie wird angewinkelt, der Fuß rutschsicher aufgestellt. Beide Hände werden seitlich am Oberschenkel aufgelegt. Sie führen eine schnelle wechselseitige anteriore/posteriore Bewegung unter Beibehaltung des Kontaktes aus. Dabei können die Hände quer oder auch längs zum Oberschenkel aufgelegt werden (**Abb. 2.3**).

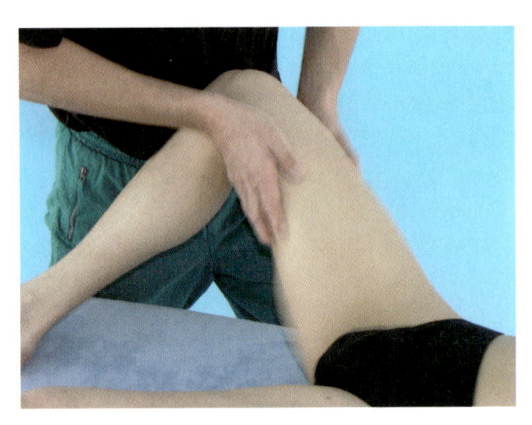

Abb. 2.3 Schüttelungen innerhalb der Sportmassage.

Zwischenwettkampfmassage

Diese Form wird eher bei Einzelsportarten eingesetzt, die mit Pausen oder einem Wechsel der Sportarten (Zehnkampf) einhergehen. Hinsichtlich der Zielsetzungen stellt sie eine Mischung aus Regenerations- und Vorwettkampfmassage dar. Zum einen will man eine Entmüdung der zuvor beanspruchten Muskulatur bewirken, zum anderen sollte man die Tonuslage rechtzeitig zum nächsten Wettkampf wiederherstellen. Meistens hat man hierfür 15 – 20 Min. Zeit.

Regenerations- oder Entmüdungsmassage

Mit einer Dauer von 20 – 30 Min. oder länger ist dies die längste Form der Sportmassagen. Mit tiefen, verformenden und dehnenden Griffe (Knetungen, Walkungen) wird versucht, die Stoffwechselendprodukte in der Muskulatur zu mobilisieren. Mit ausgiebigen Streichungen oder in Kombination mit Anteilen der Manuellen Lymphdrainage wird der Abtransport der Metabolite beschleunigt. Die Behandlungssituation bietet dem Therapeuten aber auch die Möglichkeit, bei geschilderten Verletzungen eine erste Untersuchung des betroffenen Gebiets durchzuführen und erste Maßnahmen einzuleiten.

2.2.4 Querfriktionen nach Dr. Cyriax

Querfriktionen (Deep Friction) nach Cyriax sind die manuellen Techniken der Wahl bei Affektionen der Weichteile des Bewegungsapparats. Dies sind vor allem:
- Zustände nach muskulären Verletzungen (z. B. Muskelfaserriss)
- Zustände nach kapsulären Verletzungen (z. B. Varus-Inversionstrauma)
- Tendopathien
- Insertionstendopathien
- Tendosynovitiden

Die von Dr. James Cyriax entwickelten Techniken wurden in Deutschland für Therapeuten bereits 1983 zugänglich. Im Rahmen der Qualifikation der Olympiatherapeuten für Los Angeles 1984 wurden in Bremen 20 Therapeuten aus Baden-Württemberg in dieser Technik von Dr. Hirschfeld und Dos Winkel ausgebildet.

Kennzeichen der Querfriktion

- Exakte Indikationsstellung nach Anamnese und Funktionsprüfung
- Genaue Lokalisation der betroffenen Struktur durch provokative Palpation
- Durchführung:
  - quer zum Faserverlauf der betroffenen Struktur (z. B. Sehne, Insertion)
  - sehr lokale Anwendung mit kurzem Weg des massierenden Fingers (0,5 – 2 cm)
  - Ausführung mit beschwertem Zeigefinger oder Daumen
  - submaximale Intensität
  - etwa Sekundenrhythmus
  - Mitbewegung der ganzen Haut – keine Reibung
  - Druckbetonung nur in eine Richtung

Intensität

Querfriktionen dürfen vom Patienten deutlich empfunden werden, aber nicht ausdrücklich schmerzhaft sein. Er sollte nicht mehr als Stufe 2 von 10 der visuellen Analogskala (VAS) für Schmerzen verspüren. Da die Bewertung des schmerzlindernden Effekts von den Angaben des Patienten abhängt, sollte er zu Beginn der Behandlung bewusst wahrnehmen, wie intensiv die Querfriktionen ausgeführt werden. Ein Nachlassen der Schmerzen ist bereits nach wenigen Minuten zu erwarten. Hiernach kann entweder die Intensität erneut verstärkt oder eine benachbarte, jetzt schmerzhaftere, Stelle gesucht werden.

Wirkung

- Schmerzlinderung: Die Wirkungsweise ist derzeit immer noch nicht ganz geklärt. Die meisten Modelle gehen von einem Überdeckungseffekt (counter irritation) und Hemmung auf spinaler Ebene aus.
- Adhäsionen vermeiden und lösen: Die kollagenen Fasern der Bindegewebe werden mobilisiert und die Bindung von Wasser innerhalb der Matrix erhöht. Dies führt zu einer besseren Verschieblichkeit der kollagenen Fasern und einer Zunahme an Mobilität. Mit dieser Zielsetzung arbeitet man begleitend in der zweiten und dritten Wundheilungsphase.
- Aktivierung einer chronisch gereizten Struktur: Manche Therapeuten setzen die Technik zum Auslösen einer frischen entzündlichen Reaktion ein. Es soll versucht werden, durch sehr hohe Intensität einen chronischen Vorgang in einen akuten zu verändern, um so eine Ausheilung zu begünstigen.

Anwendung

Die Querfriktionen können innerhalb einer Behandlung über mehrere Minuten eingesetzt und von thermischen oder elektrotherapeutischen Anwendungen sowie Funktionsmassagen ergänzt werden. Das Behandlungsergebnis wird durch Bewegungsprüfung der beteiligten Gelenke oder Aktivität der betroffenen Muskeln gegen maximalen Widerstand bewertet.

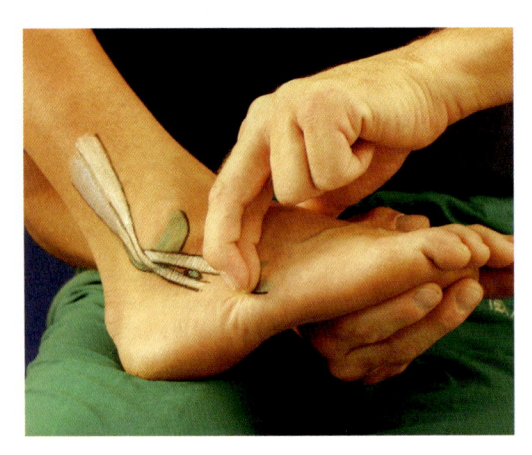

Abb. 2.4 Querfriktion nach Cyriax an der Insertion des M. peronaeus brevis.

Beispiel: Querfriktion am Fuß

Bei einer bestehenden Insertionstendopathie des M. peronaeus brevis wird dessen Insertion behandelt (**Abb. 2.4**). Innerhalb einer Funktionsprüfung des Fußes werden die Beschwerden bei einseitigem Zehenstand, Aktivität gegen Widerstand in Richtung Plantarflexion mit Abduktion und Pronation und ggf. Dehnung der Muskulatur deutlich.

Die Lokalisation ist an der Basis der Metatarsale V. Der Fuß wird in leichter Abduktion und Pronation gehalten, damit sich die Sehne etwas entspannt und palpatorisch den Zugang zur Insertion freigibt. Der beschwerte Zeigefinger wird mit der Fingerbeere gegen die Basis gestellt. Der Daumen hält sich am medialen Fußrand fest und gibt somit dem ganzen Griff Halt.

Der Zeigefinger wird mit der Haut unter leichtem Druck einen kurzen Weg nach plantar geführt. Dann wird der Druck gegen die Insertion verstärkt und der Finger wieder nach dorsal gezogen. Die Bewegung erfolgt dabei aus dem Handgelenk, die Fingergelenke sind an der Bewegung nicht beteiligt.

2.2.5 Manuelle Lymphdrainage

Die Manuelle Lymphdrainage ist eine komplexe Behandlungsform, die hier nur im Ansatz beschrieben werden kann, denn eine umfassende Darstellung, die der Behandlungsform gerecht wird, würde den Rahmen dieses Übersichtskapitels sprengen.

Geschichte

Die Manuelle Lymphdrainage (ML) geht auf die Erfahrungen des dänischen Ehepaares Vodder aus den 1930er Jahren zurück. Sie bezeichneten selbst die Lymph-Drainage-Massage als Abwandlung der klassischen (schwedischen) Massage. 1963 experimentierte der Essener Arzt Dr. Asdonk mit dieser Methode (Asdonk 1963). Die wissenschaftliche Untermauerung erfolgte durch Arbeiten von Prof. Kuhnke und Prof. Földi, die maßgeblich zur Etablierung der ML beitrugen (Kuhnke 1975, Földi 2005). Zahlreiche Schulen und Gesellschaften sind seither gegründet worden und untermauern die heutige Bedeutung innerhalb der Physikalischen Therapie. Sie findet in mehreren medizinischen Disziplinen ihre Anwendung:
- Posttraumatische und postoperative Zustände
- Rheumatologie
- Neurologie
- Dermatologie
- Internistische und onkologische Erkrankungen

In der täglichen Praxis findet die ML den häufigsten Einsatz bei postoperativen Zuständen sowie Armlymphödemen infolge Ablatio mammae.

Wirkungen

„Das Ziel der Grifftechnik der manuellen Lymphdrainage ist es vor allem, den Abstrom aus dem Gewebe zu fördern, ohne gleichzeitig den Zustrom zu verstärken" (Bringezu, Schreiner 1987, S. 124). Dies beinhaltet:
- Verschieben der Gewebsflüssigkeit (Flüssigkeit außerhalb der Lymphgefäße) und Lymphe (Flüssigkeit innerhalb der Lymphgefäße)
- Verbesserte Lymphbildung (Aufnahme von Flüssigkeit in die Lymphgefäße)
- Anstieg der Lymphangiomotorik
- Lockerung von proliferiertem fibrosiertem Bindegewebe

Daher kommt die Manuelle Lymphdrainage bei einer Vielzahl von Indikationen, die mit einer Schwellung einhergehen, zur Anwendung. Um die besondere Wertigkeit dieser Therapieform zu unterstreichen, sollte betont werden, dass ihre Wirkungsweise exakt wissenschaftlich untermauert ist (Földi 2005). Nicht selten stellt sie die Basis für andere Therapieformen dar. Besonders in der orthopädischen Rehabilitation sorgt die Entstauung operierter Gelenke für ein verbessertes Gewebsmilieu, reduziert Schmerzen und beschleunigt die Rückkehr der Beweglichkeit. Wenn anhaltende und ggf. eiweißreiche Ödeme nicht behandelt werden, können als Folgeschäden Stauungsschmerzen, Mobilitätsverlust, Fibrosierung des ödematösen Gewebes und dermatologische Probleme (z. B. Ulzerationen) auftreten.

Technik und Behandlungsaufbau

Die Manuelle Lymphdrainage zeichnet sich gegenüber anderen mechanischen Therapieformen vor allem durch die charakteristischen Griffe und die Indikationen dieser Therapieform aus. Die sieben Charakteristika der Griffe sind:

- **Druckintensität**: Die Griffstärke soll so leicht sein, dass lediglich die Reabsorption von Gewebsflüssigkeit gefördert wird. Zudem muss sie so stark sein, dass dabei das Gewebe ausreichend verformt wird. Im Allgemeinen wird die ML mit sehr sanften und runden Griffen ausgeführt.
- **Druckablauf**: Der Druck wird einschleichend in Abflussrichtung der Lymphgefäße aufgebaut und mind. eine Sekunde gehalten (Schubphase). Die Entspannungsphase beginnt mit dem Nachlassen des Schubes und Halten des Hautkontaktes für die Dauer einer kleinen Pause.
- **Rhythmus**: Es hat sich herausgestellt, dass es besonders wirkungsvoll ist, wenn jeder Griff an derselben Stelle 5- bis 7-mal wiederholt wird, bevor Griff oder Applikationsstelle wechseln.
- **Behandlungsfläche**: Typisch für die Griffe der ML ist die möglichst große Fläche, die bei jeder Technik behandelt wird. Die Anregung der Lymphangiomotorik und die Füllung der kleinsten Lymphgefäße sind dann besonders effektiv.
- **Richtung der Druckbetonung**: Die Richtung der Schubphase orientiert sich an der Abflussrichtung der großen Lymphgefäße und den zugeordneten regionären Lymphknoten. Üblicherweise wird in Abflussrichtung geschoben.
- **Griffreihenfolge und Behandlungsaufbau**: Typischerweise werden erst die proximalen Abflussgebiete entstaut und dann die Flüssigkeit aus der Peripherie nach proximal verschoben. Demnach beginnen die Griffe proximal; distale Behandlungsgebiete werden nachfolgend behandelt. Die Anwendung wird häufig mit einer Hals- bzw. Bauchbehandlung vorbereitet. Hier werden zentrale Abflussgebiete frei gemacht und die Lymphangiomotorik insgesamt stimuliert. Einleitende sanfte Streichungen erleichtern die Kontaktaufnahme an den Extremitäten. Zunächst werden die regionären Lymphknoten (z. B. in der Axilla oder Leiste) frei gelymph. Danach arbeitet man sich mit den jeweiligen Griffen von zentral nach peripher und von der Peripherie aus wieder zurück (**Abb. 2.5**).

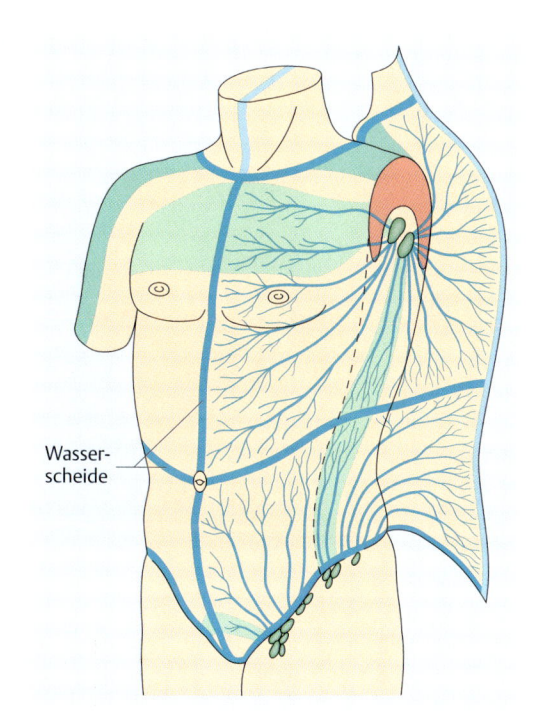

Abb. 2.5 Topographie der Lymphgefäße. Die Lymphflüssigkeit fließt von den Wasserscheiden zu den Lymphknoten.

Griffe

Alle Griffe gehen auf vier verschiedene Grundformen zurück:
- Stehende Kreise
- Pumpgriff
- Schöpfgriff
- Drehgriff

Jeder dieser Griffe hat sein eigenes Einsatzgebiet und seine besondere Wirkungsweise. Neben diesen Grundformen gibt es noch weitere Kombinationen und Spezialgriffe.

Stehende Kreise

Möglichst großflächig werden Finger und ggf. die ganze Hand auf die Oberfläche aufgelegt (**Abb. 2.6**). Mit kreisförmigen Bewegungen wird die „darunter liegende Haut und Unterhaut kreisförmig dehnend verschoben" (Bringezu, Schreiner 1987, S. 129). Dabei nimmt der Druck allmählich zu (Druckphase und kontinuierlich wieder ab (Nullphase). Die kreisförmige Bewegung der Druckphase sollte gemäß des Lymphabflusses und der regionären Lymphknoten ausgerichtet sein. Der Hautkontakt bleibt ständig erhalten; es wird nicht über die Haut gerieben. Üblicherweise wird die Technik 5- bis 7-mal an gleicher

Stelle wiederholt, bevor man die stehenden Kreise an einer anderen Stelle wiederholt oder zur nächsten Technik übergeht.

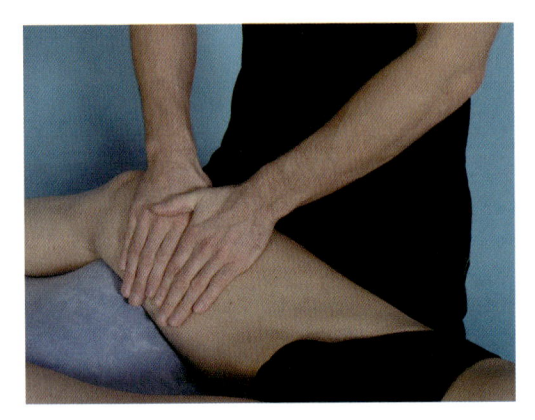

Abb. 2.6 Stehende Kreise.

Pumpgriff

In der ersten Phase (Nullphase) werden Daumen, Zeigefinger und die dazwischen liegende Schwimmhaut sehr steil auf die Oberfläche aufgelegt (**Abb. 2.7 a**). Daraus ergibt sich, dass dieser Griff vorzugsweise an den Extremitäten eingesetzt wird. Die Schubphase beginnt mit dem Ablegen der gesamten Hand auf der Oberfläche und endet in einer schiebenden Dehnung der Haut, aus der sich die Hand passiv wieder zurückführen lässt (**Abb. 2.7 b**). Danach wird die Hand eine kurze Strecke weiter proximal aufgesetzt und der Griff erneut durchgeführt. Man kann somit einen Behandlungsabschnitt wie den Oberschenkel kontinuierlich von distal nach proximal ausarbeiten. Der Pumpgriff kann einhändig oder beidhändig parallel oder beidhändig im Wechsel eingesetzt werden.

Schöpfgriff

An den distalen Abschnitten der Extremitäten (Unterarm Unterschenkel) kommt eher der Schöpfgriff zum Einsatz. Daumen und die radiale Seite der Hand werden zunächst quer zum Verlauf der Extremität und steil gegen die Haut gestellt (**Abb. 2.8a**). Mit Beginn der Schubphase legt sich die Hand auf die Oberfläche ab und die Finger drehen in den Verlauf der Extremität (**Abb. 2.8b**). Dabei „entsteht ein korkenzieherartiges Verschieben der Haut von distal nach proximal" (Bringezu, Schreiner 1987, S. 132). Auch dieser Griff kann beidhändig im Wechsel durchgeführt werden. In der Intensität gehört er zu den leichtesten Griffen.

Quergriff

Neben den vier Grundgriffen gibt es noch eine Reihe von Spezial- oder Kombinationsgriffen, wie beispielsweise der Quergriff. Hier verbindet man die speziellen Wirkungen des Pumpgriffes und der stehenden Kreise. Die distale Hand wird zu einem Pumpgriff aufgesetzt, während die proximale in der Nullphase drucklos wartet (**Abb. 2.9a**). Zunächst vollzieht die distale Hand den kompletten Ablauf eines Pumpgriffs und danach schiebt die proximale Hand die lymphpflichtige Last mit einem stehenden Kreis nach proximal weiter (**Abb. 2.9b**).

Ödemgriff

Um die Wirkung der Grund- und Kombinationsgriffe in der Ödembehandlung zu ergänzen, wurden die Ödemgriffe entwickelt (**Abb. 2.10**). Man setzt sie vor allem bei starken Ödemen mit Fibrosierung des Gewebes ein. Sie werden deutlich fester und langsamer als die Grundgriffe durchgeführt. Sie wirken verdrängend und verschiebend auf das Ödem und sollen Fibrosierungen lockern. Zur exakten und

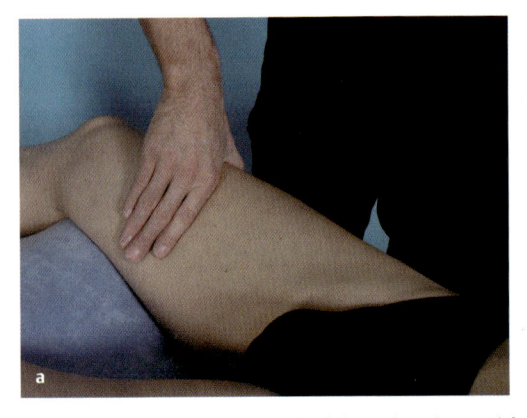

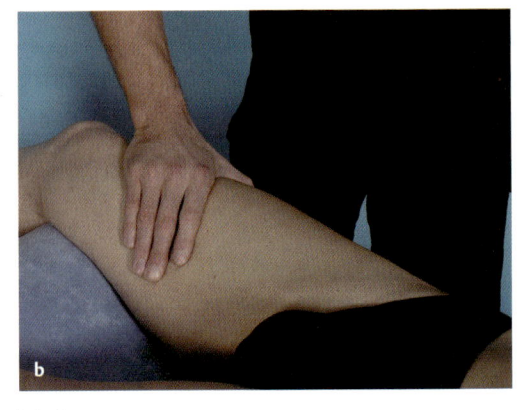

Abb. 2.7a–b Pumpgriff am Oberschenkel. **a** Anlage der Hand. **b** Schubphase.

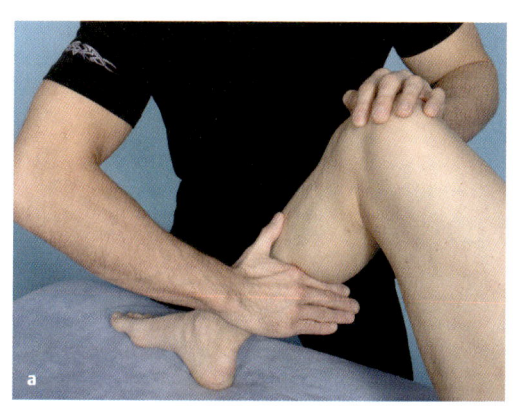

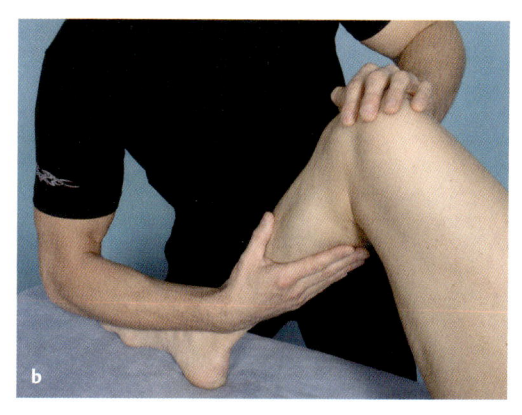

Abb. 2.8a–b Schöpfgriff am Unterschenkel. **a** Anlage der Hand. **b** Schubphase.

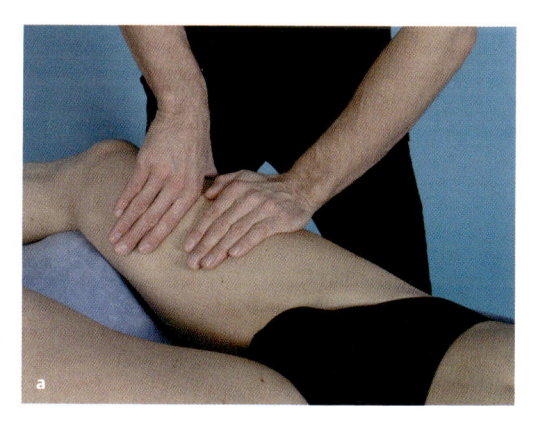

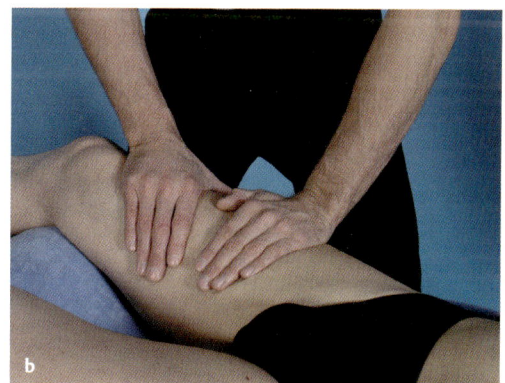

Abb. 2.9a–b Quergriff am Oberschenkel. **a** Anlage der Händ. **b** Schubphase.

angepassten Ausführung braucht der Therapeut sehr viel Erfahrung und eine sachgemäße Ausbildung.

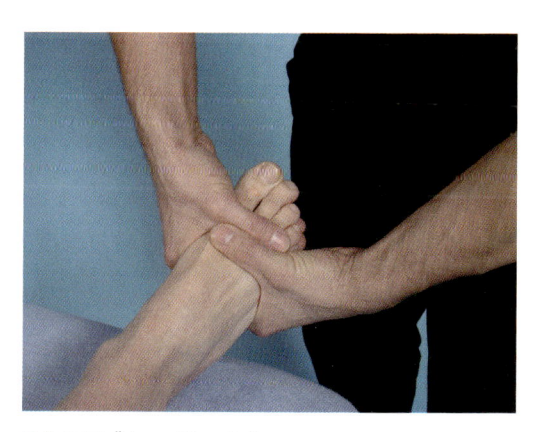

Abb. 2.10 Ödemgriff am Fuß.

Ergänzende Maßnahmen

Die Manuelle Lymphdrainage kann durch folgende Maßnahmen hervorragend unterstützt werden:
- Kompressionsbandagen
- Bestrumpfung
- Hochlagerung der betroffenen Extremität
- Entstauende Übungen
- Bauchatmung

Kompressionsbandagen und Bestrumpfung sind die wichtigsten Ergänzungen. Sie garantieren den Behandlungserfolg der Manuellen Lymphdrainage und sind daher genauso akkurat durchzuführen. Alle Maßnahmen werden in dem Begriff der Komplexen Physikalischen Entstauungstherapie zusammengefasst.

2.2.6 Triggerpunktmassage

Der Begriff Triggerpunktmassage, so wie man ihn derzeit versteht, geht auf Veröffentlichungen von Janet G. Travell und David G. Simons zurück (Travell u. Simons 2002). Die Triggerpunktmassage gehört zu einer Auswahl an Behandlungstechniken zum Lösen von Triggerpunkten:
- Sprühen (Kühlspray) und Dehnen
- Triggerpunktlösen durch Druck
- Verschiedene Massageformen
- Verschiedene Entspannungstechniken
- Infiltration

Triggerpunkte sind Zentren erhöhter Reizbarkeit in einem Gewebe, die bei direkter Kompression lokal sehr empfindlich sind. Man unterscheidet je nach Lokalisation myofasziale, kutane, fasziale, ligamentäre und periostale Triggerpunkte, wobei die myofaszialen die größte Bedeutung haben. Je nach klinischer Bedeutung unterscheidet man aktive und latente, zentrale und assoziierte sowie primäre und sekundäre Triggerpunkte. Etwas Verwirrung besteht hinsichtlich der Abgrenzung der „Myogelose" als bislang vorherrschender Begriff zum Triggerpunkt als neuartige Bezeichnung schmerzhafter Muskelpunkte. Verschiedene Definitionsversuche lassen erkennen, dass Myogelosen als eine Ansammlung von Triggerpunkten zu verstehen sind. Das Besondere an den Triggerpunkten ist die Möglichkeit, per EMG eine erhöhte elektrische Aktivität abzuleiten.

Nach Travell und Simons sind myofasziale Triggerpunkte eine häufig übersehene und missverstandene Quelle quälender, weit verbreiteter muskuloskelettaler Schmerzen. Eines der ersten Anzeichen für das Vorhandensein eines Triggerpunkts stellt eine Einschränkung der Gelenkbeweglichkeit dar, die durch mangelnde und schmerzhafte Muskeldehnfähigkeit hervorgerufen wird.

Ein Triggerpunkt macht sich als knotige Struktur innerhalb eines palpierbar verspannten Faserbündels bemerkbar, wobei der durch Druck erzeugte Schmerz vom Patienten wieder erkannt wird und ggf. auch ausstrahlende Schmerzen in typische zuzuordnende Gebiete verursacht (übertragener Schmerz). Triggerpunkte liegen an ganz typischen und konstant auftretenden Stellen des Bewegungsapparats. Ihre Lokalisationen und Ausstrahlungsgebiete sind auf speziellen Karten vermerkt.

Die Durchführung der Triggerpunktmassage ist für Patient und Therapeut nicht angenehm. Die Massage ist durch einen massiven direkten Druck auf den entsprechenden Punkt gekennzeichnet. Anstrengend für den Therapeuten und schmerzhaft für den Patienten, der durch den Therapeuten beabsichtigt auf der VAS für Schmerzen eine 6 – 8 von 10 verspüren soll. Dafür werden 70 – 80% der Triggerpunkte und damit auch die verbundenen Schmerzausstrahlungen und Beweglichkeitsbehinderungen in der ersten Behandlung gelöst.

2.2.7 Integrierte Massage in der Behandlung hemiplegischer Patienten

Diese lange Bezeichnung steht als Ausdruck für die Anwendung von Massagetechniken bei Patienten mit neurologischen Beschwerdebildern, klassisch bei Hemiplegiepatienten (Hemi-Massage). Die Bezeichnung Hemi-Massage bezeichnet sicher nicht den wahren Charakter der Therapie, hat sich aber aufgrund der Einfachheit etabliert. Sie wurde vor einigen Jahren in der Fachklinik Bad Heilbrunn vom Arbeitskreises „Neurologie – Massage" entwickelt und als „Enzensberger Konzept" bekannt. Im Bestreben, eine optimale Therapie für die Behandlung neurologischer Patienten zu finden, erarbeitete diese Gruppe aus der sehr spärlich zu diesem Thema vorhandenen Literatur und aus langjährigen praktischen Erfahrungen in enger Zusammenarbeit von Physiotherapeuten, Masseuren und Ärzten Techniken zur gezielten Behandlung neurologischer Ausfälle.

Sie basieren auf dem Bobath-Konzept und bestehen vorwiegend aus aktivierenden Maßnahmen, flankiert von Lagerungen und Ansprache durch spezifische Reize. Typisch für die Hemi-Massage ist ein Pool von Techniken, aus dem der Therapeut schöpfen und für jeden seiner Patienten das individuell optimale Programm entwickeln kann.

Ihr Einsatzgebiet hat die Hemi-Massage in der interdisziplinären Behandlung neurologisch Erkrankter. Sie kann aber auch als eigenständige Therapie mit anschließender Erleichterung beim Aus- und Anziehen, erleichtertem Transfer, Verbesserung des Gehens oder sonstigen Tätigkeiten des täglichen Lebens eingesetzt werden.

Ziele

- Regulierung der Tonusverhältnisse
- Schulung und Bahnung von Bewegungsmustern, durch gezielte taktile Reize in Kombination mit fazilitierenden Bewegungen (Umphred 2000, Welter u. Schönle 1997)
- Einflussnahme auf Umbauvorgänge in Muskeln, Sehnen, Faszien und Bindegewebe – vor allem Verhindern von Verklebungen

- Behandlung von Ödemen und dystrophischen Störungen
- Schulung der kinästhetischen Wahrnehmung
- Atmungsverbesserung und Prophylaxen

Die Hemi-Massage ist keine passive Maßnahme, sondern eine aktive Therapie. Sie besteht aus Längs- und Querverformungen des Gewebes, kombiniert mit funktionsbezogenen, in Tempo und Ausmaß angepassten Bewegungen verschiedener Muskelgruppen in Bewegungsketten.

Anwendung bei spastischer Parese

Bei erhöhtem Muskeltonus und/oder verkürzter Muskulatur wird der Massagereiz am angenäherten Muskel gesetzt und in die Verlängerung hineingearbeitet. Dabei wird die Bewegung in beide Richtungen geführt. Der Ablauf ähnelt den voran beschriebenen Formen der Massage mit Bewegung. Der Massagereiz wird sowohl als Längsverformung, im Sinne einer Funktionsmassage, als auch als Querdehnung im Bereich von Muskelbauch und Sehnen gesetzt.

Die Reizintensität ist meistens gering. Die Griffe sind sehr weich und flächig. Bei Patienten, die ihre Spastik nicht selbstständig lösen können, muss jedoch kräftig gearbeitet werden. Das Arbeitstempo ist sehr langsam. Bei der Behandlung einer spastischen Extremität merkt man bald, ob die beabsichtigte Wirkung einsetzt. Wenn der Tonus abnimmt, spürt der Therapeut direkt einen abnehmenden Widerstand bei der Bewegung und erreicht sofort ein größeres Bewegungsausmaß. Ist dies nach 3 – 5 Versuchen nicht der Fall, muss man die Parameter der Technik variieren, um die beabsichtigte Wirkung zu erzielen: Reizstärke, Tempo, Intensität, Bewegungsausmaß oder ggf. die Ausgangsposition. Als Ausgangsstellungen sind Sitz, Rücken- oder Seitenlage möglich. Die Behandlung wird meist proximal am Rumpf begonnen. Assoziierte Reaktionen sind nach Möglichkeit zu vermeiden.

Beispiel: Rumpfbehandlung mit Hemi-Massage

ASTE Nach Transfer und Entkleiden wird eine spastikreduzierende angepasste Lagerung in Rückenlage mit angewinkelten Beinen eingenommen. Der stärker betroffene Arm des Patienten wird bequem auf dem Oberkörper gelagert (**Abb. 2.11a**). Der Therapeut steht auf der weniger betroffenen Seite und umfasst beide Kniegelenke. Die proximale Hand wird auf der stärker betroffenen Seite von ventral zwischen Crista iliaca und Rippe 12 platziert.
Technik die proximale Hand verformt mit einem dorsalen Schub die spastisch hypertone Muskulatur der seitlichen Bauchwand, während beide Kniegelenke zur Seite geführt werden (**Abb. 2.11b**). Die dabei entstehende Rumpfrotation unterstützt die Wirkung der verformenden Hand an der Bauchwand. Die Technik wird langsam rhythmisch ausgeführt. Die hier dargestellte Technik zeigt nur eine von vielen Möglichkeiten, mit dieser Massageform positiv auf die Tonusverhältnisse des Rumpfes bei plegischen Patienten einzuwirken.

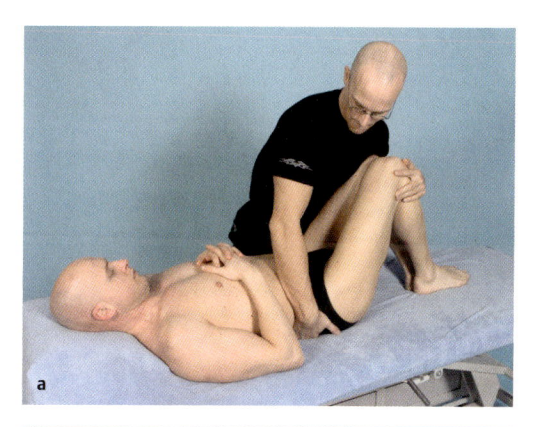

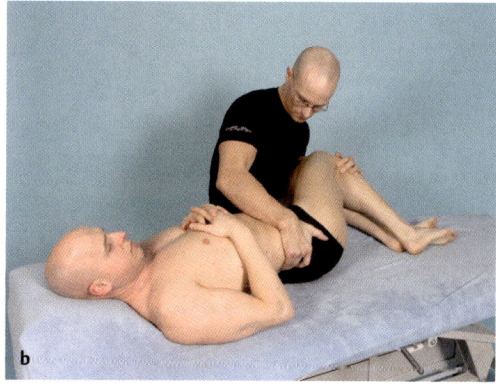

Abb. 2.11a–b Rumpfbehandlung mit Hemimassage. **a** Ausgangsstellung mit korrekter Lagerung. **b** Endstellung mit Rumpfrotation.

Beispiel: Hemi-Massage am Oberarm

ASTE Nach Transfer und Entkleiden wird eine spastikreduzierende angepasste Lagerung im Sitz eingenommen. Das Gesicht des Patienten ist der stärker betroffenen Seite zugewandt (**Abb. 2.12a**).
Technik Die rechte Hand des Therapeuten nimmt flächigen Kontakt mit den Flexoren am Oberarm auf. Die linke Hand greift palmar in die Hand und nähert die Muskeln mit leichter Flexion an. Unter Querdehnung der Flexoren wird der Arm aus dem spastischen Muster heraus in eine Extension von Ellenbogen, Hand und Fingern gebracht (**Abb. 2.12b**).

Wichtig dabei sind die Stabilisierung des Patienten mit dem Körper des Therapeuten sowie das Vermeiden einer glenohumeralen Subluxation durch einen proximal gerichteten Schub.

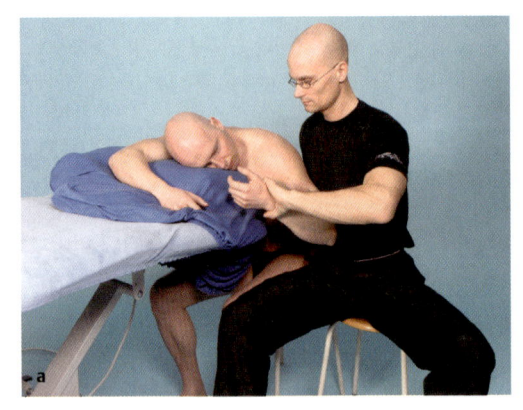

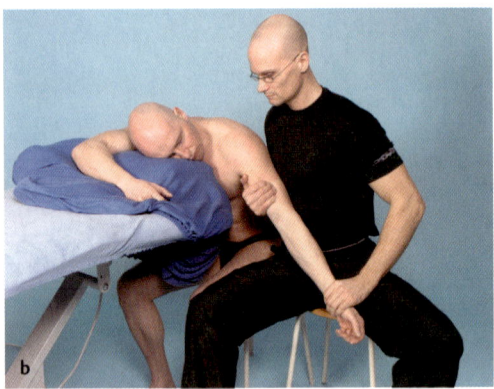

Abb. 2.12a–b Hemimassage im Sitzen. **a** Ausgangsstellung mit korrekter Lagerung. **b** Endstellung.

2.2.8 Sonderformen und apparative Formen

Aus der Vielzahl der Sonderformen und apparativen Möglichkeiten der Massage seien an dieser Stelle einige herausgegriffen und beschrieben:
- Kolonmassage
- Periostmassage
- Unterwassermassage
- Stäbchenmassage
- Vakuummassage
- Bürstenmassage

Kolonmassage

Der Begriff Kolonmassage bezeichnet eine gezielte manuelle Behandlung vorwiegend des Dickdarms zur Förderung der Peristaltik. Durch spezifische Grifftechniken wird das Kolon in seinem physiologischen Verlauf manipuliert. Grundlage der Therapie ist die in der Untersuchung festgestellte Situation des Dickdarms, z. B. Tonuslage, ertastbare Kotsäule und Meteorismen (Gasansammlungen). Die Grifftechniken beinhalten manuelle, analwärts gerichtete Druck- und Gleitbewegungen. Sie lassen sich durch Bindegewebsmassage, lokale Wärmeapplikationen und Atemtherapie zielführend ergänzen. Grundsätzliche Ziele sind Detonisieren eines spastisch verkrampften Kolons bzw. Transport des Inhalts bei atonischem Darm.

Ausgangslage des Patienten und Rahmenbedingungen tragen zum Gelingen der Behandlung erheblich bei. In betont ruhiger Atmosphäre wird der Patient in Rückenlage mit entspannter Bauchdecke gelagert. Diese Entspannung bringt man von kranial (Anheben des Kopfteils) und kaudal (deutliche Unterlagerung der Unterschenkel) gleichermaßen ein. Der Patient wird warm zugedeckt und das Behandlungsgebiet frei gemacht.

Grundsätzlich unterscheidet man die klassische Kolonmassage von der Kolonmassage nach Prof. Vogler.

Klassische Kolonmassage

Die klassische Kolonmassage bedient sich bekannter Griffformen, wie Streichungen, Knetungen und wellenartige Bewegungen der massierenden Hand, die an Walkungen erinnern. Quere Streichungen werden dabei auf der Oberfläche des Bauchs, alle anderen kreisend und im Verlauf der einzelnen Anteile des Kolons eingesetzt. Daran schließen sich Zweihandwechselknetungen der Bauchwandmuskeln und wellenförmige Bewegungen der Handflächen in Verlaufsrichtung des Darms an.

Kolonmassage nach Prof. Vogler

Bei der Kolonmassage nach Prof. Vogler werden für die Durchführung vor allem die Fingerkuppen des dritten und vierten Fingers eingesetzt. Anatomisch werden dabei fünf typische Punkte berücksichtigt, die jeweils ca. 5 Min. behandelt werden (**Abb. 2.13a–b**).
- Zäkalpunkt
- Aszendenspunkt
- Linearer Punkt

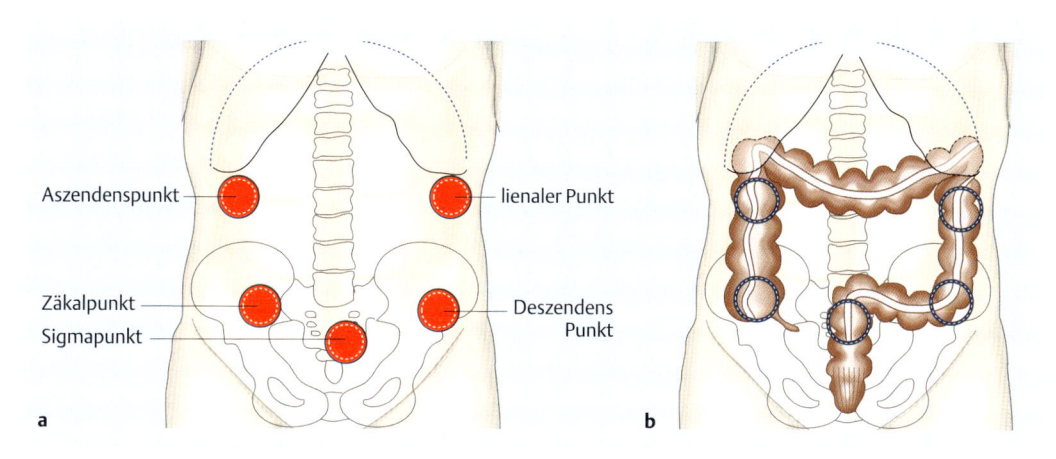

Abb. 2.13a–b Kolonmassage nach Dr. Vogler. Zirkelpunkt (Zäkalpunkt), Aszendenspunkt, linearer Punkt, Deszendenspunkt, Sigmapunkt.

- Deszendenzpunkt
- Sigmapunkt

Nach einer Eingangsstreichung im Darmverlauf werden die Punkte nacheinander aufgesucht. Die Fingerkuppen gehen während der Ausatmung in die Tiefe, erreichen das Kolon, führen eine kurze Schiebebewegung darauf durch und tauchen bei der Einatmung wieder an die Oberfläche auf. Dabei ist die normale Atmung des Patienten, nicht ein gewollter oder forcierter Atemrhythmus führend.

Vor der Behandlung sind alle Kontraindikationen auszuschließen. Dies sind vor allem entzündliche und tumoröse Zustände im Abdomen sowie Gravidität bzw. die Rückbildungsphase danach. Bei einer Menstruation ist der Einsatz der Behandlung ebenfalls nicht ratsam. Grundsätzlich darf eine Kolonmassage nie schmerzhaft sein und sollte immer als angenehm empfunden werden. Nicht selten schlafen Patienten während der Durchführung ein.

Mit einem Stethoskop kann vor, während und nach der Behandlung die Darmperistaltik anhand der Geräusche kontrolliert werden. Die Behandlung ist hochwirksam und wird häufig unterschätzt. Nicht selten hat man mit wenigen Anwendungen „durchschlagenden Erfolg".

Beispiel: Kolonmassage nach Prof. Vogler
Die Fingerbeeren 2 – 4 der von kranial kommenden Hand werden bei entspannter Bauchdecke auf den Deszendenspunkt gelegt. Dieser befindet sich auf einer Linie zwischen der linken Spina iliaca anterior superior und dem Bauchnabel, ca. zwei Finger breit von der Spina entfernt (**Abb. 2.14a**). Während der Ausatmungsphase tauchen die Finger in die Tiefe und üben einen kaudal gerichteten Schub auf den Colon descendens aus (**Abb. 2.14b**). Zu Beginn der Einatmung lässt der Druck nach und die Finger kehren an die Ausgangsstelle auf der Bauchdecke zurück.

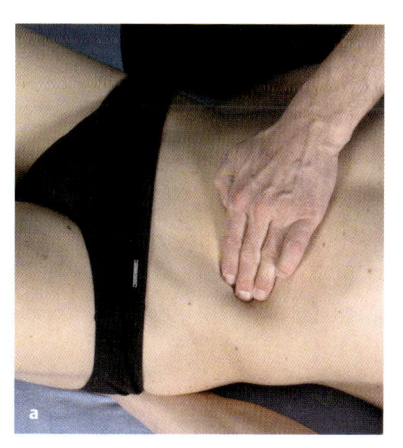

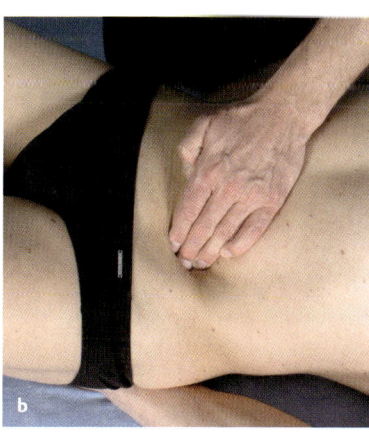

Abb. 2.14 a–b Kolonmassage nach Dr. Vogler am Deszendenspunkt. **a** Handhaltung in Ausgangsstellung. **b** Endstellung.

Periostmassage nach Prof. Vogler

Diese Massageform unterscheidet sich in erheblicher Weise von den bisher beschriebenen Techniken. Sie ist eine manuelle, rhythmisch ausgeführte Druckbehandlung auf dem Periost geeigneter Knochenflächen ohne starke Weichteilabdeckung, z. B. Linea nuchae superior, Epikondylen des Humerus, mediale Tibia, Os sacrum.

Die Therapie hat sowohl eine örtliche (Verbesserung der Durchblutung und Zellgeneration am Periost), als auch eine reflektorische Wirkung (z. B. Herz-Kreislauf-System, Atmung etc.). Ein weiterer wichtiger Effekt ist die Überdeckung von Schmerzafferenzen auf spinaler Ebene. Daher wird diese intensive Technik gerade zur Schmerzlinderung eingesetzt. Wegen der Beeinflussung innerer Organe und der Schmerzwahrnehmung kann man die Periostmassage auch den Methoden der Reflexzonentherapie zuordnen.

Die Grifftechniken erfolgen mittels Knöchel und Fingerkuppen auf einer wenige Millimeter großen Fläche und werden mit unterschiedlichen, teils erheblichen Druckstärken verabreicht (**Abb. 2.15**). Dabei sind im Ablauf der allmählich einleitende Druckaufbau, der leicht kreisende Druck über 4 – 10 Sek. und der ausleitende Druckabbau zu berücksichtigen. Häufig werden mehrere benachbarte Knochenpunkte über eine gesamte Behandlungszeit hinweg abwechselnd behandelt.

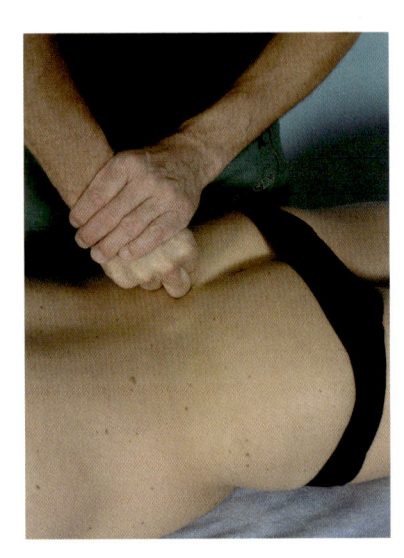

Abb. 2.15 Periostmassage nach Dr. Vogler.

Unterwasser-Massage

Der Begriff Unterwasser-Massage (Unterwasser-Druckstrahl-Massage, UWM) kombiniert die mechanische Behandlung mittels Wasserdruckstrahl mit den therapeutischen Wirkungsfaktoren eines Vollbads. Dies sind: hydrostatischer Druck, milde Wärme, Auftriebskraft.

Durch diese Kombination lassen sich die besonderen Wirkungen der UWM erklären:
- Abnahme des peripheren Gefäßwiderstands
- Senkung des Blutdrucks
- Steigerung des Atem- und Herzzeitvolumens
- Verbesserung der Durchblutung durch Erweiterungen der Hautkapillaren in den behandelten Haut- und Muskelbereichen
- Förderung des venösen Rückstroms
- Anregung des Stoffwechsels an beteiligten Gelenkkapseln

Die Indikationen sind vorzugsweise Erkrankungen des Bewegungsapparats.

Die UWM-Technik erfolgt durch einen von Hand geführten Druckschlauch in dafür geeigneten Wannen oder Becken. Das Fassungsvermögen dieser Wannen muss sehr groß sein (ca. 600 l), damit der ganze Körper des Patienten mit Wasser bedeckt ist und immer noch genügend Abstand zwischen der Körperoberfläche und der Schlauchdüse besteht. Der Druckstrahl wird durch ein Umwälzverfahren, Ansaugen des Wannenwassers und druckverstärkten Auswurf durch einen kräftigen Schlauch, erzeugt. Der einwirkende Druck ist durch verschiedene Mechanismen regulierbar:
- Einstellung am Manometer der Pumpe (0,4 – 4 bar)
- Größe der Düse am Schlauchende
- Abstand der Düse von der Hautoberfläche
- Steilstellung der Düse bzw. Abfächerung mit einer Fingerkuppe

Während der Anwendung wird der Druckstrahl in streichender oder zirkelnder Bewegung über die Oberfläche geführt. Da die Eindringtiefe des Wasserstrahls je nach gewählter Intensität bzw. Festigkeit des Gewebes enorm sein kann, sind empfindliche Körperpartien auszusparen: knöcherne Vorsprünge, Kniekehle und Ellenbeuge, Genitalien, Anus, die weibliche Brust, Hals und Gesicht.

Vorteile der UWM sind in der Möglichkeit der Behandlung großer Körperabschnitte und großer Muskelpartien zu sehen. So ist das Massieren beider Beine, des Gesäßes und Rückens innerhalb von 20 Min. möglich. Die begleitende tiefe Entspannung durch das warme Wasser ist durch andere Maßnahmen in so kurzer Zeit kaum zu erreichen.

Nachteile sind in eingeschränkter praktischer Durchführung an bestimmten Körperpartien zu sehen. Die Schulter-Nacken-Region ist mit dem Wasserstrahl schlecht erreichbar. Weiterhin müssen Patienten ausreichend mobil sein, um in die Wanne hinein- und wieder hinaussteigen zu können. Erhebliche internistische Erkrankungen, die mit zu niedrigem Blutdruck oder Herzinsuffizienz einhergehen, gehören zu den Kontraindikationen. Verletzungen der Haut schließen ebenfalls eine Anwendung aus.

Leider ist die UWM durch die hohen Investitions- und Betriebskosten, bei gleichzeitig geringer Verordnungslage und verhältnismäßig schlechter Vergütung durch die Kostenträger, aus der Mode gekommen. Aber auch hier gilt: nicht alles, was nicht mehr verordnet wird, ist daher eine minderwertige Therapie. Bei klarer Indikation und technisch guter Durchführung ist die UWM eine sehr wirksame Massageform.

Stäbchen-Massage

Die Stäbchenmassage kommt ursprünglich aus Japan und wurde von Erich Deuser in Deutschland etabliert. Sie wurde durch die Beobachtungen von Prof. Schoberth medizinisch begründet.

Der Begriff „Stäbchen-Massage" beschreibt eine Therapie, welche die Kraft der Finger (Fingerkuppe) durch ein speziell geformtes Stäbchen verstärkt. Es werden verschiedene Stäbchenmodelle aus unterschiedlichen Materialien eingesetzt: Holz-, Messing-, Kupfer- oder Plastikstäbchen. Das Stäbchen ist ca. 12 cm lang und hat die Form einer in die Länge gezogenen Gymnastikkeule.

Die Technik wird mit dem runden Kopf des Stäbchens vorwiegend kleinflächig bis punktuell an den zu behandelnden Körperregionen angewandt. Das Stäbchen verstärkt die Kraft der Fingerkuppe mit einer Art „Bleistift-Haltung". Die Wirkung wird vorzugsweise im Bereich von Sehnenansätzen und lokalen Muskelverspannungen angestrebt. Aufgrund der applizierten starken Intensität sind entsprechende Kontraindikationen zu beachten, die auch für sehr lokale Techniken der Klassischen Massagetherapie (Fingerfriktionen) gelten.

Vakuum-Massage

Der Begriff Vakuum-Massage erklärt die Behandlung mit Unterdruck durch entsprechende Geräte. An einer Saugvorrichtung werden verschiedene Endstücke mit unterschiedlichem Durchmesser angebracht: Glas-, Plastik- oder Glockensaugnäpfe.

Die Technik erfolgt durch Aufsetzen der Vakuumglocke auf der Körperoberfläche und das Weiterführen von Hand, um oberfläche Gewebsstrukturen vom Untergrund zu lösen. Die Wirkung zielt auf die Lockerung und Mehrdurchblutung verklebten Haut- oder Muskelgewebes ab. Statische Techniken werden durch lokales Anlegen des saugenden Aufsatzes im Sinne des Schröpfens durchgeführt.

Bürsten-Massage

Hierbei kommen Handbürsten unterschiedlich weicher Beborstung zur Anwendung. Die Bürstentechnik wird je nach Körperregion (Rumpf oder Extremitäten) einhändig (mit einer Bürste) oder doppelhändig (mit zwei Bürsten) eingesetzt. Die Richtung der Bürstung ist vorwiegend proximal orientiert. Die Reaktion zeigt sich durch oberflächliche Hyperämie. Gleichzeitig erfolgt ein „Peeling-Effekt". Als Variation können Bürstenmassagen im Warmbad oder als Seifen-Bürsten-Massage durchgeführt werden.

2.3 Wirkungen, Indikationen und Kontraindikationen der Massagetherapie

2.3.1 Wirkkomponenten der Massagetherapie

Johannes Mörler

Zu diesem Kapitel ist im Vorhinein Folgendes anzumerken: Die Aussagen zu den Wirkkomponenten und Wirkungen der Massagetherapie sind teilweise (noch) nicht wissenschaftlich beweisbar, sondern beruhen häufig auf Überlegungen und Schlussfolgerungen, denen allerdings wissenschaftliche Erkenntnisse aus dem Bereich der Anatomie und Physiologie zugrunde liegen. Inzwischen gibt es schon eine Vielzahl von Studien, die Erfahrungswerte bestätigen, aber auch in Frage stellen; manche Studien widersprechen sich. Eine weitere Vielzahl von Studien wäre notwendig, um mehr Klarheit herzustellen.

Die Massagetherapie hätte diese Bemühungen verdient.

Im ersten Teil dieses Kapitels werden die Wirkkomponenten der Massagetherapie dargestellt. Die meisten Wirkungen der Massage, z. B. die Hyperämisierung oder die Schmerzlinderung, entstehen durch ein komplexes Zusammenspiel von mehreren Komponenten. Die Beschreibung dieser Vorgänge soll dem besseren Verständnis der Wirkungen der Massage dienen. Im zweiten Teil des Kapitels geht es um die Wirkungen der Massagetherapie, auch aus der Sicht des Therapeuten, der bestimmte Behandlungsziele mit entsprechenden Techniken erreichen möchte. Die Wirkungen werden absichtlich gesondert aufgeführt, um die Übersichtlichkeit und den Praxisbezug zu erhalten.

Wie kommt die Wirkung der Massage zustande?

Die Massagetherapie ist – vordergründig betrachtet – eine mechanische Beeinflussung des Körpers durch Berührung, Druck, Beschleunigung und Vibration an der Körperdecke und tiefer gelegenen Schichten, wie zum Beispiel der Muskulatur. Eine Vielzahl von Strukturen werden beeinflusst:
- Rezeptoren in Haut und Unterhaut
- Rezeptoren in der Muskulatur, im Muskelbindegewebe und den Muskelfaszien
- Gelenkrezeptoren durch kleine oder größere Bewegungen während der Massage
- Zellen: z. B. Mastzellen
- Körperflüssigkeiten: Blut, Lymphe, interstitielle Flüssigkeit
- Glatte Muskulatur der Blut- und Lymphgefäße
- Haut und Unterhaut, Körperfaszie, Verschiebeschichten
- Skelettmuskulatur, Sehnen, Sehnengleitgewebe, Insertionszonen, Faszien, Septen, Verschiebeschichten, intramuskuläres Muskelbindegewebe

Es entstehen physiologische Reaktionen, aus denen sich die Wirkungen der Massage entwickeln; dabei sind folgende Faktoren ausschlaggebend:
- Anwendungsort
- Größe der Berührungsfläche oder der bearbeiteten Fläche
- Kraftaufwand pro Fläche, aus dem sich die Druckstärke ergibt
- Zeitdauer des mechanischen Reizes
- Häufigkeit innerhalb eines bestimmten Zeitraums sowie
- Statik oder Dynamik der Reize mit unterschiedlichen Geschwindigkeiten

Diese Faktoren bestimmen die Lokalisation, die Art und Intensität der Vorgänge, die durch Massage ausgelöst werden.

Die Wirkkomponenten der Massage können in biochemische, mechanische, neurale und neuroendokrine Wirkkomponenten unterschieden werden.

Biochemische Wirkkomponente

Hier wird der mechanische Reiz in einen biochemischen umgewandelt, indem durch Massage Substanzen im Gewebe freigesetzt oder aus dem Gewebe ausgeschwemmt werden.

Freisetzung von Substanzen lokal im Gewebe durch Massage

Arterielle Hyperämie
Durch deutlichen Massagedruck (4900g/cm^2, Huber 1996) auf das Gewebe, ca. 5 Min. lang, werden Mastzellen gereizt, die daraufhin vasoaktive Substanzen wie Histamin und Heparin freisetzen (**Abb. 2.16**). Diese Substanzen bewirken eine Erhöhung der Gefäßpermeabilität und eine Gefäßdilatation, was zu einer arteriellen (ca. 30 Min. anhaltenden) Hyperämie führt.

Auslösung von nicht infektiösen Entzündungsreaktionen
Durch höheren, mehr als 10 Min. einwirkenden, kleinflächigen Massagedruck werden Minimaltraumen an Zellen verursacht, die eine biochemische Kaskade (**Abb. 2.17**) aktivieren (Steverding 2001) und eine nicht infektiöse Entzündung auslösen. Bei chronifizierten, nicht ausgeheilten Läsionen des Bindegewebes, z. B. an Sehnen und Insertionszonen, kann so ein Heilungsprozess angeregt werden. Im Rahmen der Entzündung werden beschädigte Strukturen (durch Lysosomen) abgebaut und abtransportiert und neue gebildet. Wirksam werden:
- Lysosomale Enzyme: Phospholipase A2 – stimuliert Mastzellen, baut Zelltrümmer ab
- Eiweiße: Abbausubstanzen bewirken eine Entzündung
- Histamin: wirkt vasodilatierend
- Heparin: erhöht die Gefäßpermeabilität
- Bradikinin: wirkt schmerzauslösend, vasodilatierend
- Prostaglandin E2: wirkt vasodilatierend, schmerzauslösend
- Serotonin: wirkt lokal schmerzauslösend, vasodilatierend (im ZNS – schmerzlindernd, angstlösend)

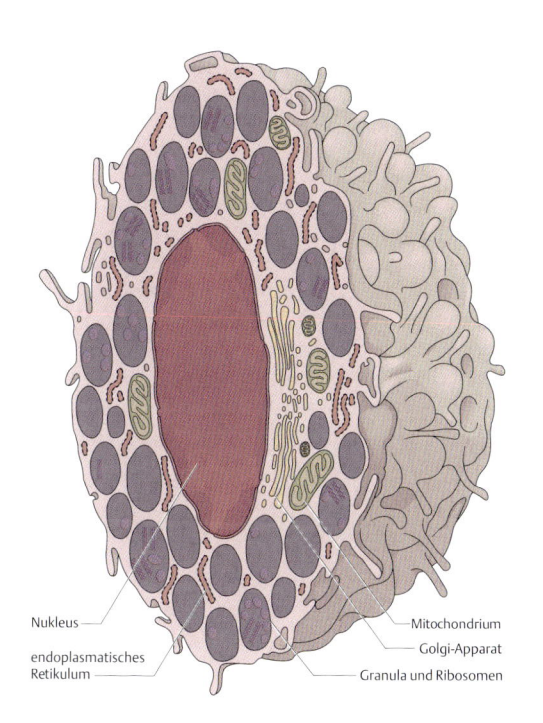

Abb. 2.16 Mastzelle (ca. Durchmesser: 0,02 mm) (aus: van den Berg, Angewandte Physiologie, Band I, 2. Auflage). Mastzellen sind bewegliche, freie Bindegewebszellen, die im lockeren Bindegewebe weit verbreitet sind und besonders in der Nähe kleiner Blutgefäße liegen. (Ob sie mit den basophilen Granulozyten verwandt oder gar identisch sind, ist bisher ungeklärt.) Bei mechanischer, elektrischer oder chemischer Reizung geben Mastzellen aus ihren Granula ab: Histamin (bewirkt Gefäßdilatation); Heparin (erhöht die Gefäßpermeabilität), Arachidonsäure (Bedeutung bei der Bildung von Entzündungsmediatoren). Möglicherweise wird auch Serotonin (gefäßdilatierend und schmerzauslösend in der Peripherie) freigesetzt.

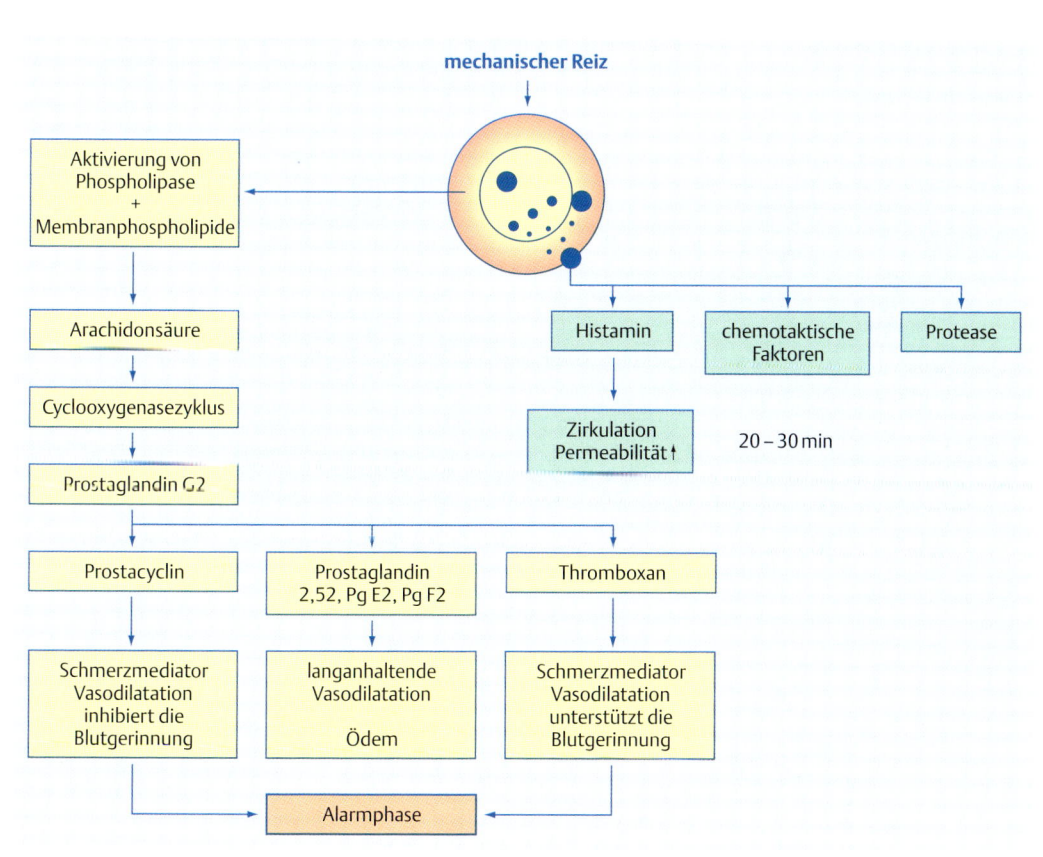

Nukleus
endoplasmatisches Retikulum
Mitochondrium
Golgi-Apparat
Granula und Ribosomen

Abb. 2.17 Biochemische Entzündungskaskade (aus: van den Berg, Angewandte Physiologie, Band III).

- Leukotriene B4, C4, D4: wirken entzündungsauslösend

Letztlich ist die Herkunft und Wirkung einiger Substanzen noch nicht geklärt.

Schmerzlinderung
Möglicherweise können schmerzlindernde Substanzen freigesetzt werden aus bestimmten Zellen, die von Entzündungsreaktionen angelockt werden. Sie wirken schmerzlindernd, wofür eindeutige Nachweise jedoch noch fehlen.

Abbau von pathologisch strukturellen Crosslinks durch Kollagenasen
Wiederholte Dehnung und Verschiebung des Bindegewebes in Verschiebeschichten durch Massage führt zur Freisetzung von Kollagenasen aus Fibroblasten und Makrophagen. Dadurch können pathologische strukturelle Crosslinks abgebaut werden. Nach Carano und Siciliani (1996) gelingt diese Freisetzung am besten, wenn einer Belastung des Bindegewebes von 3 Min. eine Belastungspause von 3 Min. folgt.

Ausschwemmung von Substanzen aus dem Gewebe durch Massage

Schmerzlinderung
Durch Massage werden neuroaktive Substanzen aus dem Gewebe ausgeschwemmt, Nozizeptoren werden desensibiliziert und Schmerz gelindert.

Entmüdung
Desgleichen werden Stoffwechselprodukte ausgeschwemmt. Es kommt dadurch zu einer Verbesserung des Gewebemilieus und zu einer Entmüdung der Muskulatur, d. h. die Muskulatur wird nach Belastung schneller wieder leistungsfähig.

Mechanische Wirkkomponente

Die direkte Wirkung des mechanischen Reizes, d. h. der Massagebewegung oder des Massagedrucks, beeinflusst die Körperflüssigkeiten, Gefäße und Verschiebeschichten.

Verschieben von Körperflüssigkeit, Druck-Sog-Wirkung

Nach proximal streichende Massagebewegungen mit mäßigem Druck und mäßiger Geschwindigkeit schieben das Blut in venösen Gefäßen in Abflussrichtung, distal der streichenden Hand entsteht ein Sog, der die Flüssigkeitsverschiebung unterstützt. Streichende Massagebewegungen schieben Blut in kleine arterielle Gefäße und sind so am Zustandekommen einer arteriellen Hyperämie mitbeteiligt. Solche Massagebewegungen verschieben auch Flüssigkeit im interstitiellen Raum und sorgen auf diese Weise für einen besseren Stoffaustausch.

Intermittierender Druck auf das Gewebe

Knetende und zirkelnde Massagebewegungen mit einem Wechsel zwischen Druck auf das Gewebe und Entlastung des Gewebes wirken wie eine Pumpe: d. h. Gewebebereiche werden ausgepresst und füllen sich wieder, was zu einem besseren Flüssigkeits- und Stoffaustausch führt.

Die Erhöhung des Gewebedrucks steigert die Reabsorption; dadurch wird vermehrt Flüssigkeit aus dem interstitiellen Raum in den Blutkreislauf zurückgeführt und die Diffusionsstrecke verkürzt. Die Funktion der Lymphkapillaren wird angeregt, wodurch ein evtl. bestehender Protein- und Flüssigkeitsstau im Gewebe vermindert (Hennig 1969) und evtl. vorhandene Zelltrümmer abtransportiert werden.

Bewegung in Verschiebeschichten

Wiederholte Dehnung und Verschiebung des Bindegewebes durch Massage in Verschiebeschichten z. B. der Haut/Unterhaut und der Muskulatur führt zu einer Zunahme der Grundsubstanz. Pathologische H-Brücken (**Abb. 2.18a–b**) und Lipid-Brücken bilden sich zurück und Adhäsionen werden gelöst bzw. verhindert.

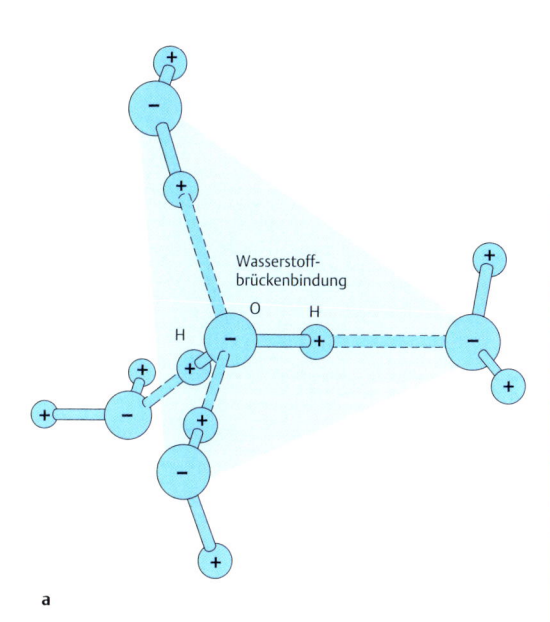

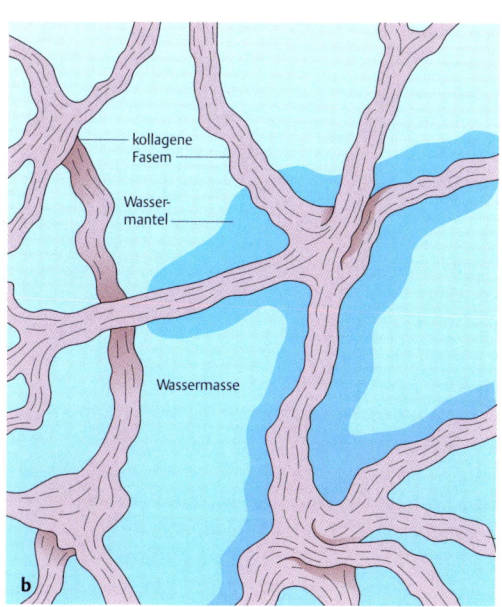

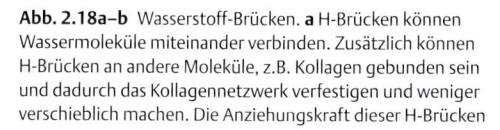

Abb. 2.18a–b Wasserstoff-Brücken. **a** H-Brücken können Wassermoleküle miteinander verbinden. Zusätzlich können H-Brücken an andere Moleküle, z.B. Kollagen gebunden sein und dadurch das Kollagennetzwerk verfestigen und weniger verschieblich machen. Die Anziehungskraft dieser H-Brücken wird durch eine bessere Durchblutung und durch die Zunahme der Grundsubstanz vermindert. **b** Wassermantel um kollagene Fasern (aus: van den Berg, Angewandte Physiologie, Band I, 2. Auflage).

Neurale Wirkkomponenten

Der mechanische Reiz der Massage wird vom peripheren Nervensystem und vom ZNS aufgenommen, weitergeleitet und verarbeitet und mit physiologischen Reaktionen beantwortet. Damit hat die Massage Einfluss auf Regelkreise, aber auch auf übergeordnete Steuerungssysteme. Diese Wirkkomponenten haben große Bedeutung bei den segmental-regionalen und allgemeinen Fernwirkungen der Massage wie Muskeldetonisierung, Schmerzlinderung, Wirkung auf innere Organe, Angstlösung und Entspannung usw.

Lokale Reaktion des Nervensystems

Axonreaktion
Von sensiblen Nervenfasern der Haut/Unterhaut zweigen Kollateralen ab, die zur Haut/Unterhaut zurückziehen und dort bei Hautreizung gefäßerweiternde Substanzen abgeben. Durch Massagereize wird so die Axonreaktion (Axonreflex) ausgelöst, die zur arteriellen Hyperämie in Haut und Unterhaut führt (**Abb. 2.19**).

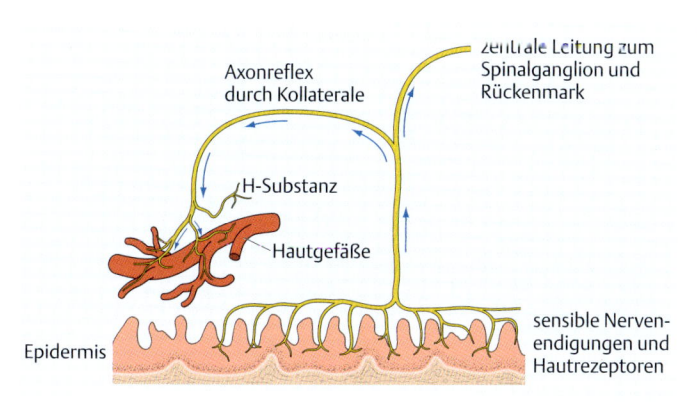

Abb. 2.19 Axonreflex oder Axonreaktion.

Myogene Erregung

Die glatte Muskulatur, z. B. von Gefäßen, hat die Eigenschaft, auf Dehnung mit einer Kontraktion zu reagieren. Bei Massagereizen auf die glatte Muskulatur gesunder Venenabschnitte und Lymphgefäße bzw. Lymphangione (Lymphgefäßabschnitte) kommt es so zur Tonisierung dilatierter Venen, Verbesserung des venösen Rückstroms und Anregung der Lymphvasomotorik mit Steigerung des Lymphabflusses.

Spinale Reaktionen

Einfluss auf den Regelkreis für die Muskellänge

Massagegriffe führen zu einer Dehnung der Muskulatur und greifen so in den Regelkreis der Muskellänge ein. Die Muskelspindel als Rezeptor des Regelkreises enthält zwei unterschiedliche Arten von Sensoren bzw. es gibt zwei unterschiedliche Arten von Muskelspindeln (**Abb. 2.20**). Die dynamischen (Ia-Faser) Rezeptoren messen die Geschwindigkeit der Dehnung und werden durch plötzliche, schnelle und intensivere Massagetechniken gereizt. Als Reaktion entsteht eine Kontraktion der homonymen Muskulatur (Tonisierung). Wenn das Ziel der Massage in einer Detonisierung der Muskulatur besteht, müssen solche Techniken vermieden werden.

Der statische (II-Faser) Rezeptor misst das Ausmaß der Dehnung und wird durch leicht dehnende Massagegriffe nur gering stimuliert. Der statische Rezeptor hat in seiner Verschaltung Interneurone, ist also nicht monosynaptisch verschaltet und die Reaktionen sind träger.

Die γ-Schleife besteht aus den γ-Motoneuronen mit ihren efferenten Nervenfasern zu den kontraktilen Anteilen der intrafusalen Muskelfaser und der afferenten Ia-Nervenfaser zu den α-Motoneuronen. Die γ-Motoneurone können über ihre efferenten Nervenfasern die Empfindlichkeit der Muskelspindel einstellen. Langsam einschleichende, wieder-

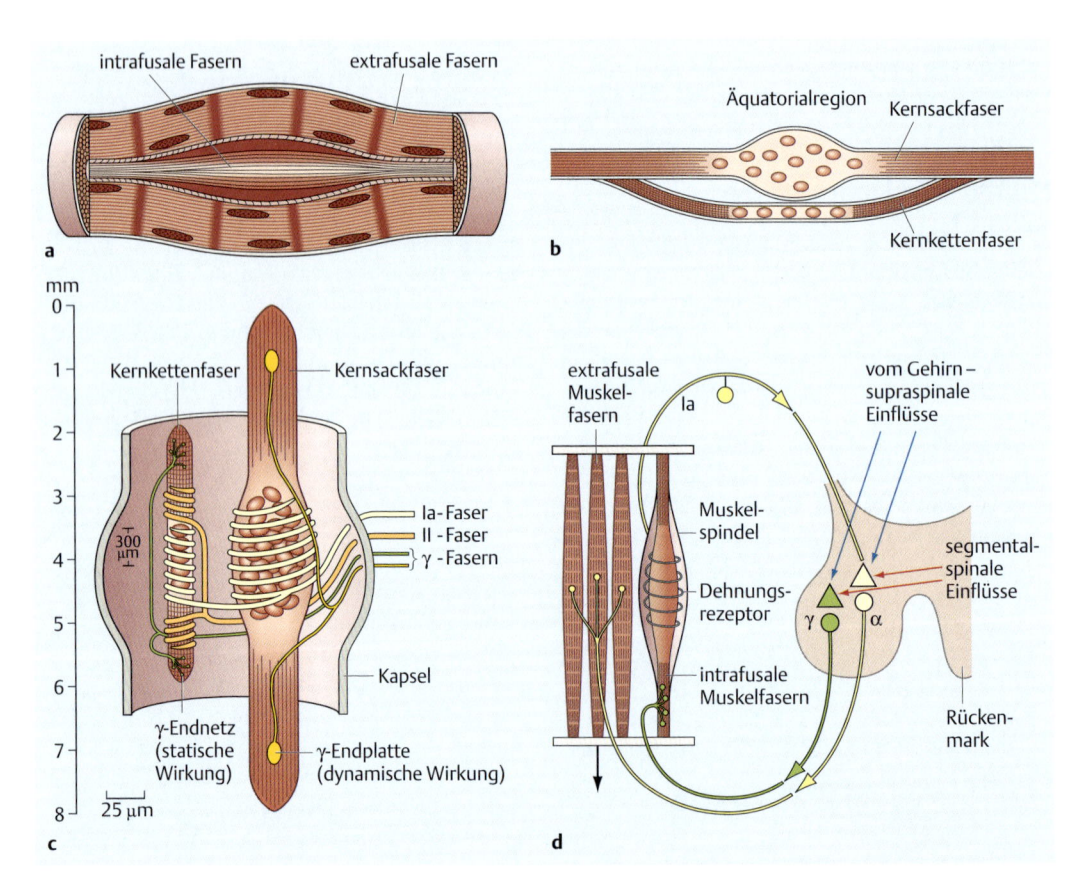

Abb. 2.20a–d Muskelspindel und γ-Innervation. **a** extrafusale Muskelfaser, Muskelspindel mit intrafusaler Muskelfaser. **b** intrafusale Muskelfaser mit Kernsack- und Kernkettenfasern. **c** Muskelspindel: (aus Physiologie des Menschen, Schmidt et al., Springer Verlag, 28. Auflage). **d** Darstellung der Gammaschleife.

holte, mäßige Dehnung durch Massage führt zu einer Anpassung (Adaptation) des Regelkreises der Muskellänge mit einer Herabsetzung der Empfindlichkeit der Muskelspindel und damit zur Detonisierung. Die Reizung von Nozizeptoren besonders in der Muskulatur (Schmidt 1982) oder von Kälterezeptoren (Marées 1981) soll die γ-Motoneurone stimulieren, die Reizung von Wärmerezeptoren und Mechanorezeptoren in Haut und Muskulatur z. B. durch Massage hemmen. Die Ausschwemmung von schmerzauslösenden Substanzen durch Massage kann die intramuskulären Nozizeptoren desensibilisieren und damit die Aktivität der γ-Motoneurone vermindern.

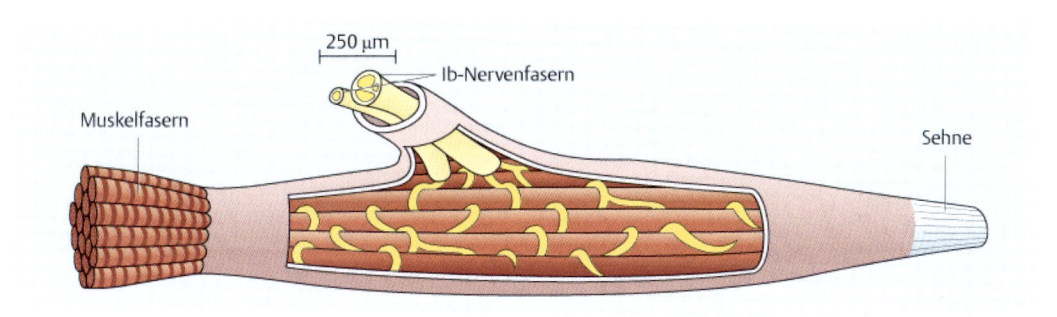

Abb. 2.21 Golgi-Sehnenorgan.

Einfluss auf den Regelkreis für die Muskelspannung
Das Golgi-Sehnenorgan (**Abb. 2.21**) befindet sich jeweils am tendomuskulären Übergang und ist auch auf Druck empfindlich. Längerer, konstanter Massagedruck in diesem Bereich stimuliert es und führt zur Detonisierung der homonymen Muskulatur. Bis heute ist das jedoch nur empirisch belegt.

Segmentale Schmerzlinderung, Überlagerungseffekt (Gate-Control-Theorie)
Bei der Anwendung von Massagetechniken werden neben den o. g. noch viele andere Mechanorezeptoren angesprochen: Rezeptoren in Haut und Unterhaut durch Berührung und Druck, Rezeptoren im Muskelbindegewebe und Faszien durch Dehnung und Druck und Rezeptoren im Gelenkkapsel-Bandapparat durch Bewegungen, die in Gelenken der Extremitäten oder der Wirbelsäule während der Massage entstehen. Alle diese Impulse gelangen über schnell leitende Nervenfasern zum Rückenmark, wo sie die Weiterverschaltung von nozizeptiven Erregungen hemmen (**Abb. 2.22**), also schmerzlindernd und detonisierend wirken (Melzack u. Wall 1965, Weinrich u. Weinrich 1990, Puustjarvi et al. 1990, Carreck 1994).

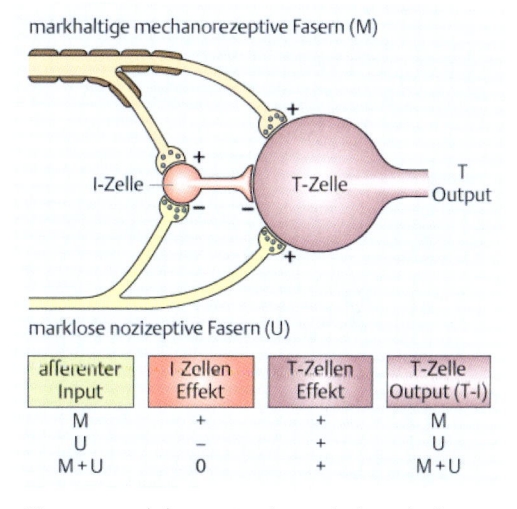

Abb. 2.22 Verschaltung auf Rückenmarksebene, die der Gate-Control-Theorie zugrunde liegt (mod. nach Fields 1987): Das schmerzvermittelnde Neuron (T-Zelle) leitet seine Informationen in Richtung Thalamus und Cortex weiter. Erhöhte Aktivität dieser Zelle bedeutet stärkere Schmerzen. Hemmende Interneurone (I-Zelle) besitzen eine Spontanaktivität. Aktivitäten aus den markhaltigen mechanorezeptiven Fasern schließen das Tor (Gate), die T-Zelle wird gehemmt. Aktivitäten aus den marklosen nozizeptiven Fasern öffnen das Tor. Für die praktische Anwendung ist wichtig, dass ein gleichzeitiger Impulseinstrom über M und U die T-Zelle in geringerem Ausmaß aktiviert als eine Einstrom über U allein. Massagereize aktivieren den Weg über die markhaltigen mechanorezeptiven Fasern sehr stark. Sie können die Informationen aus den marklosen nozizeptiven Fasern hemmen und so schmerzlindernd wirken.

Segmentaler Einfluss auf die vegetative Reaktionslage innerer Organe

Ähnlich den oben beschriebenen Regelkreisen haben die inneren Organe Regelkreise für die Steuerung ihrer Funktion. Die im Seitenhorn des Rückenmarks gelegenen vegetativen Wurzelzellen haben eine ähnliche Funktion wie die α-Motoneurone im Regelkreis für die Muskellänge. Sie werden von Interneuronen („Minigehirnen" im Rückenmark) beeinflusst, die ihrerseits wieder unter vielfältigen Einflüssen, auch von höheren Zentren, stehen. Die Impulse aus Mechanorezeptoren werden über Kollateralen auf diese Interneurone umgeschaltet, wirken auf die vegetativen Wurzelzellen des Sympathikus und Parasympathikus und greifen so in Regelkreise innerer Organe ein. Setzt die Massage Reize an der Haut und Unterhaut – im Dermatom – ,ist dafür der kutiviszerale Reflex, setzt sie Reize in der Skelettmuskulatur – im Myotom – ,ist dafür der somatoviszerale Reflex verantwortlich. Wenn Dosierung und Aufbau der Klassischen Massage – hier im Sinne einer Reflexzonentherapie – angepasst sind, können gestörte Reaktionslagen ausgeglichen werden (Head 1898, Teirich-Leube 1972, McKenzie 1911, Kohlrausch 1955).

- **Dämpfung des Sympathikus**: Nach Sato und Schmidt (1973) soll die Reizung von Rezeptoren mit dick-myelinisierten Afferenzen zum Rückenmark (z. B. von Mechanorezeptoren der Haut) kurzfristig zum Anstieg und nach der Reizung zur Senkung der sympathischen Reflexaktivität führen.
- **Anregung des Sympathikus**: Die Reizung von Rezeptoren mit dünnen Fasern zum Rückenmark (z. B. anhaltender, dumpfer Schmerz durch falsche therapeutische Techniken) steigert die sympathische Reflexaktivität (Sato u. Schmidt 1973).

Für die Beeinflussung der **sympathischen Aktivität** sind Reize am Thorax besonders wirkungsvoll aufgrund der Lage der Wurzelzellen des Sympathikus in den Rückenmarkssegmenten C8 – L2 (Sato u. Schmidt 1973, Teirich-Leube 1972). Einfluss auf die **parasympathische Reflexaktivität** kann wegen der Lage der Wurzelzellen des Parasympathikus in den Rückenmarkssegmenten S2 – S4 besonders in den sakralen Dermatomen genommen werden.

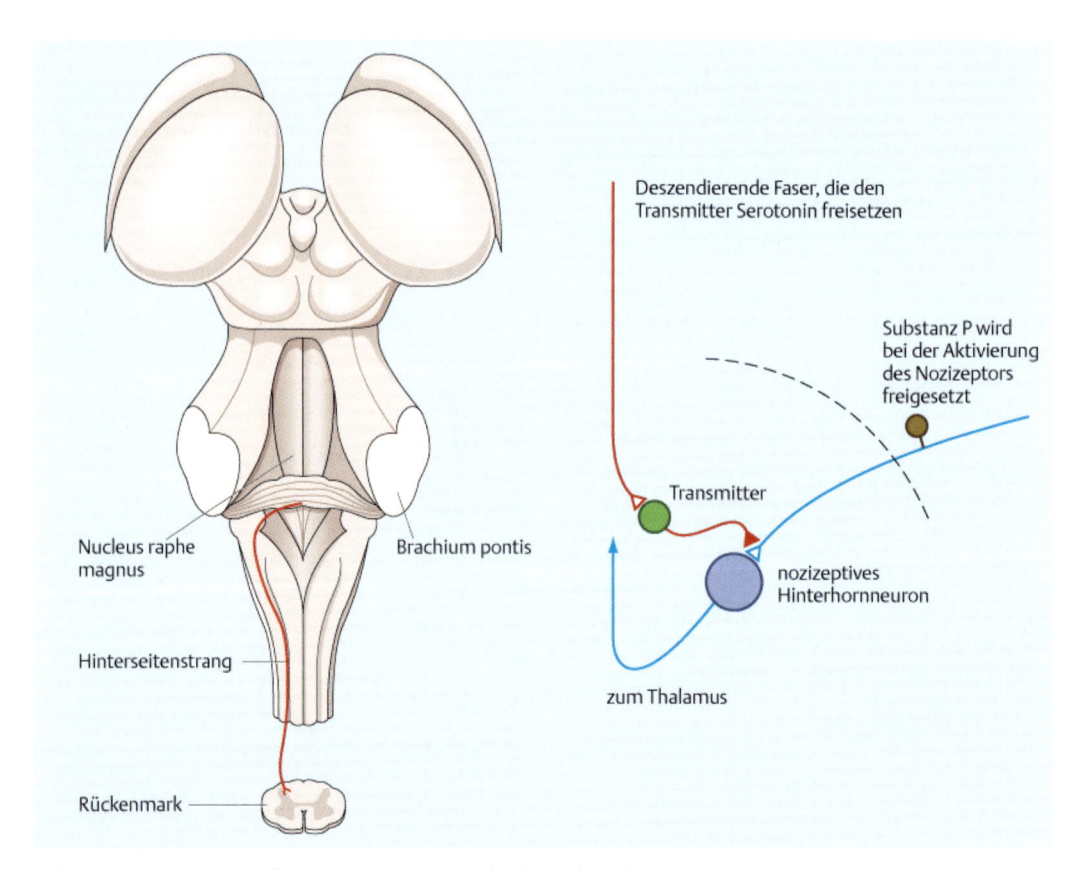

Abb. 2.23 Hirnstamm: Darstellung des schmerzhemmenden deszendierenden Systems (Kelly 1981).

Supraspinale Reaktionen

Schmerzlinderung durch Aktivierung des absteigenden, schmerzhemmenden Systems

Im Hirnstamm befinden sich zwei Kerngebiete, deren Aktivierung eine starke Analgesie über deszendierende Bahnen bewirkt (**Abb. 2.23**). Dazu gehören das periventrikuläre/periaquäduktale Grau (PAG) im Mesenzephalon und Kerngebiete in der rostralen ventrolateralen Medulla oblongata z. B. der Nucleus raphe magnus (NRM). Über Verbindungen (Kollateralen) von nozizeptiven Bahnen (wie z. B. vom Tractus spinothalamicus) zum Hirnstamm können diese Kerngebiete aktiviert werden. Die absteigenden Bahnen aus diesen Kerngebieten sind mit Interneuronen verschaltet, die auf spinaler Ebene hemmend auf die Schmerzverarbeitung wirken. Diese Vorgänge können durch „tolerierbaren, hellen Schmerz" bei bestimmten Massagetechniken (Triggerpunkttherapie, Bindegewebsmassage in Tieftechnik, Periostmassage, Akupressur) aber auch durch **starke** Reizung von Mechanorezeptoren bei diesen Techniken angestoßen werden (Mense 1991, Kelly 1981).

Einfluss auf die neuronale Plastizität

Neuronale Netzwerke im Gehirn können durch Lernen und Erfahrung beeinflusst und verändert werden. Beim Gesunden werden dadurch unter anderem mehr dendritische Verzweigungen und Synapsen gebildet. Auch kommt es z. B. durch häufiges Üben von Bewegungssequenzen zu einer Größenzunahme des kortikalen Repräsentationsgebiets. Der Nutzen der neuronalen Plastizität z. B. beim Schlaganfallpatienten besteht darin, dass durch diese Veränderungen die Funktion geschädigter kortikaler Areale von anderen übernommen werden kann. Rehabilitatives Training fördert diesen Prozess. Außerdem verhindert es, dass die Zahl der intakten Neuronenverbände in der unmittelbaren Umgebung der Läsion abnimmt (Scheidtmann 2004). Massage aktiviert über Afferenzen Systeme der Reizaufnahme, der Erregungsleitung, der Informationsverarbeitung und des Bewusstseins. Sie stellt durch ihre Berührungsreize und durch ihre in der Intensität variierenden Druck- und Dehnreize ein Wahrnehmungstraining dar und verbessert die Sensibilität.

Neuroendokrine Wirkkomponenten über das limbische System und den Hypothalamus

Der Hypothalamus ist ein Steuerzentrum für vegetative Funktionen. Er bekommt Informationen aus dem Körperinneren, durch Kontakt mit der Außenwelt (z. B. Berührungsreize), aber auch von übergeordneten Gehirnzentren wie dem limbischen System (**Abb. 2.24**) (Sitz der Emotionen: Wohlgefühl, Freude, Zorn, Unlust usw.). Der Hypothalamus verarbeitet diese Informationen und „wählt" Antwortprogramme, die bestimmte Organe und Strukturen hemmen bzw. aktivieren. Zur Verwirklichung dieser Programme, die zwangsläufig auch Integrations- und Koordinationsaufgaben einschließt, stehen dem Hypothalamus folgende Instrumente zur Verfügung: das vegetative und somatische Nervensystem für die schnelle Signalübermittlung sowie die Hypophyse und das endokrine System für die langsamere, langfristigere Signalübermittlung. Im Ergebnis kommt es zur Steuerung und Regelung von Verhalten, Stoffwechsel, Kreislauf, Salz- und Wasserhaushalt usw. Auch das Immunsystem wird von diesen Programmen beeinflusst.

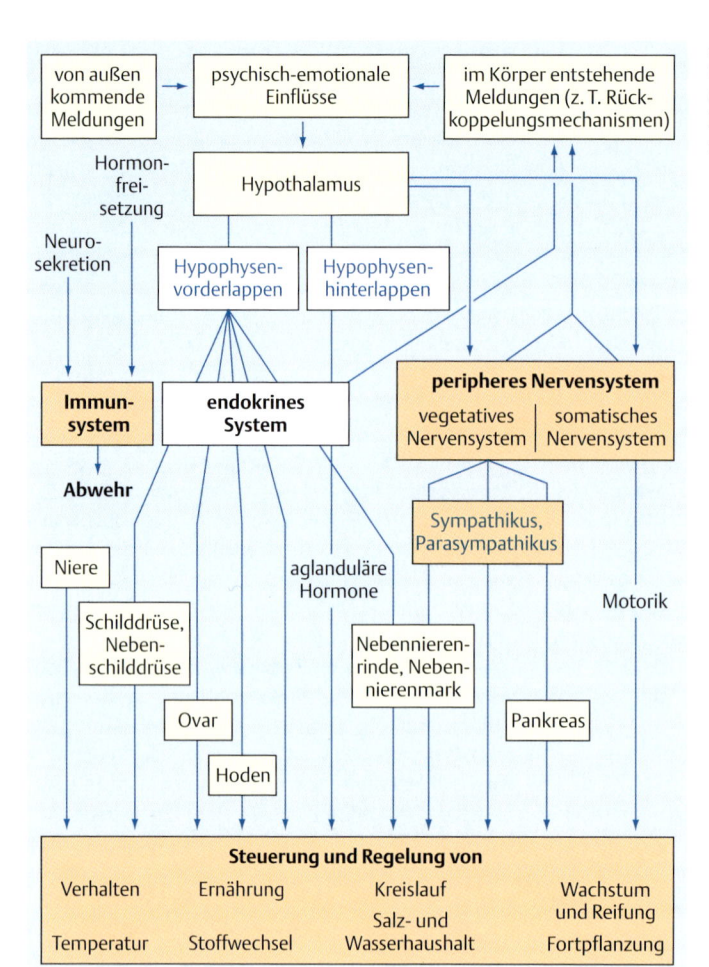

Abb. 2.24 Limbisches System, Hypothalamus, Steuerung vegetativer Funktionen (aus Taschenatlas der Physiologie, 5. Auflage Thieme Verlag, Silbernagl, Despopoulos).

Massagetherapie greift in diese Vorgänge ein: zum einen, indem sie Kontakt mit der Körperdecke aufnimmt und zum anderen, indem das Limbische System diesen Kontakt (im positiven Fall) als angenehm beurteilt. Eine ganze Reihe von Studien haben gezeigt, dass es bei einer großflächigen, sanften Massage zu einem Abfall der Stresshormone Adrenalin und Kortisol und zu einer erhöhten Ausschüttung von Serotonin, Dopamin, Oxytocin und Endorphin kommt (Walach et al. 1995, Müller-Oerlinghausen et al. 2004, Werner 1997, Field et al. 1992, 1996, 2000, Ironson et al. 1996, Schedlowski 1996, Kim u. Buschmann 1999, Dogs 1988). Dabei war zu beobachten: Beruhigung, Entspannung, Stimmungsaufhellung, Angstlösung, positives Körpergefühl, Harmonisierung des Immunsystems (Psychoneuroimmunologie), Verbesserung der Wundheilung und anderes mehr.

Ärzte, die selbst noch Massage anwendeten, wie z. B. Prof. Kohlrausch, berichten von ähnlichen Wirkungen bei Massageserien innerhalb von Kuren. Außerdem beobachteten sie einen leichten Anstieg des Kortisonspiegels mit günstigem Einfluss auf rheumatische Krankheitsbilder ohne Nebenwirkungen.

2.3.2 Wirkungen der Massagetherapie

Johannes Mörler

Die Wirkungen der Massagetherapie können nach mehreren Gesichtspunkten eingeteilt oder geordnet werden, dabei sind die Grenzen fließend und nur theoretisch.
- Wirkungen bezogen auf bestimmte Strukturen oder Organe:

- Haut/Unterhaut,
- Muskulatur,
- innere Organe.
- Wirkungen bezogen auf bestimmte Massagetechniken oder Massagegriffe, z. B.:
  - Streichungen,
  - Knetungen,
  - Zirkelungen.
- Wirkungen bezogen auf ihre Lokalisation:
  - lokale Wirkungen,
  - regionale Fernwirkungen,
  - allgemeine Fernwirkungen.

Lokale Wirkungen finden wir am Anwendungsort. Beispiele sind die Durchblutungsverbesserung, Detonisierung der Skelettmuskulatur, die Verbesserung der Verschieblichkeit in Verschiebeschichten, Erhaltung und Verbesserung der Leistungsfähigkeit und der Dehnfähigkeit der Muskulatur. **Regionale Fernwirkungen** beobachten wir an Körperabschnitten, die mit dem Anwendungsort segmental oder reflektorisch verbunden sind, und bestehen zum Beispiel darin, Einfluss auf die Reaktionslage innerer Organe und Gefäße zu nehmen. **Allgemeine Fernwirkungen** betreffen beispielsweise Steuerungssysteme für vegetative Funktionen, Organsysteme wie das Herz-Kreislauf-System, das Atmungssystem, den Skelettmuskeltonus insgesamt, die Psyche.

Jede Massage, gerade auch jede Teilmassage hat – natürlich mit unterschiedlicher Gewichtung – Wirkungen lokaler, regionaler und allgemeiner Art; je größer die behandelte Fläche bzw. je höher die Dosierung, also die Intensität (Druck) und die Anwendungsdauer, desto deutlicher sind in der Regel die Wirkungen.

Beispiel: Chronische Rückenschmerzen

> Ein Patient mit chronischen Rückenschmerzen und begleitenden Beschwerden bekommt Massagetherapie im Rücken- und Schulter-Nacken-Bereich. Im Laufe der Behandlung gehen die schmerzhaften Weichteilveränderungen zurück (lokale Wirkungen), die funktionellen Herzbeschwerden und die Kopfschmerzen verschwinden (regionale Fernwirkungen), der Patient kann wieder besser schlafen, fühlt sich leistungsfähiger und in einer besseren Stimmungslage (allgemeine Fernwirkungen).

Die folgende Beschreibung der Wirkungen der Massagetherapie orientiert sich nicht nur an den oben genannten Einteilungen, sondern auch an lokal-strukturellen oder allgemeinen Therapiezielen, die ja unmittelbar mit den Wirkungen und den entsprechenden Techniken zusammenhängen.

Verbesserung der Stoffwechselsituation, Lösen von Verklebungen zwischen Haut, Unterhaut und Faszie

Die arterielle Hyperämisierung kommt über den Axonreflex, die Freisetzung von vasoaktiven Substanzen und mechanische Wirkungskomponenten zustande (siehe biochemische und mechanische Wirkkomponente) und fällt durch die Hautrötung ins Auge. Selten können sich durch heftige Histaminausschüttung Quaddeln bilden. Die Verstärkung des Blutstroms und die Vergrößerung der Austauschfläche zwischen Blut und Gewebe führt zur Verbesserung des Flüssigkeits- und Stoffaustauschs und zur Verbesserung des Gewebemilieus. Stoffwechselprodukte und schmerzauslösende Substanzen werden schneller abtransportiert und das Gewebe besser mit Sauerstoff und Nährstoffen versorgt.

Wiederholte verschiebende Massage in den Verschiebeschichten und die Durchblutungssteigerung führen zu einer Zunahme der Grundsubstanz des Bindegewebes. Die Verschieblichkeit wird dadurch verbessert bzw. erhalten. Verklebungen, die oft über dauerverspannter oder verkürzter Muskulatur zu finden sind, in Form von pathologischen H-Brücken und Lipid-Brücken, werden gelöst.

Durch intensivere Massagetechniken besteht die Chance, über die Freisetzung von Kollagenasen pathologische, strukturelle Crosslinks abzubauen (siehe biochemische Wirkkomponenten).

Begleitwirkungen: Die Hautfaltenverschiebungen und ähnlich intensive Techniken haben besonders am Brustkorb wegen des Zusammenhangs mit dem Ursprungsgebiet des Sympathikus, über den kutiviszeralen Reflex auch eine nicht zu unterschätzende Wirkung auf die Reaktionslage innerer Organe (siehe Spinale Reaktionen).

Ein bis zwei Stunden nach der großflächigen, intensiven Anwendung dieser Techniken kommt es meist zu einer deutlichen allgemeinen Wirkung in Form von Müdigkeit. Oft schlafen die Patienten in der folgenden Nacht außergewöhnlich tief und erholsam.

Techniken zur Verbesserung der Stoffwechselsituation und zur Lösung von Verklebungen

Mit den folgenden Techniken kann eine Verbesserung des Stoffwechsels sowie eine Lösung von Verklebungen erreicht werden: hautdehnende Streichungen, Hautverschiebungen, Hautzirkelungen, Hautknetungen, Hautfaltenabhebungen, Hautfaltenverschiebungen, Hautrollungen; die Wirkung von Knetungen und Zirkelungen auf Haut und Unterhaut ist schwächer als bei den zuerst aufgezählten Techniken.

Hautfaltenverschiebungen und ähnlich intensive Griffe können bei Überdosierung Irritationen oder Fehlreaktionen hervorrufen, z. B. bei Patienten mit Herzproblemen, Beschwerden auslösen oder verschlechtern. Deshalb empfiehlt sich folgende Vorgehensweise:
- Maximalzonen, das sind Reflexzonen mit einem besonders deutlichen segmentalen Bezug zum inneren Organ, anfangs aussparen.
- Langsame Steigerung (von Termin zu Termin) in der Dosierung, also der Intensität und der Anwendungsdauer.
- Bearbeitete Fläche stufenweise vergrößern.

Wirkungen auf die Skelettmuskulatur und ihre Hilfsorgane (Sehnen, Sehnenscheiden, Insertionen)

> *Nur ein gut durchbluteter, schmerzfreier Muskel ohne hypertone oder kontrakte Stränge, ohne Triggerpunkte bzw. Myogelosen, ohne Adhäsionen im Muskelbindegewebe und in den Faszien ist optimal leistungs- und dehnfähig.*

Die schmerzlindernden, durchblutungsverbessernden, detonisierenden und kontrakturlösenden Wirkungen der Massage hängen – wie nachfolgend zu sehen ist – eng zusammen, ergänzen und bedingen sich gegenseitig. Massage ist in der Lage, über diese Wirkungen verschiedene **Teufelskreise** zu durchbrechen. Im Anschluss sind zwei Hypothesen zu diesen Teufelskreisen beschrieben:

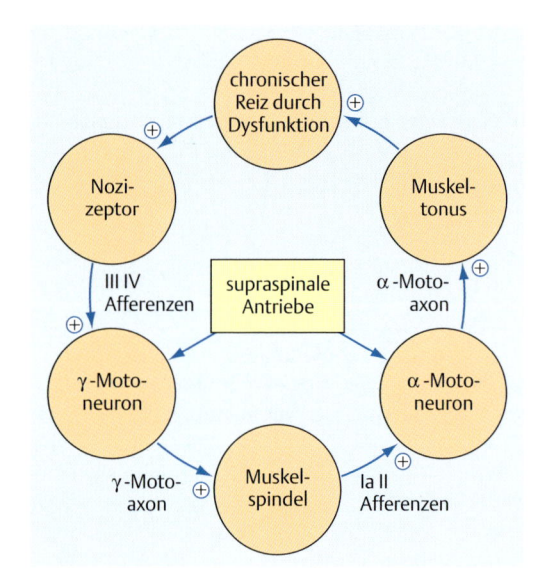

Abb. 2.25 Circulus vitiosus Muskelschmerz – Muskelverspannung (Schmidt 1982).

Überlastung der Muskulatur führt zur Ischämie, zu einem Mangel an Sauerstoff und Nährstoffen und zur Ansammlung schmerzauslösender Substanzen. Die daraus folgende Reizung intramuskulärer Nozizeptoren aktiviert über Interneurone die γ- und/oder α-Motoneuronen. Die Kontraktion verstärkt die Ischämie, da ab einer bestimmten Kontraktionskraft die Durchblutung durch Kompression von Blutgefäßen behindert wird. Ischämische Kontraktionen sind schmerzhaft und reizen Muskelnozizeptoren, womit sich der Kreis schließt (**Abb. 2.25**).

Neuere Untersuchungen (Mense u. Skeppar 1991) haben allerdings gezeigt, dass die Aktivität der γ-Motoneurone gehemmt wird, wenn der intramus-

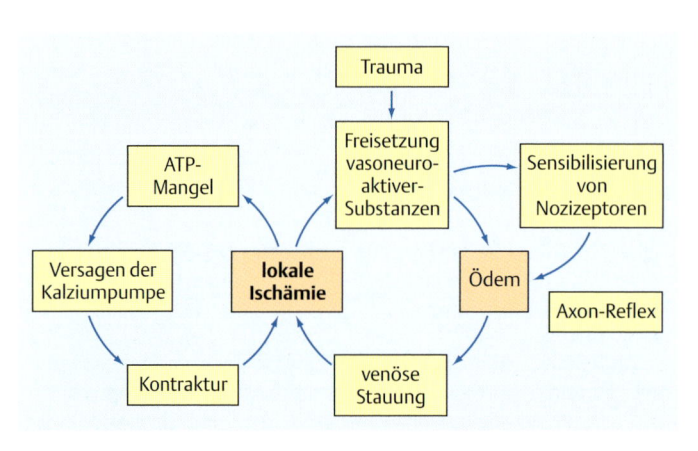

Abb. 2.26 Schema zur Triggerpunktentwicklung (Mense 1998).

kuläre Schmerz länger als wenige Minuten anhält. Weitere Überlegungen gehen dahin: der schmerzhafte Muskel wird gehemmt, Synergisten werden über supraspinale motorische Zentren kompensatorisch überaktiviert und überlastet, Kontrakturen und Triggerpunkte entstehen in der überlasteten Muskulatur.

In **Abb. 2.26** ist ein hypothetisches Schema für die Entwicklung von Triggerpunkten (Myogelosen) dargestellt (Mense 1998), in dessen Zentrum eine lokale, die beiden Teufelskreise unterhaltende Ischämie steht. Der tastbare, druckdolente Hypertonus wäre demnach kein elektrogener Spasmus, sondern eine durch ein Versagen der Kalziumpumpe bedingte Kontraktur, die ihrerseits intramuskuläre Gefäße komprimieren kann.

Verbesserung der Stoffwechselsituation in der Muskulatur

Mit knetenden und zirkelnden Techniken wird eine arterielle Hyperämie in der Muskulatur hervorgerufen, die die 2 ½fache Stärke der Ruhedurchblutung erreicht und ca. 30 Min. anhält (Wood u. Becker 1984, Földi 1978, Hentschel 1979).

Über biochemische und mechanische Wirkkomponenten kommt es zur Kapillarisation und Kapillardilatation, d. h. zur Eröffnung von vorher stillgelegten Blutkapillaren und zur Steigerung des kapillären Blutdrucks und der Filtration. Eine wesentliche Rolle spielt dabei die gleichzeitige Detonisierung und Kontrakturlösung, die evtl. durch Muskelverspannungen komprimierte intramuskuläre Gefäße entlastet, und die Schmerzlinderung und Sympathikusdämpfung, die zur Lösung von evtl. bestehenden Gefäßspasmen führt.

Die Verstärkung des Blutstroms und die Vergrößerung der Austauschfläche zwischen Blut und Gewebe führt zur Verbesserung des Flüssigkeits- und Stoffaustauschs und zur Verbesserung des Gewebemilieus. Stoffwechselprodukte und schmerzauslösende Substanzen werden schneller abtransportiert, das Gewebe besser mit Sauerstoff und Nährstoffen versorgt, die Rückbildung von Myogelosen / Triggerpunkten im Anfangsstadium gefördert und die Leistungsfähigkeit der Muskulatur verbessert.

> **Merke:** Massage kann gezielt in bestimmten Bereichen die Durchblutung verbessern.

Schlecht vaskularisierte Gewebebereiche – wie manche Muskelränder, Zentralbereiche von Muskelbäuchen, tendomuskuläre Übergänge, Sehnen, direkte Insertionen – können auf Fingerbreite genau behandelt werden; Hier kann nach Verletzungen bzw. bei degenerativen Veränderungen ein den Heilungsprozess förderndes Synthesemilieu erzeugt werden.

In ödematösen bzw. in ödemnahen Bereichen sind hyperämisierende Techniken nicht sinnvoll; entzündungsähnliche Reaktionen und die Steigerung der Filtration könnten zu einer Zunahme der Ödeme führen.

Techniken zur Verbesserung der Stoffwechselsituation

Mit den folgenden Techniken kann das Gewebemilieu positiv beeinflusst und die Stoffwechselsituation verbessert werden:

Knetungen, Zirkelungen und Varianten dieser Techniken mit deutlichem Druck. Sie werden jeweils mindestens ca. 5 Min. pro Muskelabschnitt angewendet.

Die Deep Friction nach Cyriax kann eingesetzt werden
- zu Beginn der Proliferationsphase der Wundheilung, mit einem Druck unterhalb der Schmerzgrenze und nicht länger als 4 Min., um neu gebildete Fasern nicht zu zerstören
- zur Hyperämisierung mit deutlichem Druck bis ca. 8 Min.

Detonisierung, Kontrakturlösung

Muskeltonus, Komponenten des Muskeltonus
Nach Mense (1998) besteht der (allgemeine) Muskeltonus aus zwei Komponenten: dem viskoelastischen Tonus und der kontraktilen Aktivität, die Letztere teilt er noch einmal in die elektrogene Kontraktion (durch elektrische Aktivität in α-Motoneuronen oder der Muskelzelle hervorgerufen) und die Kontraktur ohne EMG-Aktivität, die beispielsweise durch Freisetzung von Kalzium aus den intrazellulären Speichern zustande kommt. Am Gesunden ist am völlig entspannten Muskel nur der viskoelastische Tonus vorhanden und spürbar.

Muskelverspannungen
Muskelverspannungen sind pathologisch, auch in Entlastung vorhanden und tastbar und werden auch als Hartspann, hypertone Tendomyose (Brügger) oder Muskelhypertonus (Kohlrausch) bezeichnet. Letztlich ist die Ursache und Entstehungsweise von Muskelverspannungen noch nicht geklärt. Zwei unterschiedliche Mechanismen sind denkbar:
- **chemisch bedingter Muskelhypertonus bzw. Muskelkontraktur:** Überbelastung des Muskels

oder auch Gefäßkrankheiten führen zur Ischämie (**Abb. 2.26**). In der Folge kommt es wahrscheinlich zum Versagen der Kalziumpumpe, zur tastbaren Kontraktur und auch zur Ausbildung von schmerzhaften Myogelosen bzw. Triggerpunkten.

- **reflektorischer Muskelhypertonus bzw. elektrogener Spasmus:** Hier ist die Ursache außerhalb des Muskels zu suchen. Nozisensorische Afferenzen bei Erkrankungen eines inneren Organs oder des Bewegungsapparats (z. B. im Bereich eines Arthrons oder eines Wirbelsäulenbewegungssegments) sollen über supraspinale Verschaltungen oder spinal (über Kollateralen und Interneurone) α-Motoneurone und/oder γ-Motoneurone aktivieren und so die Spannungserhöhung bewirken. Der reflektorische Hypertonus kann als Schutzreaktion des Körpers verstanden werden (z. B. bei akuten Knieproblemen sind die Flexoren verspannt, das Knie wird in Beugestellung geschont). Die Dauerverspannung führt zur Ischämie und kann zur Kontraktur überleiten.

Massagetherapie wirkt detonisiernd und kontrakturlösend. Diese Wirkung kommt nicht nur über den Einfluss auf die Regelkreise für die Muskellänge und die Muskelspannung (s. Spinale Wirkkomponente), sondern wesentlich auch über die Durchblutungssteigerung und Schmerzlinderung durch Massage – also über ein Zusammenspiel vieler Wirkungskomponenten zustande.

Wichtig für die Kontrakturlösung ist der Transport von Sauerstoff und Nährstoffen in den Muskel, die Ausschwemmung von Schmerzmediatoren und die Lösung des Aktin-Myosin-Komplexes durch Dehnung.

Die Detonisierung entlastet nicht nur Sehnen und Insertionen, sondern auch intramuskulär verlaufende Blutgefäße und Nerven und schließlich die Gelenke, wenn verspannte Muskeln (auch in Entlastung) gelenkkomprimierend wirken (z. B. M. tensor fasciae latae am Hüftgelenk).

Bleibt die Ursache einer Muskelverspannung bestehen, bildet sich nach der Massage die Verspannung früher oder später wieder aus. Die Massagetherapie hat trotzdem immer wieder die wichtige Aufgabe, die oft quälenden Muskelschmerzen zu beseitigen oder wenigstens zu lindern. Bei manchen Patienten lässt sich aber auch beobachten, dass die Ursache der Muskelverspannung verschwunden ist, die Muskelverspannung aber noch andauert und sich nicht selbst auflöst. Hier kann die Massagetherapie Abhilfe schaffen.

> **Merke:** Nur ein normotoner und gut durchbluteter Muskel kann seine Aufgabe erfüllen.

Hypertone und kontrakte Muskelstränge komprimieren intramuskulär verlaufende Gefäße und behindern die Durchblutung. Muskelverspannungen können hypermobile Bewegungssegmente der Wirbelsäule, besonders der Halswirbelsäule, in Fehlstellungen ziehen oder halten (Mumenthaler u. Schliack 1977). Nach der detonisierenden Massage stabilisierender Muskeln empfiehlt es sich, stabilisierende Übungen durchzuführen. Tonisierende Techniken vor sportlicher Betätigung sind kein Ersatz für das „Warmlaufen". Der Muskelquerschnitt lässt sich mit Massage nicht beeinflussen.

Techniken, die detonisierend und kontrakturlösend wirken

Zu den detonisierenden Techniken zählen alle langsam einschleichend verformenden und dehnenden Techniken. Bei ausgeprägten hypertonen Strängen sollten mittlere Muskelbereiche (Lage der Muskelspindeln) ausgespart werden, denn Muskelspindeln sind auf Druck empfindlich und dann in ihrer Empfindlichkeit erhöht. Ebenso kann langdauernder Druck mit Zirkelungen oder Querbewegungen an den Muskel-Sehnen-Übergängen (Golgi-Sehnenorgan) angewendet werden, sowie alle schmerzlindernde Techniken und alle hyperämisierenden und venös entstauenden Techniken zur Ausschwemmung von schmerzauslösenden Substanzen.

Bei einem reflektorischen Hypertonus sind anfangs eher sanfte Techniken angezeigt (Kohlrausch 1971). Bei einem chemisch bedingten Hypertonus sollten hingegen eher intensivere, dehnende und durchblutungsfördernde Techniken zur Anwendung kommen, um die Ischämie zu beseitigen (Kohlrausch 1971). Muskelverspannungen in ödematösen oder ödemnahen Bereichen sollten mit der Marnitztechnik behandelt werden, das sind Querbewegungen mit konstantem Druck wenige Sekunden an einer Stelle mit 4 – 5 Wiederholungen, ohne deutliche Hyperämisierung.

Verschieblichkeit verbessern und erhalten

Die Verschieblichkeit und Gleitfähigkeit sowohl des ganzen Organs Muskel, als auch der einzelnen Muskelfasern und Faserbündel in ihren bindegewebigen Hüllsystemen sind eine wichtige Voraussetzung für die Funktionsfähigkeit des Muskels. Verklebungen entstehen oft im Bereich dauerhypertoner und verkürzter, aber auch inaktiver Muskulatur und beeinträchtigen zusätzlich die Dehnfähigkeit.

Auch nach Muskelverletzungen besteht die Gefahr von Verklebungen zwischen verletztem und gesundem Gewebe, besonders in der Phase der Ruhigstellung. Die Sehne als Hilfsorgan der Muskulatur kann ebenso nur dann ihre Aufgabe erfüllen, wenn sie gegen ihre Umgebung gleitfähig ist. Hier gibt es die Gefahr von Verklebungen und Verwachsungen in der Folge von überbelastungsbedingten entzündlichen Reizzuständen, Verletzungen und Operationen.

Viel verschiebende Bewegung in den Verschiebeschichten und die Durchblutungssteigerung führen zu einer Zunahme der Grundsubstanz. Die Verschieblichkeit wird dadurch verbessert bzw. erhalten. Adhäsionen in Form von pathologischen H-Brücken und Lipid-Brücken werden gelöst.

Durch intensivere Techniken besteht die Möglichkeit, über die Freisetzung von Kollagenasen pathologische strukturelle Crosslinks abzubauen.

Techniken zur Verbesserung und Erhaltung der Verschieblichkeit

- **Muskelbindegewebe**: verformende und dehnende Muskelgriffe wie Knetungen und Zirkelungen, Funktionsmassage, Deep Friction nach Cyriax; nach Muskelverletzungen ist die Massage jedoch in der Entzündungsphase nicht angebracht, neben anderen Risiken besteht die Gefahr einer Myositis ossificans. Erst ab der Proliferationsphase ist Massage angezeigt, anfangs in vorsichtiger Dosierung, um neu gebildete Fasern nicht zu zerstören.
- **Sehnengleitgewebe, Sehnenscheiden**: spezielle Techniken nach Cyriax, Haut-Unterhaut und Sehnengleitgewebe fixieren und dann im Gelenk bewegen; bei akuten Reizzuständen des Sehnengleitgewebes können zur Verklebungsprophylaxe verschiebende Techniken, z. B. auch die CyriaxTechnik, in vorsichtiger Dosierung indiziert sein.

Anregung von Heilungsprozessen

Bestimmte tendomuskuläre Übergänge, Muskelränder, Zentren in Muskelbäuchen, Sehnenbereiche und chondral-apophysäre Insertionszonen (das sind direkte, kleinflächige Ansätze oder Ursprünge, z. B. am Tuberculum majus humeri oder am Epicondylus lateralis humeri) sind schlecht mit Gefäßen versorgt. Hier kommt es nach Verletzungen oder bei degenerativen Veränderungen nur zu schwachen Entzündungsreaktionen bzw. zu ungenügend ablaufenden Heilungsprozessen und evtl. zur Chronifizierung der Läsion. In diesem Fall kann mit bestimmten Massagetechniken gezielt eine Entzündungsreaktion ausgelöst werden, mit der Chance eines besseren Heilungsablaufs und einer Ausheilung. Der gezielte starke mechanische Reiz bewirkt Mikrotraumen und setzt eine Kaskade von biochemischen Reaktionen in Gang: lysosomale Enzyme beseitigen Gewebstrümmer, die starke arterielle Hyperämie schafft gute Synthesebedingungen für die Neubildung von Strukturen (siehe Biochemische Wirkkomponente).

Techniken zur Anregung des Heilungsprozesses

Soll der Heilungsprozess angeregt werden, so bieten sich kleinflächige Techniken gezielt im Bereich der Läsion mit deutlichem Druck und längerer Anwendungsdauer an; dabei muss der anfängliche „Schmerz" nachlassen z. B.:
- Deep Friction nach Cyriax, 10 – 20 Min.
- IPM = Insertionszonen- und Periostmassage nach Vogler, ca. 4 Min. im Rhythmus 10 Sek. Druck, 5 Sek. nur Kontakt

Diese Techniken sollten jedoch nur einmalig angewendet werden. Eine vorübergehende, erhöhte Druckdolenz des behandelten Bereichs ist normal, eine Beschwerdenzunahme kann jedoch ein Zeichen für eine Überdosierung bzw. eine falsche Indikation sein.

Entstauung

Venen

Venen werden ausgepresst, ausgestrichen und gesunde, weitgestellte Venen tonisiert. Muskelverspannungen, die Venen dauernd komprimieren, werden beseitigt. Dadurch wird bei venösen Stauungen der Rückstrom beschleunigt, der Blutdruck im venösen Schenkel der Blutkapillare gesenkt und die Reabsorption gesteigert.

Lymphsystem

Bei gesundem Lymphsystem wird die Lymphkapillarfunktion und die Lymphvasomotorik angeregt, der Lymphabfluss damit verbessert und Flüssigkeitsansammlungen im interstitiellen Raum vermindert.

Reabsorption

Der Massagedruck erhöht den Gewebedruck und steigert dadurch die Reabsorption, die durch die Förderung des venösen Rückstroms ebenfalls verbessert wird.

Interstitieller Raum

Über die oben beschriebenen Vorgänge wird vermehrt Flüssigkeit aus dem interstitiellen Raum in den Blutkreislauf zurückgeführt und ein möglicher Proteinstau im Interstitium vermindert. Der interstitielle Raum wird kleiner, die Diffusionstrecke kürzer und insgesamt entsteht eine die Gewebeernährung und die Heilung fördernde Situation.

Techniken zur Entstauung

Die Techniken sollten in Anpassung an die Viskosität langsam durchgeführt werden:
- langsame, weiche Streichungen,
- auch tiefgehende Streichungen besonders im Verlauf von tiefen Venen bei venösen Stauungen,
- langsame, sanfte Knetungen und großflächige Zirkelungen,
- Manuelle Lymphdrainage und Kompressionstherapie sind bei Lymphödemen die Therapie der Wahl.

> Vor der Anwendung der entstauenden Massage sollte die Diagnose Phlebothrombose sicher ausgeschlossen sein. Der verstärkte venöse Rückstrom führt zu einer Herzbelastung. Bei Rechtsherzinsuffizienz kann es zu einem Stau vor dem rechten Herzen kommen; bei Linksherzinsuffizienz besteht die Gefahr des Asthma cardiale (**Abb. 2.27**). Die Entstauung sollte deshalb schrittweise vorgenommen werden. Die Harnausscheidung nimmt einige Zeit nach der Massage zu.

Schmerzlinderung

Die Schmerzlinderung ist aus vielerlei Gründen ein wichtiges Therapieziel. Schmerzen erhöhen den Muskeltonus, sie können Gefäß- und Lymphgefäßspasmen hervorrufen und dadurch ein ungünstiges Gewebemilieu verursachen. Sie führen zu Stresssituationen, schwächen das Immunsystem und beeinträchtigen die Lebensqualität. Massage als therapeutische Berührung ist ein altbekanntes Mittel zur Schmerzlinderung.

Großflächige Streichungen und sanfte Muskeltechniken wirken beruhigend und vermindern die Schmerzwahrnehmung, auch indem die Berührungsempfindung das Schmerzempfinden übertönt; jeder von uns hat schon einmal intuitiv über einen schmerzenden Körperbereich gestrichen und dabei eine gewisse Linderung erfahren.

Alle hyperämisierenden und entstauenden Techniken wirken auch schmerzlindernd, weil sie dafür sorgen, dass Schmerzmediatoren oder schmerzauslösende Substanzen schneller aus dem Gewebe ausgeschwemmt werden.

Kleinflächige, intensive bis „schmerzende", aber gut tolerierbare Techniken wie kleinflächige Friktionen oder Zirkelungen, die Quermassage nach Cyriax, die Insertionszonen- und Periostmassage nach Vogler und auch die Triggerpunkt-Therapie wirken bei richtiger Ausführung und Indikation schmerzlindernd, einerseits über komplexe Vorgänge im zentralen Nervensystem (siehe Neurale Wirkkomponente), andererseits möglicherweise über die lokale Freisetzung von schmerzlindernden Substanzen.

Techniken zur Schmerzlinderung

- Großflächige Streichungen und sanfte Muskelgriffe
- Hyperämisierende und entstauende Techniken
- Kleinflächige, intensive, aber gut tolerierbare Techniken wie
  - kleinflächige Friktionen oder Zirkelungen,
  - die Quermassage nach Cyriax,
  - die Insertionszonen- und Periostmassage nach Vogler
  - die Triggerpunkttherapie

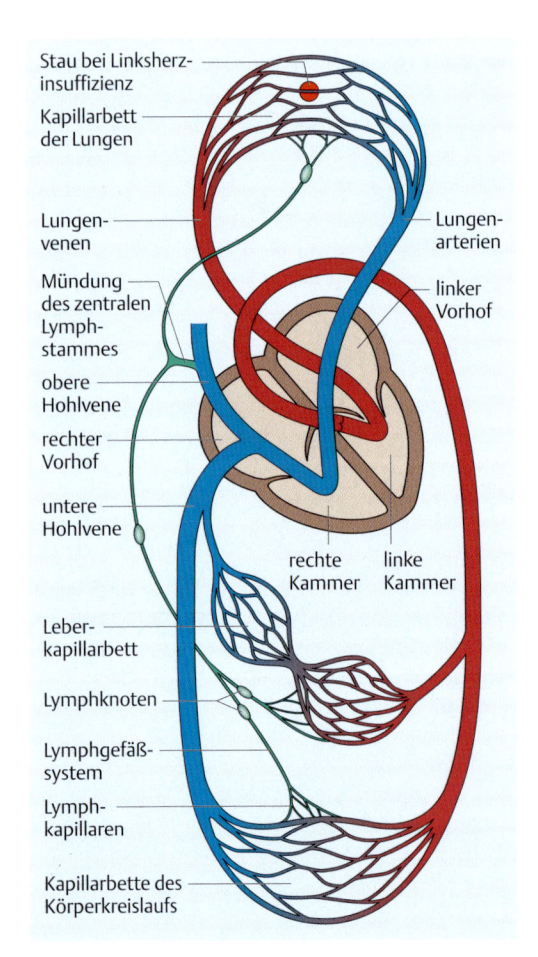

Abb. 2.27 Blutgefäß- und Lymphgefäßsystem (aus: van den Berg, Angewandte Physiologie, Band IV).

Bei kleinflächigen, intensiven Techniken sollte die Schmerzlinderung relativ schnell eintreten (das hat Zabludowsky schon 1903 erkannt). Wenn der Schmerz nicht abnimmt oder sogar zunimmt, sollte die Behandlung abgebrochen und die Indikation überprüft werden.

Umstimmung der Reaktionslage innerer Organe und Gefäße

Klassische Massage kann auch als Reflexzonentherapie eingesetzt werden (**Abb. 2.28a–b**). Sie kann innere Organe über segmentale Zusammenhänge und regionale Fernwirkungen, aber auch über neuroendokrine und allgemeine Fernwirkungen beeinflussen.

Die Beeinflussung innerer Organe über segmentale Zusammenhänge kann folgendermaßen erfolgen: Werden Massagereize auf Haut und Unterhaut gesetzt oder Veränderungen der Haut/Unterhaut wie z. B. Verklebungen behandelt, wirkt die Massage über das Dermatom, also über den kutiviszeralen Reflex auf die – diesem Hautbereich segmental

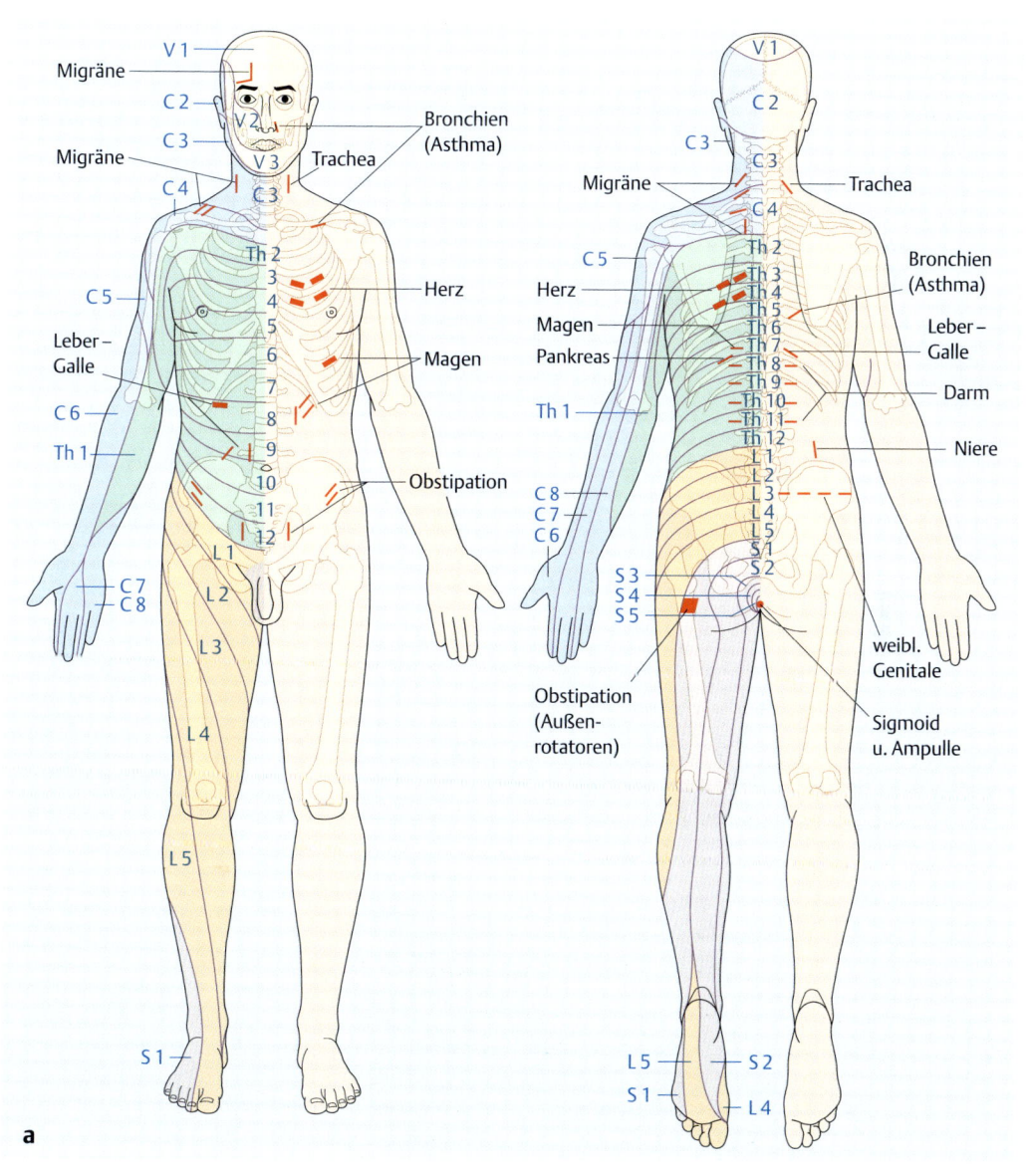

Abb. 2.28a Reflexzonen. **a** Reflexzonen in der Skelettmuskulatur (McKenzie-Zonen) nach Kohlrausch.

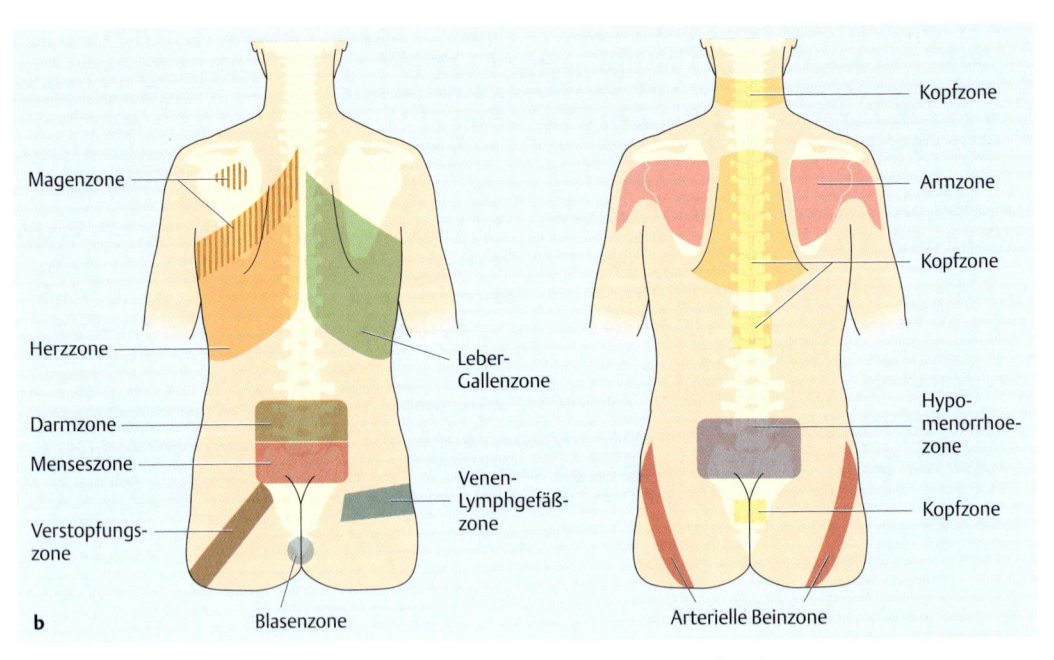

Abb. 2.28b Reflexzonen. **b** Reflexzonen im Bindegewebe der Haut/Unterhaut nach Teirich-Leube.

zugeordneten – inneren Organe. Werden Massagereize in der Muskulatur gesetzt oder Veränderungen in der Muskulatur behandelt wie z. B. Verspannungen oder Triggerpunkte, wirkt die Massage über das Myotom bzw. über die McKenzie-Zonen, also über den somatoviszeralen Reflex auf die – diesem Muskelabschnitt segmental zugeordneten – inneren Organe. Wie bei den anderen Reflexzonentherapiemethoden auch, geht es um eine Verschiebung der Reaktionslage; bei Asthma bronchiale z. B. in sympathikotone, bei Herzbeschwerden z. B. in parasympathikotone Richtung. Dabei ist die Reflexzonentherapie als Anregung für die Selbstregulation des Körpers zu verstehen.

Der Behandlungsaufbau und die angemessene Dosierung der Reize entscheidet – so zeigt die Erfahrung – über die Selbstregulation des Körpers in die richtige Richtung.

Auch über die allgemeine Fernwirkung der Massage kann eine allgemeine vegetative Umstimmung aller Organsysteme erreicht werden, wie sie z. B. bei vegetativer Dystonie angezeigt ist.

Die Klassische Massage als Reflexzonentherapie ist bei vegetativ bedingten, funktionellen Erkrankungen innerer Organe und Gefäße vor allem dann sinnvoll und notwendig, wenn der Tastbefund Veränderungen im Sinne von Reflexzonen aufspürt.

Möglicherweise können Narben und andere Veränderungen an der Körperdecke zur Störfeldern führen, die über den kutiviszeralen und somatoviszeralen Reflex Störungen an inneren Organen verursachen. Durch die Behandlung dieser Störfelder können Störungen gelindert oder beseitigt werden.

Techniken zur Umstimmung der Reaktionslage

- **Dermatom**:
  - milde Reize: Hautverschiebungen, hautdehnende Streichungen, Hautknetungen,
  - starke Reize: Hautfaltenverschiebungen, Hautrollungen, Faszienstriche.
- **Myotom**:
  - milde Reize: Vibrationen, sanfte Muskelgriffe wie sanfte Knetungen und Zirkelungen,
  - starke Reize: intensivere Muskelgriffe, Marnitz- und Cyriaxtechnik, Triggerpunkttechnik.

Es sollten anfangs schwache Reize gesetzt werden, bei positiver Reaktion kann dann die Reizstärke langsam gesteigert werden. Dies gilt insbesondere für die Maximalzonen, denn starke Reize in diesen Zonen können zu Beginn einer Behandlungsserie erhebliche Irritationen oder Fehlreaktionen hervorrufen. So sollte z. B. bei Herzpatienten anfangs intensive Massage der Mm. pectorales, Mm. rhomboidei, M. trapezius Pars transversa und Pars ascendens, besonders auf der linken Seite vermieden werden.

In der Kombination mit anderen Reflexzonentherapien ist zu beachten, dass nicht zu viele Reize am gleichen Behandlungstermin gesetzt werden. In Kombination mit der Bindegewebsmassage wird die Klassische Massage wegen der Gleitmittelaufnahme der Haut und Turgorveränderungen am besten nach der Reflexzonentherapie im Bindegewebe angewendet.

Entspannung, Angstlösung

Berührung und Körperkontakt sind ein menschliches Grundbedürfnis und haben großen Einfluss auf das seelische Befinden und alle Körperfunktionen wie z. B. das Immunsystem. Keine andere Therapieform entspricht so sehr wie die Massagetherapie diesem Grundbedürfnis, bei dem das Limbische System und der Hypothalamus eine wesentliche Rolle spielen. Eine ganze Reihe von Studien belegen diese Wirkung der Massage (Walach et al. 1995, Müller-Oerlinghausen et al. 2004, Werner 1997, Field et al. 1992, 1996, 2000, Ironson et al. 1996, Schedlowski 1996, Kim u. Buschmann 1999, Dogs 1988); dabei wurden am Patienten und interessanterweise teilweise auch beim Therapeuten folgende Veränderungen beobachtet:
- Beruhigung, Entspannung, Angstlösung,
- Senkung des Muskeltonus insgesamt,
- Senkung des Blutdrucks und der Pulsfrequenz, Verlangsamung der Atmung,
- Verminderung von Unruhezuständen und Aggression,
- positives Körpergefühl, Stimmungsaufhellung,
- Harmonisierung des Immunsystems (Psychoneuroimmunologie),
- Verbesserung der Wundheilung,
- verminderte Schmerzwahrnehmung,
- besseres Wachstum bei Frühchen sowie
- Verminderung der Häufigkeit und Intensität von Asthmaanfällen, Verbesserung der Lungenparameter.

Techniken zur Entspannung und Angstlösung

- Großflächige, langsame, sanfte, rhythmische Streichungen
- Großflächige, sanfte, langsame, rhythmische Knetungen
- Massage in Form einer Ganzkörpermassage oder Massage größerer Bereiche

Bei dieser Zielsetzung ist es wichtig, eine vertrauensvolle Therapeuten-Patienten-Beziehung zu haben und eine dem Ziel angemessene Umgebung zu schaffen. Beim Wechsel vom Liegen in den Stand muss mit Patienten vorsichtig umgegangen werden, die zur Hypotonie neigen.

2.3.3 Indikationen der Massagetherapie

Norbert Hemrich

Vorbemerkung des Autors: Der Grund für die Aufteilung der Indikationen der Klassischen Massagetherapie in drei Bereiche (Störung der Funktion/der Struktur/des Verhaltens und Erlebens) ist die Möglichkeit für die Schüler oder Therapeuten nicht nur aufgrund gegebener Diagnosen, sondern über das Störungsbild (Symptome) zum Anwendungsbereich der Massage zu gelangen.

„Die wesentlichste Sinnesempfindung unseres Körpers ist die Berührung. Sie ist wahrscheinlich die wichtigste Wahrnehmung im Prozess des Schlafens und Wachens; sie vermittelt uns das Wissen von Tiefe, Struktur und Form; wir fühlen, wir lieben und hassen, sind empfindlich und empfinden durch die Tastkörperchen unserer Haut." J. Lionel Taylor, The stages of Human Life, 1921 (Körperkontakt, A. Montagu S. 7).

Wie das Zitat erahnen lässt, ist die empirische Geschichte der Massageanwendung sehr alt und „tiefgreifend". Die aktuelle Forschung unterstützt vor allem die systemische Wirkung der Massage auf Regelkreise wie z. B. Stress, Schmerz, Spannungssteuerung und Gemütszustand.

Die Indikationen der Klassischen Massage lassen sich direkt aus den Wirkungen – also den messbaren physiologischen Veränderungen – ableiten. Ein Beispiel auf lokaler Ebene ist die Freisetzung von Kollagenase aus Fibroblasten durch Massage. Die Kollagenase löst pathologische crosslinks im Bindegewebe der Muskulatur auf. Diese Wirkung wird bei Bewegungseinschränkungen und Verklebungen genutzt (Kolster 2003). Ein Beispiel auf systemischer Ebene ist die kortisolsenkende, parasympathische Wirkung einer Massageserie, welche bei stressinduziertem arteriellen Hypertonus zur Anwendung kommt (Field 2000). Es ist wesentlich, die Anwendungsgebiete der Massage nicht nur in strukturell-funktionalen Systemen anzusiedeln, sondern ihre positiven Wirkungen auch im psychologisch-emotionalen Bereich – Verhalten und Erleben – zu entdecken.

Für alle Teilbereiche der Physiotherapie (Bewegungssystem, Bewegungsentwicklung, Bewegungskontrolle, Innere Organe, Verhalten/Erleben) sind randomisierte klinische oder kontrollierte Studien

verfügbar, die für viele Indikationen der Massage eine erkenntnisbasierte Grundlage darstellen (z. B. SeSeTra Studie zur Wirkung der Massage bei Depression von Prof. Müller-Oerlinghausen 2003). Grundsätzlich lassen sich drei Gruppen von Störungen differenzieren, die den Großteil der Indikationen der Massagetherapie darstellen und meist kombiniert auftreten:
- funktionelle Störungen,
- strukturelle Störungen sowie
- Störungen im Bereich Verhalten und Erleben.

Die strukturelle Störung bedingt immer auch eine funktionelle Störung, wie z. B. die verkürzten Adduktoren des Hüftgelenks die Funktion der Abduktion einschränken oder die spastische Bronchialmuskulatur die Funktion der Inspiration/Exspiration vermindert.

Indikationen bei Störung von Funktionen

Die Grundlage für die Anwendung der Massage ist die Diagnose. Die zugehörigen Symptome, wie z. B. Funktionsstörungen, werden durch die physiotherapeutische Befunderhebung ermittelt.

Die Klassische Massagetherapie wird entsprechend ihrer therapeutischen Wirkung auf die festgestellten Funktionsstörungen im therapeutischen Prozess eingesetzt.

Folgende Störungen sind – in Kenntnis der Kontraindikationen – relevant für die Anwendung der Massage:
- Veränderung der Gewebespannung (Haut, Muskel, Bindegewebe, reflektorische Störungen)
- Gewebetrophik und Gewebregeneration (Reizung von bradytrophem Gewebe)
- Verschiebbarkeit (fasziale Verklebungen)
- Störungen der Bewegung (Bewegungseinschränkung)
- Durchblutung (Dekubitusgefahr, arterielle Störungen (AVK I und II) sowie venöse Abflussstörungen)
- Stoffwechsel und Stofftransport (Ödeme, Hämatomresorption)
- Wahrnehmung (Extero- und Propriozeption), z. B. Multiple Sklerose
- Schmerzverarbeitung (akute und chronische Schmerzen, Fibromyalgie)
- Stressverarbeitung (z. B. stressinduzierter arterieller Hypertonus, Posttraumatisches Syndrom, Field 2002)
- Vegetative Funktion (z. B. Sympathikotonus, CRPS)
- Immunfunktion (z. B. allergische Reaktionsbereitschaft)
- Atmung (z. B. Emphysem, Asthma bronchiale)
- Organfunktion (z. B. dysreflektorische Organbeschwerden wie postoperative Obstipation, Le Blanc-Louvry 2002)
- Psychosomatische und seelische Funktion (z. B. Depression, Angst)
- Verhalten (z. B. Aggression)
- Kindliche Entwicklung (z. B. Gewicht, motorische Reife, Stressverhalten)

Indikationen bei strukturellen Störungen

Störungen der Haut

Wunden, Narben: Schon in der ersten Wundheilungsphase kann mit manueller Lymphdrainage begonnen werden, in der Proliferationsphase mit anderen Massagetechniken (van den Berg 2001).
Keloidbildung: Massage reduziert die Bildung von Keloid.
Quellungen, Einziehungen: Massage normalisiert die Spannung, Durchblutung und das reflektorisch bedingte Schmerzempfinden der Haut.
Pannikulose: Massage löst schmerzhafte Verklebungen im Unterhautbindegewebe.
Neurodermitis, Schuppenflechte, atopische Dermatitis: Aufgrund der immunmodulierenden bzw. der stressreduzierenden Wirkung (Field 2000) kann die Massage bei manchen Formen dieser Hauterkrankungen angewandt werden, jedoch nur auf nicht betroffenem Gebiet.
Ödeme: Streichungen, Lymphdrainage (postoperative oder posttraumatische Beseitigung der Lymphstauung mit Reduktion der Schmerzen und Verbesserung der Beweglichkeit).
Sklerodermie (symptomatische Verbesserung der Beweglichkeit und des lokalen Stoffwechsels bei der zirkumskripten Form der Sklerodermie).

Störungen der Muskulatur

Statisch oder dynamisch bedingte muskuläre Störungen
- Lokale Tonuserhöhung (myofaszialer Triggerpunkt, Myogelose)
- Globale Tonuserhöhung (muskulärer Hypertonus)
- Inaktivitätsatrophie (Intensivpatienten)
- Folgen muskulärer Verletzungen (Kontusion, Distorsion, Muskelkater, Muskelzerrung, Muskelfaserriss, Teil- und Komplettriss)
- Überlastungsmyalgie (statisches oder dynamisches Muster)

- Muskulärer Torticollis
- Spannungskopfschmerz

Gelenkbedingte Störungen der Muskulatur
- Arthrosis deformans (Coxarthrose)
- Muskelschmerzen infolge statischer oder degenerativer Gelenk- und Wirbelsäulenveränderungen (Morbus Scheuermann)
- Bewegungseinschränkungen peripherer Gelenke (postoperativer Spitzfuß)
- Erkrankungen des rheumatischen Formenkreises (chronische Polyarthritis, Morbus Bechterew)
- Kraniomandibuläre Dysfunktion (Bewegungseinschränkung des Kiefergelenks mit hypertoner Kaumuskulatur)

Wirbelsäulenbedingte Störungen der Muskulatur
- Skoliosen, Kyphosen und alle statischen Veränderungen, die zu muskulärer Dysbalance führen
- Schmerzsyndrome aller Wirbelsäulenabschnitte
- Segmental bedingte reflektorische Tonuserhöhung, z. B. Facettensyndrom

Periartikuläre und extraartikuläre Störungen

- Insertionstendopathien
- Tendomyopathien
- Tendopathien
- Ligamentäre Verklebungen

Störungen der Gefäße

- Periphere arterielle Durchblutungsstörungen bis einschließlich Stadium AVK II nach Fontaine
- chronisch-venöse Insuffizienz Stadium I (oberflächliche Varikose, statische Stauungszustände) bei sicherem Ausschluss entzündlicher und thrombotischer Zustände
- Morbus Raynaud, Akrozyanose
- Migräne

Störungen des vegetativen Nervensystems

- Sympathikotonus (Neurovegetative Regulationsstörung, stressbedingter arterieller Hypertonus)
- CRPS
- Dysmenorrhoe und prämenstruelles Syndrom (Field 2000)
- Periphere Nervenläsion mit Störung der vegetativen Efferenzen
- Klimakterische Beschwerden vegetativen Ursprungs

Störungen der Atmungsorgane

- Sekretmobilisation (z. B. chronische Bronchitis)
- Restriktive Atemwegserkrankungen mit herabgesetzter Elastizität des Thorax (z. B. Lungenfibrose)
- Obstruktive Lungenerkrankungen (z. B. Asthma bronchiale)
- Fehlatmung (z. B. thorakale Hochatmung)

Indikationen im Bereich Verhalten und Erleben

Neben den Störungen von Funktionen des Körpers stellt der gesamte Bereich Verhalten und Erleben (seelisch-emotional-kognitive Indikationen) einen weiteren wichtigen Bestandteil menschlichen Befindens dar. Die meisten der folgenden Indikationen stützen sich auf wissenschaftliche Untersuchungen von Wallach (Wirkung und Wirksamkeit der Massage, 1995) und von Prof. Field. Frau Field leitet das Touch Research Institute in Florida und hat ca. 90 Studien zur Wirksamkeit der Massage veröffentlicht (u. a. Wirkung auf Frühgeborene, seelisch/psychische Wirkung bei Krebspatienten, chronischen LWS-Schmerz etc.).

Bei den folgenden Erkrankungen kann Massagetherapie unterstützend eingesetzt werden:

Pädiatrie: Autismus (besseres Gruppenverhalten und Aufmerksamkeit), Autoaggression, Entwicklungsstörungen, Bindungsstörungen, Hyperaktivität, Sprachstörungen, Körperwahrnehmungsstörungen, ADS, Stressverhalten

Psychiatrie, Psychosomatik: Depressivität verschiedener Genese (Prof. Müller-Oehrlinghausen 2003), Suchtverhalten, gestörte Schmerzbewertung, gestörtes Körperbewusstsein, Berührungsängste, körperliche Stressreaktionen, Motivations- und Antriebsstörung, Angstzustände, Anorexia nervosa, Bulimie

Psychologie: Posttraumatisches Syndrom, Verhaltensstörungen

Geriatrie: Altersdepression, Bewegungsarmut, Kontaktverlust

Gynäkologie: Schmerz und Angstzustände während der Entbindung (Chang 2002)

Neurologie: Multiple Sklerose, Parkinson-Krankheit, Alzheimer-Krankheit

Onkologie: Bei mehreren Untersuchungen an Krebspatienten wurden folgende Wirkungen nach Massageserien beobachtet: Signifikante Vermehrung der Lymphozyten und der natürlichen Killerzellen, Reduktion von Angst, Depression und Kortisolspiegel

2.3.4 Kontraindikationen der Klassischen Massage

Norbert Hemrich

Die Kenntnis der Kontraindikationen der Klassischen Massage ist für den Therapeuten von großer Bedeutung, da dem Patienten bei falscher Indikationsstellung gesundheitliche Schäden und dem Therapeuten juristische Konsequenzen entstehen können.

Kontraindikationen (nach Muschinsky und Kolster)

- Alle **Entzündungen und Ulzerationen** im Bereich der Körperdecke, Muskulatur, Sehnen und Faszien, Schleimbeutel, Gefäße, Nerven, Knochen und Gelenke (Dermatitis, Myositis, Tendinitis, Bursitis, Phlebitis, Lymphangitis, Neuritis, Ostitis, Osteomyelitis, Arthritis)
- **Verletzungen mit Hämatomen** (Frakturen, Luxationen, Distorsionen, Gelenkergüsse, Muskelfaser- und Muskelrisse)
- **Zustand nach frischen** Knochen-, Wirbelsäulen- und Gelenk-**Operationen**
- **Schwere**, periphere arterielle **Durchblutungsstörungen** (Fontaine III und IV) und fortgeschrittene Arteriosklerosen
- Akute neurologische **Kompressionssyndrome** mit Sensibilitätsstörungen oder Ausfallerscheinungen
- **Thrombose und Thrombophlebitis**
- Dekompensierte **Herzinsuffizienz und akuter Herzinfarkt**
- Fixierte, essentielle und renale **Hypertonie**
- **Fieber**hafte Erkrankungen
- Schwere, konsumierende **Organerkrankungen**, insbesondere Karzinomerkrankungen: Das Verbot der Massage bei Tumorerkrankungen beruht auf der Befürchtung der Tumorzellverschleppung, was bisher jedoch weder experimentell noch klinisch bei Massagebehandlungen nachgewiesen wurde. Eine tierexperimentelle Studie von Prof. Hirnle zeigte keinerlei Metastasen bei 2 Wochen Massage auf dem Tumor (Hirnle 1986). Eine Untersuchung an Patienten mit Tumoren im HNO-Bereich ergab postoperativ keine erhöhte Rezidivrate gegenüber der Kontrollgruppe nach Manueller Lymphdrainage (Hoppe 1998)
- Entzündliche und nässende (exsudative) **Hauterkrankungen**
- Offene **Wunden** und unverheilte Narben
- Lokale, gutartige **Tumoren** sollen bei der Behandlung ausgespart werden (Lipome, Myome, Fibrome, Lymphome, Atherome, Hämangiome und Warzen)

Bedingte, relative Kontraindikationen

Zeitlich und lokal begrenzt oder ärztlich angeordnet, ist eine Behandlung möglich. Menstruation und Gravidität stellen z. B. bedingte Kontraindikationen dar. Während der Menstruation wird man den lumbalen Bereich nicht massieren und die unteren Extremitäten aussparen. Auch in der zweiten Hälfte einer Gravidität wird man diese Bereiche nicht behandeln, sondern lediglich in sitzender Stellung den thorakalen und zervikalen Bereich massieren. Bei bekannter oder bestehender Abortgefahr verbietet sich jede physiotherapeutische Maßnahme.

Mit besonderer Vorsicht ist bei Patienten vorzugehen, die Antikoagulanzien (z. B. Marcumar) einnehmen, da hier durch die stark geminderte Blutgerinnung ausgedehnte Hämatome entstehen können.

2.4 Untersuchung

Bernhard Reichert

Wie bei jeder physiotherapeutischen Untersuchung werden auch vor der Massagetherapie subjektive und objektive Informationen gesammelt, die der individuellen Behandlungsplanung und -durchführung dienen. Auch wenn für die Massage nur kurze Behandlungszeiten (ca. 20 Min.) zur Verfügung stehen oder sie eine ergänzende Therapie darstellt, ohne einen Befund z. B. zur Hautbeschaffenheit oder Konsistenz der Gewebe, kann nicht behandelt werden. An dieser Stelle sei auch auf den Band: Untersuchen in der Physiotherapie in der physiolehrbuch-Reihe hingewiesen.

Im Folgenden werden zunächst, am Beispiel einer Rücken-Schulter-Nacken-Massage, die Systematik des Untersuchens und die Untersuchungstechniken vorgestellt. Danach folgen die Interpretation der Befundergebnisse und die Behandlungsplanung.

Die Patienten werden über Ziele und Anteile der Untersuchung informiert und nicht selten hört man dann: „So genau bin ich noch nie untersucht worden." Die Wertschätzung des Patienten beginnt bereits bei der Befunderhebung. Eine Untersuchung darf allerdings nicht unnötig viel Umfang einnehmen und bestimmte Anteile können auf mehrere Behandlungen verteilt werden. Die Erfahrung des Therapeuten ist entscheidend für die Dauer und für eine effektive Vorgehensweise beim Untersuchen. Befragung und Inspektion werden mit zunehmender Erfahrung zielgerichteter.

2.4.1 Ziele der Befunderhebung und Behandlungsplanung

Die Befundaufnahme hat folgende Ziele:
- Kontaktaufnahme
- Feststellen offensichtlicher Kontraindikationen
- Feststellen der Zusammenhänge zwischen Diagnose und Symptomatik
- Wahl der Modalitäten für die Durchführung der Behandlung
- Schaffen der Grundlage für Dokumentation und Kommunikation

Kontaktaufnahme

Es ist nicht für jeden Menschen selbstverständlich und angenehm angefasst zu werden, auch wenn dies mit einer therapeutischen Zielsetzung verbunden ist. Wir leben in einer Welt zunehmender Berührungsarmut. So kann eine therapeutische Berührung sehr angenehm und wohltuend sein, aber auch Unbehagen oder Abwehr hervorrufen. Therapeuten vergessen das gerne. Denn mit zunehmender Berufserfahrung benutzen wir oft die „Lizenz zum Berühren" mit lässiger Selbstverständlichkeit.

Die Untersuchung bietet die Möglichkeit, während der Kontaktaufnahme das stille Einverständnis des Patienten dazu einzuholen, sich berühren zu lassen. Weiterhin hat der Therapeut in dieser Zeit die Möglichkeit, sich als vertrauensvoller, engagierter, einfühlsamer und kompetenter Ansprechpartner zu präsentieren. Die nichtspezifischen Effekte einer Massagetherapie sind vor allem von der persönlichen Präsenz des Behandlers abhängig. Sie sollten nicht unterschätzt werden, da viele physische Effekte zentralnervös bestimmt und emotional bzw. kognitiv erheblich beeinflusst werden (Rüegg 2006).

Für den Erfolg der Therapie ist ein vertrauensvolles Miteinander von Therapeut und Patient ausschlaggebend, dessen Grundlage schon beim Befund gelegt wird und für eine gute Compliance (Bereitschaft zur Mitarbeit) sorgt.

Feststellen offensichtlicher Kontraindikationen

Die konsequente Befunderhebung zu Behandlungsbeginn gibt dem Therapeuten die Möglichkeit, seiner Verantwortung als Behandler gerecht zu werden. Natürlich obliegt dem Verordnenden die grundsätzliche Verantwortung, Kontraindikationen festzustellen und eine Behandlung ggf. nicht zu veranlassen bzw. abzubrechen. Zwischen Verordnung und Behandlungsbeginn können sich Beschwerdebilder allerdings verändern, andere Erkrankungen können hinzukommen, wichtige Kontraindikationen übersehen worden sein.

Erkennbare Kontraindikationen der Massagetherapie (z. B. Hautdefekte, Blutungen, nässende Ekzeme, frische Narben, Fieber oder zunehmende neurologische Defizite), die bei der Verordnung der Behandlung nicht bekannt waren oder übersehen wurden, sollten Anlass sein, bestimmte Areale des Behandlungsgebiets auszusparen, die Anwendung vorerst nicht durchzuführen und/oder den Arzt zu kontaktieren.

Feststellen der Zusammenhänge zwischen Diagnose und Symptomatik

Kein Mensch gleicht dem anderen, so kann bei gleicher Diagnose die Symptomatik sehr unterschiedlich sein und zu sehr individuellen Beschwerdebildern der Patienten führen. Für den Therapeuten ist es daher wichtig herauszufinden, wie sich die Symptomatik in der jeweiligen Situation gestaltet, um die Behandlung daran anzupassen. Auch hier kann sich Berufserfahrung positiv oder negativ auswirken: Erfahrung lässt sich in der gezielten und routinierten Durchführung von Befragung sowie Sicht- und Tastbefund nutzbringend einsetzen. Sie verleitet aber auch dazu, bestimmte Beschwerden in immer gleiche „Schubladen" bestimmter Symptome einzuordnen, was wiederum zu einem Effektivitätsverlust führen kann. Das sichere Aufnehmen der relevanten Informationen bestimmt Aufbau und Ablauf der Behandlung.

Folgende Punkte können hier geklärt werden:
- welche ASTE bzw. welcher Lagerungswechsel für die Behandlung möglich und sinnvoll ist,
- mit welcher Körperseite begonnen wird,
- welche Körperareale in die Massagetherapie einbezogen werden,
- wo der Schwerpunkt der Behandlung gelegt wird,
- welche Techniken ausgewählt werden sowie
- welche Intensitäten und Geschwindigkeiten diese Techniken haben sollen.

> Nur umfangreiche Untersuchungen ermöglichen individuelle und technisch hochwertige Behandlungen.

Wahl der Modalitäten für die Durchführung der Behandlung

Aufgrund seines Sicht- und Tastbefundes wählt der Therapeut Ausgangsstellung, Lagerung und Massagemittel aus.

Als Gleitmittel benutzt man häufig Öle, Lotionen oder auch Talkumpuder. Die Dosierung des Massagemittels ist wichtig, damit die massierende Hand nicht bei Friktionen abrutscht oder bei Knetungen den Kontakt verliert. Doch Vorsicht bei der Dosierung! Hier gilt der Leitsatz:

> Ein Massagemittel soll den Kontakt verbessern, nicht verhindern!

Die Angaben des Patienten, seine allgemeine Mobilität sowie ggf. einige Funktionstests von Wirbelsäule oder Gelenken der Extremitäten lassen auf die geeignete Lagerung schließen. Hier muss man auf Vorgaben zur Belastbarkeit achten oder bestimmte Lagerungsvarianten benutzen. In der gewählten Ausgangsstellung wird anschließend der lokale Sicht- und Tastbefund durchgeführt.

Grundlage für Dokumentation und Kommunikation

Vom Therapeuten der Zukunft wird zunehmend das Notieren des Eingangs- und Abschlussbefundes sowie des Therapieverlaufs erwartet. „Clinical Reasoning" und „Qualitätsmanagement" sind Begriffe, die für die Zukunft wegweisend sind. Diese Entwicklung soll vor der Massagetherapie nicht Halt machen. Grundlage dafür ist das Realisieren, Notieren und Auswerten relevanter Patientendaten. Die Dokumentation dient:
- der eigenen Qualitätssicherung (Vergleich: vorher – nachher),
- dem Nachweis der Behandlungswirkung gegenüber Dritten (z. B. verordnendem Arzt, Vorgesetztem, Kostenträger),
- der abteilungsinternen Kommunikation (z. B. Patientenübergabe) und
- statistischen Zwecken.

2.4.2 Durchführen der Untersuchung

Im Folgenden werden die einzelnen Anteile einer optimalen Untersuchung vor einer Rücken-Schulter-Nacken-Massage besprochen, wie sie im optimalen Fall ablaufen sollten. Das Ergebnis der Untersuchung ist die begründbare Therapieplanung, die sich auf eine Reihe subjektiver und objektiver Informationen stützt. Dieses Ergebnis ist die Grundlage, um die Bewertung der Effektivität einer Behandlung vornehmen zu können.

Vergessen Sie nicht, vor dem Beginn der Untersuchung den Patienten darauf hinzuweisen, dass Sie einen Befund erheben. Erklären Sie bei jedem neuen Schritt kurz Ablauf und Ziele. Weisen Sie ihn darauf hin, dass er Bescheid geben soll, wenn es unterdessen zu einer Veränderung seines Beschwerdebilds kommt oder durch die Untersuchung Beschwerden provoziert werden.

Die räumlichen Voraussetzungen für eine Untersuchung – insbesondere für eine Erstuntersuchung – sollten prinzipiell denjenigen einer Behandlung gleichen (s. Kap. 2.1).

Die vollständige Untersuchung vor der ersten Behandlung der Massagetherapie besteht aus folgenden Teilschritten:

- Ersteindruck und allgemeine Inspektion,
- Anamnese,
- lokale Inspektion,
- Palpation,
- Funktionsprüfungen und
- Dokumentation.

Ersteindruck und allgemeine Inspektion

Bitte stellen Sie sich die Situation vor, in der Sie vor der Erstbehandlung eines für Sie völlig unbekannten Patienten sind. Es ist vorteilhaft, wenn Sie den Patienten im Wartebereich begrüßen können und ihn nicht erst sehen, wenn er entkleidet auf der Therapieliege liegt. Nutzen Sie diese Zeit für sich und präsentieren Sie sich so, wie Sie vom Patienten wahrgenommen werden wollen:

> *Man hat nur einmal die Gelegenheit, einen guten ersten Eindruck zu machen!*

Denken Sie auch daran, wie viele wichtige Eindrücke Sie sammeln können, wenn Sie den Patienten nach der Begrüßung zur Behandlungskabine begleiten.
Sie erkennen dabei:
- Allgemeine Bewegungsbereitschaft und -fähigkeit,
- Hilfsmitteleinsatz, Hinweise auf die Belastungsfähigkeit (z. B. Teil- oder Vollbelastung der unteren Extremität),
- Veränderungen der Körperhaltung (z. B. Hohl- oder Rundrücken, Schonhaltung, Ausweichmechanismen, Gangbild),
- Einschränkungen der Sensorik (z. B. Sehen, Hören),
- Grundhaltung und Stimmung (z. B. unmotiviert, gereizt) sowie die
- verbale und nonverbale Selbstdarstellung.

Sollte Ihnen hier etwas Besonders auffallen, das einen Einfluss auf die Ausgangsstellung, die Durchführung der Massagebehandlung bzw. auf die Konkretisierung der Ursache für die Beschwerden haben kann, führen Sie eine allgemeine Inspektion durch. Betrachten Sie ggf. erneut das Gangbild oder die Statik im Stand. Hier sei auf die Unterrichtsinhalte der physiotherapeutischen Befundtechniken verwiesen.
Leider ist es im Allgemeinen nicht üblich, diese Art von Untersuchung vor einer Massagebehandlung durchzuführen, was sich negativ auf die Effektivität der Behandlung und auf ihren Erfolg auswirkt.

Anamnese

Zu Beginn der Anamnese sollte der Patient in einer für ihn angenehmen, belastungsarmen und aufrechten Position sein können. Während des Gesprächs sollte der Therapeut mit dem Patienten auf Augenhöhe sein. Es gibt verschiedene Fragetypen, deren richtige Mischung schneller zum Erfolg führt und den Umfang der Befragung auf das nötige Maß reduziert.

> *Wer fragt, der führt!*

Fragetypen
Üblicherweise wird mit offenen Fragen (z. B.: „Welche Beschwerden haben Sie?") begonnen. Später kann es sinnvoll sein, im Gespräch auf das Erheben bestimmter Informationsdetails zu fokussieren: „Verspüren Sie Ihre Beschwerden eher morgens oder abends?" Dabei handelt es sich um geschlossene Fragen, die dem Patienten nicht so viel Spielraum für die Antwort geben. Suggestive Fragen können eingesetzt werden, wenn nur die Bestätigung des Patienten notwendig ist (z. B.: „Haben Sie nicht auch Beschwerden, wenn Sie sich nach langem Bücken aufrichten?").

Grundsätzlich sollte dem Patienten aktiv zugehört werden, d. h. der Therapeut sollte ständig präsent, offen und wertschätzend sein. Nicken Sie, wenn Sie verstanden haben, wiederholen Sie bestimmte Äußerungen und vermitteln Sie unvoreingenommenes Interesse. So schaffen Sie die Basis für ein vertrauensvolles Verhältnis.

Eine Anamnese beinhaltet in der Regel die folgenden Aspekte:
- persönliche Daten,
- Fallanamnese,
- Eigenanamnese und
- Familienanamnese.

Persönliche Daten

Sie erheben zunächst einige Daten zur Person: Name, Alter, Beruf, Diagnose, den verordnenden Arzt.

Fallanamnese

Jetzt werden die Beschwerden des Patienten erfragt. Sortieren Sie Ihre Fragen nach Wichtigkeit und beginnen Sie mit der Fallanamnese. Die Informationen aus dieser Befragung sollten Ihnen im Zusammenhang mit Informationen aus Inspektion und Palpation ermöglichen, Entscheidungen über die Wahl der Ausgangsstellung, den Behandlungsaufbau, den Einsatz der Techniken und der sonstigen Modalitäten der Behandlung zu treffen. Auch die meisten Kontraindikationen werden hier erkennbar. In der Fallanamnese kommen „W-Fragen" zum Einsatz (siehe Checkliste Fallanamnese).

Abschließend fragen Sie, ob es aus Sicht des Patienten Einwände gegen eine bestimmte ASTE (z. B. Bauchlage oder Sitz) gibt.

Checkliste: Fallanamnese

Fragen	Befundaufnahme
Welche Beschwerden haben Sie?	Die meisten Patienten erhalten eine Massagetherapie aufgrund muskulärer Beschwerden. Sollten Sie anfangs allerdings nicht offen fragen, gehen Ihnen unter Umständen ergänzende Informationen zu Beschwerden verloren, z. B. bezüglich Missempfindungen, Kraftverlust etc.
Wo verspüren Sie ihre Beschwerden?	Gehen wir mal davon aus, dass der Patient wirklich hauptsächlich Schmerzen angibt. Ist der Patient in der Lage, einen bestimmten schmerzhaften Punkt anzugeben oder nur eine Region? Lassen Sie sich das schmerzhafte Gebiet nach Möglichkeit auch zeigen.
Wie stark sind Ihre Schmerzen?	Bitte benutzen Sie hier die „Visuelle oder Verbale Analoge Skala" (VAS) mit Angaben zwischen 0 und 10.
Wann treten Ihre Schmerzen auf?	Hier wird nach Provokationshaltungen bzw. schmerzhaften Bewegungen gefragt. Mögliche Antworten könnten sein: bei Bewegung, nach längerer Belastung, in Ruhe, ständig.
Wie äußern sich die Schmerzen?	In der Regel kann man Angaben über den Schmerzcharakter von „scharf" oder „stechend" bis „dumpf" und „bohrend" erwarten. Ein heller, scharfer Schmerz deutet auf eine aktuelle periphere Schädigung, meist mechanischen Ursprungs, hin. Hier ist Vorsicht geboten! Dumpf ziehende und ausstrahlende Schmerzen zeugen hingegen eher von einer bestehenden Entzündung.

Fragen Sie zur Fallanamnese noch folgende Punkte ab:
- Welche bisherigen Behandlungen sind erfolgt?
- Gab es frühere Beschwerdeepisoden gleicher/unterschiedlicher Art?
- Liegen zusätzlich andere relevante Erkrankungen vor?
- Werden Medikamente eingenommen?

Eigenanamnese
Für den Start der Behandlung mit Massagetherapie nicht ganz so wichtig, jedoch unter Umständen unerlässlich für das Gelingen einer Genesung, sind die Fragen zu den weiteren Lebensumständen des Patienten. Dies sind Fragen nach den Anforderungen und Belastungen bei Beruf, Sport oder Hobbys sowie Fragen nach früheren Unfällen oder Operationen. Ebenso wird nach der gesundheitlichen Entwicklung und der familiären und sozialen Situation gefragt. Auch die Frage nach einer erblichen Belastung kann angebracht sein, wenn es um das Zuordnen der Beschwerden zu systemischen Erkrankungen geht (z. B. rheumatische Erkrankungen). Die psychische Situation sollte ebenfalls nicht unberücksichtigt bleiben: Bekanntlich können psychosoziale Faktoren zur Verzögerung der Heilungsprozesse oder gar zum chronischen Verlauf einer Erkrankung führen (Wurmthaler 1996).

Familienanamnese
Hier haben Sie die Möglichkeit, Erkrankungen der Eltern oder der Geschwister des Patienten zu erfragen, um einen möglichen Zusammenhang zwischen erblicher Veranlagung und bestimmten Erkrankungen festzustellen. Diese Fragen sollte man nur dann einsetzen, wenn es im Laufe der Anamnese oder der weiteren Behandlung Grund zum Verdacht auf erbliche Disposition gibt. Gehen Sie mit den Fragen vorsichtig und sorgfältig um. Sollten Sie über Systemerkrankung gesprochen haben, obwohl sich Ihr Verdacht nicht erhärtet, kann es leicht passieren, dass Ihr Patient irritiert aus der Behandlung geht.

Patientenziele
Vergessen Sie auch nicht, den Patienten nach seinen persönlichen Zielen zu fragen. Diese Ziele sollten für uns Therapeuten maßgebliche Orientierung während des Genesungsprozesses sein. Versuchen Sie allerdings auch herauszufinden, inwiefern der Patient bereit ist, aktiv zu seiner Gesundung beizutragen. Hier lässt sich feststellen, ob der Patient im Ansatz eher aktive oder passive Bewältigungsstrategien bevorzugt. So rundet sich allmählich ein Bild über den Patienten ab, das weit mehr umfasst als nur Schmerzlokalisation und Schonhaltung.

Weitere Behandlung
Setzen Sie nun mit Inspektion und Palpation die körperliche Untersuchung fort. Die Anamnesepunkte, die für die erste Behandlung nicht ausschlaggebend sind, können auch zu einem späteren Zeitpunkt erhoben und dokumentiert werden. Wählen Sie dann eine Ausgangsstellung und sorgen

Sie dafür, dass der Patient entspannt gelagert ist. Für eine Rücken-Schulter-Nacken-Massage gibt es keine bessere Ausgangsstellung als die Bauchlage. Sie ist sehr variabel und kann dem Beschwerdebild angepasst werden. Ggf. können schonende Haltungen, die Ihnen vom Patienten im Stand bereits gezeigt wurden, in die Lagerung übersetzt werden.

2.4.3 Lokale Inspektion

Jetzt wird es spannend, denn Sie verschaffen sich mit der lokalen Inspektion ein genaues Bild von der schmerzhaften oder problematischen Region und somit von Ihrem Arbeitsbereich. Es geht darum, die Grundlage für die Auswahl der zu behandelnden Region, der anzuwendenden Techniken sowie deren Intensität und Geschwindigkeit zu schaffen. All das ist prinzipiell von der Empfindlichkeit und der Konsistenz der beteiligten Gewebe abhängig. Achten Sie beim Sichtbefund auf die in der Checkliste Sichtbefund genannten Punkte.

Checkliste: Lokale Inspektion

Struktur	Mögliche Abweichungen
Knochenbau	Hohl- oder Rundrücken, Skoliose
Muskelrelief	Myogelosen, Hypertrophie, Atrophie
Hautoberfläche	allgemeine Beschaffenheit, Erkrankungen der Haut, bösartige Hautveränderungen
Hautfärbung	rote, helle, livide, marmorierte oder braun verfärbte Areale
Hautkonsistenz	Einziehungen, Aufquellungen
Ödeme	Umfangszunahme, vor allem an Extremitäten

2.4.4 Palpation

Palpation und Inspektion werden in der Ausbildung noch eigenständig vorgestellt und trainiert. Der geübte Therapeut wird die Palpation meist mit der Inspektion verbinden und simultan durchführen. Jedem Berufseinsteiger ist allerdings anzuraten, Sicht- und Tastbefund voneinander zu trennen, um die jeweiligen Sinne zu trainieren. Vor allem die Ergebnisse des Tastbefundes und deren Interpretation führen zumeist zur Begründung des Einsatzes einer Massagetherapie. Selten wird Massagetherapie eingesetzt, ohne dass lokale bzw. allgemeine Verhärtungen der Muskulatur ertastet worden sind.

Gesichtspunkte der Palpation

Bei der Palpation werden folgende Gesichtspunkte beachtet:
- Hautoberfläche
- Gewebskonsistenz
- Sensibilität
- Schmerzprovokation

Hautoberfläche

Folgende Kriterien der Hautoberfläche sind zu überprüfen:
- Oberflächenbeschaffenheit (glatt/rau),
- Feuchtigkeitshaushalt (trocken/feucht),
- Temperatur (warm/kalt) und
- Behaarung und Erhebungen.

Überprüfen Sie auch, ob es sich bei möglicherweise festgestellten Auffälligkeiten um allgemeine oder lokale Erscheinungen handelt (Seitenvergleich!).

Übung

Versuchen Sie eine Sammlung von Adjektiven zusammenzustellen, die mögliche Eigenschaften der Hautoberfläche charakterisieren. Beispiel: weich, derb, elastisch, gespannt, dick, pergamentartig, rissig etc.

Konsistenz der Gewebe

Die Konsistenz beschreibt die viskoelastischen Eigenschaften der verschiedenen Gewebe. Für die Konsistenz von Haut und von Muskulatur gibt es jeweils einen spezifischen Begriff: Bei der Haut spricht man vom Turgor und bei der Muskulatur vom Tonus. Letztlich bedeuten Turgor und Tonus für die Palpation das Maß an Widerstand, das den drückenden/schiebenden Fingern entgegensetzt wird.

Das Erspüren der Gewebeverformung gelingt nur mit gut dosierter Intensität. Hier befindet man sich in einem gewissen Dilemma. Auf der einen Seite muss man drücken und schieben, um die Elastizität der Gewebe auszuschöpfen, auf der anderen Seite gilt: je fester man drückt/schiebt, umso weniger Konturen und Widerstände werden spürbar. Die Rezeptoren der Finger sind dann nicht mehr in der Lage, feine Unterschiede zu differenzieren. Dieser Umstand erfordert von den Schülern eine erhebliche Konzentration während der Palpation.

Sensibilität

Die Empfindungsfähigkeit der Haut wird beiläufig während der Überprüfung der Hautoberfläche und Hautkonsistenz durchgeführt. Entweder erhält man während der Anamnese bereits entsprechende Hinweise, die eine Abklärung während der Palpation erfordern, oder der Patient meldet sich von selbst.

Das Auftreten sensibler Ausfälle am Rumpf ist selten. An den Extremitäten kann dies infolge von Nervenwurzelkompressionen oder peripheren Nervenläsionen schon eher vorkommen. In jedem Fall sollte abgeklärt werden, ob eine Hypästhesie oder Anästhesie bekannt und abgeklärt ist oder noch zur Untersuchung ansteht.

> *Keine Massagebehandlung bei nicht abgeklärten Sensibilitätsausfällen!*

Sensible Ausfälle behindern die Durchführung einer Massage (oder auch der Elektrotherapie etc.), da das wichtige Feedback des Patienten zur adäquaten Dosierung fehlt. Entsprechend vorsichtig müssen Sie bei einer Durchführung der Behandlung vorgehen. Ebenso wichtig für die Entscheidung zur Behandlung bzw. zur Dosierung von Techniken ist das Feststellen und Bewerten einer Überempfindlichkeit auf Druck oder Schmerzreize. Eine Überempfindlichkeit des Gewebes auf Druck ist eine physiologische Reaktion im Rahmen einer Wundheilung in der akuten exsudativen Phase. Als pathologische Entgleisung können Hyperästhesie bzw. Hyperalgesie beispielsweise sekundär bei chronischen Schmerzen durch eine zentrale Empfindlichkeitsverstellung im Hinterhorn des Rückenmarks entstehen. Bei derber Berührung vermitteln überempfindliche Körperpartien Schmerzen. Sie können daher nur mit leichten oder sehr flächigen Massagetechniken (z. B. Streichungen) oder auch gar nicht manuell behandelt werden. Zur Vertiefung dieses Sachverhaltes ist weiterführende Literatur empfehlenswert (z. B. van den Berg 2003).

Schmerzprovokation

Die Größe des Behandlungsareals sowie die Auswahl, Geschwindigkeit und Intensität der anzuwendenden Techniken orientiert sich u. a. an der Schmerzhaftigkeit der Gewebe. Eine Massagebehandlung ist bei muskulären Schmerzursachen erfolgreich. Besonders effektiv ist sie, wenn durch die gewählte Massagetechnik exakt der symptomatische Schmerz des Patienten hervorgerufen werden kann. Stammen die Schmerzen jedoch aus Haut oder Knochen, wird ein schmerzlindernder Effekt durch die Massagebehandlung voraussichtlich nicht oder nicht anhaltend eintreten.

Besonderheiten der Befunderhebung an den Extremitäten

Vor einer Arm- bzw. Beinmassage wird ebenfalls eine gezielte Inspektion und Palpation durchgeführt. Im Vergleich zur Rückenmassage ergeben sich jedoch einige Besonderheiten.

Die **Durchblutung** der Haut am Rücken ist, wie bereits erwähnt, selten pathologisch auffällig. An den Extremitäten haben arterielle, venöse und lymphatische Zeichen eine erheblich größere Bedeutung. Hier gilt es, ungewöhnliche Hautverfärbungen, Gefäßzeichnungen, Rötungen und Schwellungen, Ulzerationen etc. zu erkennen. Hinsichtlich arterieller und vegetativer Störungen ist eine wahrnehmbare Kühle des Beins bzw. eine Abschwächung der Fußpulse festzustellen. Ernstzunehmende venöse Erkrankungen (Phlebothrombosen und Thrombophlebitiden) zeigen sich durch livide, dunkelrote Verfärbungen bis hin zu roten Streifen auf der Haut, die entweder stellenweise oder insgesamt mit Erwärmung der Extremität einhergehen.

Bei der **Konsistenzprüfung an den Extremitäten** haben Einziehungen und Aufquellungen weniger Bedeutung. Bei erkennbaren Schwellungen bestimmt ein „Dellentest", ob es sich hier um ein eiweißreiches Ödem handelt. Mit dem Stemmerzeichen – eine Art Hautfaltentest an Zehen oder Fingern – lassen sich Schwellungen auch sehr weit distal noch erkennen. Narbengewebe sollte man palpatorisch auf die notwendige Elastizität hin überprüfen.

An **oberflächlich liegenden Gelenken** wird auf Schwellungen und Wärmebildung untersucht.

Bursen, Sehnen und Sehnenscheiden fallen bei Entzündungen ebenfalls mit Wärme und Schwellung auf. Die Bestätigung einer Läsion bzw. das Erkennen der am stärksten betroffenen Stelle kann mit einer provokativen Querfriktion nach Cyriax erfolgen (siehe auch Kap. 2.2.4).

Durchführung und Interpretation der Palpation

Ausgangsstellung

Die Ergebnisse aus Sicht- und Tastbefund können in aufrechter Körperhaltung (z. B. Sitz) bzw. in Bauch- oder Rückenlage sehr unterschiedlich sein. In aufrechter Körperposition „fällt" die Haut durch den Einfluss der Schwerkraft nach unten und ist daher etwas vorgespannt und die Rücken- und Nackenmuskeln haben aufgrund ihrer haltenden Funktion einen erhöhten Tonus. Veränderungen der Muskelkonsistenz (z. B. Verspannungen) lassen sich somit sehr schlecht wahrnehmen. Deswegen wird die Palpation bevorzugt in Bauchlage durchgeführt.

Zunächst stellt man fest, ob Kopf, BWS, Thorax, LWS und Becken in einer Linie, also ohne seitliches Verschieben und/oder Rotation, liegen. Die Arme sind am Körper angelegt, die Finger sind dabei etwas unter das Becken gesteckt. Alternativ können die Arme auch seitlich über die Bankränder abgelegt werden. In jedem Fall ist das Anheben der Arme in Kopfhöhe zu vermeiden, da dies die Fascia thoracolumbalis unter Spannung bringt und die Palpation verschiedener Strukturen des lumbosakralen Überganges erschwert. Der Kopf ist möglichst rotationsneutral gelagert. Die Nase befindet sich dabei in einem entsprechenden Nasenschlitz der Bank. Der distale Anteil der Unterschenkel wird über eine Fußrolle gelagert, um die Unter- und Oberschenkelmuskulatur zu entspannen. Eine Veränderung dieser neutralen Ausgangsstellung ist natürlich möglich, wenn es dem beschwerdefreien Liegen des Patienten dient und z. B. Beschwerden der Hüftgelenke oder der LWS vorliegen. Der Therapeut steht seitlich zur Therapiebank und gegenüber der zu palpierenden Seite. Auf eine ausreichende Höhe der Therapiebank und ergonomischen Stand sollte geachtet werden.

Bei der Überprüfung der Wirksamkeit einer Massagebehandlung sollten die Palpationsbefunde immer in der gleichen ASTE erhoben werden, um sie vergleichbar zu machen.

Techniken

Das Ergebnis einer gezielten Palpation hängt vom Einsatz der richtigen Technik ab. Für jedes Gewebe, jede Zielsetzung gibt es eine geeignete Palpationstechnik. Nachfolgend werden diese Techniken und die Systematik für drei Bereiche besprochen:
- Hautoberfläche
- Hautkonsistenz
- Muskelkonsistenz

Zur Durchführung der Palpation benutzt man unterschiedliche Bereiche der Hand, um die unterschiedliche Verteilung der Rezeptoren für spezielle Tastinformationen auszunutzen. Die Hauttemperatur wird am besten mit dem Handrücken oder den Rückseiten der Finger durchgeführt, da sich hier besonders viele Thermorezeptoren befinden. Mit den Fingerbeeren können aufgrund der Dichte an Mechanorezeptoren feine Abweichungen von Kontur und Konsistenz des Gewebes festgestellt werden.

Palpation der Hautoberfläche

Durch systematisches und ruhiges Bestreichen der Haut mit der flachen Hand wird zunächst die Beschaffenheit der Hautoberfläche hinsichtlich ihrer Rauigkeit etc. geprüft (**Abb. 2.29**) Mit dem Handrücken bzw. der Rückseite der Finger nimmt man die Temperatur der Haut wahr (**Abb. 2.30**). Systematisch bezieht man alle Anteile der Rücken-Schulter-Nacken-Massage ein, unabhängig davon, wie groß das angegebene, schmerzhafte Areal ist. Man beginnt beidseitig gluteal, führt die Palpation betont paravertebral – über den lumbalen und thorakalen Bereich – nach kranial und dann über beide Schultern zum Nacken hin durch.

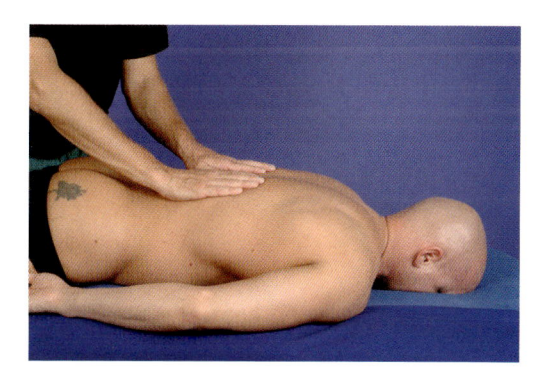

Abb. 2.29 Bestreichen der Hautoberfläche.

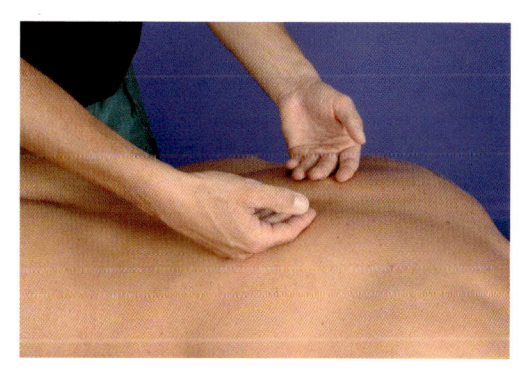

Abb. 2.30 Prüfen der Hauttemperatur.

Palpation der Hautkonsistenz (Turgor)

Der Flüssigkeitshaushalt der Haut bestimmt deren Konsistenz, die man anhand der folgenden Elastizitätsproben feststellen kann:
- Verschieblichkeitstest
- Abhebeprobe
- Kiblerfalte

Mit Hilfe dieser Tests kann herausgefunden werden, wie elastisch die Haut insgesamt ist und ob es unterschiedlich elastische Bereiche gibt, die eine reflektorische Antwort der Haut auf pathologische Vorgänge vermuten lassen. Bei den Tests, die einen direkten Seitenvergleich ermöglichen, ist darauf zu achten, dass die Prüfung der Konsistenz jeweils im selben Abstand zur Wirbelsäule erfolgt. Unterschiedliche Abstände haben auch unterschiedliche Palpationsergebnisse zur Folge. Eine Bewertung ist dann nicht mehr zuverlässig.

Verschieblichkeitstest

Der Verschieblichkeitstest ist der einfachste und am wenigsten provozierende Test. Die flachen Hände werden mit wenig Druck auf die Hautoberfläche gelegt und sanft nach kranial geschoben, bis die zunehmende Spannung der Haut die Bewegung bremst (**Abb. 2.31**). Man führt das langsam und rhythmisch durch und achtet dabei auf den Widerstand, den das Gewebe der Bewegung entgegenbringt, und den Weg, den beide Hände dabei auf der Körperoberfläche zurücklegen.

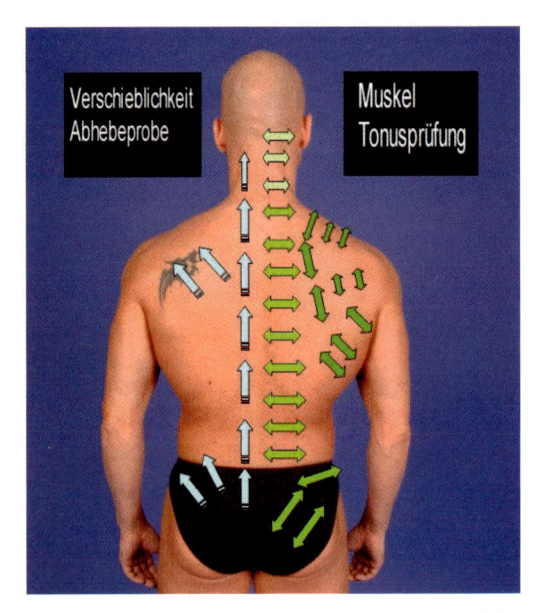

Abb. 2.32 Systematik der Palpation des Hautturgors und des Muskeltonus.

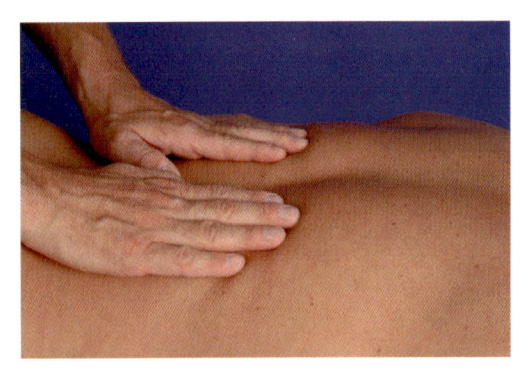

Abb. 2.31 Verschieblichkeitstest.

Der zu prüfende Bereich umfasst das Areal vom Os sacrum über die Beckenkämme nach lateral, paravertebral bis zum zervikothorakalen Übergang und über beide Schulterblätter, wie auf der linken Seite der systematischen Darstellung durch Pfeile angezeigt (**Abb. 2.32**).

Bei sehr empfindlicher Haut ist dies der einzige Test, um eine Aussage über die Hautkonsistenz zu erhalten. Die beiden folgenden Tests sind dazu zu aggressiv.

Abhebeprobe

Dieser etwas intensivere Test verformt die Haut rechtwinklig zur Oberfläche. Auch die Abhebeprobe kann auf beiden Seiten gleichzeitig durchgeführt werden. Mit Daumen, Zeige- und Mittelfingerbeeren wird eine Hautpartie ergriffen. Die sich bildende Falte wird von der Oberfläche weggezogen (**Abb. 2.33**). Hier gelten die gleichen Beurteilungskriterien: Widerstand des Gewebes und zurückgelegter Weg. Bei adipösen Menschen und Menschen mit hohem Turgor ist das Abheben einer Falte kaum möglich. Häufig wird auch beobachtet, dass die Abhebeprobe im lumbalen Bereich nicht gelingt, ohne dass Rückschlüsse auf eine pathologische Veränderung gezogen werden müssten. Die Abhebeproben erfolgen nur paravertebral von ca. S3 bis ca. Th1.

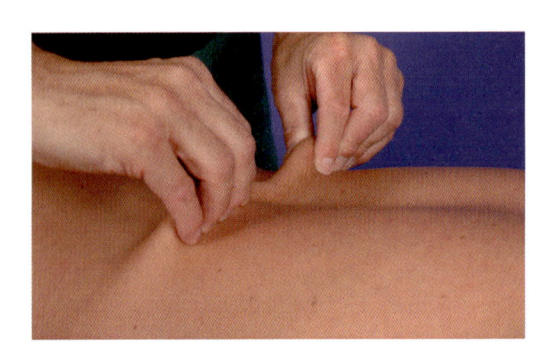

Abb. 2.33 Abhebeprobe.

Kiblerfalte

Diese Technik verbindet das rechtwinklige Abheben mit der parallelen Verschiebung. Der Test hat eine sehr hohe Aussagekraft, ist allerdings recht aggressiv, technisch anspruchsvoller und kann nur einseitig durchgeführt werden. Hierbei wird zunächst mit beiden Händen auf einer Seite im lumbosakralen Gebiet eine Hautfalte genommen, wie bei der Abhebeprobe. Diese Hautfalte wird nun zügig paravertebral nach kranial durchgezogen (**Abb. 2.34**) Dabei versucht man das Abheben der Falte immer maximal zu halten und sie während der Bewegung nicht zu verlieren. Die Fingerbeeren ziehen immer neue Haut heran und die Daumen geben den Schub nach kranial.

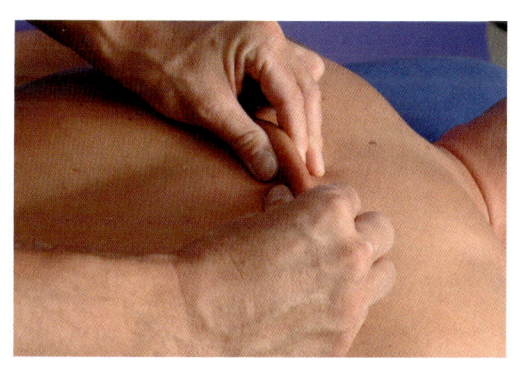

Abb. 2.34 Kiblerfalte

Alle drei vorgestellten Tests sollten bezüglich der Elastizität und Empfindlichkeit zum gleichen Ergebnis führen. Ist dies nicht der Fall, müssen die Techniken überprüft oder der Patient muss erneut befragt werden. Die Tests dehnen die Haut unterschiedlich stark.

Ein empfindliches oder deutlich geschwollenes Areal lässt sich mit dem Verschiebetest sicher befunden, kleine Konsistenzunterschiede sind besonders gut mit der intensiv dehnenden Kiblerfalte festzustellen. Bei der Arbeit am Patienten reicht dem erfahrenen Therapeuten die Durchführung von lediglich einem der geeigneten Tests.

Der Flüssigkeitshaushalt wird vom Sympathikus geregelt. Über- oder unterschwellige nozizeptive Afferenzen aus den Anteilen eines neurologischen Segmentes (Enterotom) machen sich reflektorisch durch veränderte Flüssigkeitsansammlungen bemerkbar. Sie können als Einziehungen oder Aufquellungen zu erkennen sein.

> Die Prüfung der Hautkonsistenz lässt keine Aussage über einen veränderten Muskeltonus zu.

Palpation der Muskelkonsistenz (Tonus)

Der häufigste Einsatz der klassischen Massagetherapie dient der Beeinflussung pathologisch veränderter Muskelkonsistenz (Muskeltonus). Nur ein Befund mit Hilfe der Palpationstechniken rechtfertigt die Durchführung der Massagetherapie. Daher muss die systematische Erfassung des Muskelzustandes zum Beginn einer Behandlungsserie und auch zu Beginn jeder Sitzung einbezogen werden. Denn die Aussagen des Patienten über die Entwicklung seiner Beschwerden reichen alleine zur sicheren Beobachtung des Verlaufs nicht aus. Im Schaubild (**Abb. 2.32a–b**) ist die entsprechende Systematik zur Konsistenzprüfung der Haut (links) und der Muskulatur (rechts) dargestellt.

Das Erspüren des Gewebewiderstandes der Muskulatur benötigt eine bestimmte Intensität, eine geeignete Technik und eine sichere Systematik. Die Tonuspalpation beginnt, nachdem man die Haut gegen die Körperfaszie gedrückt hat. Jetzt kann die Haut keine weiteren Informationen mehr geben. Der dabei einzusetzende Druck hängt von der Größe bzw. der Dicke des zu palpierenden Muskels ab.

Quere Fingerfriktion

Prinzipiell sind großflächige oder lokale Verhärtungen von Muskelpartien durch eine intensive, quere Fingerfriktion gut zu finden. Im glutealen und lumbalen Bereich sollte sie immer mit einer beschwerten Hand erfolgen, damit auch tiefer liegende Muskelpartien (z. B. die des M. piriformis) erreicht werden können. Im thorakalen und zervikalen Bereich sowie an der Skapula sollte die Friktion mit beiden Händen zugleich erfolgen, um Zeit zu sparen.

Zunächst verschafft man sich einen Überblick über die Konsistenz der gesamten Muskulatur mit Hilfe großer Bewegungen der palpierenden Hand. Erst wenn Abweichungen festzustellen sind, spürt man lokal mit kleineren Bewegungen den genauen Zustand und Umfang der Veränderung der Muskulatur. Diese Vorgehensweise ist zeitsparend und effektiv zugleich.

Systematik zur Prüfung des Muskeltonus

Für die systematische Prüfung des Muskeltonus empfiehlt sich der folgende Ablauf:
1. Zunächst gluteal am Rand des Os sacrum, dann
2. quer auf dem M. gluteus maximus und M. piriformis,
3. lateral zu den kleinen Glutaeen (**Abb. 2.35**),

4. paravertebral am lumbalen M. erector trunci (**Abb. 2.36**),
5. paravertebral am thorakalen M. erector trunci,
6. entlang der Margo medialis scapulae, im Bereich der Mm. rhomboidei und des M. trapezius (Pars transversa und Pars ascendens) (**Abb. 2.37**),
7. auf der Skapula, zur Überprüfung des M. infraspinatus, M. supraspinatus sowie des M. trapezius (Pars descendens), zusätzlich
8. bei Schulterbeschwerden: lateral an der Skapula zum Ertasten der Konsistenz des M. latissimus dorsi sowie der Mm. teres major und minor; eine weitere Palpation im Deltamuskel ist dann auch sinnvoll, sowie
9. paravertebral und subokzipital an den Nackenmuskeln (**Abb. 2.38**).

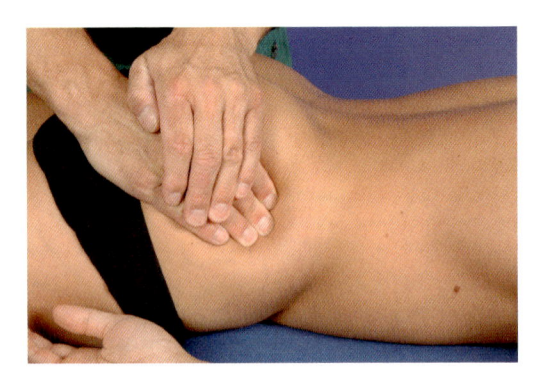

Abb. 2.35 Palpation gluteal.

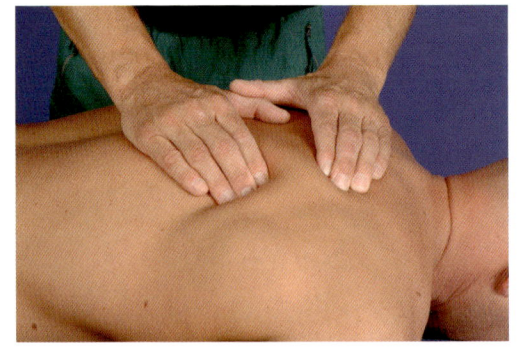

Abb. 2.37 Palpation am Schultergürtel.

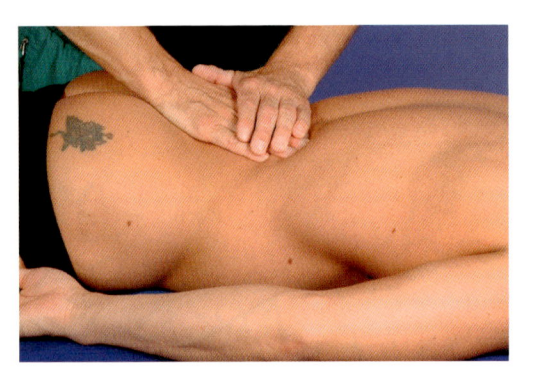

Abb. 2.36 Palpation des Rückenstreckers.

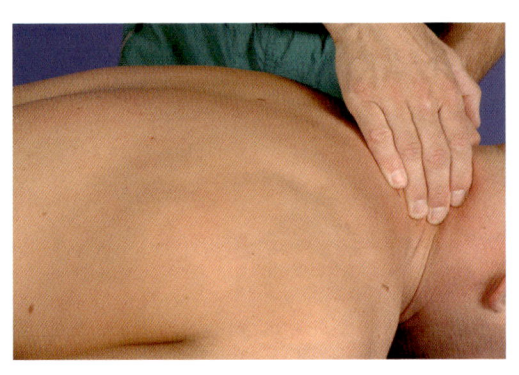

Abb. 2.38 Palpation im Nacken.

Sollten bei der Palpation des Muskeltonus die symptomatischen Schmerzen zu provozieren sein, kann der Therapeut davon ausgehen, dass der schmerzhafte Bereich ein Behandlungsschwerpunkt ist.

Interpretation
In der Regel ist Muskelgewebe bei einem senkrecht ausgeübten Druck nachgiebig und fühlt sich weich und elastisch an.

> *Die Konsistenz des Muskelgewebes kann sich sowohl aus physiologischen als auch aus pathologischen Gründen verändern.*

Sie kann demnach weicher oder fester als erwartet sein. Werden weichere oder festere Konsistenzen palpiert, kann das unterschiedliche Gründe haben. Weichere Konsistenzen findet man im Rahmen von Atrophie oder Verletzungen bzw. Erkrankungen des Nervensystems, die mit schlaffen Lähmungen einhergehen. Festere Konsistenzen werden als Muskelhartspann interpretiert, wenn der ganze Muskel oder große Anteile von ihm betroffen sind. Kleinere Areale werden als Myogelose oder Triggerpunkt bezeichnet.

Faszien

Neben diesen, als pathologisch zu wertenden, festeren Konsistenzen kann es auch physiologische Abweichungen geben. Zwischen dem palpierenden Finger und der Muskelschicht liegt nicht nur die Haut, sondern auch die Körperfaszie. Letztere hat unterschiedliche Stärke, je nach mechanischer Belastung. Dünnere Faszien, die die Konsistenz der Muskulatur weicher erscheinen lassen, findet man an der Innenseite der Unterarme, Rückseite der Unterschenkel (proximale Hälfte), Innenseite der Oberschenkel, seitlich am Bauch und am Hals. Derbere Faszien liegen an der Vorderseite des Unterschenkels, den Sehnenspiegeln des M. triceps surae und M. triceps brachii, der Außenseite des Oberschenkels (verstärkt durch den Tractus iliotibialis), der Scheide des geraden Bauchmuskels sowie im Bereich der Fascia thoracolumbalis, die sich vom Os sacrum bis etwa zur Mitte der BWS über die gesamte paravertebrale Muskulatur erstreckt. Der Widerstand, der dem palpierenden Finger entgegengebracht wird, hängt in erheblichem Maße von der Stärke der Faszie ab.

> *Die Kenntnisse über die Beschaffenheit der Faszien helfen uns bei der Entwicklung der richtigen Erwartung an die Konsistenz des Muskelgewebes.*

Übungsbeispiele: Faszienpalpation

Stellen Sie fest, wie stark Faszien die Interpretation der Palpation beeinflussen können.
- Palpieren Sie gleichzeitig Ihre Wade und die weichteilabgedeckte Vorderseite des Unterschenkels. Während Sie mit den Fingerkuppen gut in die Wade eindringen und Muskelpartien einfach hin und her bewegen können, ist dies auf der Vorderseite viel weniger möglich. Bei einem Sportler ist es hier u. U. gar nicht möglich, zwischen den einzelnen Muskelpartien zu differenzieren oder gar die Konturen einer lokalen Verhärtung zu ertasten.
- Die Glutealregion ertastet man vom Os sacrum ausgehend – systematisch nach lateral. In einem Abschnitt zwischen Trochanter major und Crista iliaca wird man immer eine Zone mit vermeintlichen Verhärtungen spüren, da hier der Tractus iliotibialis zu seiner Insertion am Os ilium verläuft.

Muskellänge

Eine weitere Größe mit Einfluss auf die Konsistenz des Muskelgewebes ist ihre Ausgangslänge. Eine angenäherte Muskulatur fühlt sich gewöhnlich weicher an als eine verlängerte bzw. vorgespannte Muskulatur. An den Extremitäten sind es die Winkelstellungen der beteiligten Gelenke, die zur Annäherung bzw. Verlängerung führen. Am Rumpf ist hierfür die Lagerung ausschlaggebend.

Übungsbeispiele Muskellänge:

- Versuchen Sie lokale Muskelverhärtungen beim M. quadriceps femoris in 90° Kniegelenksflexion zu erspüren, wird es Ihnen schwer gelingen.
- Palpation des lumbalen oder thorakalen Rückenstreckers in der ASTE Sitz im Vergleich zur Bauchlage. Auch wenn der Patient das Gewicht seines Oberkörpers gegen Bank und Auflagen abstützen und seine Arme bequem ablegen kann, entsteht durch die Flexion/Kyphose der LWS infolge des Sitzens und der Neigung des Körpers eine Verlängerung der Muskulatur. Übt man nun Druck aus, ertastet man einen wesentlich festeren Muskel. Schnell ist man geneigt, dies als pathologischen Muskelhartspann zu interpretieren.
- Auch die Unterlagerung der LWS in Bauchlage, ein starkes Absenken des Kopfteiles und das Anheben der Arme in Kopfhöhe verändert die Spannungsverhältnisse der Rückenmuskeln.

Um einen Patienten gut zu lagern oder geschickt zu untersuchen, lässt es sich manchmal nicht vermeiden, Muskeln anzunähern oder zu verlängern. Wichtig ist, dass man das in die Erwartung an die Konsistenz der zu palpierenden Muskulatur mit einbezieht und die Ergebnisse nicht falsch interpretiert.

Differenzierung der betroffenen Struktur

Es ist bereits deutlich geworden, dass der Druck einer Palpation in einer hyperästhetischen oder hyperalgetischen Haut als unangenehm empfunden wird. Zudem ist es klar, dass sich ein gewisser Palpationsdruck – z. B. im Rückenstrecker – auch als kleine Bewegung in den Wirbelsegmenten fortsetzt. Was gibt uns also die nötige Sicherheit bei der genauen Bestimmung des betroffenen Gewebes? Wir wollen das anhand eines Beispieles der paravertebralen Palpation in Höhe der mittleren BWS erörtern. Sie stellen sich bitte die folgende Situation am Patienten vor:

Sie führen die Palpation des Rückenstreckers mit der queren Friktion systematisch von kaudal nach kranial durch. In der Mitte des Thorax meldet sich der Patient und gibt Ihren Druck als sehr unangenehm an. Jetzt beginnen Sie zu differenzieren:

Checkliste

Gewebe	Befund
Ist die Haut druckempfindlich?	Eigentlich müssten Sie hier bereits Informationen aus der Prüfung der Hautkonsistenz haben. Ggf. haben Sie etwas übersehen und wiederholen den Hautkonsistenztest, der die Haut am meisten stresst: die Kiblerfalte. Ziehen Sie jetzt die Kiblerfalte großzügig und im Seitenvergleich über das betroffene Gebiet. Äußert der Patient wieder die gleichen Beschwerden, ist die Haut die Quelle des Druckschmerzes. Eine genaue Aussage über den Zustand der tiefer liegenden Strukturen ist durch eine Palpation nicht möglich. Wenn eine Massagetherapie trotz empfindlicher Haut erfolgen soll, muss diese sehr vorsichtig und flächig erfolgen.
Ist die Wirbelsäule die Ursache der Beschwerden?	Platzieren Sie die flache Hand direkt auf der Wirbelsäule und geben Sie einen an- und abschwellend Druck mit allmählich zunehmender Intensität (**Abb. 2.39**). Sollte das zu keinen deutlichen Ergebnissen führen, können Sie im schmerzhaften Gebiet, mit der ulnaren Handkante auf Dorn- und Querfortsätzen, die gleiche Technik anwenden. Äußert der Patient die gleichen Beschwerden wie bei der Palpation, ist die Wirbelsäule, wenigstens zum Teil, eine Quelle der Beschwerden.
Sind die Gelenke zwischen Rippen und Wirbeln druckempfindlich?	Sicherlich, bei mageren Patienten ist es manchmal schwer möglich, eine Myogelose von einem empfindlichen Rippengelenk zu unterscheiden. Beides ist lokal klar begrenzt und sehr fest. Eine Myogelose lässt sich – im Gegensatz zu einer Rippe – allerdings meistens etwas zur Seite verschieben. Zur Sicherheit platzieren Sie die ulnare Handkante oder einen beschwerten Daumen im Verlauf der Rippe und üben wieder, mit ansteigender Intensität, einen langsam wippenden Druck senkrecht auf die Rippe aus (**Abb. 2.40**). Ist dies der schmerzhafteste Test, so ist die Ursache der Beschwerden bei einem gereizten oder blockierten Rippen-Wirbel-Gelenk zu suchen. Massagetherapie alleine wird hier vermutlich keine endgültige Abhilfe schaffen.

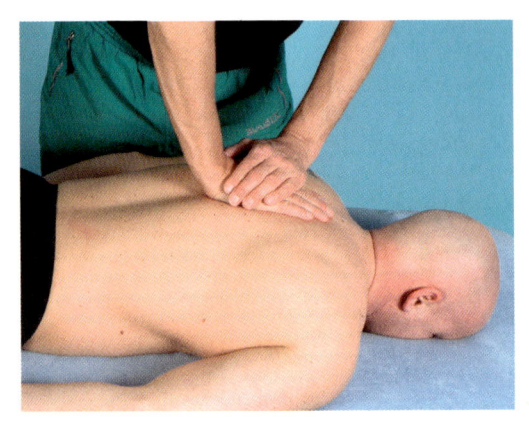

Abb. 2.39 Vorsichtige Schmerzprovokation an der Wirbelsäule.

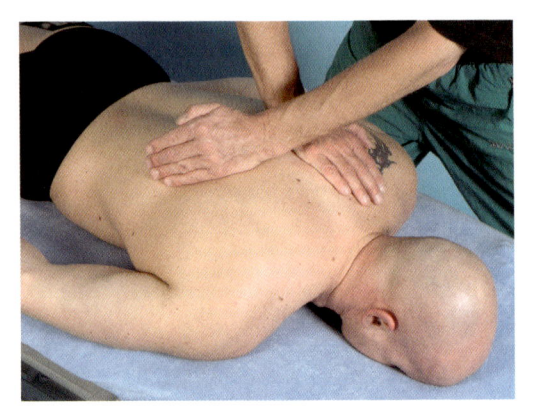

Abb. 2.40 Vorsichtige Schmerzprovokation der Rippengelenke.

Sollte die Provokation von Haut, Wirbelsäule oder der Rippen-Wirbelgelenke nicht deutlich den symptomatischen Schmerz hervorrufen, können Sie sicher sein, dass es sich bei der Ursache für die Beschwerden des Patienten um die Muskulatur handelt. Erinnern Sie sich vor allem dann an diese Differenzierung, wenn Sie bemerken, dass die bisherigen Massagebehandlungen nicht zum Ziel führten.

Interpretation des muskulären Palpationsbefundes

Nicht jede Muskelverhärtung muss ausmassiert werden. Interessant sind die Verhärtungen, die schmerzhaft sind und in dem vom Patienten als schmerzhaft angegebenen Gebiet liegen. Daher ist eine bestimmte Vorgehensweise zu empfehlen. Finden Sie während der Palpation eine ungewöhnliche Verhärtung in der untersuchten Muskulatur. Um

den pathologischen Wert zu ermitteln, befragen Sie den Patienten:
- „Spüren Sie diese Verhärtung?"
  Nein: Die Stelle ist nicht von zentraler Bedeutung für Ihre Behandlung.
  Ja: Fragen Sie weiter.
- „Ist mein Druck auf die Verhärtung unangenehm?"
  – Nein: Die Stelle ist nicht von zentraler Bedeutung für Ihre Behandlung.
  – Ja: Fragen Sie weiter.
- „Gehört diese Verhärtung zu dem Gebiet, das Ihnen Ihre Beschwerden bereitet?"
  Nein: Die Stelle ist nicht von zentraler Bedeutung für Ihre Behandlung.
  Ja: Merken Sie sich Ihren Befund als besonders wichtig und tragen ihn in Ihren Befund ein (Bodychart).

Mit dieser Frageroutine können Sie Ihren Behandlungsaufbau mit Massagetherapie beschwerdeorientiert und individuell gestalten. Sie vermeiden somit auch, zu viel Behandlungszeit in weniger wichtige Muskelareale zu investieren.

2.4.5 Funktionsprüfung

Die Überprüfung der Beweglichkeit an Wirbelsäule und Extremitätengelenken gehört nicht zu der primären Untersuchungsroutine vor oder während einer Massagetherapie. Sie kann aber gelegentlich ganz hilfreich und aussagekräftig sein. Zu den Techniken und deren Durchführung sei hier auf die Ausbildungsinhalte bzw. einschlägige Literatur zum physiotherapeutischen Befund verwiesen.

Wirbelsäule
Hier beschränkt sich die Überprüfung auf die Durchführung der aktiven Bewegungen. Eine Schmerzprovokation zur weiteren Bestimmung der Problematik ist nicht wichtig. Das Ergebnis der aktiven Bewegungen kann Hinweise zur Ausgangsstellung sowie zu Transfer und Lagerung während der Massage geben. Ein häufig geäußertes Ziel der Patienten ist, sich beschwerdefrei bewegen zu können. Rumpf- oder Kopfbewegungen vor und nach einer Behandlung sind geeignete Tests, um die Effektivität der Behandlung (Qualitätsnachweis) festzustellen.

Extremitäten
Vergleichbar mit der Überprüfung der Wirbelsäule, können Beweglichkeitstests an den Extremitätengelenken wichtige Rückschlüsse auf die angemessene Ausgangsstellung, Transfer und Lagerung

bei der Massage geben. So sollte die Lagerung und Techniken der Massage nicht das betroffene Gelenk beeinträchtigen und Bewegungseinschränkungen berücksichtigen. Bei einer muskulär verursachten Bewegungseinschränkung kann die Funktionsprüfung auch als Qualitätsnachweis der Massage genutzt werden. Insbesondere vor der Anwendung von Funktionsmassagen (siehe Kap. 2.2) ist eine Funktionsprüfung unerlässlich, um das schmerzfreie Bewegungsausmaß des fraglichen Gelenks zu kennen.

2.4.6 Behandlungsplanung

Das Sammeln von Daten innerhalb der Untersuchung dient als Grundlage für weitere Entscheidungen vor dem Beginn einer erfolgreichen Massagetherapie:
- Auswahl der geeigneten Lagerung
- Festlegen des Behandlungsareals und Wahl der Körperseite, mit der begonnen werden soll
- Wahl der geeigneten Techniken, der richtigen Intensität und Geschwindigkeit
- Sammlung von Tipps zum Umgang mit den Beschwerden und Übungen zur Eigenbehandlung

Geeignete Lagerung

Die optimale Lagerung für die Durchführung einer Massagetherapie ist anhand weniger Kriterien zu erkennen: sie soll *stabil* und möglichst *schmerzfrei* sein; der Patient sollte entspannt sein. Das Behandlungsgebiet muss gut zu erreichen sein.

> *Kontrollieren Sie die Lagerung des Patienten vor Beginn der Massagetherapie. Der Patient soll entspannt und schmerzfrei sein.*

Im Allgemeinen erfüllt die Bauchlage diese Voraussetzungen für eine Rücken-Schulter-Nacken-Massage sowie die Massage der Beinrückseite. Arme, Gesicht, Brust, Bauch und Beinvorderseite sind optimal in Rückenlage zu behandeln.

Zu jeder optimalen Lagerung gibt es Alternativen, die man aus Gründen der Immobilität eines Patienten, Schwierigkeiten bei der Einnahme der optimalen Ausgangsposition oder aus Gründen beeinträchtigender Begleiterkrankungen wählt (siehe Kap. 2.1.7). Meistens bieten diese Alternativen schlechtere Voraussetzungen für eine erfolgreiche Massagetherapie. So ist jede Lagerung in der ASTE Sitz ungünstiger für eine Rücken-Schulter-Nacken-Massage als die ASTE Bauchlage:

- die Unterstützungsfläche ist kleiner, die Muskelaktivitäten sind daher höher und die Lagerung ist evtl. instabiler
- bei Bewegungseinschränkungen der Gelenke an der unteren Extremität ist das dauerhafte Sitzen auf einem Hocker problematisch
- die gluteale Region ist kaum erreichbar
- durch die begleitende Flexionsposition in LWS und häufig auch BWS sind die Rückenstrecker passiv vorgedehnt und daher nicht in der Tiefe zu beeinflussen
- Selten kann der Kopf so gut gelagert werden, dass der Patient das gesamte Kopfgewicht auf ein Kissen abgeben kann
- u. U. bekommt er schlecht Luft bei abgelegtem Kopf.

Behandlungsareal und Körperseite

Wollte man alle bekannten und sinnvollen Techniken bei einer Rücken-Schulter-Nacken-Massage in einem lehrbuchmäßigen Ablauf anwenden, benötigte man mehr als eine Stunde. Dies würde den zur Verfügung stehenden Zeitraum, der durch die Vergütungsgrößen der Kostenträger bestimmt wird, also ca. 20–30 Min., deutlich sprengen.

In der Praxis ist es also wichtig, sich auf das Wesentliche zu konzentrieren und trotz der knappen Zeit eine individuelle und befundgerechte Behandlung durchzuführen.
- Man führt nur wenige Techniken durch und wiederholt dies dafür häufiger. Wenn die Techniken befundgerecht ausgewählt werden, ist das eine gute Entscheidung (siehe Kap. 2.5.3).
- Zusammen mit dem Patienten kann entschieden werden, welche Körperregion gerade stärker betroffen ist und in einer Behandlungseinheit betont behandelt werden soll. Dennoch bleibt die Regel:

Behandeln Sie nicht nur exakt die betroffene Stelle, sondern arbeiten Sie innerhalb Ihres Behandlungsaufbaus zunächst im weniger empfindlichen Bereich und lassen Sie Ihre Techniken auch in einem anderen weniger schmerzhaften Bereich ausklingen. Ihre Massage wird vom Patienten besser toleriert.

Die überlieferte Vorgabe, dass eine Massage immer herzfern begonnen werden soll, kann heutzutage nicht mehr gehalten werden. Ob man nun die Rücken-Schulter-Nacken-Massage auf der rechten oder linken Körperseite beginnt ist zunächst unerheblich. Die Anatomie der Gefäße des Rückens ist links wie rechts annähernd gleich und gibt keinen Anhaltspunkt an dieser tradierten Meinung festzuhalten. Bei ängstlichen oder skeptischen Patienten ist es sinnvoll, zunächst an weniger empfindlichen Rückenpartien zu beginnen, um sich später den wirklich betroffenen Gebieten zu nähern.

Technik, Intensität und Geschwindigkeit

Alle Griffe der Massagetherapie haben ihre besonderen Eigenschaften, Wirkungsweisen und typischen Einsatzmöglichkeiten (siehe Kap. 2.5.1). Zur Behandlung von hypertonen Muskeln werden sie je nach Größe und Druckempfindlichkeit der verspannten Muskulatur und der therapeutischen Zielsetzung nach präziser Untersuchung ausgewählt. In der Auswahl der intensiven Massagegriffe lässt sich eine einfache Regel erstellen:

> *Großflächige Verhärtungen (Muskelhartspann) werden mit großflächigen Techniken behandelt (vor allem Knetungen und Friktionen mit dem Handballen).*
> *Kleinflächige Verhärtungen (Myogelosen, Triggerpunkte) werden mit kleinflächigen Techniken behandelt (vor allem Fingerfriktionen).*

In der Behandlung des Muskelhartspanns stehen neurophysiologische Wirkmechanismen zur Detonisierung im Vordergrund, die auf Verformung des Muskels basieren (siehe Kap. 2.3.1). Kleinflächige und intensive Techniken erhöhen den lokalen Muskelstoffwechsel zur Veränderung der gelotischen Zustände der Muskelpartie.

Die **Intensität,** mit der ein Gewebe verformt wird, hängt zunächst davon ab, wie flächig die eingesetzte Technik ist. Je großflächiger sie ist, umso weicher wird sie empfunden. Bei tiefer liegender Muskulatur muss man schon mal intensiver im Gewebe arbeiten, als Beispiel seien die Außenrotatoren des Hüftgelenks genannt. Letztlich hängt die einzusetzende Intensität immer von dem Schmerzempfinden des Patienten ab.

Ein Patient darf die tiefenwirksamen Techniken schon deutlich spüren. Es sollte aber vermieden werden, dem Patienten einen deutlichen Schmerz (> 3 – 4/10 VAS für Schmerzen) zuzufügen. Eine zu starke Schmerzwahrnehmung ist für das Erreichen des Behandlungszieles abträglich (siehe Kap. 2.3.2). Ausgenommen sind hier spezielle Massagemethoden, die auf bestimmten physiologischen Wirkmechanismen basieren (z. B. Triggerpunktmassage und Periostmassage). Ein Patient darf sich auch noch einige Stunden nach der Behandlung beansprucht fühlen. Schmerzen über einen längeren Zeitraum zeigen eine misslungene Wahl von Lagerung, Techniken und Intensität.

Tipps und Übungen zur Eigenbehandlung

Wird die Massagetherapie nicht als komplementäre Behandlung, sondern als zentrale Therapie zur Behandlung von Beschwerden eingesetzt, so ist der Therapeut auch hier nicht nur als Handwerker, sondern auch als Coach gefragt. Zur modernen Führung von Patienten gehören Hinweise zum Umgang mit den Beschwerden im täglichen Leben. So kann er angehalten werden, seine Beschwerden zu respektieren und sie nicht zu provozieren. Empfehlungen können allerdings den Patienten auch dazu animieren, sich zu fordern oder weitere eigene häusliche Anwendungen zur Schmerzlinderung oder Mehrdurchblutung einzusetzen.

Häufig sind es Tipps zur Ergonomie am Arbeitsplatz, zur Freizeitgestaltung oder Hinweise auf gezieltes Training bestimmter Muskelgruppen.

2.5 Massagetechniken und Behandlungsaufbau

H.-O. Junker

Bei fast allen Erkrankungen, die durch die Physiotherapie behandelt werden, findet man muskuläre Dysbalancen. Tonuserhöhungen der Muskulatur, aber auch verminderte Tonuslagen können schmerzhafte Zustände begünstigen oder Bewegungen des Körpers einschränken. Daher ist die Massage mit ihrem großen Wirkungsspektrum ein ideales Mittel, die physiotherapeutische Gesamtbehandlung in ihrer Wirkung abzurunden und zu ergänzen.

2.5.1 Handgriffe der Massage

In der klassischen Massage werden vier verschiedene Grundtechniken eingesetzt.
- Streichungen (Effleurage)
- Knetungen (Petrissage)
- Reibungen (Friktionen)
- Klopfungen, Klatschungen, Hackungen

Jede dieser Techniken kann mit unterschiedlichen Wirkungen an den einzelnen Körperregionen eingesetzt und mit anderen kombiniert werden. Der Behandler sollte von Anfang an die einzelnen Techniken mit beiden Händen üben, um einen sicheren, koordinierten Bewegungsablauf zu erreichen. Je nach Lage und Größe der Muskulatur muss mal mehr mit der rechten oder linken Hand gearbeitet werden. Die Intensität der Handgriffe richtet sich immer nach dem Schmerzempfinden, der Größe des zu behandelnden Muskels, dem Gewebsbefund, der Diagnose und dem Alter des Patienten. So entsteht die Möglichkeit einer individuellen Behandlung. Die genaue Kenntnis des anatomischen und physiologischen Systems des menschlichen Körpers ist die Voraussetzung für eine individuell angepasste und erfolgreiche Behandlung. Jeder Behandler sollte unbedingt Topographie und Funktion der zu behandelnden Muskulatur kennen.

Streichungen

Streichungen sind großflächige Bewegungen, die immer von proximal nach distal oder am Rumpf im Verlauf des Muskels auszuführen sind. Streichungen beginnen im gesunden Gewebe und enden im gesunden Gewebe und sind von gleichmäßiger Stärke (Storck 2003).

Wir unterscheiden verschiedene Formen der Streichungen:
- Flachhandstreichung
- Knöchelstreichung
- Einhandstreichung
- Zweihandstreichung (auch Hand-über-Handstreichung)
- Querstreichungen
- Kreisförmigen Streichungen
- Zirkulierende Streichungen
- Harkengriff
- Sägegriff

Flachhandstreichung

- Einsatzort: Rücken, Bauch, Oberschenkel, Bein
- Intensität: leicht
- Geschwindigkeit: langsam
- Besonderheiten: die Handfläche sollte immer vollständig aufliegen und sich der Muskelkontur anpassen

Wenn die Flachhandstreichung am Rücken durchgeführt wird, setzen beide Hände rechts und links von der WS im unteren Lendenwirbelsäulenbereich ein. Die Bewegungsrichtung geht von kaudal nach kranial und zurück. Beide Hände gleiten mit gleichmäßigem Druck paravertebral über den M. erector trunci verlagern die Schubrichtung im Schulterblattbereich in Richtung Schultergelenk, und gleiten dann über den M. trapezius bis zum Hinterhaupt. Der Rückweg wird mit deutlich weniger Druck und mit adduzier-

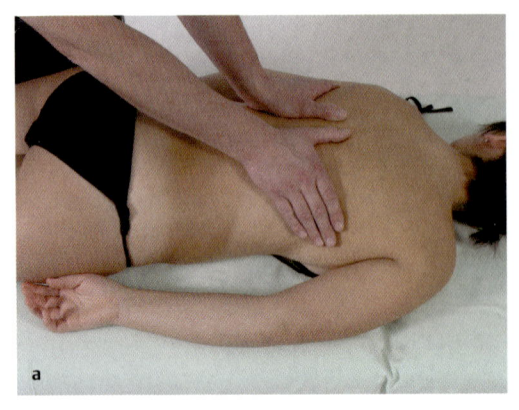

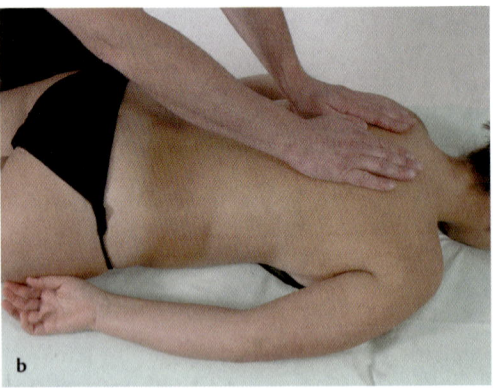

Abb. 2.41 a Flachhandstreichung von kaudal nach kranial. **b** Rückweg der Flachhandstreichung von kranial nach kaudal.

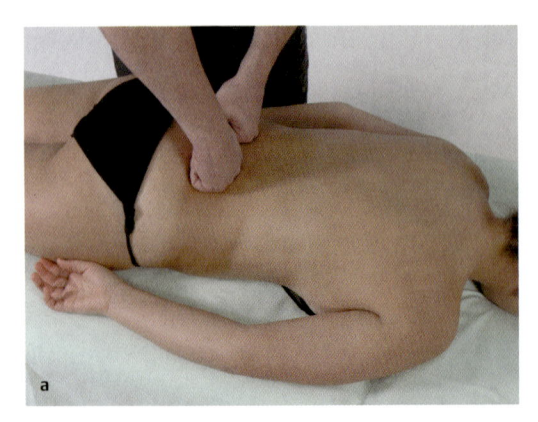

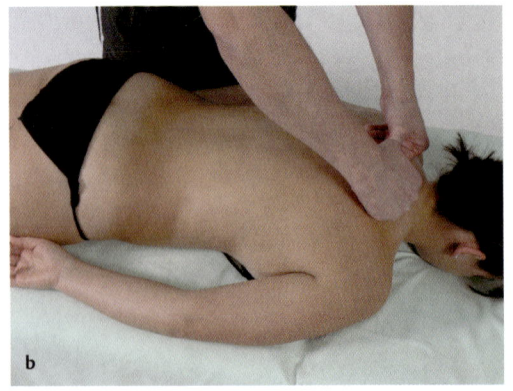

Abb. 2.42 a Ausgangsstellung der Knöchelstreichung. **b** Am Ende der Knöchelstreichung werden die Hände geöffnet und der Rückweg folgt als Flachhandstreichung von kranial nach kaudal.

ten Fingern paravertebral der Wirbelsäule von kranial nach kaudal durchgeführt (**Abb. 2.41a-b**).

Knöchelstreichung

- Einsatzort: Rücken, Oberschenkelaußenseite, Schienbeinmuskulatur
- Intensität: oberflächlich bis intensiv
- Geschwindigkeit: langsame bis mittlere Geschwindigkeit
- Besonderheiten: deutlich höherer Druck im Vergleich zur Flachhandstreichung

Die Knöchelstreichung wird vorwiegend am Rücken und an der Außenseite des Oberschenkels durchgeführt. Man kann sie einhändig oder beidhändig durchführen. Die Bewegungsrichtung geht von kaudal nach kranial und zurück. Der Therapeut schließt die Hand zu einer Faust, der Daumen ist adduziert, das Handgelenk ist leicht gebeugt.

Der Druck der Knöchelstreichung verteilt sich nun auf die Fingergrundgelenke und Mittelgelenke der Finger zwei bis fünf. Die Bewegung paravertebral an der Wirbelsäule wird mit deutlich mehr Druck als bei der Flachhandstreichung ausgeführt. Ist die streichende Hand am kranialen Teil des Rückens angekommen, wird die Hand geöffnet und in Form der Flachhandstreichung mit leichtem Druck nach kaudal zurückgezogen (**Abb. 2.42**).

Einhandstreichung

- Einsatzort: Rücken, Bein, Arm
- Intensität: oberflächlich
- Geschwindigkeit: langsam
- Besonderheiten: die Handfläche sollte immer voll aufliegen und sich der Muskelkontur anpassen

Die Einhandstreichung wird an kleineren Muskelgruppen durchgeführt, z. B. an der Beuge- und Streckseite der Armmuskulatur und der Unterschenkelmuskulatur. Die Bewegungsrichtung geht von distal nach proximal. Der Therapeut schließt die Finger und stellt den Daumen in Opposition zu den Fingern, sodass eine U-Form entsteht. Gleichzeitig wird die Hand in eine leichte ulnare Abduktion eingestellt. Diese Stellung ermöglich es dem Therapeuten die zu behandelnde Muskelgruppe zu umschließen und gleichmäßig auszustreichen (**Abb. 2.43**).

Neuem. Durch den ständigen Wechsel der Hände entsteht eine flüssige gleichmäßige Bewegung, die vom Patienten als angenehm empfunden wird (**Abb. 2.44**).

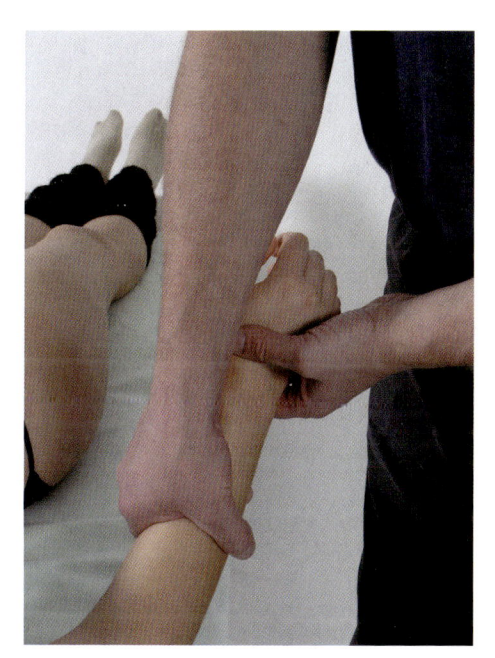

Abb. 2.43 Einhandstreichung der Extensoren des Unterarms aus Rückenlage.

Zweihand- oder Hand-über-Handstreichung

- Einsatzort: Rücken, Bein
- Intensität: oberflächlich
- Geschwindigkeit: langsame bis mittlere Geschwindigkeit
- Besonderheiten: die Handflächen sollten immer voll aufliegen und sich der Muskelkontur anpassen

Zweihand- oder Hand-über-Handstreichung kann generell an großen bauchigen Muskeln ausgeführt werden (z. B. am Rücken und am Oberschenkel).

Der Therapeut adduziert die Finger, lässt aber die Fingergelenke in einer leichten Beugestellung, der Daumen ist abduziert. Diese Stellung ermöglicht es dem Therapeuten große Muskelgruppen zu umfassen. Der Therapeut beginnt eine Oberschenkelbehandlung, indem er die patientennahe Hand flächig mit gleichmäßigem Druck auf den Oberschenkel legt und von distal nach proximal die Streichung beginnt. Bevor er am Ende des Oberschenkels angekommen ist, setzt die zweite Hand mit der Bewegung ein. Die patientennahe Hand greift nun über die nachfolgende Hand und beginnt den Bewegungsablauf von

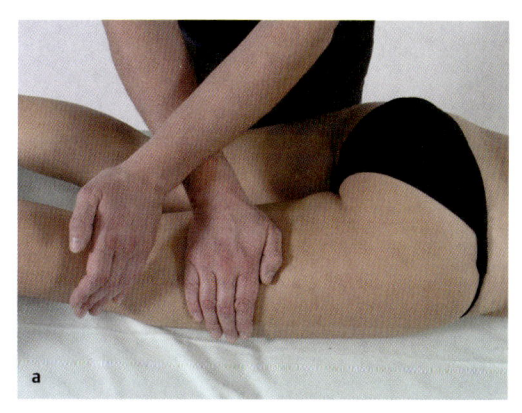

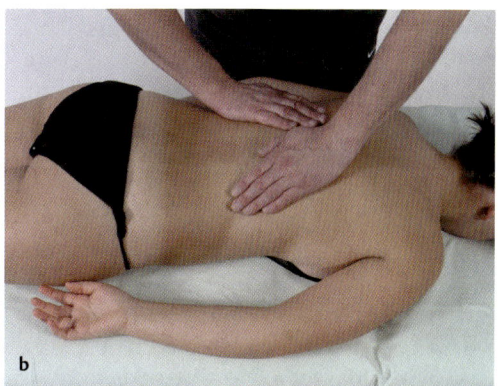

Abb. 2.44 a Hand-über-Handstreichung am Tractus iliotibialis. **b** Wechselnde Flachhandstreichung am Rücken.

Querstreichungen

- Einsatzort: Lumbalbereich
- Intensität: hoch
- Geschwindigkeit: schnell
- Besonderheiten: am Muskel flächig aufliegende Hände, dynamischer Körpereinsatz des Behandlers. Sehr intensive Reaktionen möglich, z. B. schneller Temperaturanstieg auf der Haut

Querstreichungen werden vorwiegend am Rücken durchgeführt. Die Daumen und die Finger der Therapeutenhände sind adduziert. Sie liegen zunächst parallel und quer auf dem Rücken. Nun kann der Therapeut die eine Hand zur lateralen Seite verschieben und mit der anderen Hand die genau gegenläufige Bewegung durchführen. Wie bei der Zweihandstreichung entsteht eine flächige gleichmäßige Bewegung (**Abb. 2.45**).

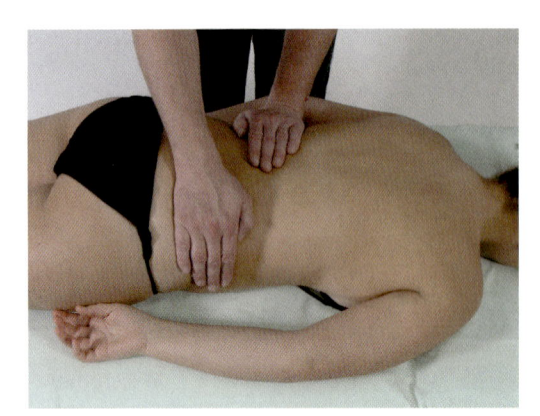

Abb. 2.45 Querstreichungen im Lumbalbereich.

Kreisförmige Streichungen

- Einsatzort: Rücken, Schulterbereich
- Intensität: leicht bis mittel
- Geschwindigkeit: niedrig
- Besonderheiten: wird mit der Flachhandstreichung kombiniert

Kleine kreisförmige Streichungen werden auf der Rückenseite des Körpers durchgeführt. Wie bei den Querstreichungen werden die Daumen und Finger des Therapeuten adduziert. Kreisförmige Streichungen werden mit beiden Händen gleichzeitig ausgeführt. Beide Hände drehen in die gleiche Richtung und eine folgt der anderen, ohne dass sich beide berühren, vergleichbar mit der Hand-über-Handstreichung. Der Druck sollte stets gleichmäßig sein. Werden die Streichungen größer und gegenläufig ausgeführt, kann damit der gesamte Rücken behandelt werden (**Abb. 2.46a-b**).

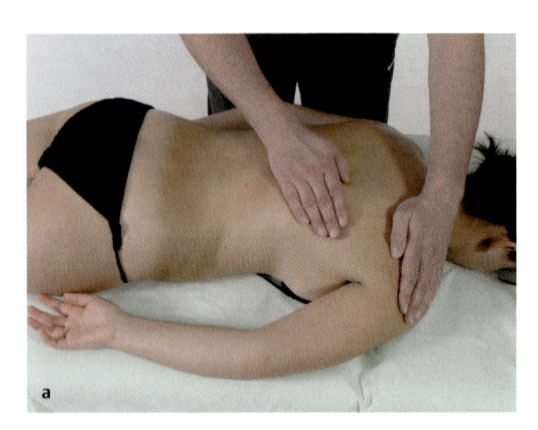

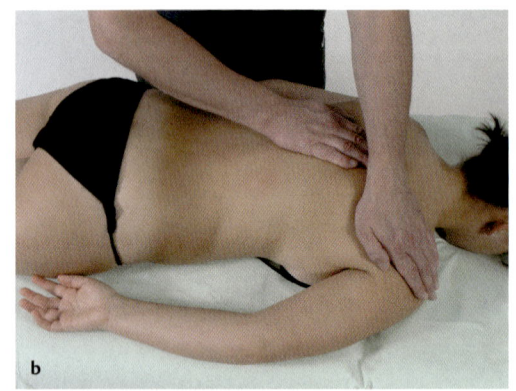

Abb. 2.4 a–b Zirkulierende Streichungen am Schulterblatt im Ablauf.

Zirkulierende Streichungen

- Einsatzort: Hand und Fuß
- Intensität: mittel bis hoch
- Geschwindigkeit: langsame bis mittlere Geschwindigkeit
- Besonderheiten: auf eine gute Lagerung ist zu achten; die Behandlung kann auch im Sitzen durchgeführt werden.

Zirkulierende Streichungen werden an den Händen und den Füßen angewendet. Der Therapeut verwendet dabei den Daumen oder Zeigefinger und Mittelfinger. Durch kleine kreisende Bewegungen kann der Therapeut mit Daumen oder Finger die Finger, Zehen, Mittelhand und -fuß von distal nach proximal ausstreichen (**Abb. 2.47a-b**).

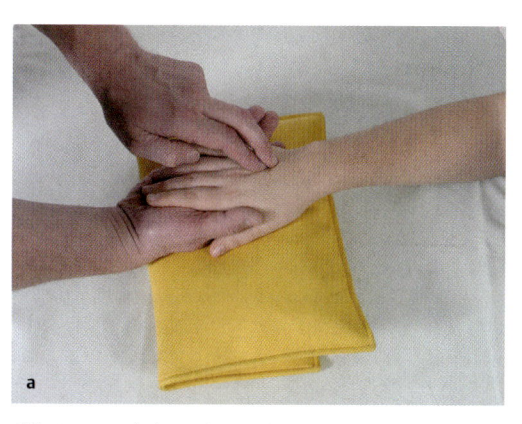

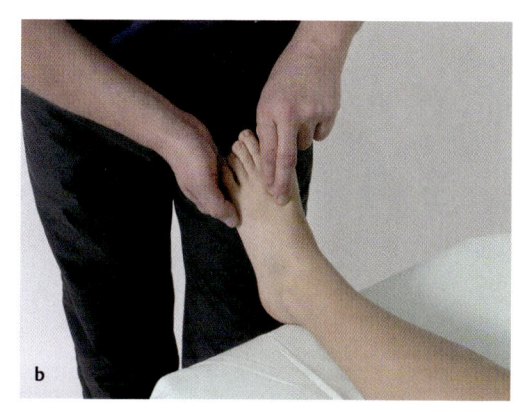

Abb. 2.47 **a** Zirkulierende Streichung am Handrücken. **b** Zirkulierende Streichung am Fußrücken.

Harkengriff

- Einsatzort: Rücken, Oberschenkel, Arm
- Intensität: hoch
- Geschwindigkeit: mittel bis schnell
- Besonderheiten: Ausführung wie bei der Flachhandstreichung, nur der Rückweg wird mit steil gestellten Fingern durchgeführt.

Der Harkengriff wird vorwiegend am Rücken ausgeführt. In seiner Durchführung ist er dem Knöchelstrich in der ersten Phase ähnlich und unterscheidet sich nur auf dem Rückweg. Die Bewegungsrichtung geht von kaudal nach kranial und zurück. Der Therapeut schließt die Hand zu einer Faust, der Daumen ist adduziert und das Handgelenk ist gebeugt. Die Streichung beginnt kaudal und endet kranial. Oben angekommen, öffnet sich die Hand und die Fingerkuppen werden wie ein Rechen mit Druck unter den Fingerkuppen nach kaudal geführt. Auch zur Ausleitung kann er an den Armen von proximal nach distal bis zum Handgelenk gezogen werden sowie am Oberschenkel von der Patella ausgehend bis zum Trochanter major (**Abb. 2.48a-b**).

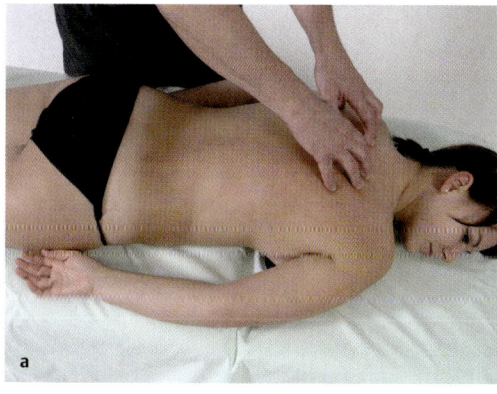

Abb. 2.48 **a–b** Hakengriff im Verlauf von kranial nach kaudal.

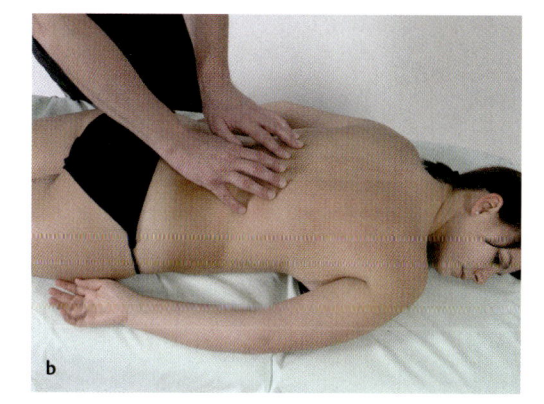

Sägegriff

- Einsatzort: Lumbalbereich
- Intensität: hoch
- Geschwindigkeit: hoch
- Besonderheit: hohe Wärmebildung unter der Handkante

Sägegriff wird mit der ulnaren Handkante und den Kleinfingern beider Hände ausgeführt. Die Hände werden parallel mit der Ulnarseite auf die betreffende Hautstelle aufgelegt. Durch eine schnelle Vorwärts- und Rückwärtsbewegung entsteht der Sägeeffekt. Der Sägegriff kann am gesamten Rücken angewendet werden (**Abb. 2.49**).

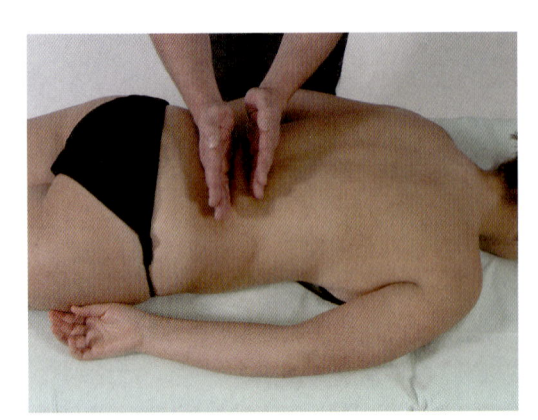

Abb. 2.49 Sägegriff im Lumbalbereich.

Unterhautfaszienstrich

- Einsatzort: Rücken, Außenseite Oberschenkel, Beckenkamm, interkostal
- Intensität: mittel bis hoch
- Geschwindigkeit: langsam
- Besonderheit: die Richtige Winkelstellung von 45° der Hand zur Körperdecke müssen berücksichtigt werden

Dieser Strich entspricht einem tiefen Bindegewebsstrich nach Dicke und Teirich-Leube. Mittelfinger und Ringfinger der einen Hand sind gestreckt. Die andere Hand beschwert die therapeutische Hand und unterstützt dadurch den Halt und die Schubrichtung. Die massierende Hand passt sich dabei den Körperkonturen an. Der Therapeut schiebt nun die Finger über die betreffende Körperregion. Es soll während des Schiebens kein schneidendes Gefühl wie bei einer Bindegewebsmassage entstehen. Zur Behandlung der Interkostalräume werden die Finger II – V zwischen die Rippen gelegt und von lateral nach medial der Atmung angepasst gezogen. Der Rückweg kann mit geringem Druck erfolgen (**Abb. 2.50a-b**).

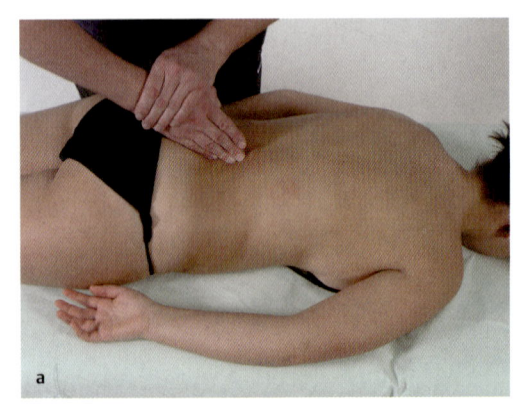

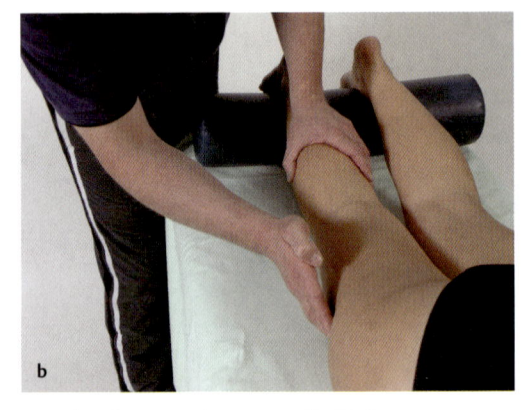

Abb. 2.50 a Unterhautfaszienstrich am lumbalen Rückenstrecker. **b** Unterhautfaszienstrich am Tractus iliotibialis.

Knetungen

Knetungen sind intensive Massagegriffe. Sie wirken auf die Körperdecke und Muskulatur deutlich intensiver als Streichungen. Die Knetungen werden quer und zum Muskelfaserverlauf durchgeführt. Voraussetzung für eine gute Knetung ist immer ein gut gelagerter und entspannter Muskel.
  Folgende Knetungen unterscheiden wir:
- Einhandknetung
- Zweihandknetungen
- Flächige Knetungen
- Fingerspitzenknetung

Einhandknetungen

- Einsatzort: Ober-, Unterarm, Unterschenkel
- Intensität: mittlere Intensität
- Geschwindigkeit: langsam
- Besonderheiten: kann in Rücken-, Bauch- oder Seitenlage durchgeführt werden

Man legt die Hand wie bei der Einhandstreichung auf die betreffende Muskelgruppe. Durch das u-förmige Umschließen der Muskulatur wird die Muskelgruppe komprimiert und in die gewölbte Hand gedrückt.

Die Muskelfaserverwindung erfolgt zwischen dem Daumen und den Fingern. Die im Handgelenk halb dorsalflektierte Hand pendelt bei den wechselnden Druckphasen quer zum Muskelfaserverlauf hin und her. Beim Daumenballendruck wird die Hand in leichte Radialabduktion und Pronation gebracht. Die Finger sind in den Grundgelenken gebeugt, wobei die Wölbung der Handfläche zunimmt. Beim Kleinfingerballendruck wird die Hand in leichte Ulnarabduktion und Supination gebracht, die Finger in den Grundgelenken nahezu gestreckt, wobei die Wölbung der Handfläche abflacht. Durch den ständigen Wechsel zwischen Knet- und Streichphasen bewegt sich der Therapeut vorwärts. Da diese Technik vorwiegend an den Extremitäten ausgeführt wird, ergibt sich immer die Richtung von proximal nach distal. Bei korrekter Ausführung sollte die Hand immer geschlossen bleiben und keine zusätzlichen Dehnungen auf der Haut ausüben (**Abb. 2.51a-b**).

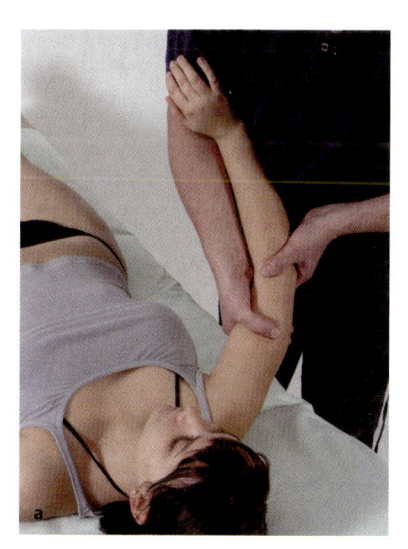

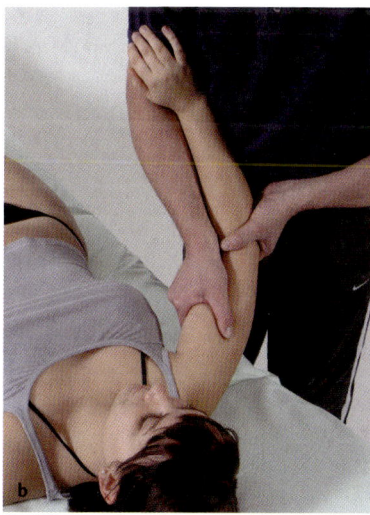

Abb. 2.51 Einhandknetung des M. biceps brachii aus Rückenlage. **a** Grundeinstellung. **b** Endstellung.

Zweihandknetungen

- Einsatzort: an allen großen und bauchigen Muskeln
- Intensität: oberflächlich bis sehr intensiv
- Geschwindigkeit: mittlere Geschwindigkeit
- Besonderheiten: die Hand des Behandlers sollte am Muskel so wenig wie möglich abheben

Zweihandknetungen werden vorwiegend an bauchigen und großen Muskelgruppen wie M. quadriceps femoris, M. glutaeus maximus, ischiokrurale Gruppe, M. triceps surae, M. deltoideus und der dorsalen Seite des Rumpfes durchgeführt.

Man legt wie bei der Zweihandstreichung die Hände parallel auf die zu behandelnde Muskelgruppe. Eine Hand öffnet leicht den Griff und greift nach vorn, anschließend wird der Muskel durch eine Beugung in den Fingergrundgelenken und der Widerlagerung von Daumen- und Fingerseite gefasst und wieder herangezogen. Die andere gelöste Hand holt in diesem Moment nach vorn aus und bildet mit der Handfläche das Widerlager.

Die Knetung geschieht nun aus dieser Stellung heraus im rhythmischen Wechsel der Druckphasen von Daumenballen und Kleinfingerballen wie bei der Einhandknetung, wobei jedoch die Hände gegenseitig als Widerlagerung dienen. Es entsteht eine s-förmige Verwindung der Muskulatur. Der Druck der Daumenseite findet immer sein Widerlager in den Fingern der Gegenseite. Zur richtigen Ausführung der Zweihandknetung sollte zu jeder Zeit ein gleichmäßiger Druck auf der greifenden Hand liegen. Da diese Technik nicht nur lokal, sondern fließend durchgeführt wird, ist es wichtig, dass die vorangehende Hand nicht vorwärts geschoben, sondern gezogen wird (**Abb. 2.52a-b**).

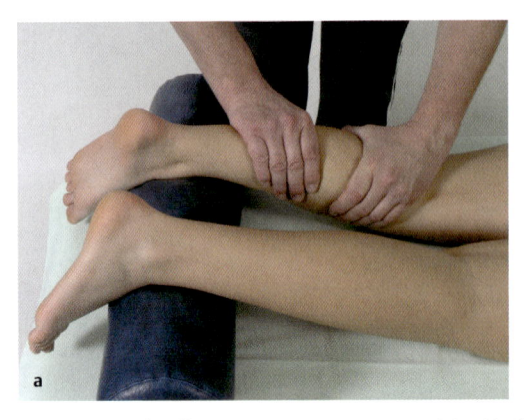

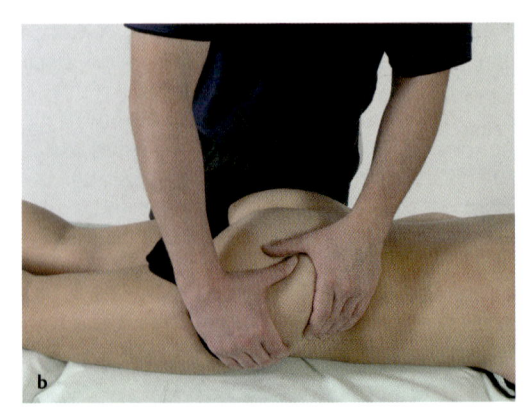

Abb. 2.52 Zweihandknetung. **a** Am M. triceps surae. **b** Am M. glutaeus maximus.

Flächige Knetungen, Verschiebungen

- Einsatzort: Rücken, Oberschenkel, Oberarm
- Intensität: oberflächlich
- Geschwindigkeit: langsam bis mittel
- Besonderheiten: sehr gut zur oberflächlichen Mobilisation von Haut und Muskulatur einsetzbar.

Flächige Knetungen dienen dazu, die Haut gegen die Unterhaut und die Unterhaut gegen die Muskelfaszien zu verschieben. Sie können am gesamten Körper durchgeführt werden und wie eine Zweihandknetung mit geringer Beugung der Fingergrundgelenke und oberflächigem Druck durchgeführt werden. Eine andere Möglichkeit ist, durch das flächige Auflegen mit beiden Händen eine Hautrolle von der Oberfläche abzuheben und zu verschieben. Es können außerdem kreisende Hautverschiebungen oder parallele Hautverschiebungen erfolgen (**Abb. 2.53a-b**).

Fingerspitzenknetung

- Einsatzort: Rücken, Bein, Oberarm, Hand, Fuß
- Intensität: mittel bis sehr intensiv
- Geschwindigkeit: niedrig bis mittlere Geschwindigkeit
- Besonderheiten: auf eine korrekte steile Fingerstellung achten

Einzelne, tief liegende oder flache Muskeln kann man mit der Fingerspitzenknetung erfassen. Sie kann somit an allen Regionen des Körpers eingesetzt werden. Die fest aneinander gelegten und in allen Gelenken leicht gebeugten Finger II und III bilden mit den in Opposition stehenden Daumen je eine Zange. Damit die Fingerkuppen in gleiche Höhe kommen, muss der Mittelfinger wegen seiner Länge etwas stärker gebeugt werden. Die Knetung erfolgt durch das Verwinden der Finger der einen Seite gegen die Daumenkuppe der anderen Seite. Dabei werden die Finger möglichst steil aufgesetzt.

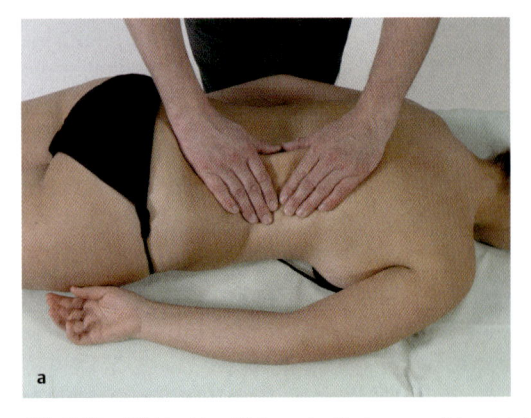

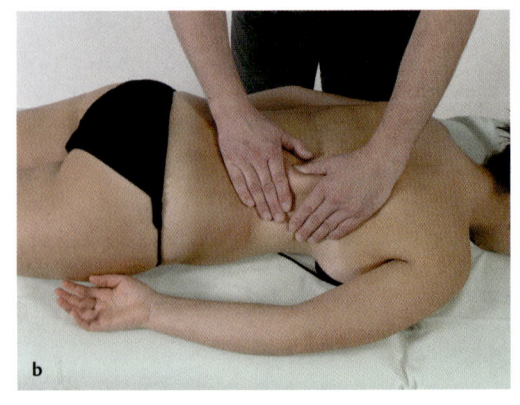

Abb. 2.53 a Flächige Verschiebung der Haut von medial nach lateral. **b** Flächige Knetung des M. latissimus dorsi.

An einzelnen oder tief liegenden Muskeln werden die Hände parallel nebeneinander so angesetzt, dass die Finger quer zum Muskelfaserverlauf stehen. Die Finger- und Daumenkuppen fassen jeweils am Muskelrand ansetzend den Muskelbauch.

Die Knetung erfolgt dadurch, dass die Fingerkuppen der einen Hand gegen den Daumen der anderen Hand drücken. Dann wechseln die gegeneinander arbeitenden Hände ihre Druckphase. Es entsteht dadurch wieder eine s-förmige Verwindung des abgehobenen Muskelbauchs wie bei der Zweihandknetung. Durch den Wechsel der Handstellung bewegt sich der jeweils entlastete Handteil, also einmal der Daumen, dann die Finger, unter kleiner Kreisbewegung am Muskelrand entlang (**Abb. 2.54a-b**).

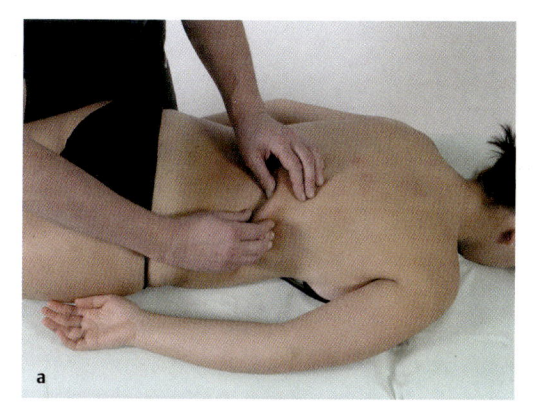

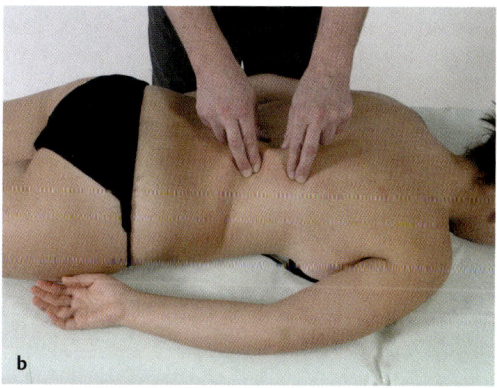

Abb. 2.54 a Fingerspitzenknetung am M. latissimus dorsi. **b** Fingerspitzenknetung am Rückenstrecker.

Reibungen (Friktionen)

- Einsatzort: an allen Muskeln mit knöcherner Unterlage
- Intensität: oberflächlich bis sehr intensiv
- Geschwindigkeit: langsam bis schnell
- Besonderheiten: Schmerzempfinden des Patienten berücksichtigen

Reibungen sind sehr intensive, lokale Kreisungen oder elliptische Bewegungen, die mit Daumen, Fingerkuppen, Handballen, Fingermittelgelenken auf knöcherner Unterlage ausgeführt werden können. Sie sind am Muskelbauch, Muskel-Sehnenübergang oder an den Insertionsstellen durchführbar. Die Technik beginnt mit dem Aufsuchen der entsprechenden Muskelstelle. Nun beginnt man mit kleinen kreisenden Bewegungen, die aus dem Handgelenk oder den Fingerkuppen kommen, um unter Erhöhung des Drucks einen Weg in die Tiefe des Gewebes zu finden. Die Finger bleiben an dieser Stelle stehen und werden durch die andere Hand erschwert. Durch ein variieren der Intensität gelingt es dem Therapeuten in unterschiedlich tiefe Gewebsschichten vorzudringen.

Eine Verstärkung der optimalen Tiefenwirkung erreicht man, indem die therapierende Hand in unterschiedlich steilem Winkel auf die betreffende Gewebsstelle trifft. Dabei gilt die Regel:

> *„Steilstellung der Finger und kleine kreisende Bewegungen = große Tiefenwirkung, flache Stellung der Finger und große kreisende Bewegungen = geringe Tiefenwirkung".*

Da diese Grifftechnik für den Patienten sehr unangenehm sein kann, muss dessen Schmerzempfinden berücksichtigt werden (**Abb. 2.55a–c**).

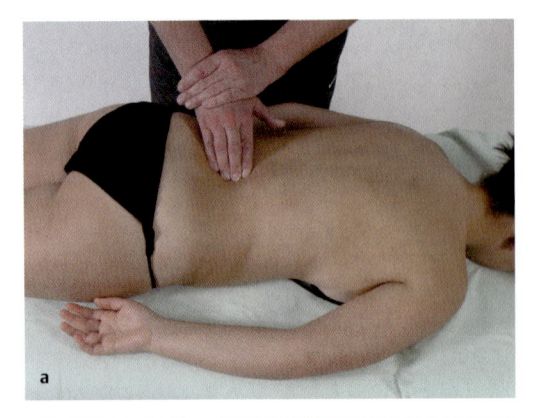

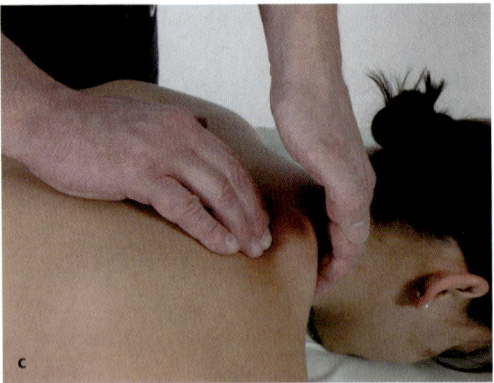

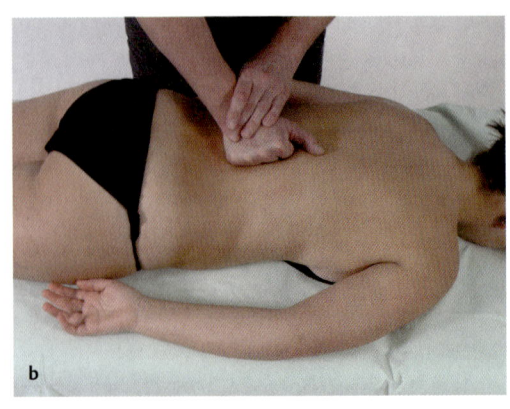

Abb. 2.55 a–c a Friktionen am lumbalen Rückenstrecker. **b** Friktionen mit den Fingermittelgelenken paravertebral der Dornfortsätze. **c** Friktionen am absteigenden Rand des M. trapezius mit Widerlagerung der Fingerkuppen.

Klopfungen, Klatschungen, Hackungen

- Einsatzort: Rücken, Bein, Arm
- Intensität: oberflächlich
- Geschwindigkeit: schnell
- Besonderheiten: Beschleunigt die Sekretolyse und den Abtransport des Sekrets

Klopfungen

Es ist eine Technik, bei der lockere, leichte Schläge der flachen Hand aus dem Handgelenk kommend auf die Körperoberfläche ausgeführt werden. Sie erfolgen mit einer sehr hohen Geschwindigkeit über die elastisch federnde Hand und Finger. Die Unterarme befinden sich in der Mittelstellung zwischen Supination und Pronation. Die Handgelenke sind dorsalextendiert, die Finger zu einer lockeren Faust geschlossen. Durch schnelle Wechsel zwischen radialer und ulnarer Abduktion in den Handgelenken werden die Klopfungen über dem ganzen Muskel ausgeführt.

Klatschungen

Die Handgelenke sind leicht gebeugt. Die Hand befindet sich in allen Gelenken in einer Mittelstellung. Dadurch entsteht ein Luftpolster, das später den Schlag der Hand auf die Haut dämpfen soll. Beide Hände werden durch schnelle Wechsel zwischen Dorsalextension und Volarflexion in den Handgelenken locker auf das Muskelgewebe fallen gelassen.

Hackungen

Die Handgelenke bilden die Verlängerung der Unterarme, die Finger sind gestreckt und gespreizt. Mit lockeren Schlägen aus dem Handgelenk und der Kleinfingerkante trifft der Therapeut das Gewebe des Patienten. Die Intensität kann durch den Spannungsgrad der Hand dosiert werden

2.5.2 Massage der verschiedenen Körperregionen

Massage des Rückens

Zur Rückenmassage liegt der Patient auf dem Bauch, die Arme können am Körper anliegen. Die Stirn wird, sofern kein Nasenschlitz im Kopfteil der Behandlungsbank vorhanden ist, auf dem Handrücken oder einer Halbrolle gelagert. Zur Entspannung der Beinmuskulatur in Bauchlage werden die Unterschenkel in Höhe der Sprunggelenke durch eine Fußrolle unterstützt. Manchmal ist es bei einer verstärkten Lendenlordose günstig, diese durch Unterlegen eines Kissens unter Bauch und Becken auszugleichen.

Der Behandler steht zur Massage der rechten Rückenhälfte links, bei Behandlung der linken Rückenseite rechts vom Patienten. Die Rückenmassage wird eingeleitet von einer Flachhandstreichung des ganzen Rückens. Sie kann mit kreisförmigen Streichungen, Querstreichungen, Hand-über-Handstreichungen oder dem Harkengriff kombiniert werden. Es folgt eine intensivere Streichart in Form des Knöchelstrichs. Danach folgt die einseitige Massagebehandlung, unterteilt in Gluteal-, Lumbal-, Thorakal-, Skapula- und Zervikalregion. Dabei wird jeder Muskel grundsätzlich mit Streichungen und Knetungen bearbeitet. Handgriffe wie Friktionen, Unterhautfaszienstrich oder Hauttechniken werden je nach Palpationsbefund in die Massage einbezogen.

Massage der Lendenregion

Die Lendenregion wird bei jeder Rückenmassage, soweit keine Kontraindikationen vorliegen, in die Behandlung einbezogen. Der lumbale Teil des M. erector trunci und M. quadratus lumborum wird von der sehr starken Lendenfaszie der Fascia thoracolumbalis bedeckt. Um die tief liegende Muskulatur mit Massagehandgriffen fassen zu können, empfiehlt es sich bei Vorliegen einer Hyperlordose, dieses durch Unterlegen eines Kissens oder einer Halbrolle unter den Bauch auszugleichen. Zur Massage steht der Behandler wie zur Rückenmassage auf der Gegenseite. Die Streichung wird als Knöcheleffleurage ausgeführt, wobei wegen der Stärke der Lendenfaszie starker Druck aufgewendet werden muss. Die Streichung und auch die danach durchzuführende Zweihand- und Fingerspitzenknetung halten den Faserverlauf der lumbalen Muskulatur ein.

Häufig ist die Hautverschieblichkeit in der Lendenregion erheblich eingeschränkt und es zeigen sich große gelotisch veränderte Bereiche in der Haut, sodass man bei der Erstellung des Tastbefundes nicht bis zur Muskulatur durchtasten kann. Dann ist es erforderlich zunächst die oberflächlichen Schichten der Haut zwecks Auflockerung zu massieren. Dazu führt man eine Fingerspitzenknetung, die oberflächliche Zweihandknetung, den Sägegriff, die Hautrollungen, die oberflächlichen Reibungen oder den Unterhautfaszienstrich aus. Nach erfolgreicher Durchführung können dann intensive Zweihandknetungen mit Friktionen oder der Fingerspitzenknetung, je nach Reaktion des Gewebes, kombiniert werden.

Der Rumpfstrecker wird zunächst mit der Knöchelstreichung aufwärts und abwärts ausgestrichen. Daran schließt die Knetung an. Wegen der tiefen Lage der Fasern des Rumpfstreckers und der festen bedeckenden Faszien, sind eine intensive Zweihandknetung und die Fingerspitzenknetung günstig.

Es folgt nun die Massage des M. latissimus dorsi. Damit der Muskel voll entspannen kann sollte der Arm in einer adduzierten, nach innen rotierten Stellung neben dem Rumpf liegen. Es folgt die Knöchelstreichung. Die Hand wird dazu im Bereich der Dornfortsätze der Lendenwirbelsäule aufgesetzt und dem Faserverlauf des Muskels folgend nach lateral und kranial geführt, die offene Hand wird dann als Flachhandstreichung zurückgeführt. Die nächste Ausstreichung erfolgt etwa faustbreit höher. So kann der Muskel in drei bis vier Streichfolgen komplett erreicht werden.

Die Streichung wird nicht zurückgeführt, sondern nach dem Umschlagen der Hand am unteren Rand der Achselhöhle als Einhandstreichung bis zum Ansatz des Muskels am Oberarm fortgeführt. In gleicher Weise, also in mehreren übereinander gelegenen Zügen, wird dann der M. latissimus mit der Fingerspitzenknetung oder der Zweihandknetung massiert. Am Rand der Achselhöhle sollten in jedem Fall mit der Zweihandknetung bis zum Ansatz des Muskels gearbeitet werden.

Bei der Massage des M. trapezius ist die dreifache Faserrichtung dieses Muskels zu berücksichtigen. Die Knöchelstreichung wird dem Verlauf der Fasern entsprechend in drei Strichen ausgeführt:
- von den unteren Brustwirbeln schräg aufwärts zur Schulterblattgräte und zurück,
- von der mittleren Brustwirbelsäule zur Schulterhöhe unterhalb der Schultergräte und zurück,
- vom BWS/HWS-Übergang zur Schulterhöhe und von dort den Nacken aufwärts bis zum Hinterhaupt. Der Rückweg erfolgt immer als Flachhandstreichung.

Auf die Streichung folgt die Knetung in ebenfalls drei Zügen. Unterer und mittlerer Teil des Muskels werden mit der Fingerspitzenknetung bearbeitet, der obere Teil des Muskels, der bei kräftigen Patienten gut zu fassen ist, ermöglicht die Zweihandknetung, die wie die Streichung von der Schulterhöhe bis zum Hinterhaupt verlaufen soll.

Lokale Verhärtungen der Muskulatur können zwischen den Knetungen mittels Friktionen behandelt werden. Zur Verbesserung der Verschieblichkeit der Haut können adhäsionslösende Griffe wie oberflächliche Zweihandknetungen, Hautverschiebungen, Rollungen oder der Unterhautfaszienstrich eingesetzt werden. Entscheidend für jeden Massagegriff ist der Gewebebefund, die Reaktion des Patienten sowie die Zielsetzung der Behandlung.

Nachdem so eine Rückenseite behandelt wurde, wechselt der Behandler seine Stellung zur Gegenseite und massiert in gleicher Weise die andere Rückenhälfte. Zwischen schmerzhaften Griffen und zum Abschluss der Rückenmassage wird die Streichung des ganzen Rückens mit Flachhand- oder Knöchelstreichung durchgeführt.

Die Massage des Nackens erreicht den zervikalen Teil des M. trapezius und den zervikalen Teil des Rumpfstreckers. Dabei sind die Muskelansatzstellen am Hinterhaupt mit der Fingerspitzenknetung und kleinen Friktionen besonders zu behandeln. Lokale Verhärtungen der Muskulatur am absteigenden Teil des M. trapezius können durch kleine Friktionen am Trapeziusrand behandelt werden. Dazu widerlagert die eine Hand die Muskulatur, damit ein fester Untergrund vorhanden ist und die andere Hand führt die kleinen Kreisungen aus (**Abb. 2.56a–c**).

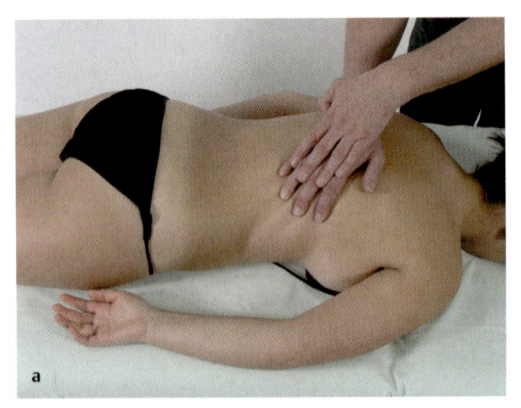

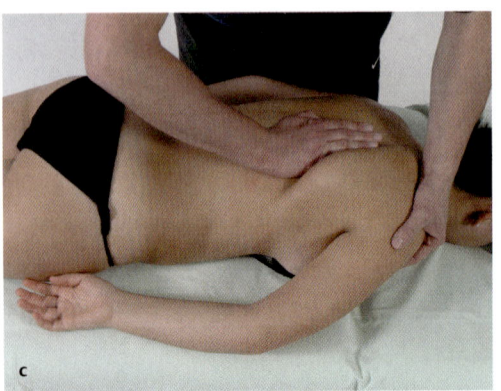

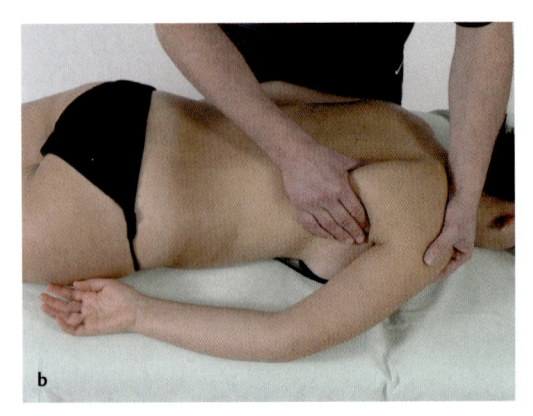

Abb. 2.56a–c a Interkostalgriff von lateral nach medial. **b** Mobilisation des Schulterblattes mit der Daumenseite. **c** Mobilisation des Schulterblattes mit der Kleinfingerseite.

Massage der schulterblattführenden Muskelgruppen

Wenn man von der Massage der Schulterregion spricht, ist damit nicht nur die Behandlung des M. deltoideus zu verstehen. Man würde damit der Bedeutung dieser Region nicht gerecht. Der große Bewegungsradius des Arms wird nur durch eine gut abgestimmte Muskulatur und freie Gelenkbeweglichkeit ermöglicht. Wir unterscheiden dabei die Schultergürtelmuskulatur und die Schultergelenkmuskulatur.

Der M. trapezius mit seinem absteigenden Ast und der M. levator scapulae sowie der M. pectoralis major als Schultergelenkmuskel neigen nach Janda besonders zu einer verminderten Dehnbarkeit bis hin zur Verkürzung. Alle diese Muskeln müssen bei Funktionsstörungen der Schulter in die Behandlung einbezogen werden, wobei der M. subscapularis nur am medialen Schulterblattrand etwas zu erreichen ist. Den M. rhomboideus erreicht man zwischen medialem Schulterblattrand und Dornfortsatzreihe der Brustwirbelsäule durch tief greifende Fingerspitzenknetung und Friktionen. Häufig finden sich in ihm lokale Verhärtungen, die die Anwendung von Friktionen erforderlich machen. In der folgenden Beschreibung des Rumpfes wird die Behandlung der Schulterregion mit einbezogen.

Massage des dorsalen und ventralen Brustbereichs

Die Massage der im Bereich des Brustkorbes dorsal gelegenen Muskeln sowie des großen Brustmuskels und des seitlichen Sägemuskels wurden bereits beschrieben. Zu ihrer Massage liegt der Patient auf dem Rücken. Der Behandler steht zur Bearbeitung der rechten Brustkorbhälfte auf der linken Seite des Patienten und beginnt die Behandlung mit einer Knöchel- oder Flachhandstreichung. Zirkulierende Streichungen in axillare Richtung können ebenfalls ausgeführt werden. Die eigentliche Knetung kann am lateralen Rand des M. pectoralis mit der Zweihandknetung durchgeführt werden. Um die einzelnen Phasen des M. pectoralis hervorzuheben, setzt man die Fingerspitzenknetung ein. Die Rippenzwischenräume werden mit leicht gespreizten Fingern 2 bis 5 behandelt. Dazu setzt man die Finger dicht neben dem Brustbein auf und streicht entlang des Interkostalraums. Der Strich endet, wo die dorsal und oberflächlich gelegenen Muskeln den Fortlauf hindern. Jeder folgende Strich beginnt wieder neben dem Brustbein, jedoch um einen Zwischenrippenraum versetzt. So werden alle Interkostalräume erreicht. Danach werden die Zwischenräume mit Friktionen in Form kleiner Kreise unter Mitverschiebung der Haut vom Zeigefinger bearbeitet. Die kreisförmigen Friktionen schreiten ebenfalls vom Brustbeinrand nach lateral fort.

Der große Brustmuskel (M. pectoralis major) wird dem Faserverlauf folgend mittels Knöchelstreichung vom Brustbein nach lateral in Richtung Oberarm bearbeitet. Bei der Knetung der einzelnen Phasen des M. pectoralis kann die Fingerspitzenknetung eingesetzt werden. Mit der Fingerspitzenknetung kann auch der Verlauf des M. pectoralis minor behandelt werden. Bei kräftiger Ausbildung des Muskels kann man den vorderen Rand der Achselhöhle ebenso wie den M. latissimus mit der Zweihandknetung behandeln.

Nachdem wir die großen, oberflächlich gelegenen Muskeln behandelt haben, wenden wir uns der Massage der kleinen, tief gelegenen Muskeln zu, die vom Schulterblatt zum Oberarm ziehen. Der Patient kann zur Massage der dorsalen Seite auf dem Bauch liegen, den Oberarm der zu behandelnden Seite etwa 90° vom Rumpf abgewinkelt und bei gebeugtem Ellenbogengelenk die Hand neben dem Kopf auf die Massagebank auflegen. Die Rotation des Schulterblatts auf dem Thorax hat zur Folge, dass der Margo medialis anders verläuft und der Arm des Patienten in eine deutliche Elevationsstellung gebracht wird. Bei bestehenden Bewegungseinschränkungen der Schulter kann der Patient den Arm auch seitlich am Bankrand herunterhängen lassen. Vom medialen Schulterblattrand ausgehend werden Knöchelstreichungen und kreisförmige Streichungen im Schulter- und BWS-Bereich sowie Querstreichungen im Nacken und Schulterbereich durchgeführt.

Den Streichungen folgt nun im Verlauf der Muskulatur die intensive Knetung. Um mediale Anteiles des M. subscapularis zu erreichen, sollte der Behandler Folgendes berücksichtigen: der Behandler steht auf der zu behandelnden rechten Seite und zieht beim liegenden Patienten mit der kopfwärts befindlichen Hand – also mit seiner rechten Hand – das Schulterblatt nach hinten unten, während gleichzeitig die Finger seiner supinierten linken Hand unter den unteren Schulterblattwinkel gleiten. Aus dieser Stellung kann der Unterschulterblattmuskel mit kleinen Zirkelungen der Fingerspitzen massiert werden. Die Fingerspitzen arbeiten sich den medialen Schulterblattrand entlang, soweit das möglich ist.

Massage des Bauchs

Die Massage des Bauchs beeinflusst die Muskulatur der Bauchwand und stimuliert vegetative Nerven und kann so den Darmtonus verändern. Deshalb ist es erforderlich, die Bauchmassage besonders vorsichtig durchzuführen. Sie darf nie nach dem Essen angewendet werden, Darm und besonders Blase sollen vorher entleert werden. Weitere Kontraindikationen, wie z. B. Erkrankungen der inneren Organe etc., sind zu beachten.

Die Massage sollte an einer relativ entspannten Bauchdecke erfolgen. Die Entspannung wird in erster Linie durch eine geeignete Lagerung erzielt, die Becken und Thorax annähert und somit die Bauchmuskeln entspannt. Der Patient liegt mit leicht erhöhtem Kopfende in Rückenlage. Kniegelenke und Unterschenkel können mit Decken oder Kissen unterlagert werden. Der Behandler steht grundsätzlich auf der rechten Seite des Patienten. Die Bauchmassage muss sorgfältig aufgebaut werden.

Zunächst müssen die Bauchdecken für die nachfolgenden Handgriffe vorbereitet werden. Denn bei fast allen Patienten, die zum ersten Mal massiert werden, spannen sich bereits beim Betasten die Bauchmuskeln an, so dass eine Behandlung unmöglich ist. Daher sollte der Behandler darauf achten, dass seine Hände warm sind und der Erstkontakt einfühlsam erfolgt. Um die Spannung zu beseitigen, beginnt man mit kreisenden Streichungen über der Bauchdecke. Beide flach aufgelegten Hände beschreiben dabei kleine Kreise, die linke Hand im Uhrzeigersinn, die rechte Hand gegenläufig.

Die Streichung beginnt dicht oberhalb der Symphyse und wird im Uhrzeigersinn, im Verlauf des Dickdarms, über den Bauch geführt. Hat man durch diese Streichungen die reflektorische Abwehrspannung der Bauchdecken überwunden, kann man mit der Massage der Bauchmuskeln beginnen. Die parallel nebeneinander aufgesetzten flachen Hände mit adduzierten Daumen werden aneinander vorbei quer über den Bauch geführt, und zwar von der Symphyse aufsteigend bis zum Rippenbogenrand.

Massage der Schultergelenksregion

Um den M. deltoideus zu behandeln, sollte der Patient in Bauchlage oder im Sitz bis zu 90° Abduktion des Arms gelagert werden. Das ist an einem Stuhl mit verstellbarer Armlehne oder einem Massagetisch möglich, wobei der im Ellenbogengelenk gebeugte Unterarm aufgelegt wird. Zunächst führt man die Hand- über Handstreichung des Muskels aus. Bei kleinem Muskelbauch kann man ihn mit der Einhandstreichung fassen. Dabei wird der Schultergürtel mit der nicht arbeitenden Hand von oben her fixiert, um eine zu große Mitbewegung des Patienten zu verhindern. Die Streichung beginnt am Ansatz des Muskels, an der Deltarauigkeit, und verläuft nach kranial bis zur Ursprungslinie am Schultergürtel.

Auf die Streichung folgt die Knetung. Den Deltamuskel knetet man mit der Zweihandknetung oder mit der Fingerspitzenknetung im Verlauf des Muskels. Zur Knetung des vorderen Abschnittes steht der Behandler hinter dem Patienten, zur Bearbeitung des hinteren Teiles vor dem Patienten. Das mittlere Drittel kann ventral oder von dorsal massiert werden. Am Ursprungsrand und in der Umgebung der Deltarauigkeit am Humerus findet man häufig gelotische Veränderungen, die vom Behandler durch Friktionen erreicht werden können.

Schmerzhafte Bewegungseinschränkungen des Schultergelenks sind häufig verbunden mit Verspannungen des breiten Rückenmuskels und des großen Brustmuskels. Hier zeigen sich die vorderen und die hinteren Bereiche der Achselhöhle, die von den genannten Muskeln gebildet werden, rigide und kaum dehnfähig. Zu ihrer Lockerung wendet man die Achseldehnung an. Dazu stellt sich der Behandler seitlich neben den wie zur Massage des Deltamuskels in Abduktion gelagerten Arm und fasst mit der einen Hand unter die hintere, mit der anderen Hand die vordere Achselfalte. Nun kann er durch ein gleichzeitiges Ziehen nach ventral bzw. dorsal eine Dehnung der Achselfalte erreichen.

Massage des Oberarms

Am Oberarm liegen zwei Muskelgruppen:
- Flexoren des Ellenbogengelenks an der Vorderseite: M. biceps brachii und M. brachialis
- Extensoren des Ellenbogengelenks an der Rückseite: M. triceps brachii

Um den venösen und lymphatischen Rückfluss zu unterstützten, sollte die Massage an den Extremitäten immer von distal nach proximal ausgeführt werden. Zur Massage der Oberarmmuskeln kann der Patient auf dem Rücken mit etwas erhöhtem Kopfteil liegen oder er sitzt und lehnt dabei den Rücken an das hochgestellte Kopfteil an. Praktisch ist hierfür ein Stuhl mit höhenverstellbarer Armlehne. Der Behandler steht seitlich am Patienten.

Die Massage beginnt an der Beugemuskulatur des Ellenbogengelenks. Der Behandler fasst mit seiner linken Hand unter das Ellenbogengelenk, sodass der Ellenbogen in der Handfläche ruht. Die Finger fühlen den inneren, der Daumen den äußeren Epicondylus. Die rechte arbeitende Hand schmiegt sich in der Ellenbeuge dem Bizeps so an, dass der Daumen am lateralen Teil des M. biceps brachii, die untereinander geschlossenen Finger am medialen Teil des M. biceps brachii liegen. Aus dieser Stellung wird der

Muskel mit der Einhandstreichung im Faserverlauf bis zur Achselhöhle hin durchgestrichen. Wenn der Daumen an den Deltamuskel gelangt, gleitet er an dessen medialem Rande weiter, bis er am Ende der Beugemuskeln die vier Finger trifft. Dort wird die Hand flektiert und vom Muskel abgehoben. In gleicher Verlaufsrichtung folgt der Streichung die Einhandknetung. Bei sehr gut ausgeprägter Muskulatur ist auch eine Zweihandknetung möglich.

Nach der Massage der Beugemuskeln folgt die Massage der Streckmuskulatur, des Trizeps. Dazu fasst die rechte Hand des Behandlers unter den Ellenbogen, wobei die Finger den äußeren, der Daumen den inneren Epicondylus berühren. Der Unterarm des Patienten ruht auf dem Unterarm des Behandlers. Die linke arbeitende Hand schmiegt sich dem Streckmuskel an der Oberarmrückseite dicht oberhalb des Ellenbogengelenks an. Nun gleiten die Finger im Sulcus bicipitalis medialis, der Daumen im Sulcus bicipitalis lateralis aufwärts, den Muskelbauch zwischen sich fassend. Der Daumen streicht an dem hinteren Rande des Deltamuskels entlang, bis er am Ende des Streckmuskels mit den Fingern zusammentrifft. Nach der Streichung folgt die Einhand- bei gut ausgeprägter Muskulatur auch die Zweihandknetung. Zum Abschluss können weitere Streichungen oder Schüttelungen eingesetzt werden.

Massage des Unterarms

Am Unterarm liegen Hand- und Fingerstrecker posterior, Hand- und Fingerbeuger anterior, deshalb erfolgt ihre Massage getrennt. Die Streckmuskeln haben ihren Ursprung am Epicondylus humeri lateralis, die Beugemuskeln am Epicondylus humeri medialis. Zur Behandlung des Unterarms liegt der Patient auf dem Rücken oder er sitzt.

Die Streckergruppe des rechten Arms wird mit der rechten Hand massiert. Der Behandler unterstützt mit seiner linken Hand das Handgelenk des Patienten, indem er es zwischen Daumen und Zeigefinger der supinierten Hand legt und die Hand des Patienten in dieser Stellung fixiert.

Zur Einhandstreichung der Streckergruppe wird nun die rechte Hand dicht oberhalb des Handgelenks aufgelegt und von dort aus ellenbogenwärts geführt. Dabei gleitet der Daumen an der Ellenkante entlang, die Finger in der Furche zwischen Strecker- und Beugergruppe. Am Ende der Muskelgruppe wird die Hand volar- und ulnarflektiert und abgehoben. Der Streichung folgt in gleicher Verlaufsrichtung die Einhandknetung. Die Behandlung der Beugergruppe geschieht in gleicher Weise wie die der Streckergruppe mittels Einhandstreichung und Einhandknetung mit der rechten Hand.

Der halb schräg vor dem Patienten sitzende oder stehende Behandler umfasst an der Handrückenseite das Handgelenk des Patienten, der seinen Arm nach vorn seitlich auf einer Armlehne aufstützt.

Massage der Hand

Bei folgenden Beschwerdebildern kann die Massage der Hand erforderlich werden:
- nach längerer Ruhigstellung wegen einer Verletzung der Hand
- rheumatische Veränderungen der Hand- und Fingergelenke
- eine Herabsetzung der Durchblutung

An der Hand gibt es neben den Muskeln des Daumen- und des Kleinfingerballens besonders die für die Spreizung der Finger verantwortlichen Zwischenknochenmuskeln der Mittelhand (Mm. interossei). Der Behandler sitzt dem Patienten gegenüber und hat die zu behandelnde Hand in seine eigene Hand oder auf Lagerungsmaterial abgelegt. Zuerst kann der Handrücken behandelt werden. Die Streichung der Finger wird mit dem Daumen vom Endglied bis zum Grundgelenk des zu massierenden Fingers hin ausgeführt. Dabei kann der Finger am Endglied mit der freien Hand des Therapeuten fixiert werden. Den ersten bis dritten Finger bearbeitet der rechte Daumen, während die linke Hand die restlichen Finger hält, den vierten und fünften Finger der linke Daumen, während die rechte Hand fixiert. In gleicher Weise werden darauf rechte und linke Seite jeden Fingers gestrichen. Eine stärkere Reizwirkung auf die Durchblutung der Haut übt die zirkelnde Streichung aus, bei der die Daumenkuppen ähnlich den Friktionen kreisförmige Bewegungen beschreiben.

Es folgt die Massage der Mittelhand, und zwar die Streichung im Zwischenknochenbereich mit der Daumenkuppe. Die freie Hand fixiert hier die Mittelhandknochen im Bereich ihrer Köpfchen. Man kann auch mit beiden Daumen eine Daumen-über-Daumenstreichung ausführen. Die Zwischenknochenmuskeln werden danach mittels zirkelnder Streichung massiert, wobei der Mittelfinger in kleinen Kreisen arbeitend jeden Zwischenknochenraum bis zur Handwurzel hin durcharbeitet.

Es folgt dann die Massage der Hohlhandseite, die der Patient nach oben wendet. Eingeleitet wird sie mit einer Knöchelstreichung, wobei die freie Hand unter der Patientenhand liegt und diese dadurch fixiert. Anschließend werden die Fingerinnenflächen genauso wie die Rückflächen mit dem Daumen streichend und zirkulär massiert. Mit gleichen Techniken bearbeitet man die Handfläche. Die Muskeln des Daumenballens und des Kleinfingerballens werden zusätzlich mit der Fingerspitzenknetung intensiv bearbeitet. Beendet wird die Handmassage mit einer Knöchelstreichung. Die Zwischenknochenmuskeln kann man auch dadurch behandeln, dass man zwei benachbarte Mittelhandknochen je zwischen Daumen und den übrigen vier Fingern fasst und die Mittelhandknochen in diesem Griff gegeneinander, also nach oben und unten verschiebt.

Massage der dorsalen Glutealregion

Der Massage der Hüftregion geht oft eine Behandlung der Lumbalregion voraus. In der Hüftregion liegen die großen und kleinen Gesäß- und Hüftmuskeln. Zum Verständnis der Richtung der Massagehandgriffe muss man den Verlauf dieser Muskeln kennen. Der M. glutaeus maximus hat einen schrägen Faserverlauf, Seitenrand des Kreuzbeins nach außen abwärts zum Tractus iliotibialis der Oberschenkelfaszie und zur Tuberositas glutaea des Femurs. Die Mm. glutaeus medius et minimus dagegen verlaufen mehr longitudinal, von der Außenseite der Darmbeinschaufel nach kaudal zum Trochanter major. Nach ventral schmiegt sich den kleinen Gluten der spindelförmige Muskelbauch des M. tensor fasciae latae an, der vom vorderen Darmbeinstachel entspringend in den Tractus iliotibialis einstrahlt.

Der Behandler steht auf der Gegenseite und beugt sich so weit über die Bank, dass er mit der Hand den Trochanter major bequem fassen kann. Die Flachhandstreichung verläuft nun entsprechend der Faserrichtung der Muskulatur in drei Zügen vom großen Trochanter major beginnend aufwärts. Der erste Zug führt direkt nach kranial zum Darmbeinkamm. Der zweite Zug ist schräg ventral gerichtet und endet an der vorderen Hälfte des Darmbeinkamms. Der dritte schließlich zieht dorsal zum Seitenrand des Kreuzbeines, wobei der Daumen der queren Gesäßfalte folgend das Steißbein erreicht.

Jede der drei Behandlungsphasen beginnt unterhalb des Trochanter major, wo sich die Hand mit abgespreiztem Daumen erst anschmiegt und dann in der genannten Richtung aufwärts streicht. Anschließend werden die drei Phasen mit der Zweihandknetung behandelt. Unterhalb des Darmbeinkamms findet man häufig gelotische Veränderungen in der Haut, die mit Hilfe von Friktionen im Wechsel mit Unterhautfaszienzügen und Zweihandknetgriffen behandelt werden können.

Außer der Glutealmuskulatur des Hüftbereichs kann man den M. tensor fasciae latae behandeln. Dazu liegt der Patient auf dem Rücken oder auf der Seite, die zu massierende Seite nach oben gelagert. In der Seitenlage empfiehlt es sich das Bein durch geeignetes Material gut zu unterlagern und Hüft- sowie Kniegelenke deutlich zu flektieren.

Der Behandler steht hinter dem Patienten und beginnt mit der Flachhand- oder Knöchelstreichung. Sie werden nicht nur auf dem Muskelbauch, sondern auf dem gesamten Tractus iliotibialis ausgeführt. Die Streichungen reichen vom Darmbein bis knapp oberhalb des Kniegelenks. Der Behandler legt seine rechte Hand so an, dass die Finger vom lateralen Rand der Kniescheibe vorn am Trochanter major vorbei zum vorderen Darmbeinstachel gleiten. Wegen der starken Faszie ist außerdem noch der Einsatz der Knöchelstreichung empfehlenswert. Eine etwas intensivere Ausstreichung kann über die Knöchelstreichung ebenfalls von distal nach proximal ausgeführt werden. Bei gelotischen Veränderungen des Muskels können auch Unterhautfaszienstriche zur Anwendung kommen. Auf die Streichung folgt die Knetung des Muskelbauches des Faszienspanners, am besten mit der Zweihandknetung und Fingerspitzenknetung im Wechsel. Bei ausgeprägter gelotischer Veränderung wird der gesamte Tractus iliotibialis in gleicher Weise wie der Muskelbauch geknetet (**Abb. 2.57a–c**).

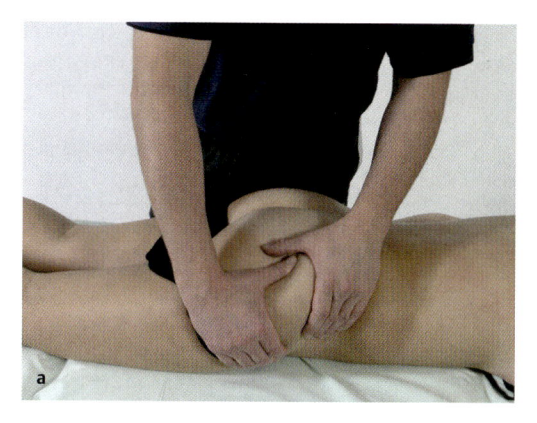

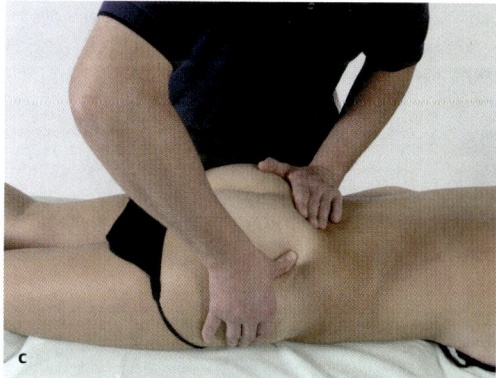

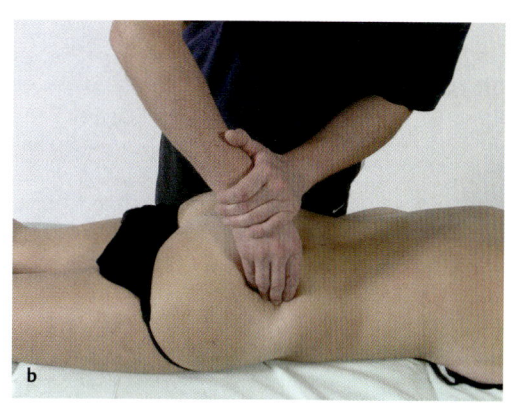

Abb. 2.57a–c a Zweihandknetung am M. glutaeus maximus, medius, minimus. **b** Friktionen mit den Fingern zwei und drei am M. glutaeus maximus. **c** Friktionen mit dem Daumen am M. glutaeus maximus.

Massage des Oberschenkels

Am Oberschenkel befinden sich mehrere große Muskelgruppen, die getrennt massiert werden können.
- Vorderseite: Kniegelenksextensoren
- Medialseite: Adduktorengruppe
- Dorsalseite: Kniegelenksextensoren

Die Behandlung der Beine erfolgt in der Regel immer von proximal nach distal. Die Unterstützung des venösen und lymphatischen Abflusses ist dabei von besonderer Bedeutung. Die Behandlung der Rückseite des Oberschenkels erfolgt in der Bauchlage. Die Behandlung beginnt mit einer flächigen Streichung von der Ferse bis zum Gesäß. Es folgt eine Hand-über-Handstreichung der Wadenregion und des Oberschenkels. Die anschließende Knetung beginnt am Fersenbein mit der Fingerspitzenknetung und wird mit der Zweihandknetung bei größer werdendem Muskelbauch abgelöst und endet in der Kniekehle. Am Oberschenkel kann der Bereich der Adduktoren, der Semigruppe und des äußeren Oberschenkels mit der Zweihandknetung in den jeweiligen Bereichen behandelt werden. Besonders zu erwähnen ist, dass die Außenseite des Oberschenkels wie der Tractus iliotibialis und M. vastus lateralis von der gegenüberliegenden Seite behandelt wird. Die Behandlungstechniken können mit Hautverschiebungen, dehnenden Streichungen, Zweihandknetungen und Unterhautfaszienstrichen kombiniert werden. Die vordere Schienbeinmuskulatur wird mit der Knöchelstreichung vom Sprunggelenk bis zur Tuberositas tibiae ausgestrichen. Es folgt eine Fingerspitzenknetung, Hautverschiebungen und Friktionen. Alle Griffe können in Kombination angewendet werden. Zum Abschluss erfolgt eine Knöchelstreichung.

Zur Massage des Quadrizeps sollte der Patient mit ausgestrecktem Bein auf der Behandlungsbank sitzen oder sich in der Rückenlage befinden, sodass der Muskel möglichst entspannt ist. Bei der Massage des Quadrizeps wird eine Zweihand- oder Hand-über-Handstreichung sowie eine Zweihandknetung angewendet, die vom Behandler in sitzender oder stehender Position durchgeführt werden kann. Die Zweihandknetung beginnt oberhalb der Patella und endet kurz bevor er die Leiste erreicht hat. Um den M. vastus medialis zu behandeln, kann der Therapeut die Behandlung etwas mehr von medial beginnen. Den M. vastus lateralis erreicht der Therapeut, wenn er auf der gegenüberliegenden Seite steht.

Zur Massage der Adduktorengruppe liegt der Patient auf dem Rücken, der Behandler steht auf der zu behandelnden Seite. Das Kniegelenk wird von einer festen Rolle unterstützt in eine leichte Beugestellung gebracht. Die Einhand- und Hand-über-Handstreichung beginnt in Höhe des medialen Kniegelenks. Der Daumen wird am medialen Kniescheibenrand angelegt, die Finger an der Innenseite des Kniegelenks. So kann die Hand die ganze Adduktorengruppe mit der Streichung erfassen, die zur Leiste hin ausgeführt wird. Dort angekommen, werden die Finger entlang der Leistenbeuge zum Daumen hochgezogen, wo die Ausstreichung endet. Die Knetung verläuft wie die Streichung von der Innenseite des Kniegelenks bis zum Schambein.

Die Massage der Oberschenkelrückseite erfolgt in Bauchlage. Unter die Sprunggelenke legt man eine Fußrolle, sodass durch leichte Beugestellung des Kniegelenks die Muskulatur entspannt wird. Die ischiokrurale Muskulatur wird in eine laterale und eine mediale Gruppe unterteilt. Zwischen diesen Gruppen ist eine Furche für den N. ischiadicus.

Bei der Behandlung der Muskulatur kann man die Einhandstreichung oder Zweihandstreichung zur Einleitung nutzen. Der Behandler steht gegenüber der zu behandelnden Muskelgruppe. Zur Behandlung der lateralen Gruppe streicht der Behandler mit dem Daumen der rechten Hand von der Kniekehlenmitte in Richtung Gesäß, während die Finger in einer Linie vom Wadenbeinköpfchen zum hinteren Rand des Trochanter major gleiten. In gleicher Verlaufsrichtung folgt der Streichung die Zweihandknetung. Zur Bearbeitung der medialen Muskelgruppe steht der Behandler auf der gleichen Seite. Die Streichung wird am rechten Bein mit der linken Hand ausgeführt. Der Daumen folgt dabei wieder der Mittellinie, die Finger gleiten am hinteren Rand der Adduktoren bis zum Schambein. Am Ende der Streichung wird der Daumen an der queren Gesäßfalte entlang zu den Fingern geführt. Die Zweihandknetung der medialen Muskelgruppe hat die gleiche Verlaufsrichtung. Zusätzlich können kreisende Streichungen und Schüttelungen von distal nach proximal eingebaut werden (**Abb. 2.58a–d**).

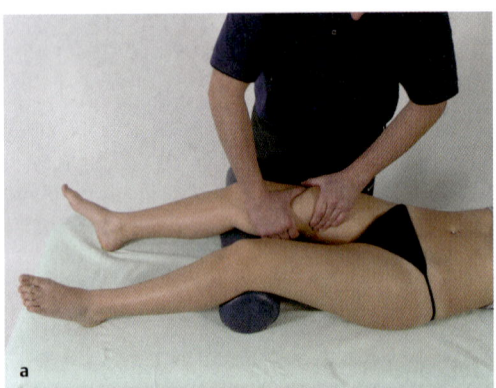

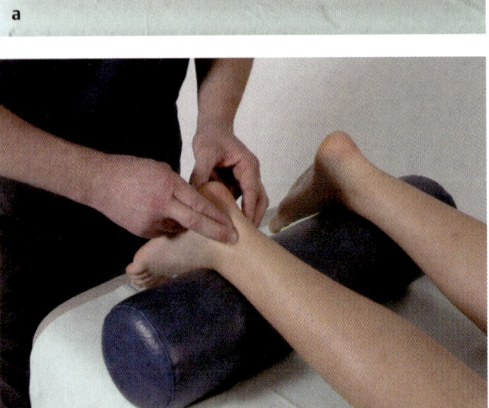

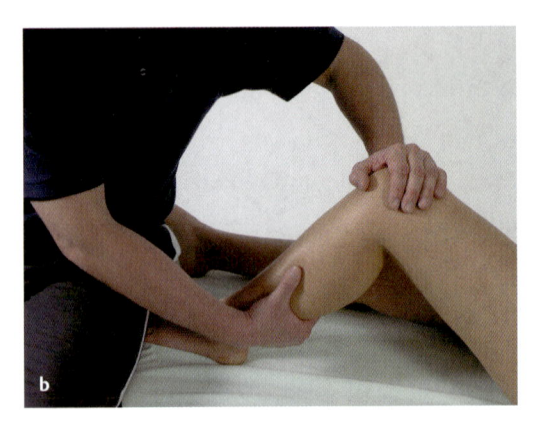

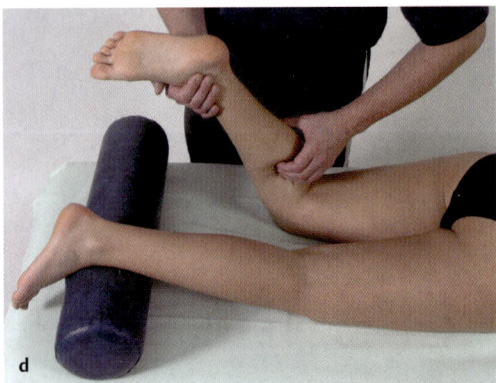

Abb. 2.58a–d a Zweihandknetung der Adduktoren aus der Rückenlage. **b** Einhandknetung des M. triceps surae mit angewinkeltem Kniegelenk. **c** Friktionen an der Achillessehne. **d** Friktionen am Rand des M. gastrocnemius.

Massage des Unterschenkels

Am Unterschenkel sind zwei Muskelgruppen zu massieren:
- Schienbeinmuskeln und
- Wadenbeinmuskeln.

Zur Behandlung der Schienbeinmuskulatur liegt der Patient auf dem Rücken. Der Behandler steht auf der Seite, die behandelt werden soll und beginnt mit der Knöchelausstreichung, die vom Fußrücken bis zum Wadenbeinköpfchen reicht. Im Anschluss folgt die Fingerspitzenknetung von distal nach proximal. Die Behandlung findet im Rücken- oder in der Bauchlage statt.

Rückenlage

In Rückenlage beugt der Patient den Unterschenkel im Kniegelenk nahezu rechtwinklig und stellt den Fuß auf. Der Behandler fixiert den Fuß des Patienten, indem er sich mit seiner Oberschenkelaußenseite etwas auf den Fuß des Patienten setzt. Eine Hand fixiert das Knie des Patienten. Die andere Hand wird die mediale Wadenhälfte mit der Einhandstreichung bearbeitet. Sie beginnt an der Achillessehne und wird bis zur Kniekehle hingeführt. Am Ende der Streichung wird die Hand dorsalflektiert, wobei sich Daumen und Fingerkuppen nähern und den Ursprungsteil des M. gastrocnemius zum Oberschenkel hin verfolgend ausstreichen. In gleicher Verlaufsrichtung wird nach der Streichung die mediale Wadenhälfte mit einer Hand geknetet. Die Knetung wiederholt man mehrmals. Danach wird die laterale Wadenhälfte vergleichbar massiert. Dazu greift die nun frei werdende Hand auf das Kniegelenk, um es zu unterstützen.

Bauchlage

Der Muskelbauch der Wadenmuskulatur kann mit der Fingerspitzenknetung aber auch mit der Zweihandknetung massiert werden. Die Füße sind dafür in Höhe der Sprunggelenke durch eine Fußrolle zu unterstützen. Nach der Hand-über-Handstreichung wird die Wade mittels Zweihandknetung massiert. Diese kann im Bereich der Achillessehne wegen des geringen Umfanges als Fingerspitzenknetung begonnen werden, um dann im Bereich der Muskelbäuche des M. triceps surae als Zweihandknetung fortgeführt zu werden. Kreisende Streichungen und Schüttelungen von distal nach proximal können in die Behandlung einfließen.

Zur Verbesserung des Venen-Rückflusses können vermehrt Streichungen der Wadenmuskulatur durchgeführt werden. Zur Streichmassage liegt der Patient auf dem Bauch, beide Fußrücken liegen auf einer festen Fußrolle oder einem Sandsack auf. Der Behandler steht am Fußende der Massagebank und streicht die Wade bzw. das ganze Bein alternierend mit beiden Händen. Die Streichung soll leicht und ohne Druck ausgeführt werden. Zunächst wird die rechte Hand im Bereich der Achillessehne aufgelegt und auf der Wade aufwärts geführt. Oberhalb der Wadenmitte gleitet die Hand seitwärts und wird abgehoben und seitlich vom Bein zum Ausgangspunkt der Streichung zurückgeführt. Während des Rückführens der rechten Hand führt die linke in gleicher Weise von der Achillessehne beginnend die Streichung aus, bis sie die Wadenmitte erreicht und abgehoben wird. So wechseln die Hände immer einander ab. Jeder Strich reicht etwa eine Handbreite höher hinauf, sodass mit etwa sechs bis acht Zügen das ganze Bein ausgestrichen ist. Dann beginnt die Streichung wieder an der Achillessehne.

Massage des Fußes

Die Massage des Fußes kann man im Ablauf und den eingesetzten Techniken mit der Behandlung der Hand vergleichen. Es sind am Fußrücken die kurzen Zehenstrecker, die Zwischenknochenmuskeln, die Zehen und schließlich die Fußsohle mit Großzehen- und Kleinzehenballenseite zu massieren.

Zur Fußmassage liegt der Patient entspannt auf dem Rücken, der Behandler steht am Fußende. Eingeleitet wird die Massage mit einer Streichung des Fußrückens, die die Zehen mit einschließt. Der rechte Fuß wird dazu von der rechten Hand in rechtwinkliger Stellung zum Unterschenkel fixiert, indem die Handfläche unter die Zehen und die Köpfchen der Mittelfußknochen gelegt wird. Die linke Hand schmiegt sich mit der Innenfläche dem Fußrücken an. Die Streichung wird von der Rückfläche der Zehen über den Fußrücken geführt, schließt den Knöchelbereich mit ein und endet als Flachhandstrich am Unterschenkel.

Die jeweils bearbeitete Zehe wird von der freien Hand am Zehenglied fixiert. Jede Zehe wird erst mit der Daumenkuppe gestrichen und danach mittels zirkulärer Streichungen massiert. Es sind dies die gleichen Handgriffe, wie sie zur Bearbeitung der Finger beschrieben wurden. Zur Streichung der Zwischenknochenräume wird die Daumen-über-Daumenstreichung eingesetzt. Die Finger beider Hände fixieren dabei den Fuß von der Fußsohle her. Die darauf folgende zirkuläre Effleurage der Mittelfußräume wird mit dem Mittelfinger ausgeführt, während die freie Hand den betreffenden Mittelfußknochen, neben dem gearbeitet wird, am Köpfchen festhält. Die Zwischenknochenmuskeln können auch durch Verschieben zweier benachbarter Mittelfußknochen gegeneinander durchgewalkt werden.

An der Fußsohle wird die Massage eingeleitet mit einer Knöchelstreichung. Am rechten Fuß schmiegt sich dabei die linke Hand des Behandlers dem Fußrücken so an wie zur Streichung des Fußrückens, bleibt jedoch liegen und gibt das Widerlager für die den Knöchelstrich ausführende rechte Hand. Intensiver werden dann die an der Fußsohle gelegenen Muskeln von den Mittelfußköpfchen bis zur Ferse hin mit dem Daumen gestrichen, während die linke Hand wieder den Fußrücken fixiert. In der gleichen Stellung folgt darauf die Friktion der Fußsohle, wobei der Daumen kleine zum Fußaußenrand hin gerichtete Kreise beschreibt. Außer der Fußsohle insgesamt werden noch Großzehenballen und Kleinzehenballen gesondert mit der Fingerspitzenknetung massiert. Dazu legt der Patient sein Bein nach außenrotiert ab, sodass der Fußaußenrand auf der Behandlungsbank liegt. Der Behandler steht an der Seite der bearbeiteten Extremität seitlich auf der Behandlungsbank.

2.5.3 Befundorientierte Auswahl der Techniken

Behandlungsaufbau bei einer Rückenmassage

Jede Massagebehandlung sollte auf einem differenzierten Befund basieren, damit der Therapeut weiß, in welchen Gewebsschichten die Schwerpunkte seiner Behandlung liegen und mit welchen Griffen er diese Schicht erreichen und verändern kann. Die Griffe sollten so gewählt werden, dass von den oberflächlichen zu den tiefen Schichten gearbeitet und von leichteren zu intensiveren evtl. schmerzhafteren Griffen übergegangen wird. Eine Rückenmassage kann man folgendermaßen durchführen:

Die Behandlung erfolgt in der Regel in der Bauchlage (Lagerung siehe oben). Sie beginnt mit einer Flachhandstreichung, der eine Knöchelstreichung folgt, die jeweils paravertebral der Wirbelsäule von kaudal nach kranial verlaufen. Es können entsprechend des Gewebsbefunds dehnende Streichungen, kreisförmige Streichungen sowie Hautverschiebungen und oberflächliche Knetungen angewendet werden. Anschließend folgen die Knetungen des M. erector trunci, die oberflächlich in der Zweihandknetung und in tieferen Schichten in einer Mischung aus Fingerspitzenknetung und Zweihandknetung kombiniert werden. Die Knetungen erfolgen immer quer zum Faserverlauf. Unterstützend können Handwurzelzirkelungen oder Friktionen wirken.

Als Nächstes wird der M. latissimus behandelt, dessen Verspannungen häufig eine Ursache für Rückenbeschwerden sind. Zunächst folgt die Ausstreichung in Form einer Knöchelstreichung parallel zum Faserverlauf des Muskels. Anschließend werden Fingerspitzenknetungen im unteren Muskelbereich und von einer Zweihandknetung im Bereich der Achsel durchgeführt. Die Zweihandknetung kann auch an der lateralen Seite von kranial nach kaudal angewendet werden. Dehnende Streichungen und Friktionen am Muskelrand werden nach Bedarf eingebaut.

Es folgt die Behandlung des M. trapezius und der Schulterregion. Der M. trapezius wird in seinen drei Teilen je durch eine Knöchelstreichung von kaudal nach kranial ausgestrichen. Es folgt die Fingerspitzen- oder Zweihandknetung dieser Teilbereiche. Da besonders an den Schulterblatträndern durch die Lage des M. rhomboideus Gewebsveränderungen vorkommen können, werden Friktionen und intensive Knetungen erforderlich sein. Bei besonders schmerzhaften Reaktionen werden vermehrt beruhigende Streichungen zur Schmerzdämpfung eingebaut. Am absteigenden Trapeziusanteil bieten sich Zweihandknetungen vom Akromion bis zum Hinterhaupt an. Längsdehnungen gepaart mit Friktionen am Trapeziusrand werden zur Unterstützung eingesetzt. Hautverschiebungen werden im Schulterblattbereich häufig schmerzhaft empfunden und sollten daher dem Empfinden des Patienten angepasst werden. In der Nackenregion kombiniert man Zweihandknetung mit Fingerspitzenknetung, sowie gezielte Friktionen mit ausleitenden Knöchelstreichungen. Bei Friktionen in dieser Region ist besonders auf geschwollene Lymphknoten zu achten, die niemals mit intensiven Friktionen behandelt werden dürfen. Die Behandlung wird mit Ausstreichung, die je nach gewünschter Reaktion anregend oder dämpfend eingesetzt werden, beendet. Flachhandstreichungen dämpfen, schnell ausgeführte Harkengriffe wirken anregend.

2.5.4 Fallbeispiele

Die folgenden Fallbeispiele sollen verdeutlichen, wie die Massage Schmerzen reduzieren und die Beweglichkeit verbessern kann.

Beschwerden der Lenden-Becken-Hüftregion bei Coxarthrose

Ein Patient kommt mit der Diagnose Coxarthrose und einer Verordnung zu uns in die Praxis.

Der Patient gibt Schmerzen in der Leiste, im Gesäß und Oberschenkel an, die ausstrahlen bis in das Kniegelenk. Außerdem klagt er über Schmerzen in der Leistenregion nach längerer Ruhe.

Nachdem eine Befunderhebung des Patienten durchgeführt wurde, stellen wir folgende Dysbalance der hüft- und kniegelenkführenden Muskulatur fest:
- der M. glutaeus maximus ist abgeschwächt und atrophiert,
- der M. glutaeus medius ist abgeschwächt und atrophiert,
- die folgenden zweigelenkige Muskeln sind hyperton und verkürzt:
  - M. tensor fascia latae,
  - M. rectus femoris,
  - M. sartorius,
  - M. gracilis ischikrurale Gruppe,
- die Spannung der Adduktoren ist deutlich erhöht,
- außerdem weist der Patient durch den unphysiologischen Einsatz der Rumpfmuskulatur eine Spannungserhöhung der lumbalen Rückenstreckmuskulatur auf.

Die Gesichtspunkte der physiotherapeutischen Behandlung und deren Maßnahmen sind:

- Schmerzlinderung,
- Verbesserung der Beweglichkeit,
- Verbesserung der Muskelkraft,
- Verbesserung der Dehnfähigkeit der Muskulatur,
- Kräftigung hypotoner Muskelgruppen,
- Verbesserung der Statik,
- Verbesserung des Gangbildes,
- Verbesserung der alltäglichen Bewegungen.

Behandlung mit klassischer Massage

Der Patient sollte mit leicht erhöhtem Kopfteil auf dem Rücken liegen. Die Kniegelenke können durch einen Sandsack oder eine feste Haltrolle unterlagert werden.

Der Therapeut kann nun den Oberschenkel von ventral, medial und lateral mit Zweihandstreichungen und Zweihandknetungen behandeln. Diese Techniken können durch gezielte Friktionen und Unterhautfaszienstrichen unterstützt werden.

Zur Behandlung der dorsalen Seite liegt der Patient auf dem Bauch. Die Sprunggelenke werden mit einer Rolle unterlagert. In dieser Lage kann man die Lendenregion mit Ausstreichungen, Zweihand- und Fingerspitzenknetungen sowie mit Friktionen und Unterhautfaszienstrichen behandeln. Die Behandlung der Gesäßmuskulatur wird mit intensiven Zweihandknetungen und Friktionen durchgeführt. In dieser Lage besteht weiter die Möglichkeit, die laterale, mediale und dorsale Seite des Oberschenkels mit flächigen Streichungen und Zweihandknetungen von distal nach proximal zu behandeln. Die Behandlungszeit wird hier nicht genau festgelegt, denn der Behandler entscheidet nach Überprüfung der Bewegungsverbesserung oder der Schmerzreduktion, wie lange er die Massagegriffe in die Behandlung einfließen lässt.

Folgende Maßnahmen können die Gesamtbehandlung unterstützen:

- Funktionsmassagen,
- Querfriktionen,
- Thermotherapie (Fango, ansteigende Sitzbäder),
- Manuelle Therapie,
- Muskeldehnungen,
- Gangschule.

Beschwerden der Hals-Schulter-Arm-Region

Eine Patientin kommt mit der Diagnose chronische Polyarthritis der Schulter und einer Verordnung zu uns in die Praxis.

Die Patientin gibt an, dass die Schmerzen häufig in Ruhe und auch nachts auftreten. Gelegentlich sei die Schulter etwas angeschwollen. Bewegungen über den Kopf und auf dem Rücken fallen ihr besonders schwer.

Nachdem eine Befunderhebung der Patientin durchgeführt wurde, stellen wir folgende Dysbalance an der schulterblatt- und schultergelenkführenden Muskulatur fest:
- der absteigende Teil des M. trapezius ist verkürzt und hyperton,
- die anderen Anteile des M. trapezius sind abgeschwächt,
- der M. levator scapulae ist verkürzt und hyperton,
- der M. supraspinatus ist schmerzempfindlich und abgeschwächt,
- der M. infraspiatus ist abgeschwächt,
- der M. deltoideus ist abgeschwächt,

- der M. pectoralis major und minor sind verkürzt und hyperton.

Die Gesichtspunkte der physiotherapeutischen Behandlung und deren Maßnahmen sind:

- Schmerzlinderung,
- Verbesserung der Beweglichkeit,
- Entlastungsstellung suchen, um den Alltag erträglich zu gestalten,
- Kräftigung hypotoner Muskelgruppen,
- Verbesserung der gesamten Körperhaltung und Sitzposition,
- Kräftigung der schulterblattführenden Muskulatur,
- Verbesserung der Muskelkoordination,
- Aktivierung der gesamten Rumpfmuskulatur.

Behandlung mit klassischer Massage

Um die Schulter-, Nacken-Region und den Schultergürtel zu behandeln, bietet sich die Bauchlage, Sitz an der Behandlungsbank oder auf einem Massagestuhl an. In Bauchlage sollte der Kopf in einer Mittelstellung gelagert werden. Die Sprunggelenke liegen auf einer Fußrolle. Der Unterarm der zu behandelnden Seite kann über der Bankkante hängen oder in Adduktions-, Innenrotationsstellung am Körper anliegen. Das betroffene Gelenk sollte so schmerzfrei wie möglich gelagert werden.

Die Massagebehandlung kann mit flächigen Streichungen und Knöchelstreichungen des gesamten Rückens und speziell des Schultergürtels beginnen. Es folgt dann die spezielle Behandlung des M. trapezius, M. levator scapulae sowie des M. latissimus dorsi. Um den M. deltoideus zu behandeln, muss der Arm so weit wie möglich abduziert werden, damit man mit der Zweihandknetung oder der Fingerspitzenknetung die einzelnen Abschnitte des Muskels erreicht. Eine gute Alternative ist es, den Patienten seitlich an die Behandlungsbank zu setzen und das Kopfteil so zu stellen, dass der Arm in Abduktionsstellung gut gelagert werden kann.

Folgende Maßnahmen können die Gesamtbehandlung unterstützen:

- Funktionsmassage des M. pectoralis, M. supraspinatus, M. infraspinatus und des M. subscapularis,
- Elektrotherapie,
- Manuelle Therapie.

Massage bei Säuglingen und Kleinkindern

Massage ist vielleicht nicht der richtige Begriff für diesen Anwendungsbereich, da Massage mit Knetung in Verbindung gebracht wird. Babymassage unterscheidet sich grundsätzlich von der klassischen Massage. Die sanften Berührungen, die wohltuenden Streichungen der Mutter oder des Vaters sind die ersten wichtigen Kontakte, um dem Baby ihre Zuneigung zu vermitteln. Hier spielt die Haut als Sinnesorgan eine große Rolle. Über die Berührung erlebt das Baby sich und seine Umwelt. Untersuchungen an Frühgeborenen haben gezeigt, dass Frühchen, die dreimal täglich massiert wurden, eine anderthalbmal schnellere Gewichtszunahme zeigten als Frühchen ohne diese Hautkontakte.

Eltern können durch zärtliche Berührung des Babys erste Signale an das Kind senden. Man spricht von der ersten Kommunikation.

Rahmenbedingungen der Behandlung und Durchführung

Die Temperatur im Behandlungsraum sollte min. 25 Grad betragen. Da das Baby nackt behandelt wird und ein schnelles Auskühlen verhindert werden muss, kann der Einsatz einer Infrarotlampe zweckmäßig sein.

Die Hand des Behandlers muss warm sein.

Die Behandlungsdauer liegt etwa zwischen 10 und 20 Min., ist aber vom individuellen Spaß an der Behandlung abhängig. Kinder dürfen niemals gegen ihren Willen massiert werden.

Die Massage sollte nicht nach dem Füttern des Babys erfolgen oder wenn es müde ist.

Massagemittel müssen nicht verwendet werden. Möchte der Behandler jedoch ein Massageöl verwenden, muss es 100% naturbelassen sein.

Kopfbehandlung

Die Massage beginnt mit dem Ausstreichen des Gesichtes. Sanft, langsam und gleichmäßig gleiten die Daumen von der Nase über die Wangen. Dann wird mit den Fingerkuppen von der Stirn über die Schläfen gestrichen.

Brust- und Bauchbehandlung

Abwechselnd wird mit einer Hand von der Schulter über die Brust und den Bauch zum gegenüberliegenden Bein gestrichen. Linke Schulter und rechtes Bein umgekehrt. So streicht man abwechselnd kreuzweise über den Körper. Brust und Bauch immer im Uhrzeigersinn massieren.

Rückenbehandlung
Zuerst streicht man langsam mit beiden Händen quer den gesamten Rücken entlang. Anschließend wird vom Nacken über den Rücken und die Beine bis zu den Füßen ausgestrichen.

Arme und Beine
Die Streichungen beginnen am Oberarm und enden an der Hand. Kurz bevor die eine Hand am Ende der Ausstreichung ist, setzt die andere wieder am Oberarm an. Die Beinbehandlung wird vom Oberschenkel bis zum Fuß in gleicher Weise durchgeführt.

Wirkung

Die Babymassage zeigt folgende Wirkungen:
- Anregung der Durchblutung und Stoffwechsel
- Die Entwicklung des Nervensystems wird begünstigt
- Verbesserte Sinneswahrnehmung
- Fördert das seelische und körperliche Wohlempfinden
- Stärkere Bindung zwischen Eltern und Kind
- Verringerung von Koliken und Bauchschmerzen
- Verbesserter Schlafrhythmus
- Stärkung des Immunsystems

2.5.5 Wie erlebt der Patient die Berührung und die Nähe während der Therapie?

Das Erlebnis von Berührung und Nähe hängt von individuellen Faktoren ab wie:
- somatosensorische Wahrnehmung
- biografisch bedingte Erfahrungen (positive/ negative Erfahrungen mit Berührung)
- hochfrequent/ niederfrequent, Intensitätsbewusstsein, Empfindung
- topografische Lokalisation
- Persönlichkeitsstruktur
- momentane psychische/ körperliche Befindlichkeit

2.5.6 Massage bei/ trotz veränderter Körperwahrnehmung, z. B. bei psychischen Erkrankungen

Da auf eine ausführliche Beschreibung von psychischen Erkrankungen nicht weiter eingegangen wird, beschränken wir uns auf die Indikationen und Kontraindikationen der Behandlungen.
- Indikationen sind:
  - postoperative Planungen in der Rehabilitation
  - Förderung der taktilen Wahrnehmung
  - Steigerung der Schmerztoleranzförderung.
- Kontraindikationen sind:
  - bei einer produktiven Psychose, d. h. bei halluzinatorischem Zustand aufgrund der sensorischen Störungen (körperlichen Missempfindungen)

Literatur

Literatur Kap. 2.2
Bringezu G, Schreiner O. Die Therapieform Manuelle Lymphdrainage. Lübeck: Verlag Otto Haase; 1987.
Dahl H, Rößler A. Grundlagen der Manuellen Therapie. Stuttgart: Thieme; 2000.
Földi M, Földie E, Kubik S (Hrsg.). Lehrbuch der Lymphologie für Mediziner, Masseure und Physiotherapeuten. 6. Auflage. München: Elsevier; 2005.
Kenner A. Lehrmaterial der VPT Akademie – staatl. anerk. Massage-/Physiotherapeuten-Schule. Fellbach.
Klingschat D. Lehrmaterial der VPT Akademie – staatl. anerk. Massage-/Physiotherapeuten-Schule. Fellbach.
Kolster B. Massage. Berlin, Heidelberg: Springer; 2003.
Krauß H, Vogler P. Periostbehandlung, Kolonbehandlung. Stuttgart: Thieme; 1986.
Reichel HS, Ploke C. Physiotherapie am Bewegungssystem. Stuttgart: Hippokrates; 2003.
Reichert B. Lehrmaterial der VPT Akademie – staatl. anerk. Massage-/Physiotherapeuten-Schule. Fellbach.
Reichert B. Anatomie in Vivo. Stuttgart: Thieme; 2005.
Seffers-Hartogh A. Lehrmaterial der VPT Akademie - staatl. anerk. Massage-/Physiotherapeuten-Schule. Fellbach.
Travell GJ, Simons DG. Handbuch der Muskel-Triggerpunkte, Teil 1. München : Urban & Fischer; 2002.
Vogler P. Periostbehandlung. Stuttgart: Thieme; 1955.
Winkel D, Vleeming A, Meijer OG. Nichtoperative Orthopädie und Manuelle Therapie, Teil 4/2 München: Urban und Fischer; 1993.
Weiß E. Bad Wörishofen, persönliche Mitteilungen.

Literatur Kap. 2.3.1 und 2.3.2

Brügger A. Erkrankungen des Bewegungsapparates. Stuttgart: Fischer; 1980.

Carreck A. The effect of massage on pain perception threshold. Manipulative Therapist. 1994:26.

Dejung B. Muskulär bedingter Schmerz – Diagnose und Therapie. Physikalische Therapie. 1992:1. Nachdruck aus Gazette Médical; 1991:12.

Dogs W. Psychosomatik der Massage. Physikalische Therapie. 1988:1.

Ettlin TM, Kaeser HE. Muskelverspannungen. In: Mense S. Pathophysiologie der Muskelverspannungen. Stuttgart: Thieme; 1998.

Field T, Ironson G et al. Massage therapy reduces anxiety and enhances EEG pattern of alertness and math computations. Int.J.Neuroscience. 1996:86.

Field T, Morrow C et al. Massage reduces anxiety in child and adolescent psychiatric patients. J.Am.Acad.Child.Adolesc.Psychiatry. 1992:31.

Field T. Touch therapy. Edinburgh: Churchill Livingstone; 2000.

Földi M. Anatomical and physiological basis for physical therapy of lymphedema. Experientia. 1978:33.

Hentschel HD. Zur Wirkungsweise und Indikation der Klassischen Massage. Physikalische Therapie. 1979;

Huber Ch. Effekte der klassischen Ganzkörpermassage auf verschiedene Parameter des menschlichen Immunsystems. Doktorarbeit: 1995.

Ironson G, Field T et al. Massage therapy is associated with enhancement of the Immune system's cytotoxic capacity. Int.J.Neuroscience. 1996:84.

Kim EJ, Buschmann MT. The effect of expressive physical touch on patients with dementia. Int. J.Nurs.Stud. 1999:35.

Kohlrausch A. Handbuch der Physikalischen Therapie. Band II. Massage. Stuttgart: Gustav Fischer; 1971.

Kohlrausch W. Reflexzonenmassage in Muskulatur und Bindegewebe. Stuttgart: Hippokrates; 1955.

Lange M. Die Muskelhärte (Myogelosen): ihre Entstehung und Heilung. München: Lehmann; 1931.

Marées de H. Sportphysiologie. Köln-Mühlheim: Troponwerke;1981.

Melzack R, Wall PD, Pain mechanisms: a new theory. Science. 1965:150.

Mense S. Neuroanatomische Grundlagen und physiologische Mechanismen der Massage. Physikalische Therapie. 1991:6.

Mense S. Physiologische Aspekte der Massage. Physikalische Therapie. 1987:12.

Müller-Oerlinghaus B, Berg C, Scherer P. Slow Stroke-Massage bei Depression? 2004. Physikalische Therapie. 2005:6.

Mumenthaler M, Schliack H. Läsionen peripherer Nerven. Stuttgart: Thieme; 1977.

Puustjarvi K, Airaksinen O, Pontinen PJ. The effects of massage in patients with chronic headache. Int. Acup. Electroth. 1990:13.

Sato A, Schmidt RF. Somatosympathetic reflexes. Physiol. Rev. 1973:53.

Schedlowski M, Tewes U. Psychoneuroimmunologie. Spektrum; 1996.

Scheidtmann K. Neuronale Plastizität. In: Hüter-Becker A, Dölken M, Hrsg. Physiotherapie in der Neurologie. Stuttgart: Thieme; 2004.

Schmidt RF, Thews G. Physiologie des Menschen. Heidelberg: Springer; 1990:90.

Schmidt RF. Schmerzauslösende Substanzen. Phys. Therapie, 1982:3.

Steverding M. Rehabilitation spezifischer Gewebe. In: van den Berg F. Angewandte Physiologie. Band 3. Therapie, Training, Tests. Stuttgart: Thieme; 2001:134.

Teirich-Leube H. Grundriss der Bindegewebsmassage. Stuttgart: Gustav Fischer; 1972.

van den Berg F. Angewandte Physiologie. Band 1: Das Bindegewebe des Bewegungsapparates verstehen und beeinflussen. 2. korrigierte Auflage. Stuttgart: Thieme; 2003.

van den Berg F. Therapeutische Effekte der Mobilisation. In: Angewandte Physiologie. Band 3. Stuttgart: Thieme; 2001:20,21.

Walach H. Wirkung und Wirksamkeit der Massage. Stuttgart: Haug; 1995.

Weinrich SP, Weinrich MC. The effect of massage on pain in cancer patients. Appl. Nurs. Res. 1990:3.

Werner GT, Bieger WP, Blum B. Wirkungen einer Serie Ganzkörpermassagen auf zahlreiche Parameter des Immunsystems. Physikalische Medizin. 1977.

Wood EC, Becker PD. Klassische Massagemethoden. Stuttgart: Hippokrates; 1984.

Zabludowsky. Massagebuch. 1903.

Literatur Kap. 2.3.3 und 2.3.4

Dalicho WA, Haase H, Krauß H, Reichert C, Schumann L. Massage: Eine Einführung in die Techniken der Massage. Darmstadt: Steinkopff; 1981.

Dejung, Gröbli, Colla, Weissmann: Triggerpunkt-Therapie, Bern: Hans Huber; 2003.

van den Berg: Angewandte Physiologie, Stuttgart: Thieme; 2001.

Dittel R. Schmerz-Physio-Therapie, Stuttgart: Gustav Fischer; 1992.

Field T. Touch Therapy, Edinburgh, New York: Churchill Livingstone; 2000.
Fritzsche M. Grundlagen der Massage und physikalischen Therapie. Berlin: Springer; 1992.
Glogowski G.: Lehrbuch für Masseure und med. Bademeister. Berlin: Springer; 1981.
Hentschel H.-D. Naturheilverfahren in der ärztlichen Praxis, Köln: Deutscher Ärzte
Verlag; 1996.
Hirnle P. Hirnle E. Eine tierexperimentelle Studie in E. Mannheimer (Hrsg: Ödem; Perimed, 1986, S. 120 – 123.
Hoppe F., Hagen R., Verene K. Preisler Nutzen und Risiken der Manuellen Lymphdrainage bei Kopf- und Halstumoren. Laryngo- Rhino-Otologie 77, 1998 207 – 212.
Hollis M. Therapeutische Massage, München: Urban & Fischer; 2000.
Knauth K, Reiners B, Huhn R. Physiotherapeutisches Rezeptierbuch. München: Urban & Fischer; 2002.
Kolster B. Massage. Klassische Massage. Berlin: Springer; 2003.
Lange A. Physikalische Medizin. Berlin: Springer; 2002.
Lewit K. Manuelle Medizin. Heidelberg: Ambrosius; 1997.
Montagu A. Körperkontakt. Stuttgart: Klett-Cotta; 2000.
Müller A. Lehrbuch der Massage. 2. Auflage. Bonn: Marcus & Webers; 1926.
Müller-Oehrlinghausen B. „Slow stroke"-Massage. Dtsch med. Wochenschrift 2004, 129, 1363 – 1368.
Muschinsky B. Massagelehre in Theorie und Praxis. Stuttgart: Gustav Fischer; 1984.
Peterson L, Renström P. Verletzungen im Sport. Köln: Deutscher Ärzte-Verlag; 2002.
Pöntinen P, Gleditsch J, Pothmann R. Triggerpunkte und Triggermechanismen. Stuttgart: Hippokrates; 2001.
Sachse J. Massage. Grundlagen und Indikationen. Berlin: Ullstein Mosby; 1992.
Sachse J. Massage in Bild und Wort. Stuttgart: Gustav Fischer; 1987.
Salvo SG. Massage Therapy. Philadelphia: Saunders; 1999.
Schlegel KF, Aalam M. Physikalische Medizin, Massage, Beschäftigungstherapie. Stuttgart: Hippokrates; 1990.
Schmidt KL, Drexel H, Jochheim KA. Lehrbuch der Physikalischen Medizin und Rehabilitation. Stuttgart: Gustav Fischer; 1995.
Storck U. Technik der Massage. Stuttgart: Thieme; 2004.
Travell JG, Simons DG. Handbuch der Muskel-Triggerpunkte. München: Urban & Fischer; 2000.
Uexküll T. Psychosomatische Medizin. München: Urban & Fischer; 2003.
Wallach. Wirkung und Wirksamkeit der Massage. Stuttgart: Haug Verlag; 1995.
Werner GT, Klimczyk K, Rude J. Checkliste physikalische und rehabilitative Medizin. Stuttgart: Thieme; 1997.
Wood EC, Becker PD. Klassische Massagemethoden. Stuttgart: Hippokrates; 1984.
Zenz G. Die klassische Heilmassage. Heidelberg: Haug; 1993.

Literatur Kap. 2.4
van den Berg F. Angewandte Physiologie Bd. 1: Das Bindegewebe des Bewegungsapparates verstehen und beeinflussen. Stuttgart: Thieme; 2003.
Fritzsche M. Grundlagen der Massage und physikalischen Therapie. Berlin: Springer; 1992.
Glogowski G. Lehrbuch für Masseure und medizinische Bademeister. 2. überarbeitete Aufl. Heidelberg: Springer; 1992.
Hüter-Becker A. In Hüter-Becker A, Dölken M, Hrsg. Biomechanik, Bewegungslehre, Leistungsphysiologie, Trainingslehre. Stuttgart: Thieme; 2004.
Hüter-Becker A, Dölken M. physiolehrbuch Basis: Untersuchen in der Physiotherapie. Stuttgart: Thieme; 2005.
Muschinsky B. Massagelehre in Theorie und Praxis, 3. Aufl. München: Gustav Fischer; 1992.
Storck U, Junker H-O, Rostalski W. Technik der Massage. 19. Aufl. Stuttgart: Thieme; 2004.
Saint-Exupery, A de; Der kleine Prinz. Karl Rauch Verlag; 2000.
Wurmthaler C. Chronifizierung und psychologische Merkmale. Zeitschrift für Gesundheitspsychologie 1996:2.
Schumacher J, Brähler E. Bezugssysteme von Gesundheit und Krankheit; Datenbank der Universitätsklinik Leipzig, Abteilung für Medizinischen Psychologie und Medizinischen Soziologie.
Kolster, BC., Massage, Springerverlag, 2003
Rüegg, JC. Gehirn, Psyche und Körper. Neurobiologie von Psychosomatik und Psychotherapie. Stuttgart: Schattauer; 2006.

Literatur Kap. 2.5
Gillert O, Rulffs W. Hydrotherapie und Balneotherapie. 11. Aufl. München: Pflaum Verlag; 1990.

Perry JF, Rohe DA, Garcia AO. Arbeitsbuch Bewegungslehre – Funktionelle Anatomie. Stuttgart: Thieme; 1998.

Schäfler, Schmidt. Mensch, Körper, Krankheit. 2.Aufl. Stuttgart: Gustav Fischer; 1998.

Reichel HS, Groza-Nolte R. Physiotherapie Bd. 1 – 2. 1.Aufl. Stuttgart: Hippokrates; 1998.

Klein-Vogelbach S, Werbeck B, Spirgi-Gantert I. Funktionelle Bewegungslehre. 5. Aufl. Berlin: Springer; 2000.

Hüter-Becker A, Schewe H, Heipertz W. Physiotherapie Orthopädie. Stuttgart: Thieme; 1998.

Seibel, E, Scheibe, J. Thermodiagnostik und Thermotherapie. Bad Kösen: 1999.

Spirgi-Gantert I, Mohr G, Stüverman R. Funktionelle - Bewegungslehre, Behandlungstechniken. Berlin: Springer; 2005.

Kolster B. Massage. Berlin: Springer; 2003.

Storck U. Technik der Massage. Stuttgart: Thieme; 2004.

Cordes A. Physiotherapie, Grundlagen und Technik. München: Urban & Fischer; 1989.

Reichel HS, Ploke CE. Physiotherapie am Bewegungsapparat. Stuttgart: Hippokrates; 2003.

Senne B. Effekte der Ganzkörperkältekammer bei Patienten mit Spondylitis ankylopoetika. Dissertation, Ruhr-Universität Bochum 2001.

van den Berg F. Angewandte Physiologie Bd. 1 – 3. Stuttgart: Thieme; 2001.

Reflexzonen im Bindegewebe ermöglichen den therapeutischen Einfluss auf das vegetative Nervensystem

Head-Zonen sind Hautareale, die bei Erkrankung innerer Organe überempfindlich sind und ein gesteigertes Schmerzempfinden aufweisen.

Der therapeutische Zug löst ein Schneidegefühl aus.

Bindegewebszonen liegen in Haut und Unterhaut

3 Reflexzonentherapie · 97

3.1 Einführung · 97
3.2 Reflexzonentherapie im Bindegewebe/ Bindegewebsmassage · 100
3.3 Reflexzonen im Bindegewebe – Bindegewebszonen · 114
3.4 Befunderhebung · 116
3.5 Behandlung · 118
3.6 **Reaktionen** · 127
3.7 Behandlungsaufbau · 131

Techniken der BGM:
- *Hauttechnik*
- *Unterhautmassage*
- *flächige Bindegewebsmassage*
- *Unterhauttechnik*
- *Faszientechnik*

3 Reflexzonentherapie

Elisabeth Badde-Borcherding

3.1 Einführung

Zwischen Ende des 19. Jahrhunderts und Anfang des 20. Jahrhunderts eröffnete sich in unserem Kulturkreis, auf verschiedenen Ebenen der Forschung und der Therapieentwicklung eine ganz neue Dimension in der Betrachtung der Reaktionen des menschlichen Organismus.

Es handelte sich um die bahnbrechende Erkenntnis, dass bei funktionellen Störungen der Organe und Gefäße, in bestimmten Bereichen der Körperoberfläche und des peripheren Gewebes Veränderungen wahrzunehmen sind. Festgestellte Reaktionen waren z. B., dass ein bestimmtes umschriebenes Gebiet der Haut mit Schmerz reagiert, überempfindlich wird (nach Head), oder eine abgegrenzte Region des Bindegewebes der Unterhaut an Volumen bzw. an Flüssigkeitsgehalt verliert (nach Teirich-Leube, Dicke).

Man ging davon aus, dass diese Art der Kommunikation zwischen inneren und äußeren Strukturen nur über die direkte Verbindung der Nervenbahnen möglich ist. Die funktionelle Störung eines Organs (z. B. eine Magenverstimmung) wird als Reiz über die entsprechenden sensiblen Nervenbahnen (sensible Afferenzen) zum zentralen Nervensystem geleitet.

Auf zentraler Ebene wird die Information verarbeitet und durch die Umschaltung auf Nervenbahnen, die für die Steuerung der Organfunktionen zuständig sind (vegetative Efferenzen), wird für eine adäquate Reaktion im Magen gesorgt. Gleichzeitig wird auf Nervenbahnen umgeschaltet, die ein bestimmtes Gebiet (Zonen) in der Peripherie, in der Haut bzw. Unterhaut und in der Muskulatur versorgen.

So kommt es beispielsweise bei Magenbeschwerden zu einer Schutzspannung in der Muskulatur oberhalb des Magens und zu einer Veränderung der Beschaffenheit des Bindegewebes auf der linken, vor allem dorsalen Thoraxseite. Aus dieser Beobachtung ergab sich die Schlussfolgerung, dass die Möglichkeit besteht, eine funktionelle Störung über die Behandlung des Gewebes in der Peripherie zu beeinflussen.

> Der Begriff „Reflexzonentherapie" ist somit als Überbegriff zu verstehen und steht ganz allgemein für die Behandlung von Zonen an der Körperoberfläche und im peripheren Gewebe (Reflexzonen), über die funktionelle Störungen der Organe, Gefäße oder tiefer gelegener Gewebsstrukturen positiv zu beeinflussen sind.

Im Rahmen der Physikalischen Therapie gibt es die unterschiedlichsten Möglichkeiten, um Haut, Unterhaut und Muskulatur zu beeinflussen. Reflexzonen können mit hydro-, thermo- und elektrotherapeutischen Maßnahmen ebenso stimuliert werden wie mit manuellen Techniken.

In welchen Abschnitten oder in welcher Struktur gearbeitet werden kann, wird anhand der Bezeichnungen der verschiedenen, reflektorisch wirksamen Massagemethoden deutlich:
- Segmentmassage/Segmenttherapie (Massagetherapie in den Segmenten, in den Versorgungsgebieten eines Spinalnervs);
- Periosttherapie (Therapie an der Knochenhaut);
- Bindegewebsmassage/Reflexzonentherapie im Bindegewebe (Massagetherapie im Bindegewebe der Körperdecke);
- Reflexzonentherapie am Fuß (nach Hanne Marquardt).

Bei dieser Aufzählung nimmt die Reflexzonentherapie am Fuß eine besondere Position ein, da es nachweislich keine neuralen Bahnen an den Füßen gibt, die in direktem Zusammenhang mit den inneren Organen stehen.

Trotzdem wurde durch empirische Studien nachgewiesen, dass beispielsweise eine Behandlung der Reflexzone des Magens am Fuß die Durchblutung des Magens verbessert.

Die Füße sind hier also eher als „Spiegelbild" unseres Körpers zu verstehen, der gesamte Organismus (als Makrokosmos) spiegelt sich in den zugeordneten Regionen der Füße (als Mikrokosmos). Auf welchen Wegen dabei der gesetzte Reiz an den Füßen zu einer veränderten Stoffwechselsituation in der entsprechenden Körperregion führt, ist wissenschaftlich nicht nachvollziehbar.

Zur eindeutigen Begriffsklärung sollte noch darauf hingewiesen werden, dass Therapiemethoden, die ihren Ursprung im ostasiatischen Raum haben und auf den Grundlagen der asiatischen Medizin (Traditionelle Chinesische Medizin [TCM]) basieren, zwar auch als *Reflextherapie* bezeichnet werden (Kalbantner-Wernicke et al. 2005), sich aber in ihrer energetischen Betrachtungsweise des menschlichen Organismus völlig von der westlich-naturwissenschaftlichen Sicht unterscheiden.

Methoden wie das aus Japan stammende *Shiatsu* und die chinesische Heilmassage *Tuina* sind Therapienformen, deren Ziel es ist, mithilfe der Hände auf unterschiedliche Art und Weise, die über mehrere tausend Jahre festgeschriebenen Energiebahnen (Meridiane) mit ihren besonderen, kleinen Energiezentren (Akupressur-/Akupunkturpunkte) im Körper zu aktivieren bzw. auszugleichen und darüber eine gesunde Balance zwischen Körper, Geist und Seele herzustellen.

Diese Behandlungsmethoden gehören also – streng genommen – nicht zur Physikalischen Therapie und werden deshalb in diesem Kapitel nicht thematisiert. Sie sind aber glücklicherweise heutzutage nicht mehr aus dem Therapiealltag wegzudenken.

3.1.1 Verschiedene Methoden der Reflexzonentherapie

Damit die unterschiedlichen Methoden aus ihrer Geschichte und bezüglich der jeweiligen Vorgehensweise besser nachvollziehbar werden, sind die Therapieformen in **Tab. 3.1** nach den einzelnen Gesichtspunkten strukturiert und zusammenfassend dargestellt.

Tabelle 3.1 Methoden der Reflexzonentherapie

Therapieform		
Segmentmassage/ Segmenttherapie	Geschichte	• 1920–1930 von Gläser (Masseur) und Dalicho (Arzt) in Gera und Karl-Marx-Stadt entwickelt • ca. 1969 von Quilitzsch abgewandelt (München)
	Technik	• hautverschiebende Friktion als Grundprinzip der unterschiedlichen Griffe (Hautverschiebung, um Hautwiderstand zu überwinden) • Friktion im Bindegewebe der Körperdecke, an der Muskel- oder Körperfaszie (bindegewebige Hülle) oder am Periost (Knochenhaut)
	Dosierung	• höchstens bis an die Schmerzgrenze • hyperalgetische Zonen (Zonen mit gesteigertem Schmerzempfinden) einschleichend behandeln
	Wirkung	• lokal: auf alle Gewebestrukturen (Haut, Bindegewebe, Muskulatur, Periost) • reflektorisch: auf die Funktionen der inneren Organe und Gefäße
Periosttherapie	Geschichte	• 1920–1930 von Prof. Dr. Vogler in Berlin entwickelt
	Technik	• Behandlung an der Knochenhaut • mit Finger-, Daumenkuppe oder Knöchel • minimale, langsame Kreisbewegungen • mit der Ausatmung Druck aufbauen, mit der Einatmung den Druck leicht verringern • jeden Punkt 3–5 Minuten behandeln
	Dosierung	• bis zur Toleranzgrenze des Patienten • heller, durchdringender, bohrender Schmerz • hyperalgetische Zonen einschleichend behandeln
	Wirkung	• lokal: auf Periost, Knochen und Gelenke • reflektorisch: auf die Funktionen der inneren Organe

Tabelle 3.1 Fortsetzung

Therapieform		
Bindegewebsmassage/ Reflexzonentherapie im Bindegewebe	Geschichte	- 1930–1945 von Dicke (Krankengymnastin), Teirich-Leube (Krankengymnastin, später Ärztin) und Prof. Kohlrausch in Überlingen und Freiburg entwickelt
	Technik	- Zug im Bindegewebe als kurzer oder langer Arbeitsgang
- in der oberflächlichen Verschiebeschicht der Körperdecke (Dermis/Lederhaut – Subkutis/Unterhaut) oder
- in der tiefen Verschiebeschicht der Körperdecke (Subkutis/Unterhaut – Faszie/Muskel- oder Körperhülle) oder
- direkt auf der Muskelfaszie
	Dosierung	- beim Zug in der oberflächlichen Verschiebeschicht eventuell ein leichtes Schneidegefühl
- beim Zug in der tiefen Verschiebeschicht, auf der Muskelfaszie, ein mehr oder weniger starkes, klares, helles Schneidegefühl
- das Schneidegefühl ist auch abhängig von der Intensität des Kontaktes zur entsprechenden Verschiebeschicht, dem Arbeitstempo und der Gewebsspannung
- Reflexzonen im Bindegewebe, die Veränderungen aufweisen, einschleichend behandeln
	Wirkung	- lokal: auf jegliche Strukturen des peripheren Bindegewebes
- reflektorisch: auf das vegetative Nervensystem, auf die Funktion der inneren Organe und Gefäße
Reflexzonentherapie am Fuß	Geschichte	- 1915–1930 von Ingham (Masseurin) und Fitzgerald (Arzt) in Amerika aus überliefertem Wissen mittel- und nordamerikanischer Indianerstämme zusammengetragen
- 1960–1970 von Marquardt (Masseurin, später Heilpraktikerin) nahe Freiburg, überprüft und weiterentwickelt
	Technik	- Grundgriff: mit Daumen und Zeigefinger, weich schwingend, ein- und ausschleichenden Druck ins Gewebe des Fußes setzen
	Dosierung	- Schmerz gilt als Orientierung für die Dosierungsgrenze
- über die Variation des Arbeitstempos und der Intensität des ein- und ausschleichenden Druckes kann eine belastete Zone sedierend (beruhigend) oder tonisierend (aktivierend) behandelt werden
	Wirkung	- reflektorisch: auf die Funktionen des gesamten Organismus, das statisch-muskuläre System, die inneren Organe, das Hormonsystem, das Lymphsystem

Die *Komplexe Reflexzonentherapie*, nach Jost Thomas, setzt manuelle Griffe, Elektrotherapie, Kälte- und Wärmetherapie sowie Tapen in den entsprechenden Reflexzonen zur Behandlung von Funktionsstörungen der Organe ein.

Die *Kolonbehandlung* nach Vogler, als Behandlung des Dickdarmes (Kolon) an fünf speziellen, reflektorisch sehr wirksamen Punkten und die *Gezielte Tiefenmassage* nach Marnitz, die mit Längs- und Querfriktionen nicht nur am Ort der Beschwerden eingesetzt wird, sondern die Zonen in die Behandlung einbezieht, die im reflektorischen Zusammenhang mit den Beschwerden stehen, sollten hier ebenfalls genannt werden. Diese beiden Methoden arbeiten mit reflektorischen Wirkwegen, werden aber nicht explizit zu den Reflexzonentherapien gezählt.

3.2 Reflexzonentherapie im Bindegewebe/Bindegewebsmassage

Die Möglichkeit, mit der Reflexzonentherapie im Bindegewebe/Bindegewebsmassage das vegetative Nervensystem regulierend zu beeinflussen und Störungen der Organfunktionen zu normalisieren *(reflektorische Wirkung)*, macht die Methode besonders interessant.

Denn gerade in Zeiten großer Anforderungen an die körperliche und seelische Anpassungsfähigkeit (aufgrund optischer und akustischer Reizüberflutung sowie der allgemeinen Schnelllebigkeit), reagiert das vegetative Nervensystem auf diese Überforderung und es kommt zu Funktionsstörungen unterschiedlichster Art.

Aber die Manipulation im Bindegewebe der Körperdecke hat nicht nur reflektorische Wirkung, es gibt auch eine Wirkung am Ort der Behandlung und in den direkt benachbarten Strukturen *(lokale Wirkung)*.

Denn während die Körperdecke vorrangig aus Bindegewebe besteht, sind Knochen, Gelenke, Muskeln und Organe mit Bindegewebe umhüllt. Knochen und Knorpel gehören zu den bindegewebigen Strukturen (Van den Berg 1999).

Die Tatsache, dass die Reflexzonentherapie im Bindegewebe/Bindegewebsmassage auf zwei so unterschiedlichen Wegen Wirkung zeigt, macht die Therapie für ein breites Spektrum an Indikationen einsetzbar.

Im Folgenden soll besonders die mögliche Integration dieser Massagetechnik in ein physiotherapeutisches Behandlungskonzept herausgearbeitet werden.

Geschichte der Reflexzonentherapie im Bindegewebe

Der ursprüngliche Name der Massagemethode ist „Massage reflektorischer Zonen im Bindegewebe". Diese Bezeichnung wurde von den beiden Urheberinnen Dicke und Teirich-Leube kreiert. Der kurze, aber auch missverständliche Begriff *Bindegewebsmassage* setzte sich im Laufe der Jahre durch. Gebräuchliche Abkürzungen sind *BGM* und *Bigema*.

Unabhängig voneinander haben sich die beiden Krankengymnastinnen in den 20er- und 30er-Jahren des vorigen Jahrhunderts der Manipulation im Bindegewebe und der damit verbundenen reflektorischen Wirkung genähert.

Dicke experimentierte mit Selbstbehandlungen der schweren Durchblutungsstörungen ihrer Beine, während Teirich-Leube die Bindegewebsmassage bei ihrer krankengymnastischen Arbeit am Patienten entwickelte.

Beiden ging es dabei um die besondere, neue Art der Reizsetzung, um den *Zug im Bindegewebe* und die damit verbundene Wirkung auf die neurophysiologischen Zusammenhänge.

1938 kam es zu einer Begegnung der beiden Krankengymnastinnen. Es entwickelte sich eine intensive Zusammenarbeit mit wissenschaftlicher Unterstützung von Prof. Kohlrausch.

1942 kam es zu einer ersten gemeinsamen Veröffentlichung mit dem Titel: „Massage reflektorischer Zonen im Bindegewebe bei rheumatischen und inneren Erkrankungen".

In der weiteren Auseinandersetzung mit der Therapieform unterschieden sich die Auffassungen der beiden Krankengymnastinnen in Bezug auf die Umsetzung der Methode am Patienten und das Lehren der Methode.

Dicke entschied sich für die Vermittlung eines eher schematischen, befundorientierten Behandlungsaufbaus, um den Umgang mit der Methode zu vereinfachen, während Teirich-Leube die Notwendigkeit der differenzierten, befundorientierten Arbeit betonte.

In diesem Kapitel wird von der *Reflexzonentherapie im Bindegewebe* die Rede sein, da der Begriff *Bindegewebsmassage* der Therapie bezüglich ihres Wirkweges nicht gerecht wird.

Vergegenwärtigen wir uns den oben erwähnten Titel der ersten Veröffentlichung der beiden Urheberinnen, kommt dem die Bezeichnung *Reflexzonentherapie im Bindegewebe* sehr nahe.

Charakteristika der Reflexzonentherapie im Bindegewebe

Die zusammenfassenden Aussagen in der folgenden Checkliste sollen die Vorgehensweise und den Umgang mit der Technik darstellen.

Checkliste

Technik	Behandlungsprinzip ist:
	• der Zug im Bindegewebe der Körperdecke
	• lange oder kurze Arbeitsgänge im Bindegewebe

Ort der Anwendung	Die Körperdecke bietet unterschiedliche Verschiebeschichten für den Zug im Bindegewebe: • zwischen Kutis und Subkutis (oberflächliche Verschiebeschicht) • zwischen Subkutis und Faszie (tiefe Verschiebeschicht) • auf der Faszie
Orientierung	Orientierung für die Strichführung sind meistens: • Knochen- und Muskelränder • Ursprung und Ansatzgebiet eines Muskels • Muskelsehnen und die bindegewebigen Verbindungen zweier Muskelbäuche (Septen)
Empfindung des Patienten	Beim Zug in der tiefen Verschiebeschicht und auf der Faszie empfindet der Patient, *abhängig von der Gewebsspannung und der Dosierung*: • ein „Schneidegefühl" • ein „Ritzen"
Zielsetzung/ Behandlungsplan	Wo, wann und warum ein Zug gesetzt wird, darüber entscheidet vor allem: • die Diagnose • die Konstitution des Patienten und/oder • der Befund im Bindegewebe der Körperdecke

3.2.1 Wirkmechanismen

Anatomie der Körperdecke

Haut
Die Haut ist ein lebensnotwendiges Organ mit einer Gesamtfläche von ca. 2 m² (bei mittlerer Körpergröße). Die Beziehung zwischen Körpergeschehen (Milieu interieur) und Umwelt (Milieu exterieur) wird sehr differenziert von der Haut geregelt (Van den Berg 1999). Sie dient als Schutz gegen mechanische, chemische, physikalische und thermische Einflüsse. Das ausgedehnte Gefäßnetz der Haut bzw. der Körperdecke reguliert über die Vasodilatation (Gefäßweitstellung) und Vasokonstriktion (Gefäßengstellung) einen großen Teil der gesamten Wärmeabgabe und das Kreislaufgeschehen.

Ausschlaggebend für die Reflexzonentherapie ist die Funktion der Haut als Sinnesorgan. Die gesamte Oberflächensensibilität, Mechano- und Thermorezeptoren sowie eine große Anzahl freier Nervenendungen, die als Nozizeptoren (Schmerzrezeptoren) fungieren, befindet sich in der Haut. Die Möglichkeit, im Bereich der Haut Schmerz besonders differenziert wahrnehmen zu können, lässt die Projektion von – lediglich diffus lokalisierbarem – Organschmerz auf die Haut sinnvoll erscheinen und macht die mögliche Beeinflussung der Organsysteme über die Haut vorstellbar.

Da der Begriff *Kutis* (Haut) bei differenziertem Gebrauch nur die *Epidermis* (Oberhaut) und die *Dermis* (Lederhaut) umfasst, wird im Weiteren von der *Körperdecke* die Rede sein.

Für die Reflexzonentherapie im Bindegewebe sind alle Ebenen der Körperdecke von Bedeutung. Eine genaue Betrachtung des Aufbaus der gesamten Körperdecke ist deshalb an dieser Stelle sinnvoll.

Bindegewebe
Zwei der vier Strukturen des Grundgewebes bilden die Körperdecke. Epithelgewebe (Deckgewebe) bildet die äußere Schicht (Epidermis). Stützgewebe, in diesem Fall Bindegewebe und Fettgewebe, machen die eigentliche Fülle der Körperdecke aus (Dermis/Lederhaut und Subkutis/Unterhaut).

Dem Bindegewebe der Körperdecke gilt hier unsere Aufmerksamkeit. Es setzt sich zusammen aus *Zellen* und *Interzellularsubstanz/Matrix*.

- Zellen: Man unterscheidet zwischen fixen (ortsständigen) und mobilen (frei beweglichen) Zellen. Die Fibrozyten, als fixe Zellen, produzieren kollagene und elastische Fasern. Die mobilen Zellen stellen überwiegend die unspezifische und spezifische Abwehr, wie z. B. Leukozyten und Makrophagen.
- Interzellularsubstanz/Matrix: Kollagene sowie elastische Fasern und Grundsubstanz bilden die Matrix. Die Grundsubstanz besteht aus Proteinen mit entsprechendem Zuckergehalt (Glykosaminoglykane und Proteoglykane) die Zellen und Fasern miteinander verbinden und auch Wasser binden. Dieser Vorgang wird von nichtkollagenen Proteinen (Verbindungsproteinen) unterstützt. So entsteht ein stabiles Netzwerk und durch das eingebundene Wasser erhält das Gewebe Volumen (Van den Berg 1999).

Wenn eine Bindegewebszone vorliegt, können bei der Inspektion der Körperdecke Veränderungen im Volumen des Gewebes wahrgenommen werden. Der Aufbau der Körperdecke ist in **Abb. 3.1** dargestellt.

- Kutis (Haut):
  - Epidermis (Oberhaut);
  - Dermis/Korium (Lederhaut);
- Subkutis/Hypodermis (Unterhaut);
- Faszie (Muskel-/Körperhülle).

Die *Epidermis* ist ein mehrschichtiges Plattenepithel, frei von Gefäßen. Abhängig von der Körperregion (ob z. B. Augenlid oder Rücken), ist sie ca. 0,1

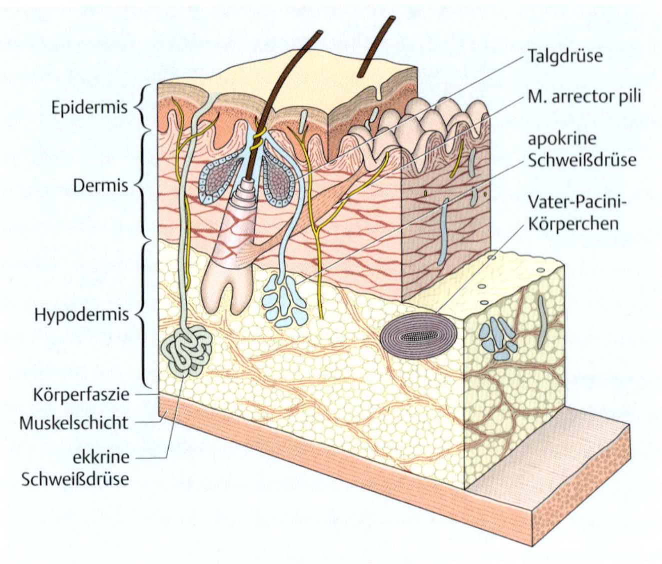

Abb. 3.1 Unterschiedliche Schichten der Körperdecke.

bis 1,5 Millimeter stark. Die äußere Erscheinung der Epidermis kann in Farbe und Beschaffenheit sehr unterschiedlich sein.

So gibt es hellhäutige und dunkelhäutige Menschen, trockene und feuchte Haut. Manchmal zeigen nur bestimmte Abschnitte (z. B. im Rückenbereich) eine abweichende Hautbeschaffenheit. Für die Befunderhebung von Bindegewebszonen können solche Veränderungen eventuell eine Hilfe sein.

Die *Dermis* setzt sich aus zwei bindegewebigen Schichten zusammen und hat eine Dicke von bis zu 4 Millimeter. Feine Erhebungen aus lockerem Bindegewebe – sie werden Papillen genannt (Stratum papillare) – haben Gefäßschlingen, die die Ernährung der Epidermis ermöglichen. Die erheblich dickere, netzförmige Schicht (Stratum retikulare) ist straffes Bindegewebe mit vorrangig kollagenen (zugfesten) Fasern. „Die kollagenen Fasern orientieren sich in dieser Schicht und bilden Spaltlinien, auch Linien von Langer genannt" (Van den Berg 1999, S. 241). Diese Spaltlinien dienen als Orientierung bei der Durchführung der Hauttechnik, eine flächige Technik der Reflexzonentherapie im Bindegewebe.

Die *Subkutis* besteht aus einer lockeren Bindegewebsschicht, in das – unterschiedlich stark – Fettgewebe eingelagert ist. Die elastischen Fasern machen die Verschieblichkeit der Haut und Unterhaut gegen die Körperfaszie möglich. Ist die Verschieblichkeit vermehrt oder vor allem vermindert, so ist das ein Zeichen/Befund für eine Bindegewebszone.

Die *Faszie*, als tiefste Schicht der Körperdecke, ist entweder Körper- oder Muskelfaszie. Die Stärke und Elastizität dieser Bindegewebsschicht ist sehr unterschiedlich und reicht von zarter Membran bis zu derber „Platte". Es überwiegen jedoch, wie beim Stratum retikulare der Dermis, die kollagenen Fasern.

Segmentale Innervation

Die Reflexzusammenhänge von Haut, Bindegewebe, Muskulatur, Skelettsystem, Organen und Gefäßen lassen sich am besten über die Betrachtung der embryonalen Entwicklung des segmentalen Aufbaus verstehen. Schliack und Harms machen in diesem Zusammenhang die Notwendigkeit der Segmentierung der Muskulatur und den entwicklungsgeschichtlichen Ursprung dieser Segmentierung deutlich. „Erst die unterteilte Muskulatur erlaubt eine abgestufte Bewegung durch harmonisch koordinierte Kontraktion der hintereinander geschalteten Muskelelemente" (Schliack, Harms 2001, S. 31).

Während der ersten embryonalen Entwicklungsphasen bilden sich die Urwirbel oder Ursegmente, die als Somiten bezeichnet werden, und aus Mesenchym, dem embryonalen Bindegewebe, bestehen. „Dieses embryonale Bindegewebe ist die Vorstufe für die Muskulatur, das Skelett und das Bindegewebe, für die Subkutis und für die Eingeweide" (ebd.). Parallel zu der Entstehung der Urwirbel entsteht aus der äußeren Schicht (Keimblatt) des anfänglichen embryonalen Zellhaufens, dem Ektoderm, das Neuralrohr. Mit dem seitlichen Auswandern der Urwirbel sprießen zeitgleich Nervenbündel aus dem Neuralrohr, dem Ursprung der Spinalnerven „(…) und der Nerv begleitet nun die in der Peripherie auswachsenden Elemente der Urwirbel, wohin diese auch ziehen (…). Daher bleibt dieser Spinalnerv ein für allemal der zuverlässige Richtpunkt für die segmentale Anatomie der Haut, der Muskulatur und der Eingeweide" (ebd.).

Das gesamte Areal, das von einem Spinalnerv mit seinen Ästen (Rr. spinales) versorgt wird, nennen wir das *Segment* dieses Spinalnervs.

Dazu gehören Versorgungsgebiete in der Haut (Dermatom), in den Muskelanteilen (Myotom), im Skelettbereich (Sklerotom), im Bereich der Gefäße (Angiotom) und im Bereich der Organe (Enterotom, Viszerotom), siehe dazu **Abb. 3.2**.

Die einzelnen Areale werden nicht ausschließlich von *einem* Spinalnerv innerviert. Es kommt beispielsweise zu einer Überlappung der Dermatome einzelner Spinalnerven. Die Manipulation in einem bestimmten Areal spricht also immer mehrere Ebenen im Rückenmark an.

Vegetatives Nervensystem

Das vegetative Nervensystem (VNS) steuert die Funktionen der inneren Organe und Gefäße und passt sie den Erfordernissen des Gesamtorganismus an. Die gesamte Steuerung von Herz-Kreislauf, Atmung, Verdauung, Stoffwechsel und Fortpflanzung gehört zu den Aufgaben des VNS und entzieht sich weitgehend der willkürlichen Kontrolle.

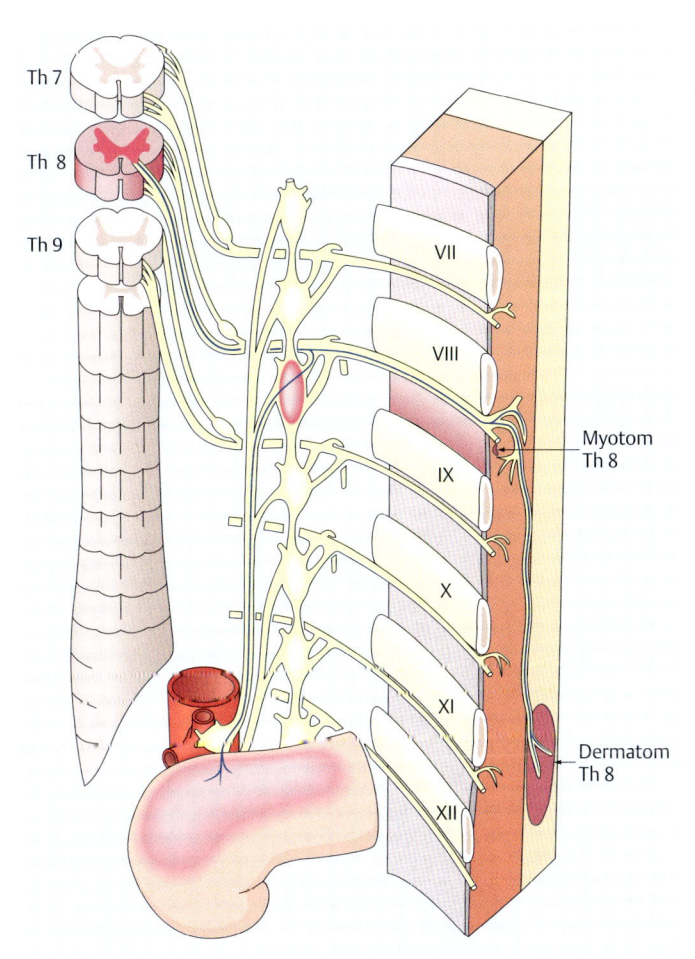

Abb. 3.2 Spinalnerv Th 8 mit Versorgungsgebieten: Dermatom – Höhe 12. Brustwirbel, Myotom – 9. Intercortalraum, Mm intercortales, Enterotom im Bereich der Pankreas.

Interessant ist dabei die enge Beziehung zwischen dem VNS und seelischen Vorgängen. Wir kennen alle Angstschweiß und Herzklopfen, wenn wir Angst empfinden, und die aufkommende Aggressivität/ Empfindsamkeit, wenn wir zu lange Hunger haben. Der Hypothalamus, als ein vegetatives Hirnzentrum, wird wesentlich vom limbischen System beeinflusst. Dort werden vegetative Erlebnisse gewertet und als Erfahrung gespeichert. Das limbische System steuert auch unbewusstes, emotionales Verhalten.

Wut, Angst, Freude oder Lust sind emotionale Reaktionen, die im limbischen System entstehen und durch die enge Verbindung zum Hypothalamus vegetative Auswirkungen haben können. Umgekehrt können somit auch vegetative Vorgänge zu emotionalen Reaktionen führen – ein Aspekt, der beim Einsatz der Reflexzonentherapie im Bindegewebe am Patienten immer gegenwärtig sein sollte.

Das periphere VNS besteht aus zwei bzw. drei anatomisch und funktionell weitgehend getrennten Anteilen. Das autonome Darmnervensystem, das auch unabhängig von zentralnervösen Einflüssen funktioniert, soll hier nicht intensiver betrachtet werden. Die beiden Anteile, die mit der Reflexzonentherapie im Bindegewebe besonders angesprochen werden, sind der sympathische Anteil (Sympathikus) und der parasympathische Anteil (Parasympathikus).

Den sympathischen Anteil kann man als *ergotrop* (Energie mobilisierend) bezeichnen. Er steuert vorrangig die inneren Funktionen, die für einen aktiven, arbeitenden Gesamtorganismus notwendig sind, und hat seine Nervenzellkörper im Seitenhorn des Rückenmarks (thorakolumbal, von C8 bis L1/2) und in den entsprechenden Ganglien paravertebral der Wirbelsäule sowie in den prävertebralen Ganglien.

Ganglien sind Nervenzellenknoten (Ansammlung von Nervenzellen), die, in diesem Fall die Weitergabe von Reaktionen auf mehreren Ebenen (z. B. in der Haut, der Muskulatur und im Organ) ermöglichen. Sie liegen, wie eine Perlenkette aufgereiht, in Höhe eines jeden Spinalnervs und bilden den Grenzstrang oder befinden sich als prävertebrale Ganglien im Bauchraum.

Präganglionäre Neurone verbinden Seitenhorn und Grenzstrangganglien, postganglionäre Neurone verlaufen vom Grenzstrang über die Spinalnerven zum Erfolgsorgan. Die Grenzstrangganglien sind von kaudal nach kranial miteinander verbunden. Es kann also auch über diesen Weg ein Informationsaustausch von den lumbalen zu den thorakalen Segmenten stattfinden. Im Ganglion erfolgt die Signalübertragung *cholinerg*, das heißt, der Über-

trägerstoff ist Azetylcholin. Der Übertragerstoff am Endorgan ist Noradrenalin.

Der parasympathische Anteil ist im Sinne einer Unterscheidung *trophotrop* (auf die Ernährung gerichtet). Er steuert vor allem die inneren Funktionen, die ein sich regenerierender Gesamtorganismus braucht. Dazu gehören Schlaf und Entspannung genauso wie die gesamte Verdauung, vom Speichelfluss im Mund bis zum geöffneten Schließmuskel.

Der III., VII., IX. und hauptsächlich der X. Hirnnerv (N. vagus), dient dem VNS als präganglionäre, parasympathische Verbindung von den vegetativen Hirnzentren zu den Ganglien in der Nähe der Organe oder in den Organwänden. Der sakrale Anteil des Parasympathikus hat seinen Ursprung in den Sakralsegmenten des Rückenmarks und verläuft präganglionär zu den Ganglien des Plexus pelvinus. Auch in den Ganglien des parasympathischen Anteils wird auf postganglionäre Neurone umgeschaltet, die eine entsprechende Reaktion im Erfolgsorgan auslösen. Die Signalübertragung erfolgt sowohl im Ganglion als auch am Endorgan mithilfe von Azetylcholin.

In diesem Zusammenhang muss unbedingt deutlich gemacht werden, dass die Steuerung der Organ- und Gefäßfunktionen ungeheuer komplexe Vorgänge beinhaltet, die nicht allein vom vegetativen Nervensystem kontrolliert werden, sondern auch unter hormonaler Kontrolle stehen.

Übertragener viszeraler Schmerz

„Schmerzhafte Reizung innerer Organe ruft nicht nur den direkten viszeralen Schmerz hervor, sondern auch Schmerzen, die in somatischen Oberflächenstrukturen (Haut) und Tiefenstrukturen (Muskulatur) empfunden werden. Diese Schmerzen werden *übertragene Schmerzen* genannt" (Jänig 1992, S. 46).

Sensible Nervenbahnen, die den vom Organ kommenden Schmerz an das Rückenmark weiterleiten, werden *viszerale nozizeptive Afferenzen* genannt.

Der gemeldete Reiz wird erst durch die zentralnervöse Verarbeitung (also durch die Weiterleitung zu den Hirnzentren) als Schmerz wahrgenommen. Durch die Einschaltung übergeordneter vegetativer Zentren im zentralen Nervensystem (ZNS) kommt es zur reflektorischen Erregung oder Hemmung sympathischer bzw. parasympathischer Neuronen (Efferenzen) und somit zu einer entsprechenden Reaktion im Organ. Wir sprechen dann von einem *viszeroviszeralen Reflex*.

Gleichzeitig kann die Erregung von Motoneuronen zur Abwehrspannung bestimmter Rumpfmuskeln führen *(viszeromuskulärer Reflex)* und zusätzlich können sympathische Efferenzen eine

Verengung der Hautgefäße im segmental zugehörigen Dermatom verursachen. Hier handelt es sich um einen *viszerokutanen Reflex* (Schuh 1992).

Wenn es sich um die Übertragung eines Organschmerzes auf die peripheren Strukturen handelt, ist von *viszerosomatischen Reflexen* die Rede.

Entsprechend der segmentalen Innervation von Dermatom, Myotom, Sklerotom und Enterotom/Viszerotom können also bei Erkrankungen eines Organs in bestimmten Abschnitten der Haut, des Bindegewebes, der Muskulatur, des Skeletts/Periosts Schmerz oder Veränderungen in der Gewebestruktur wahrgenommen werden.

Wir bezeichnen die Hautareale, in denen bei Erkrankung innerer Organe Hyperästhesie (Überempfindlichkeit) und Hyperalgesie (gesteigertes Schmerzempfinden) auftreten, nach dem englischen Neurologen Sir Head, als *Head-Zonen*. Die Head-Zonen sind grob an den Dermatomen orientiert.

Die Areale in der Muskulatur, die bei Erkrankung des segmental zugehörigen Organs mit Hyperalgesie reagieren, werden, nach dem schottischen Chirurgen Sir Mackenzie, als *Mackenzie-Zonen* bezeichnet.

In der Inspektion erkennt man die Bindegewebszone durch das veränderte Volumen (Einziehung oder Aufquellung). Palpatorisch zeigt sich das Bindegewebe bei funktionellen Störungen der Organe erst bei der Befunderhebung und/oder während der Behandlung als besonders empfindsam. Verschieblichkeit und Konsistenz des Bindegewebes sind verändert (**Abb. 3.3 a-b**).

> Da wir also voraussetzen können, dass das funktionell gestörte oder erkrankte Organ Auswirkungen auf den Zustand der peripheren Strukturen hat, können wir auch davon ausgehen, dass die Behandlung des peripheren Gewebes Veränderungen am Organ verursacht.

Kutiviszeraler Reflexbogen

Entsprechend den vorangegangenen Ausführungen kann eine gefäßerweiternde, entspannende Maßnahme auf der Haut den Zustand eines segmental zugehörigen Organs positiv beeinflussen.

Wird über die Haut/Unterhaut (z. B. bei krampfartigen Menstruationsschmerzen) eine Wärmeanwendung in den sakralen Segmenten verabreicht, kommt es über den reflektorischen Weg im Uterus zur Spasmolyse (Entkrampfung) und Analgesie (Schmerzlinderung).

Die Reizsetzung auf der Haut hat eine Reaktion im Organ zur Folge. Im beschriebenen Fall wird der *kutiviszerale Reflexbogen* als Wirkweg genutzt.

Der manuell gesetzte Reiz wird von den Rezeptoren in der Haut/Unterhaut aufgenommen. Sensible Afferenzen des Spinalnervs leiten den Impuls zum hinteren Anteil des Rückenmarks (Hinterhorn). Unter der Regie der vegetativen Zentren im ZNS kommt es zur Überleitung der Erregung auf mindestens ein Zwischenneuron, das die Verbindung zu einem vegetativen präganglionären Neuron im Seitenhorn herstellt.

Dieses präganglionäre Neuron (präganglionäre Efferenz) leitet die Information für eine entsprechende Reaktion im Organ zum Grenzstranggganglion (vgl. VNS).

Dort kommt es zur Weiterleitung der Erregung auf ein postganglionäres Neuron, eine postganglionäre Efferenz. Diese Efferenz bringt die Information dann zum Erfolgsorgan und ermöglicht so die entsprechende Reaktion, z. B. Spasmolyse und Verbesserung der Durchblutung im Organ.

Reflektorische Wirkung

Umstimmung des vegetativen Nervensystems – Regulierung von Organfunktionen

Warum gerade ein provozierender Reiz, ein „Zug im Bindegewebe", der ein *Schneidegefühl*, ein *Gefühl von Ritzen* verursacht, im Organ und im Gefäßsystem zur Spasmolyse und Mehrdurchblutung führt, lässt sich nicht über den beschriebenen Wirkweg allein erklären.

Denn wenn der Zug im Bindegewebe überdosiert wird oder die entsprechenden vorbereitenden Maßnahmen nicht durchgeführt werden, kann mit dieser Reizsetzung (vor allem im thorakolumbalen Bereich, der Lokalisation des Sympathikus im Seitenhorn des Rückenmarks) eine Irritation des vegetativen Nervensystems bis hin zu deutlichen Fehlreaktionen hervorgerufen werden. Der Patient zeigt dann so genannte *paradoxe Reaktionen* wie Herzdruckgefühle, Schwindel, Dysregulation des Kreislaufs, Übelkeit, Atemnot.

> Die Reflexzonentherapie im Bindegewebe nimmt für sich in Anspruch, bei „parasympathischer Überaktivität" (z. B. Asthma bronchiale, spastischer Obstipation) sowie bei „sympathischer Überaktivität" (z. B. Neigung zu Gefäßspasmen, Schlafstörungen) eine Umstimmung oder Regulierung des vegetativen Nervensystems zu unterstützen.

„Wir sprechen immer davon, daß unsere Arbeit das Vegetativum umstimme, d. h. daß im Erfolgsfall ein zu pathologischen Funktions- und Erscheinungsformen führender, also ein von der Bildung gesun-

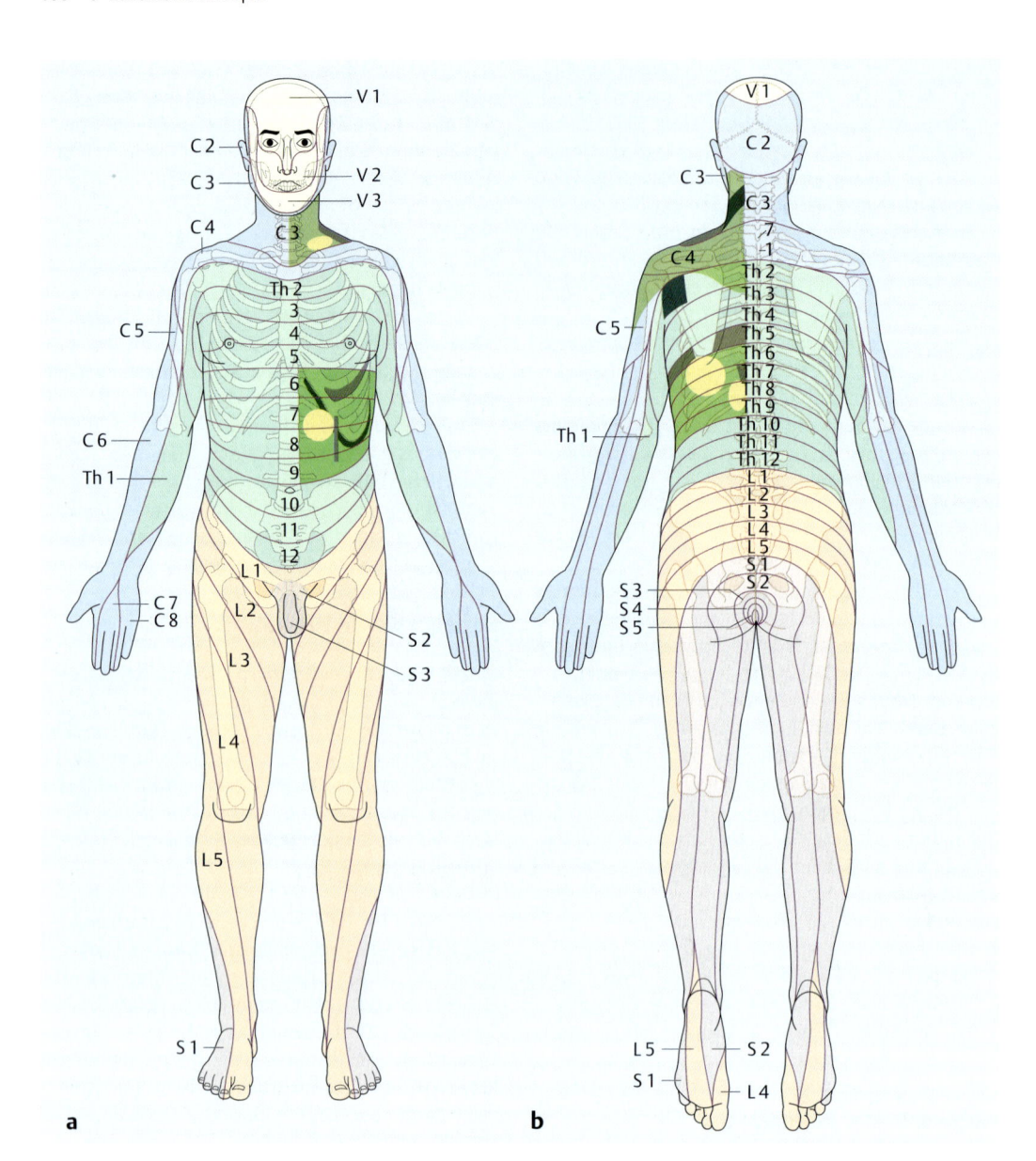

Abb. 3.3 a-b Magenerkrankung. **a** Zonen dorsal: *Bindegewebszonen* sind hellgrün dargestellt; besonders deutliche sind in dunklerem Grün dargestellt, hier in den Dermatomen C3 – C5, Th2, Th6 – Th9; *Head-Zonen* sind als gelbe Kreise dargestellt, hier bei Th 6/7 in Höhe des Angulus inferior scapulae und bei Th 7/8 paravertebral; *MacKenzie-Zonen* sind grau gerastert, hier auf Höhe der Mm. intercostales im 7. Interkostalraum, im Bereich des M. erector spinae auf Höhe des 9. Brustwirbels, im Bereich des M. trapezius descendens auf Höhe C3. **b** Zonen ventral: *Bindegewebszonen* in den Dermatomen C3, Th6 – Th 9; *Head-Zonen* oberhalb der Klavikula in Höhe C3, im Bereich des M. rectus abdominis in Höhe Th 7/8; *MacKenzie-Zonen* im Bereich des M. trapezius descendens in Höhe C3, im Bereich der Mm. intercostales im 7. Interkostalraum, im oberen Abschnitt des M. rectus abdominis.

der Funktionsnormen abweichender vegetativer-neuraler Tonus wieder in einen gesunden, normalen Tonus übergeführt wird" (Helmrich 1985, S.154).

Sympathischer und parasympathischer Anteil des vegetativen Nervensystems sind als Einheit für die Steuerung der Organfunktionen zuständig. Ein gesunder Organismus strebt immer die Ausgeglichenheit beider Anteile an. Die Reflexzonentherapie im Bindegewebe gibt auf der einen Seite über den deutlichen Zugreiz *(sympathische Reflexaktivität)* und auf der anderen Seite über den Zugreiz mit geringer Intensität *(präsynaptische Hemmung)* einen Impuls, der auf verschiedenen Wegen die Selbstregulation zu einem gesunden, ausgeglichenen Organismus in Gang setzt.

Zugreiz von geringer Intensität – präsynaptische Hemmung
Unmyelinisierte C-Fasern (marklose Nervenfasern) und dünne, myelinisierte Aδ-Fasern (dünne, markhaltige Nervenfasern) leiten schädigende Reize, die thermischer, mechanischer und chemischer Natur sein können, von den inneren Organen und äußeren Gewebestrukturen zum Rückenmark.

Hier werden sie auf ein anderes Neuron umgeschaltet, um zu den Hirnzentren weitergeleitet zu werden (denn Wahrnehmung von Schmerz ist an das Bewusstsein gebunden).

Die dicken Aβ-Fasern, die Berührung und leichten Druck aufnehmen, sind im Weiterleiten der Reize um ein Vielfaches schneller als die Aδ- und C-Fasern. Das heißt, an den Synapsen (Umschaltstellen von einem Neuron zum anderen) auf Rückmarksebene dominieren sie gegenüber den langsameren Nervenfasern, deren Schmerzreize nicht weitergeleitet und somit auch nicht mehr wahrgenommen werden. Man nennt diesen Vorgang die *präsynaptische Hemmung* (Gate-Control-Theorie [vgl. Melzack, Wall 1965]).

Im Rahmen einer Behandlung mit den *Techniken mit geringem Zugreiz* (Hauttechnik, Unterhautmassage, flächige Bindegewebsmassage) werden Berührung und nur ein leichter Zug als Reiz eingesetzt.

Mit diesen Techniken werden also die Aβ-Fasern aktiviert. Es kommt entsprechend der präsynaptischen Hemmung zu einer direkten Schmerzhemmung und mit der Aktivitätsminderung des Sympathikus zu einer Entspannung im Sinne des Parasympathikus.

Zugreiz von hoher Intensität – sympathische Reflexaktivität
Die Reizsetzung mit einem deutlichen Zug im Bindegewebe der Körperdecke kommt einem Schmerzreiz gleich und löst ein Schneidegefühl aus, das ergotrop wirkt und damit die Aktivität der sympathischen Nervenfasern zur Folge hat. Nach Sato und Schmidt (1973) kommt es bei Reizen, die über dünne Nervenfasern führen, zu einer deutlichen und dauerhaften Steigerung der sympathischen Reflexaktivität.

Als erste Reaktion (über die α-Rezeptoren des Sympathikus) kommt es z. B. zu einer Konstriktion der Blutgefäße und zu einer Kontraktion der Mm. arrectores pilorum (Haarbalgmuskeln). Die zweite Reaktion (über die β-Rezeptoren des Sympathikus) sorgt hingegen für eine Dilatation der Blutgefäße und der Bronchien sowie für die Entspannung von Uterus und Magen-Darm-Muskulatur (Silbernagl 1991).

Hier wirkt also der Sympathikus mit seinen hemmenden Überträgerstoffen vergleichbar mit der Wirkung des Parasympathikus.

Im Zusammenhang mit der Reflexzonentherapie im Bindegewebe spricht man von den gewollten *sympathischen Frühreaktionen*, beispielsweise einer segmental begrenzten Piloarrektion (Gänsehaut) und einer Erwärmung der Hände und Füße bereits während der Behandlung. Mit der sympathischen Reflexaktivität lässt sich auch die spontane Verbesserung der Atemtiefe und -frequenz (z. B. bei Funktionsstörungen im Lungen- und Bronchialbereich) und die direkte Schmerzlinderung und Spasmolyse bei krampfartigen Mensesbeschwerden oder spastischer Obstipation während der Behandlung erklären.

„Darüber hinaus kann aber auch angenommen werden, dass durch bestimmte Massagetechniken, z. B. BGM, eine Aktivierung des absteigenden Schmerz-Kontroll-Systems erfolgt" (Mucha 2005, S. 152).

Die Beobachtung, dass sich 1 bis 2 Stunden, manchmal auch direkt nach der Behandlung, Müdigkeit und z. B. vermehrte Blasen- und Darmtätigkeit einstellt, wird von Schuh (1992) hypothetisch als *parasympathische Spätreaktion* bezeichnet.

Wir können also, wie oben angesprochen, ein sich ausgleichendes Wechselspiel zwischen den unterschiedlichen Anteilen des vegetativen Nervensystems beobachten.

Lokale Wirkung

Zu Beginn dieses Kapitels wurde bereits erwähnt, dass es bei dieser Therapie auch eine Wirkung am Ort der Strichführung gibt; diese Wirkmechanismen entsprechen denen anderer Massagetherapien.

Durch die Mobilisation der bindegewebigen Strukturen der Körperdecke werden lokal unterschiedliche Reaktionen hervorgerufen. Adhäsionen sind Verklebungen (vor allem in den Strukturen des Bindegewebes), die z. B. durch die Ablagerung von Hyaluronsäure (Mukopolysaccharid) und Fett verursacht werden. Nach längerer Ruhigstellung entstehen Adhäsionen durch pathologische Crosslinks (nichtphysiologische Verbindungen) zwischen den unterschiedlichen kollagenen Fasern. Wird ein Zug ins Bindegewebe gesetzt und Kutis gegen Subkutis oder Subkutis gegen Faszie verschoben, können die Verklebungen gelöst werden (Kolster 2003).

Die Elastizität des Bindegewebes kann wiederhergestellt und das Bewegungsausmaß vergrößert werden; infolgedessen verringert sich das Schmerzempfinden.

Setzen wir einen Zug ins Bindegewebe, können wir, klar abgegrenzt im Verlauf der Strichführung, bereits während oder kurz nach der Reizsetzung eine rote Hautschrift (Dermographia rubra) – also eine Mehrdurchblutung – erkennen. Durch die Freisetzung von Histamin, Prostaglandin und unterschiedlicher Leukotriene kommt es zu einer Gefäßerweiterung und einer lokalen Durchblutungssteigerung. Das führt zu einer Stoffwechselbeschleunigung und einem verbesserten Abtransport von Stoffwechselprodukten. Die Verbesserung der Trophik (Versorgungszustand) sorgt ebenfalls für eine Schmerzlinderung.

3.2.2 Indikationen/Kontraindikationen

Die Indikationen der Reflexzonentherapie im Bindegewebe lassen sich aus den lokalen und reflektorischen Wirkmechanismen schlüssig entwickeln (Checkliste).

Die lokalen Wirkungen sind bezüglich der Indikationen am Wirkort *Bewegungssystem* von großem Interesse. Die reflektorischen Wirkungen kommen am Wirkort *Innere Organe* zum Tragen.

Checkliste

Lokale Wirkungen:	Reflektorische Wirkungen:
• Mehrdurchblutung	• Ausgleich eines abweichenden vegetativ-neuralen Tonus
• Stoffwechselverbesserung	• Verbesserung des Gefäßtonus im Sinne eines Normotonus
• Trophikverbesserung	• Regulierung der Organfunktionen in Bezug auf Motilität, Sekretion und Vasomotorik
• Lösen von Adhäsionen	• Verbesserung der allgemeinen Durchblutung (Hämodynamik)
• Verbesserung der Elastizität der Bindegewebsfasern im peripheren Gewebe	• Aufrechterhaltung des „inneren Milieus", der Hormon- und Stoffwechselsituation (Homöostase)
• Analgesie (Kap. 3.2.1)	• Analgesie (Kap. 3.2.1) • psychische Entspannung

Indikationen (Wirkort Bewegungssystem)

Die lokalen Wirkungen der Reflexzonentherapie im Bindegewebe sind bezüglich der Indikationen am Wirkort *Bewegungssystem* von großem Interesse:
- degenerative Wirbelsäulen- und Gelenkerkrankungen und ihre Folgen (z. B. Lumbalgie, Gon-, Koxarthrose);
- posttraumatische und postoperative Zustände des peripheren Gewebes (z. B. Narben, Muskelverletzungen, Knie- oder Hüftgelenksoperation);
- degenerative Erkrankungen des peripheren Gewebes wie Sehnen, Bänder, Muskeln, Gelenkkapseln (z. B. Epicondylopathia humeri, Achillodynie, Adhäsionen im Muskel- und Sehnenbereich, fibröse Kontraktur nach Verletzung oder Ruhigstellung);
- Erkrankungen des rheumatischen Formenkreises im Gelenk- und Weichteilbereich (z. B. chronische Polyarthritis, Sklerodermie, Fibromyalgie);
- Neuralgien (z. B. Ischialgie, Interkostalneuralgie).

Indikationen (Wirkort Innere Organe)

Die reflektorischen Wirkungen der Reflexzonentherapie im Bindegewebe kommen am Wirkort *Innere Organe* zum Tragen.
- Funktionsstörungen und Folgeschäden von Erkrankungen innerer Organe:
  – Lungen-Bronchial-System (z. B. Asthma bronchiale, COPD, Z. n. Pneumonie);
  – Herz-Kreislauf-System (z. B. Kreislaufregulationsstörungen, Z. n. Herzinfarkt);
  – Leber-Gallen-System (z. B. Gallensteine, nach operativen Eingriffen);
  – Magen (z. B. Reizmagen, chronische Gastritis, nach Teilresektion des Magens);

- Darm (z. B. Colon irritabile, chronische habituelle Obstipation, Z. n. Ulcus duodeni);
- Nieren-Blasen-System (z. B. Miktionsstörungen, Nierensteine, Z. n. OP im Urogenitalbereich);
- Genitalsystem (z. B. Menstruationsbeschwerden, nach Adnexitis, prä- und postnatal, Verletzungen der Hoden, Potenzschwäche);
- Gefäßerkrankungen (z. B. PAVK [I bis III], chronisch venöse Insuffizienz);
- Reflexdystrophien (z. B. komplexes, regionales Schmerzsyndrom Typ I/Morbus Sudeck, Morbus Raynaud);
- vegetative Dystonie/psychovegetatives Syndrom (z. B. mit Schlafstörungen, Magenbeschwerden, Schwindelgefühlen, Rückenschmerzen).

Kontraindikationen der Reflexzonentherapie

Die Kontraindikationen lassen sich über einen Merksatz erfassen:

> *Alle akut und stürmisch verlaufenden Krankheitszustände sind kontraindiziert!*

Folgende Kontraindikationen lassen sich für die Reflexzonentherapie zusammenfassen:
- entzündliche und infektiöse Prozesse (bakterielle und virale Infekte);
- Tumorbildung;
- entzündliche und/oder akute Zustände der Organsysteme (z. B. akute Gastritis, Colitis, Gallenkoliken, Pneumonie, Herzinfarkt);
- entzündliche und/oder akute Zustände der Gefäße (z. B. Phlebothrombose, Thrombophlebitis, Lymphangitis);
- entzündliche und/oder akute Zustände der peripheren Gewebe (z. B. Muskel- und Sehnenverletzungen, Hautentzündungen, rheumatische Erkrankungen im akuten Schub, Periostitis, Neuritis, Myositis);

Ist ein akuter Zustand abgeklungen, kann die Behandlung der entstandenen Funktionsstörungen und der Folgeschäden der Erkrankung mit den flächigen Techniken der Reflexzonentherapie im Bindegewebe begonnen werden.

Wann ein akuter Zustand abgeklungen ist, kann nicht pauschal beantwortet werden. So kann eine Operationsnarbe, nach abgeschlossener Wundheilung etwa nach 14 Tagen mit Reflexzonentherapie im Bindegewebe behandelt werden. Ein Herzinfarkt sollte hingegen bis zu 6 Wochen zurückliegen, bevor der Zug im Bindegewebe zum Einsatz kommen kann.

Der Therapeut sollte also gemeinsam mit dem Arzt den richtigen Zeitpunkt für den Beginn der Behandlung bestimmen. Konstitution und Kondition des Patienten spielen dabei ebenfalls eine wichtige Rolle.

3.3 Reflexzonen im Bindegewebe – Bindegewebszonen

> *Reflexzonen im Bindegewebe – kurz Bindegewebszonen – sind Areale der Haut und Unterhaut, in denen typische Veränderungen bei Funktionsstörungen und/oder Erkrankungen der Organe, der Gefäße sowie des Bewegungsapparates auftreten können.*

Die Lokalisation einer Bindegewebszone orientiert sich entlang der Dermatome (Kap. 3.2.1). Es können ein oder mehrere Dermatome oder auch nur ein Dermatomabschnitt betroffen sein. Entsprechend der Aussage, dass die sympathische Innervation der Organe zwischen C8 und L1/2 liegt, lassen sich die Bindegewebszonen, vor allem im Rumpfbereich, durch die übersichtliche Anordnung der Dermatome gut zuordnen. Das Sichten und Tasten der Bindegewebszonen kann (am besten von dorsal) im Bereich des gesamten Rückens durchgeführt werden (Schuh 1992).

Charakteristika der Bindegewebszonen

- *Veränderter Flüssigkeitsgehalt* des Bindegewebes der Körperdecke: Ist der Flüssigkeitsgehalt des Bindegewebes verändert, spricht man von einem veränderten Volumen. Ist das Volumen vermindert, wird eine *Einziehung* sichtbar. Teirich-Leube nennt die Einziehung „Bindegewebszone 1. Ordnung". Bei vermehrtem Volumen ist eine *Quellung* zu erkennen. Nach Teirich-Leube handelt es sich hierbei um eine Bindegewebszone mit geringerer Bedeutung. Sie spricht dann von einer „Bindegewebszone 2. Ordnung", da vermindertes Volumen die Verschiebung von Flüssigkeit in das umliegende Gebiet voraussetzt und dort für eine Aufquellung des Gewebes sorgt. Deshalb wird der Therapeut immer nach der Einziehung suchen, was sich für ungeschulte Augen manches Mal als echte Herausforderung darstellt (Teirich-Leube 1972).

- *Veränderte Verschieblichkeit* des Bindegewebes der Körperdecke. Die verminderte Verschieblichkeit des Bindegewebes wird in der oberen Verschiebeschicht (Dermis gegen Subkutis) oder in der unteren Verschiebeschicht (Subkutis gegen Faszie) getastet. Gehen wir davon aus, dass im Bereich einer Bindegewebszone die eingebundene interstitielle Flüssigkeit, die für das Volumen des Bindegewebes sorgt, in das umliegende Gewebe verschoben wird, erklärt sich daraus die „Verhaftung" der benachbarten Schichten: die bindegewebigen Fasern bilden eine kompakte Masse. Im Ergebnis ist die Verschieblichkeit eingeschränkt (der Weg bis an die Verschiebegrenze ist gering) und das Gewebe fühlt sich unelastisch an. Die Einschätzung der Verschieblichkeit ist im Tastbefund (Seitenvergleich) und über den Vergleich zum umliegenden Gewebe möglich. Da sich körperliche Vorgänge nicht bei jedem Menschen vollständig gleichen, gibt es auch hier Ausnahmen von der Regel. Beim Palpieren von Bindegewebszonen kommt auch die *vermehrte Verschieblichkeit* als möglicher Befund vor.
- *Schmerzempfindung* innerhalb einer Bindegewebszone: Bezogen auf die Schmerzempfindung im Bereich einer Zone sagt Schuh: „Während Haut- und besonders Muskelzonen häufig spontane Beschwerden machen, werden BgZ (Bindegewebszonen) ihrem Träger erst beim Durchtasten und Behandeln bewusst z. B. beim Abheben einer Gewebsfalte fühlt der Patient einen deutlichen Unterschied zur gesunden Seite. Das Gefühl ist dumpf und schmerzhaft ziehend in die Tiefe" (Schuh 1992, S. 56).

In welcher Schicht der Körperdecke sich eine Bindegewebszone ausdehnt, ist beim Erwachsenen vor allem vom Krankheitsverlauf abhängig.

Bei akuten Geschehen sind meistens in der oberen Verschiebeschicht (zwischen Dermis und Subkutis) Verhaftungen zu finden, außerdem erscheint das Gewebe häufig eher gequollen als eingezogen.

Bei subakuten und chronischen Erkrankungen sind die Verhaftungen im Allgemeinen in der tiefen Verschiebeschicht (zwischen Subkutis und Faszie) zu palpieren und die Zone wird als Einziehung sichtbar.

Beim Säugling und Kleinkind ist die untere Verschiebeschicht noch wenig ausgeprägt, sodass sich Bindegewebszonen nur in der oberen Verschiebeschicht nachweisen lassen (Teirich-Leube 1972).

Bindegewebszonen können gesichtet und/oder getastet werden, wenn die segmental zugehörigen Organsysteme und Gefäße Funktionsstörungen oder Erkrankungen aufweisen und im Zusammenhang mit rheumatischen Erkrankungen von Wirbelsäule, Gelenken oder Weichteilen stehen. Findet sich eine Bindegewebszone, ohne dass entsprechende Erkrankungen oder Funktionsstörungen nachweisbar sind, sprechen wir von einer *klinisch stummen Zone*. Solche Zonen können für eine bereits durchlaufene Krankheit stehen und/oder eine Disposition (Veranlagung/Krankheitsbereitschaft) signalisieren.

> *Die örtliche Ausprägung einer Zone gibt keinen Aufschluss über die Intensität, den Schweregrad und die Ursachen der Beschwerden. Unter Umständen können nur angedeutete Zonen erhebliche Beschwerden verursachen.*

Mögliche Bindegewebszonen im Bereich des dorsalen Rumpfes

Die nachfolgende Übersicht (**Abb. 3.4a–b**) der möglichen Bindegewebszonen im Bereich des dorsalen Rumpfes (Schuh 1992) ist als Orientierungshilfe für die Inspektion und Palpation zu verstehen.

Dieses von Teirich-Leube und Dicke erarbeitete empirische Schema der Bindegewebszonen wurde von Schuh (damals Schülerin von Teirich-Leube) aufgearbeitet und verfeinert.

Die in **Tab. 3.2** aufgeführten funktionellen Störungen (den jeweiligen Bindegewebszonen zugeordnet) sollen die Findung der Fragestellung erleichtern, wenn keine ärztlich diagnostizierte Erkrankung vorliegt.

> *Zonen im Zusammenhang mit Erkrankungen von Lunge, Bronchien, Nieren und Pankreas sind in der Regel nicht sichtbar, sondern nur tastbar!*

3.3 Reflexzonen im Bindegewebe – Bindegewebszonen 111

Bindegewebszonen im Bereich des dorsalen Rumpfes

a sichtbar

b nur tastbar

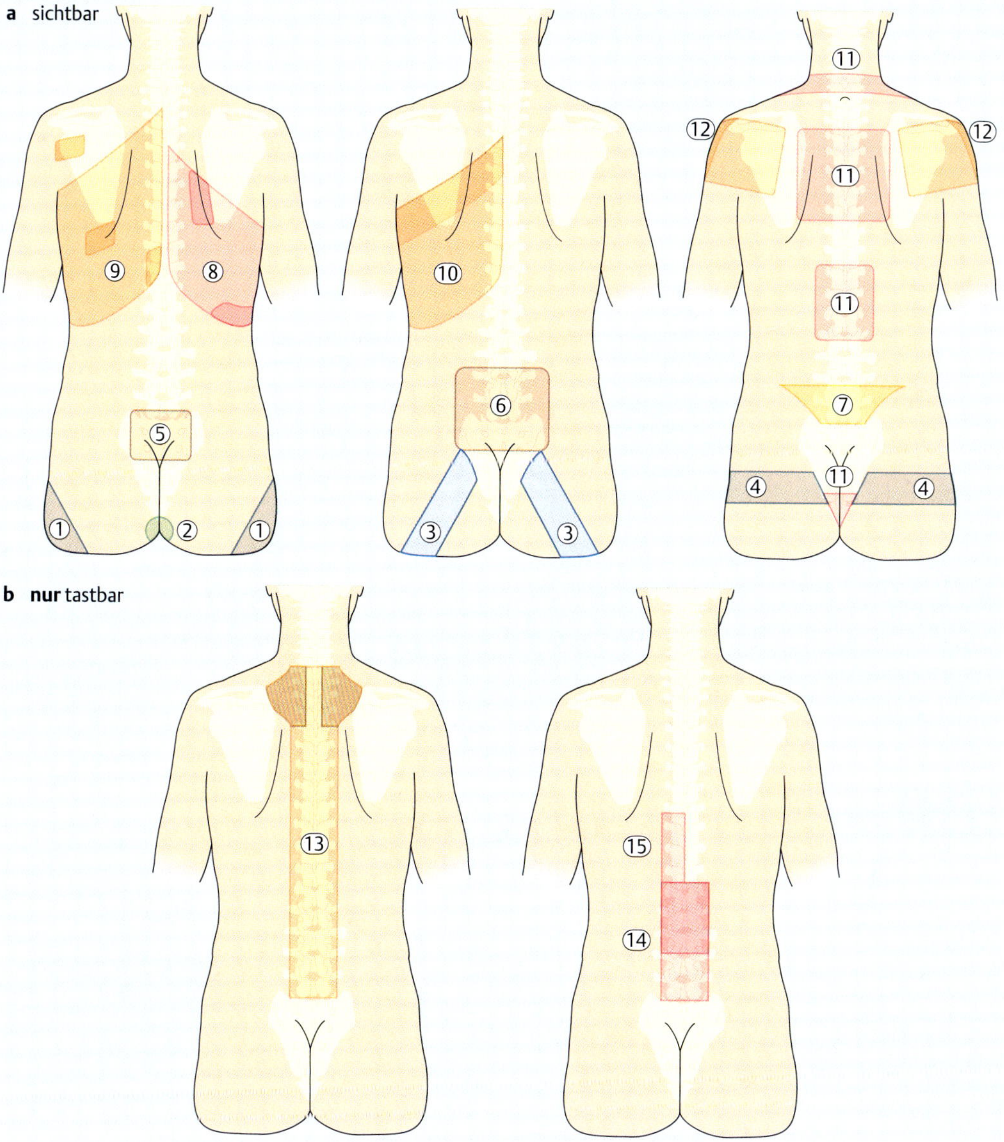

Abb. 3.4a–b Bindegewebszonen im Bereich des dorsalen Rumpfes. **a** sichtbar (dunkel markierte Bereiche sind besonders deutlich sichtbar). **b** nur tastbar (dunkel markierte Bereiche sind besonders deutlich tastbar). Zonen: siehe Tabelle 3.2.

Tabelle 3.2 Mögliche Bindegewebszonen am dorsalen Rumpf

Zone	Lage	Mögliche funktionelle Störung
Arterielle Gefäßzone der Beine ①	<ul><li>breitflächige Einziehung im lateralen Bereich der Gesäßhälften</li><li>bei stark ausgeprägten Zonen scheint der Patient nur noch auf den analfaltennahen Abschnitten zu sitzen</li></ul>	<ul><li>kalte Füße</li><li>zu heiße, feuchte Füße</li><li>nervöse, unruhige Beine</li><li>beim Gehen müssen Pausen eingelegt werden</li><li>nächtliche Wadenkrämpfe</li></ul>Bei einseitiger Zone:<ul><li>Z. n. Trauma in der entsprechenden Extremität</li><li>Narbenbildung</li><li>Überlastungssyndrome</li><li>Neigung zu Ischialgien</li></ul>
Blasenzone ②	<ul><li>runde Einziehung mit einem Durchmesser von 3–5 cm² am oberen Ende der Analfalte</li></ul>	<ul><li>häufig kalte Füße</li><li>Reizempfindlichkeit der Blase</li><li>häufiges Wasserlassen bei kalten Füßen oder seelischer Erregung (Prüfungsängste u. Ä.)</li></ul>
Dickdarmzonen ③	<ul><li>ein 5–8 cm breites, eingezogenes Band, das beidseitig vom mittleren Drittel des Kreuzbeines schräg nach lateral, kaudal verläuft</li></ul>	<ul><li>Reizkolon</li><li>Neigung zu Obstipation: – allgemein – bei Klimawechsel – auf Reisen – bei seelischer Erregung – bei Frauen vor der Monatsblutung</li></ul>
Venen- und Lymphzonen ④	<ul><li>ein etwa 5 cm breites, eingezogenes Band, vom mittleren Drittel des Kreuzbeins, beidseitig parallel zu den Beckenkämmen, über dem M. glutaeus medius nach ventral verlaufend</li></ul>	<ul><li>schwere, müde Beine</li><li>Fuß- und Wadenkrämpfe</li><li>Neigung zu Knöchelschwellungen: – am Abend – an heißen Tagen – nach langem Stehen oder Sitzen – bei Frauen häufig vor und während der Menstruation</li></ul>(Bei einseitiger Zone: siehe Gefäßzonen der Beine)
Kleine Genitalzone (Menseszone) ⑤	<ul><li>flächige Einziehung auf dem oberen Drittel des Kreuzbeins, in Höhe der Sakroiliakalgelenke</li></ul>	Bei der Frau:<ul><li>schmerzhafte Regelblutung</li><li>verkürzte Intervalle zwischen den Monatsblutungen</li><li>Rücken- und Unterleibsschmerzen während der Monatsblutung</li><li>Zwischenblutungen</li></ul>Beim Mann:<ul><li>Störungen und Erkrankungen der Hoden</li><li>Hodentraumata (z. B. Prellungen vom Sport)</li><li>diffuse Hodenschmerzen</li><li>Varikozelen (Krampfadern)</li></ul>
Große Genitalzone (Hypomenorrhözone) ⑥	<ul><li>großflächige Einziehung über dem Kreuzbein und dem dorsalen Teil der Beckenkämme, die Einziehung erweckt den Eindruck einer Reliefarmut</li></ul>	Bei der Frau:<ul><li>Neigung zu verlängerten Intervallen zwischen den Monatsblutungen</li><li>verlängerte Blutungsdauer</li><li>Neigung zum Ausbleiben der Monatsblutung bei ungewohnter physischer/psychischer Belastung</li></ul>Beim Mann:<ul><li>Impotenz</li><li>Übererregbarkeit</li><li>Nichtausreifen der Spermien</li><li>abgeschlagenes Gefühl</li><li>Rückenschmerzen während sexueller Aktivität</li></ul>
Dünndarmzone ⑦	<ul><li>flächige Einziehung oberhalb des Kreuzbeins, direkt über der Kleinen Genitalzone</li></ul>	<ul><li>Neigung zu Durchfällen oder beschleunigter Verdauung bei Diätfehlern oder seelischer Belastung (Examensangst u. Ä.)</li><li>Milchsäureunverträglichkeit (Laktoseintoleranz)</li></ul>

Tabelle 3.2 Fortsetzung

Zone	Lage	Mögliche funktionelle Störung
Leber- und Gallenzone ⑧	• breitflächige Einziehung über der rechten Brustkorbseite, besonders auffällig zwischen Angulus inferior scapulae und Wirbelsäule und lateral, in Höhe der IX. und X. Rippe	• Abneigung gegen fette Speisen • Abneigung gegen Hülsenfrüchte • Frühstücken lieber später am Vormittag • Kaffeeunverträglichkeit • Z. n. Hepatitis mit funktionellen Leberstörungen • Völlegefühl und Druck im rechten Oberbauch nach dem Essen

Magenzone ⑨	• breitflächige Einziehung über der linken Brustkorbseite und der linken kaudalen Hälfte des Schulterblattes, besonders auffällig kaudal vom Angulus inferior scapulae und paravertebral in Höhe des 9. und 10. Brustwirbelkörpers (BWK), links
	• zusätzliche Einziehung lateral unter der Spina scapulae, links
		• zu wenig oder zu viel Säurebildung (Hypo- und Hyperazidität)
		• Magendruckgefühl und Schmerzen:
		  – bei leerem Magen
		  – bei zu hastigem Essen
		  – nach dem Essen
		  – bei zu kalten oder stark gewürzten Speisen
		  – bei seelischer Belastung

Herzzone ⑩	• (siehe auch Magenzone) • breitflächige Einziehung über der linken Brustkorbseite und der linken kaudalen Hälfte des linken Schulterblattes; besonders auffällige, bandförmige Einziehung über der kaudalen Hälfte des linken Schulterblattes, von der Wirbelsäule bis zur Achselhöhle verlaufend	• Stechen über dem Herzen • Kurzatmigkeit, besonders bei körperlicher Anstrengung • Unruhe des Herzens • Herzklopfen und Atembeklemmungen (z. B. bei längerem Liegen auf der linken Seite oder bei Aufregung)

Kopfzonen ⑪	• horizontale, bandförmige Einziehung direkt oberhalb (kranial) des 7. Halswirbelkörpers (HWK)
	• flächige Einziehung zwischen der rechten und der linken Margo medialis scapulae
	• Einziehung im Bereich der unteren Rippen, paravertebral
	• flächige Einziehung im unteren Kreuzbeindrittel, oberhalb der Blasenzone
		• Probleme im Bereich der Augen:
		  – Brillenträger
		  – häufiges Augentränen
		• Probleme im Bereich der Zähne:
		  – Wurzelfüllungen
		  – Zahnersatz
		• Probleme im Nasen-Rachen-Raum und den Nebenhöhlen:
		  – Neigung zu Erkältungen, Schnupfen, Mandel- und Nebenhöhlenentzündungen
		  – häufige Heiserkeit
		  – Heuschnupfen
		  – Entfernung der Mandeln (Tonsillektomie)
		• Neigung zu Kopfschmerzen:
		  – bei physischer/psychischer Überbelastung
		  – bei Muskelverspannungen im Schulter- und Nackenbereich
		  – nach Schleudertrauma
		  – bei Bluthochdruck
		  – bei Organempfindlichkeit (z. B. des Magens, der Leber)
		• Neigung zu Schlafstörungen:
		  – Einschlaf- bzw. Durchschlafstörungen
		  – unruhiger Schlaf
		• Schilddrüsen-Funktionsstörungen:
		  – Über- oder Unterfunktion
		• allgemeine vegetative Instabilität

Tabelle 3.2 Fortsetzung

Zone	Lage	Mögliche funktionelle Störung
Arterielle Gefäßzonen der Arme ⑫	• flächige Einziehung auf den Schulterblättern und den dorsalen Anteilen des M. deltoideus, dessen Muskelrelief abgeflacht erscheint	• kalte, feuchte oder heiße Hände • nächtliche Missempfindungen (Parästhesien) in Fingern, Händen, Armen • morgens beim Aufwachen geschwollene Finger • plötzlich auftretende Durchblutungsstörungen in den Fingern • blau marmorierte Hände • symmetrisch auftretende Verkrampfungen (Spasmen) der Armgefäße Bei einseitiger Zone: • Zustand nach Trauma • Narbenbildung • Überlastungssyndrom

Lungen- und Bronchialzonen ⑬	• paravertebral, vom Hinterhaupt bis zum Kreuzbein; häufig in Höhe 2.–4. BWK besonders deutlich ausgeprägt, manchmal dort auch sichtbar	• chronischer Husten:
		  – unklaren Ursprungs
		  – als allergische Reaktion
		• Neigung zu Entzündung der Bronchien (Bronchitis)
		• Z. n. Keuchhusten
		• Z. n. Lungen- oder Rippenfellentzündung (Pneumonie, Pleuritis)
		Bei Rauchern:
		• Raucherhusten
		• morgendliches Abhusten von Schleim (Sekret)

Nierenzonen ⑭	• paravertebral, 1.–5. LWK; häufig in Höhe 1.–3. LWK besonders ausgeprägt	• Störungen beim Wasserlassen • Neigung zu Entzündungen oder • Neigung zur Steinbildung
Pankreaszone ⑮	• paravertebral in Höhe 9.–12. BWK und 1. LWK, links	• Völlegefühl • Aufstoßen (Ruktation) • Blähungen (Meteorismus) • Abgang von Darmgasen (Flatulenz)

3.4 Befunderhebung

Die Befunderhebung im Bindegewebe gibt zum einen Aufschluss über den Grad der Belastung der segmental zugehörigen Zone bei einer eindeutigen Diagnose (z. B. Asthma bronchiale) und eröffnet außerdem, in welchen Abschnitten zusätzlich Veränderungen im Bindegewebe wahrzunehmen sind. Um eine zielgerichtete Behandlung mit der Reflexzonentherapie im Bindegewebe durchführen zu können, brauchen wir die genaue Kenntnis der Verhaftungen im Bindegewebe (Inspektion und Palpation). Für den Aufbau einer Behandlung sind die erhobenen Befunde des Bindegewebes eine wichtige Orientierung.

Auch bei einer eindeutigen Diagnose im statisch-muskulären System – z. B. Lumboischialgie aufgrund degenerativer Veränderungen im lumbalen Wirbelsäulenbereich – ist die Befunderhebung im Bindegewebe eine optimale Ergänzung der physiotherapeutischen Untersuchung. Die Integration der Reflexzonentherapie im Bindegewebe in ein umfassendes physiotherapeutisches Behandlungskonzept, ermöglicht die Nutzung der – meist direkt zu beobachtenden – neurovegetativen, entspannenden und schmerzlindernden Wirkung auf Bindegewebe und Muskulatur.

Zudem erschließt sich die Konstitution des Patienten hier über die Befunderhebung auf eine ganz neue Art und Weise.

Der geübte Therapeut kann die Oberfläche des Rückens „lesen", indem die Verhaftungen in einem bestimmten Abschnitt mit den Augen und den Händen wahrgenommen, dem segmental zugehörigen Organ zugeordnet und die reale Belastung des Organs durch präzise Fragestellungen ermittelt werden. Es muss dabei zwischen *Empfindsamkeiten*, *Anfälligkeiten*, *funktionellen Störungen* und diagnostizierter *Erkrankung* (Aufgabe des Arztes) unterschieden werden.

Auf diesem Weg ist es möglich, ein ganzheitliches Bild vom Patienten zu bekommen und die Behandlung adäquat zu gestalten.

Aufgrund meiner Praxiserfahrung möchte ich behaupten, dass dieser Weg der Befunderhebung im neu zu erschließenden großen Feld der *medizinischen Prävention* ein wichtiger Baustein ist.

3.4.1 Techniken der Befunderhebung

Inspektion

Lagerung

Der Patient sitzt aufrecht, ohne übertriebene Lordose, der Kopf ist geradeaus gerichtet, Hüft- und Kniegelenk sind 90° gebeugt. Die Füße stehen mit ganzer Sohle auf fester Unterlage, die Hände werden locker auf die Oberschenkel gelegt.

Als Lagerungshilfe ist z. B. eine Knierolle auf den Oberschenkeln möglich. Die Arme werden locker auf der Rolle oder den Oberschenkeln abgelegt.

> Um das Volumen des Bindegewebes in der Inspektion beurteilen zu können, braucht man gute Lichtverhältnisse, durch Schattenbildung verändert sich das Rückenbild.

Befunderhebung

Wir suchen auf dem gesamten Rücken und Gesäß nach verändertem Volumen, vorrangig nach *Einziehungen*. Ist der akute Zustand einer Krankheit aber noch nicht lange abgeklungen, könnten die relevanten Zonen auch als *Quellungen* sichtbar sein.

Außerdem muss immer bedacht werden, dass die sichtbaren physiologischen Veränderungen im Bindegewebe auch hervorgerufen werden können durch:
- Fehlstellung/Fehlhaltung der Wirbelsäule;
- ein asymmetrisches Muskelrelief;
- Adipositas;
- Operationsnarben.

Veränderungen diesen Ursprungs können sich fälschlicherweise als Bindegewebszonen darstellen. Bei Unsicherheit im Sichtbefund wird die *Palpation* meistens zur Klärung beitragen. Anhand der möglichen Beschwerdebilder, die einer vorhandenen Bindegewebszone zugeordnet werden, können während der Inspektion Fragen an den Patienten gerichtet werden, um die Wahrscheinlichkeit einer klinisch stummen Zone zu ermitteln.

Dokumentation der Inspektion

Für die Dokumentation der Inspektion benutzen wir das Bodychart. Dort werden die gesichteten Zonen eingezeichnet und mit entsprechenden Zeichen versehen (**Abb. 3.5a–b**).

Palpation

Lagerung

Für die Durchführung der Palpation (Tastbefund) bleibt der Patient in der oben (unter Inspektion) beschriebenen, sitzenden Position.

Befunderhebung

Über das flächige Verschieben der Schichten der Körperdecke gegeneinander und das Fassen einer Hautfalte suchen wir auf dem gesamten Rücken und Gesäß, vor allem in der tiefen Verschiebeschicht zwischen Subkutis und Faszie, nach verminderter Verschieblichkeit des Bindegewebes.

An dieser Stelle muss man sich vorab klar machen, dass bei jedem Menschen die Grundspannung, der Flüssigkeitshaushalt des Gewebes (Turgor) unterschiedlich ist. Die individuelle Prägung des Turgors hängt mit Alter, Geschlecht, Konstitutionstyp, Lebensweise und mit der jeweiligen Körperregion zusammen.

Ein erhöhter Flüssigkeitsgehalt, sprich ein erhöhter Turgor, macht das Fassen einer Hautfalte fast unmöglich. Bei pyknisch und rundlich gewachsenen Menschen ist das häufig der Fall.

Ist der Turgor vermindert – also weniger Flüssigkeit im Gewebe – bleibt die gefasste Hautfalte stehen und bildet sich nur langsam zurück. Das ist häufig bei älteren Menschen der Fall.

Palpiert man die unterschiedlichen Körperregionen, so zeigt sich ein deutlicher physiologischer Unterschied zwischen dem Turgor des Gesäßes und des Brustkorbes. Der Turgor des Bindegewebes im Bereich des Brustkorbes ist normalerweise geringer als im Bereich des Gesäßes. Entsprechend seinen physiologischen Aufgaben, ist das Bindegewebe des Brustkorbes leichter verschiebbar und dehnfähiger als das Gewebe des Gesäßes.

Bindegewebszonen – als außerordentliche Veränderungen innerhalb dieser individuellen Prägung – lassen sich im *Seitenvergleich* und im *Vergleich zum umliegenden Gewebe*, vor allem in der unteren Verschiebeschicht (zwischen Subkutis und Faszie), mit etwas Übung gut wahrnehmen.

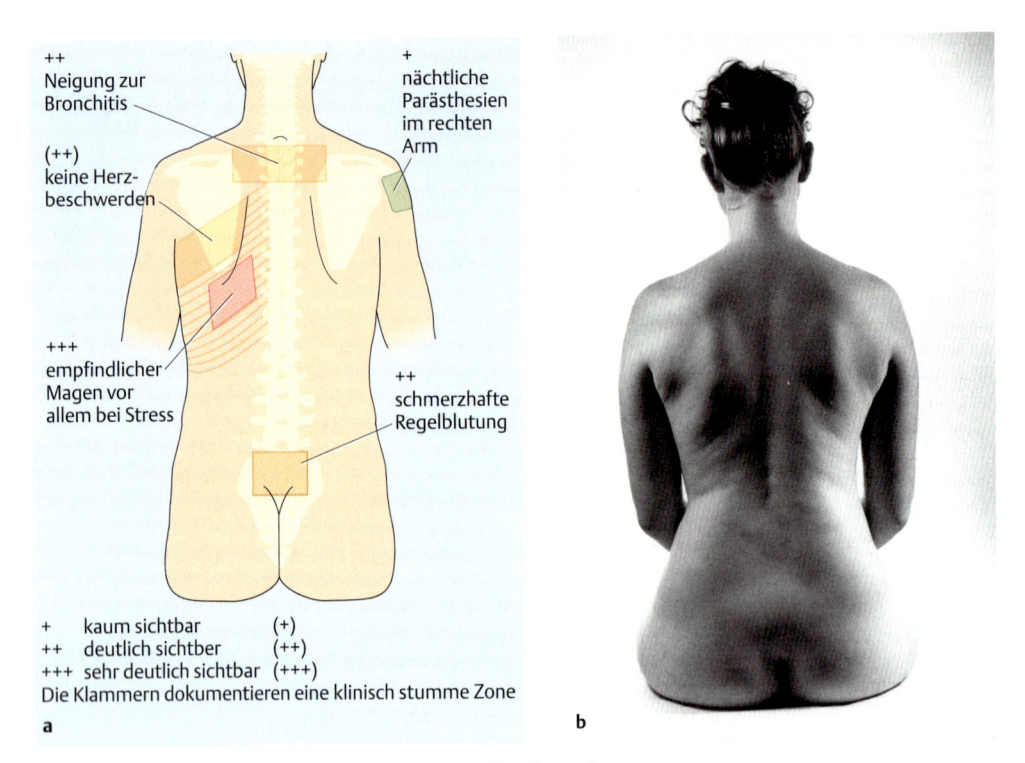

Abb. 3.5a–b Dokumentation der Inspektion **a** Bodychart. **b** Fallbeispiel.

Flächiges Verschieben in der tiefen Verschiebeschicht

Die Hände arbeiten gleichzeitig, immer auf gleicher Höhe, auf der rechten und linken Rückenseite. Die Fingerkuppen des II., III. und IV. Fingers durchdringen das Gewebe und machen Kontakt mit der Körperfaszie. Jetzt wird die Unterhaut bis zu einer fühlbaren Grenze gegen die Faszie verschoben (**Abb. 3.6a**).

Jedes Hin- und Herbewegen ist dabei zu vermeiden, da das bereits einer Manipulation des Gewebes gleichkommt. Es geht vielmehr darum, Unterschiede in der Verschieblichkeit auf beiden Rückenhälften oder Unterschiede zum vorher palpierten Abschnitt des Gewebes wahrzunehmen. Die Palpation wird in der in **Tabelle 3.3** dargestellten Reihenfolge durchgeführt.

Mit den einzelnen Arbeitsgängen des flächigen Verschiebens werden alle Regionen der Rückens und Gesäßes untersucht. In **Tab. 3.3** sind jedem Arbeitsgang die entsprechenden Bindegewebszonen zugeordnet.

Flächiges Verschieben in der oberen Verschiebeschicht

Ist der akute Zustand noch nicht lange abgeklungen, können die Verhaftungen in der oberen Verschiebeschicht liegen. Eine Palpation der oberen Verschiebeschicht zwischen Dermis und Subkutis wird in der gleichen Reihenfolge wie oben dargestellt durchgeführt, doch ist dafür eine Veränderung der Vorgehensweise notwendig.

Dermis und Subkutis lassen sich nur bedingt gegeneinander verschieben. Es gibt keine klare Abgrenzung zwischen diesen beiden Schichten der Körperdecke. Die Finger werden deshalb nur sanft auf die Haut/das Gewebe gelegt. Epidermis und Dermis haben zusammen nur eine Dicke von bis zu 6 Millimeter und sind damit schnell mit den Fingern durchdrungen. Das Verschieben in der oberen Schicht wird als einmalige, behutsame Hin- und Herbewegung durchgeführt, um so den Grad der Verhaftungen wahrzunehmen. Diese Technik ist für den Anfänger leicht erlernbar; schwieriger ist in dieser Ebene die Wahrnehmung von Veränderungen.

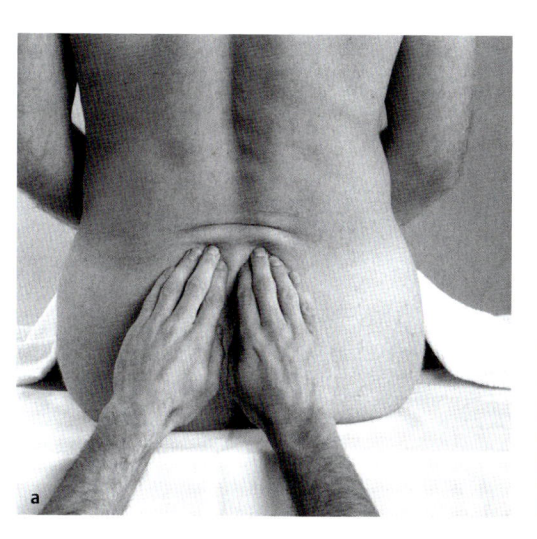

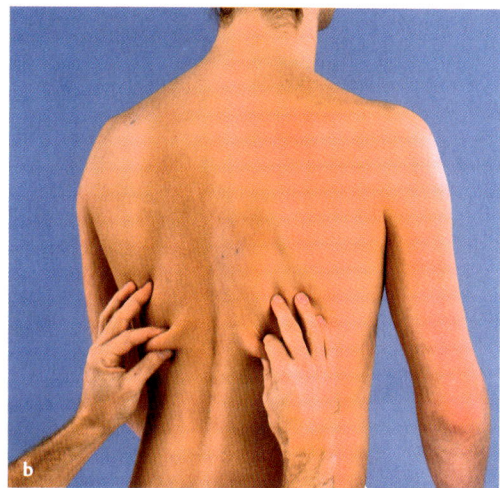

Abb. 3.6a–b Palpationstechniken **a** Flächiges Verschieben in der tiefen Verschiebeschicht. **b** Anheben einer Gewebsfalte

Tabelle 3.3 Flächiges Verschieben in der tiefen Verschiebeschicht

Verschieben:	Untersuchung auf:
im Bereich des Gesäßes, schräg angesetzt, in Richtung untere Kreuzbeinränder	Dickdarmzonen und Blasenzone
von den Hüften, schräg angesetzt, in Richtung dorsale Beckenkämme	Große Genitalzone
von Hüften und Gesäß, senkrecht angesetzt, in Richtung Beckenkämme in zwei Bahnen	Arterielle Gefäßzonen der Beine, Venen- und Lymphzonen
auf dem Kreuzbein, senkrecht angesetzt, von kaudal nach kranial	Blasenzone, Kopfzone, große Genitalzone und kleine Genitalzone
am oberen Kreuzbeinrand / an den Beckenkämmen, senkrecht angesetzt, von kaudal nach kranial	Dünndarmzone
paravertebral der Lendenwirbelsäule, senkrecht angesetzt, von kaudal nach kranial	Nieren-, Lungen- und Bronchialzonen
paravertebral der Brustwirbelsäule, senkrecht angesetzt, von kaudal nach kranial	Lungen-, Bronchial- und Kopfzonen beidseits, Herz-, Magen- und Pankreaszone links und Leber- und Gallenzone rechts
von den Brustkorbrändern, senkrecht angesetzt, von kaudal nach kranial in Richtung Schulterblätter, in zwei Bahnen	Magenzone links und Leber- und Gallenzone rechts
auf den Schulterblättern, senkrecht angesetzt, von kaudal nach kranial	Herzzone links und Arterielle Gefäßzonen der Arme, beidseits
paravertebral der unteren Halswirbelsäule, senkrecht angesetzt, von kaudal nach kranial	Kopfzone

Bei der Durchführung des flächigen Verschiebens in der unteren wie der oberen Verschiebeschicht ist das „Gleiten" auf der Haut zu vermeiden.

Abheben einer Gewebsfalte (tiefe Verschiebeschicht)
Eine andere Möglichkeit, die Verschieblichkeit der Subkutis gegen die Faszie zu überprüfen, ist das Abheben einer Gewebsfalte. Aufgrund des erhöhten Turgors im Gesäß- und meistens auch Lendenwir-

belbereich, wird diese Technik nur im Bereich des Brustkorbs und der Schulterblätter eingesetzt.

Zur Überprüfung der Magen- und Herzzone, im Brustkorbbereich links, der Leber- und Gallenzone rechts sowie auf dem Schulterblatt, zur Befunderhebung der Arteriellen Gefäßzone der Arme, ist diese Methode eine gute Wahl.

Das Gewebe wird zwischen Daumen und Zeige- oder Mittelfinger so fasziennah wie möglich symmetrisch und bilateral gefasst und rechtwinklig von der Faszie weggezogen. Die Unterhaut wird von der Körperfaszie abgehoben, ohne dabei die Falte zu quetschen oder das Gewebe zu pressen **(Abb. 3.6b)**. Liegt eine starke Verhaftung vor, ist die Falte sehr schwer oder gar nicht zu fassen. Manchmal kommt es zu einer doppelten Falte. Da mit beiden Händen gleichzeitig und auf gleicher Höhe gearbeitet wird, kann im Seitenvergleich die unterschiedliche Verhaftung sehr gut wahrgenommen werden.

Dokumentation der Palpation

Die Dokumentation der Palpation kann tabellarisch erfolgen. Die Verschieblichkeit wird als *kaum*, *deutlich* oder *sehr deutlich eingeschränkt* eingestuft (**Tab. 3.4**).

Tabelle 3.4 Dokumentationsbeispiel

Bindegewebszone	*Verschieblichkeit*
Lungen- und Bronchialzonen	- im Verlauf kaum eingeschränkt - auf Höhe des 2.– 4. BWK deutlich eingeschränkt
Magenzone	- kaudal vom Angulus inferior scapulae sehr deutlich eingeschränkt

3.5 Behandlung

3.5.1 Integration in die physiotherapeutische Behandlung

Die Befunderhebung im Bindegewebe der Körperdecke eröffnet im physiotherapeutischen Konzept eine neue Ebene. Die Wahrnehmung der Haut und der Muskulatur gehört zwar zur physiotherapeutischen Praxis, aber dabei steht eher der funktionelle Aspekt dieser beiden Strukturen im Vordergrund, nicht so sehr deren Beschaffenheit. Die Sensibilisierung der Hände für die Struktur des Bindegewebes durch die Palpationserfahrung an Gesäß und Rücken ist ein wichtiger Schritt zur Entwicklung einer Berührungskompetenz *(taktilen Kompetenz)*.

Muskelfaszien, Septen, Sehnen, Bänder und Gelenkkapseln sind Bindegewebsformen und begegnen dem Physiotherapeuten bei seiner bewegungstherapeutischen Arbeit täglich. Nicht selten geht es um das Lösen von Adhäsionen und um die Behandlung von Muskelverkürzungen und kapsulären Bewegungseinschränkungen.

> *Die taktile Auseinandersetzung mit dem Gewebe, dass diese pathologischen, funktionseinschränkenden Vorgänge verursacht, ist demzufolge sinnvoll.*

Ein Erfolg versprechender Ablauf – von der Befunderhebung über die Zielsetzung zur gezielten Behandlung – kann nur dann erfolgen, wenn die Funktionseinschränkung betroffener Strukturen richtig eingeschätzt und mit einem adäquaten Reiz behandelt wird.

Wirkort Bewegungssystem

Der Wirkort Bewegungssystem bietet viele Möglichkeiten, den Zug im Bindegewebe zur *Behandlung des Bindegewebes* in die physiotherapeutische Behandlung zu integrieren.

Für das bewegungseingeschränkte Knie aufgrund kapsulärer oder muskulärer Adhäsionen ist der *Zug im Bindegewebe* beispielsweise als ein wichtiger, adäquater Reiz zu werten.

Das Lösen dieser Adhäsionen, die Wiederherstellung der Elastizität und die Verbesserung der Trophik am Ort des Geschehens kann zu einer direkten Verbesserung des Bewegungsausmaßes von bis zu 30° führen. Daher ist die Bindegewebsmassage eine ideale vorbereitende Maßnahme für mobilisierende Bewegungstherapie.

Wirkort Innere Organe

Für den Wirkort Innere Organe ist die *Behandlung im Bindegewebe* nötig, um neurovegetative Vorgänge zu aktivieren und zu einer Regulierung des vegetativen Nervensystems beizutragen.

Auch hier ist der *Zug im Bindegewebe* als ein adäquater Reiz zu werten. Anhand des Beispiels einer Lungenfunktionsstörung infolge einer Pneumonie kann die Regulierung der Organfunktion in Bezug auf Atemtiefe, Atemfrequenz und Sekretolyse, sowie die Wiederherstellung eines stabilen vegetativen Zustandes mit der Reflexzonentherapie im Bindegewebe unterstützt werden.

Eingebettet in eine Atemtherapie, kann die Regenerationszeit (Phase der Rekonvaleszenz) deutlich verkürzt werden.

3.5.2 Behandlungstechniken

Prinzipien

Um dem Anspruch gerecht zu werden, die Gemeinsamkeiten der von Dicke entwickelten Technik und den Techniken nach Teirich-Leube herauszuarbeiten, werden beide Vorgehensweisen hier zusammenfassend dargestellt.

Sowohl Dicke als auch Teirich-Leube lassen den III. und IV. Finger zum Einsatz kommen, die den Zug im Bindegewebe – den Teirich-Leube den „therapeutischen Zug" nennt – umsetzen. Dabei soll der Patient den aufgewandten Druck nicht spüren.

Dicke differenziert bezüglich der Technik: durch die „(...) Stellung der ziehenden Finger, ob sie flach oder steiler gegen die Körperoberfläche aufgesetzt werden, ergibt sich eine oberflächlicher oder tiefer gelegene Wirkung im bearbeiteten Gewebe" (Dicke 1982, S. 49).

Ist der Patient insgesamt oder aufgrund seines Gesundheitszustandes empfindsam oder ist das Gewebe vor Ort stark belastet, wird bei Dicke von der *schonenden Behandlung der oberen Gewebsschichten* gesprochen, also mit der Behandlung mit flach aufgesetzten Fingern. Erst bei entsprechender Spannungsminderung soll in der tiefen Verschiebeschicht gearbeitet werden (Schliack, Harms 2001). Teirich-Leube entwickelte unterschiedliche Techniken nach diesen Prinzipien:

Hauttechnik: Die Hauttechnik wird mit flach aufgelegten Fingerkuppen ausgeführt und findet in der oberflächlichen Verschiebeschicht, d. h. zwischen Dermis und Subkutis statt. Teirich-Leube machte daraus eine Technik, die den ganzen Körper mit einbezieht und an den Hautspaltlinien entlangführt.

Subakute Krankheitsgeschehen, vegetativ labile Patienten sowie Babys und Kinder sollen mit dieser Technik behandelt werden.

Unterhaut- und Faszientechnik: Die Unterhaut- und Faszientechnik wird mit steil aufgestellten Fingern ausgeführt und findet in der tiefen Verschiebeschicht, d. h. zwischen Subkutis und Faszie bzw. auf der Muskelfaszie statt.

Betrachtet man die Strichführungen nach Dicke und nach Teirich-Leube, wird deutlich, dass vorrangig an denselben anatomischen Strukturen gearbeitet wird.

Die Strichführung kann als langer Arbeitsgang, entlang einer muskulären oder knöchernen Struktur verlaufen oder als kurzer Arbeitsgang (beispielsweise mit 90° auf einen Muskelrand zu) durchgeführt werden. Sowohl Dicke als auch Teirich-Leube gehen davon aus, dass die für die Befunderhebung beschriebene Ausgangsstellung (ASTE Sitz) für die therapeutische Arbeit im Bereich des Beckens und des Rückens die optimalste ist.

Zusätzlich zu den beschriebenen Techniken gibt es noch zwei Techniken, die bei Teirich-Leube beschrieben werden.

Unterhautmassage: Die Unterhautmassage findet zwischen Subkutis und Faszie statt, setzt aber nur einen unterschwelligen Zugreiz. Charakteristisch ist das Verschieben der Unterhaut gegen die Faszie, der eigentliche Zugreiz entfällt.

Das flächige Verschieben der Palpation wird durch mehr oder weniger ausgiebige Kaudal-kranial-Verschiebungen zur therapeutischen Beeinflussung des Gewebes eingesetzt. Die Unterhautmassage wird in Bauch- und Rückenlage verabreicht.

Flächige Bindegewebsmassage: Die Flächige Bindegewebsmassage, bereits als „flächige Technik" im Rahmen klassischer Massageformen *vor* der Entwicklung der „Bindegewebsmassage" angewandt, arbeitet auch zwischen Subkutis und Faszie, muss aber als Steigerung der Reizsetzung durch die Unterhautmassage verstanden werden. Trotzdem kommt sie der Reizintensität der Unterhaut- und Faszientechnik nicht gleich. Für den Zugreiz werden nicht die Fingerkuppen eingesetzt, sondern die radial aufgesetzten Daumen. Die flächige Bindegewebsmassage wird in Seitlage verabreicht.

Unterhautmassage und flächige Bindegewebsmassage können als vorbereitende Behandlungen verstanden werden, die bei allgemein hoher Gewebsspannung und Adipositas eingesetzt werden sollten. Sie haben aber auch ihre Berechtigung, wenn der Allgemeinzustand des Patienten eine Behandlung im Sitzen nicht zulässt.

Dosierung

Über die Differenzierung der Dosierung lassen sich die unterschiedlichen Techniken und Vorgehensweisen zusammenfassen. Gemeinsam ist ihnen allen der *Zug im Bindegewebe*.

- *Sehr leichter Zugreiz:* Werden die Fingerkuppen flach auf das Gewebe gelegt und wird das Gewebe nur leicht durchdrungen, befinden wir uns in der kaum spürbaren Verschiebeschicht zwischen Dermis und Subkutis und setzen nur einen geringen Zugreiz. Nur bei stark ausgeprägten Bindegewebszonen kommt es mit dieser Technik zu einem leichten „Schneidegefühl".
- *Leichter bis deutlicher Zugreiz:* Wird das Gewebe bis auf die tiefe Verschiebeschicht zwischen Subkutis und Körperfaszie (mit den Daumen oder mit flach oder steil aufgestellten Fingern) durchdrungen, ist das Verschieben der Subkutis gegen die Faszie als erster Arbeitsgang notwendig, um anschließend mit sauberer Technik einen Zug auf der Faszie durchführen zu können. Abhängig von der Gewebsspannung kann differenziert dosiert werden. Entweder die Subkutis wird nur bis zur Verschiebegrenze verschoben und der Zugreiz wird dabei nur angedeutet oder mit der radialen Seite der Daumen bzw. flach aufgelegten Finger wird nur ein flächiger Zug gesetzt oder die steil aufgestellten Finger setzen einen deutlichen Zugreiz. Das ausgelöste Schneidegefühl hat entsprechend unterschiedliche Intensität.
- *Sehr deutlicher Zugreiz:* Lässt sich die Muskelfaszie jedoch deutlich ertasten, ist das Verschieben der Subkutis unnötig. Der Zug kann direkt auf der Faszie gesetzt werden. Der Patient nimmt ein starkes, klares, helles Schneidegefühl wahr.

Checkliste

Die Dosierung erfolgt über:	
- die Arbeitsebene im Gewebe	- oberflächliche Verschiebeschicht - tiefe Verschiebeschicht - Muskelfaszie
- die Wahl der ausführenden Finger und die Fingerstellung	- radiale Seite der Daumen - flach aufgelegte Finger oder - steil aufgestellte Finger
- die Intensität des Kontaktes zur entsprechenden Verschiebeschicht	- der aufgewandte Druck soll vom Patient nicht als Druckgefühl wahrgenommen werden
- die Länge der Strichführung	- der lange Arbeitsgang auf der tiefen Verschiebeschicht durchgeführt, kann ein schmerzhaftes Ritz- oder Schneidegefühl hervorrufen - der kurze Arbeitsgang führt in der Regel zu einem gut verträglichen Ritz- oder Schneidegefühl
- das Arbeitstempo	- zügiges Arbeiten erzielt ein starkes Schneidegefühl - langsames Arbeiten erzielt ein geringeres Schneidegefühl

Techniken

Im Folgenden werden die unterschiedlichen Techniken differenziert vorgestellt.

Zu den *Techniken mit geringem Zugreiz* werden die *Hauttechnik*, die *Unterhautmassage* und die *flächige Bindegewebsmassage* gezählt, die als vorbereitende Maßnahmen verstanden werden können.

Zu den *Techniken mit deutlichem Zugreiz* gehören die *Unterhaut- und Faszientechnik*. Diese beiden Techniken können als die ursprünglichen Techniken der Reflexzonentherapie im Bindegewebe bezeichnet werden.

Für die Techniken mit geringem Zugreiz werden in den Tabellen **Tab. 3.5**, **Tab. 3.6** und **Tab. 3.7** mögliche Anwendungsgebiete dargestellt. Die tabellarische Beschreibung der Techniken, der entsprechenden Lagerung sowie der möglichen Empfindungen des Patienten soll das Erfassen der unterschiedlichen Vorgehensweisen erleichtern. In welcher Form und an welcher anatomischen Struktur orientiert die einzelnen Techniken eingesetzt werden, beschreiben die Behandlungsabläufe.

Die Techniken mit deutlichem Zugreiz sind in **Tab. 3.8** und **Tab. 3.9** zusammenfassend beschrieben. Mit der differenzierten Darstellung der möglichen Reaktionen des Patienten, des Behandlungsaufbaus und der möglichen Strichführungen am Rumpf (dorsal und ventral) sowie an den Extremitäten werden sich die folgenden Kapitel beschäftigen.

- Techniken mit geringem Zugreiz:
  - Hauttechnik;
  - Unterhautmassage;
  - flächige Bindegewebsmassage.
- Techniken mit deutlichem Zugreiz:
  - Unterhauttechnik;
  - Faszientechnik.

Hauttechnik

In **Tab. 3.5** sind alle wichtigen Kriterien, die für die Durchführung der Hauttechnik von Bedeutung sind, zusammenfassend beschrieben.

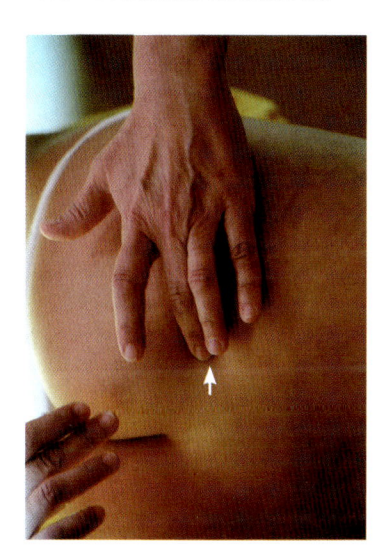

Abb. 3.7 Ausführung der Hauttechnik mit 3 Fingern palmar aufgesetzt.

Abb. 3.8 a-b zeigt die möglichen Arbeitsgänge am Rumpf dorsal und ventral, die sich in ihrem Verlauf an den Hautspaltlinien orientieren. Abhängig vom Krankheitsbild und von den Lagerungsmöglichkeiten des Patienten (z. B. nach einer Operation) werden Abschnitte oder der gesamte Behandlungsablauf am dorsalen und ventralen Rumpf sowie an den Extremitäten durchgeführt.

Die Arbeitsgänge im Beckenbereich dorsal (oder alternativ ventral) sollten, wenn möglich, zum Einsatz kommen (Kap. 3.7).

Behandlungsablauf
Dorsal:
- Von der Kreuzbeinmitte oberhalb der Analfalte nach lateral zum Trochanter major und zurück.
- Arbeitsgänge bis in Höhe 5. LWD dicht übereinander setzen, immer von der Kreuzbeinmitte nach lateral und zurück, bis zum 5. Lendenwirbel-Dornfortsatz (LWD).
- Vom 5. LWD über die Crista iliaca (Beckenkamm) zur Spina iliaca anterior superior und zurück. (Dieser Arbeitsgang kann auch auf der unteren Verschiebeschicht, zwischen Subkutis und Faszie stattfinden.)
- Von den LWD/BWD über den M. erector spinae und den M. latissimus dorsi nach lateral und zurück; Arbeitsgänge dicht übereinander setzen bis in Höhe des unteren Schulterblattwinkels (6. BWD).
- Vom 12. BWD entlang dem unteren Rand des Brustkorbs bis zur Körperseite und zurück. (Dieser Arbeitsgang kann auch auf der unteren Verschiebeschicht zwischen Subkutis und Faszie stattfinden.)

Tabelle 3.5 Hauttechnik

Anwendungsgebiete	- bei vegetativ labilen Patienten (z. B. psychovegetatives Erschöpfungssyndrom) - im subakuten Stadium (z. B. nach Pneumonie, postoperativ) - bei vegetativ labilen Krankheitszuständen (z. B. Asthma bronchiale) - bei Säuglingen und Kindern
Ort der Reizsetzung	- zwischen Kutis und Subkutis
Technik (**Abb. 3.7**)	- verlangt feines Tastempfinden, da nur eine leichte Verschiebbarkeit zwischen den beiden Geweben existiert, d. h. die Dermis geht ohne scharfe Grenze in die Subkutis über - fortlaufende lange Arbeitsgänge; der aufzuwendende Druck ist gering - III. und IV. Finger werden radial oder der III. Finger wird palmar auf die Haut aufgesetzt - der Druck verursacht einen Kontakt zur Subkutis (Epidermis und Dermis haben nur eine Dicke von ca. 6 Millimeter) - tangentiale Bewegung mit leichtem Zug der Dermis gegen Subkutis von medial nach lateral, sowie von lateral nach medial - die Arbeitsgänge sollen mehrfach wiederholt werden
Empfindung des Patienten	- leichtes Schneidegefühl im Bereich ausgeprägter Bindegewebszonen
Lagerung	- Ausgangsstellung (ASTE) für die Arbeitsgänge dorsal: Seitlage, unteres Bein leicht gebeugt, oberes Bein locker gestreckt (um die Gewebsspannung im Gesäßbereich zu vermindern), Becken nach ventral gekippt, Rücken in leichter Kyphose - Ausgangsstellung (ASTE) für die Arbeitsgänge ventral und an den Extremitäten: Rückenlage

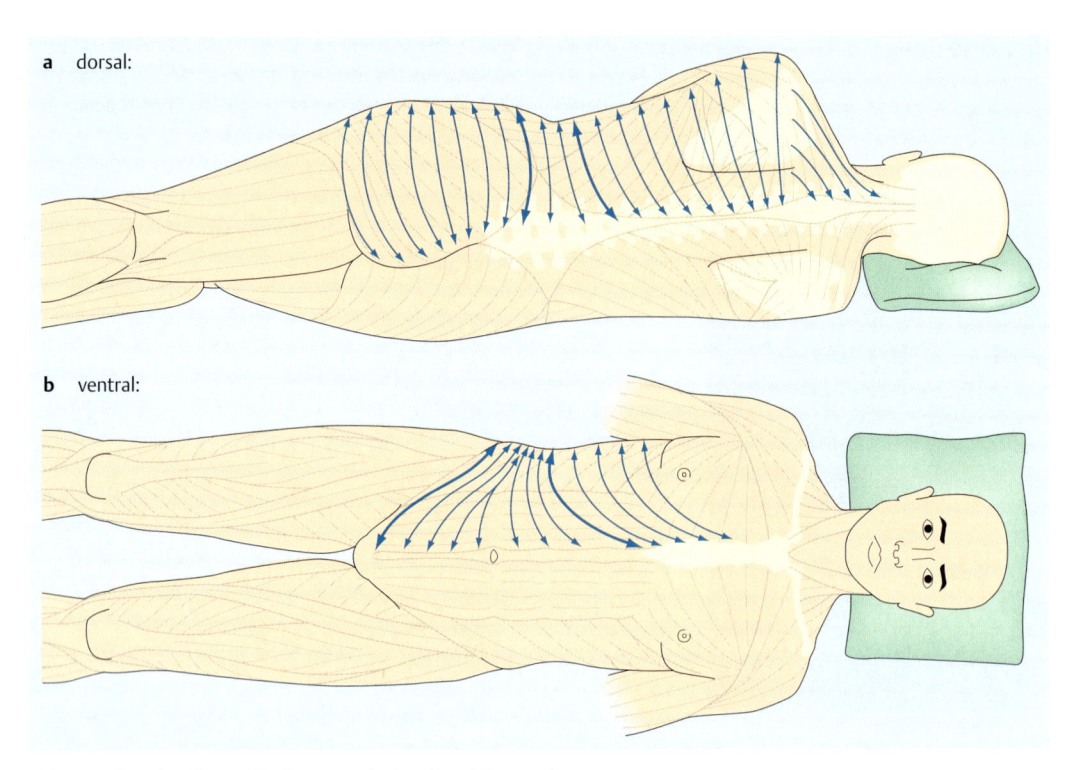

Abb. 3.8 a-b Behandlungsablauf – Hauttechnik. **a** dorsal. **b** ventral.

- Vom 6./7. BWD (Höhe unterer Schulterblattwinkel) über M. trapezius, Schulterblatt und zurück. Arbeitsgänge bis Spina scapulae.
- Von der Spina scapulae auf die HWS zu, in mehreren Bahnen.

Ventral:
- Von der Spina iliaca anterior superior über den Beckenkamm zur Symphyse und zurück, parallele Arbeitsgänge dicht übereinander setzen, von kaudal nach kranial, bis in die Höhe des Bauchnabels, langsam waagerecht verlaufen lassen.
- Von der vorderen Axillarlinie über den unteren Brustkorbrand bis zum Processus xiphoideus und zurück, parallele Arbeitsgänge über den Bauch, von kranial nach kaudal, bis in die Höhe des Bauchnabels, langsam waagerecht verlaufen lassen.
- Parallele Arbeitsgänge vom Brustkorbrand dicht übereinander setzen, von kaudal nach kranial, bis zum Beginn des Drüsengewebes der Brust.

An den Extremitäten:
- von proximal nach distal;
- Oberschenkel ventral/dorsal, Unterschenkel ventral/dorsal;
- Oberarm ventral/dorsal, Unterarm ventral/dorsal;

Variante an den Extremitäten:
- Alle 5 Finger arbeiten (aufgestellt), rechte und linke Hand alternierend.

Fallbeispiel: Patientin, 45 Jahre, bettlägerig, 3 Tage postoperativ, Z. n. Teilresektion des Kolons. Die Patientin klagte seit der OP über sehr kalte Füße. Alle bisher eingesetzten Maßnahmen der Krankenschwestern (Wärmflasche, warme Wollsocken, zweite Bettdecke) waren ohne Erfolg. Das Verabreichen einer Fußmassage am 2. Tag nach der Operation blieb auch erfolglos.

Nach Absprache mit dem Arzt führte die behandelnde Schülerin die Hauttechnik dorsal im Beckenbereich und an den unteren Extremitäten durch. Die Arbeitsgänge wurden häufig wiederholt, die Behandlungszeit betrug ca. 15 Minuten. Laut der Patientin wurden die Füße eine Stunde nach der Behandlung plötzlich ganz warm. Die postoperative vegetative Dysregulation des Gefäßtonus in den Füßen war damit aufgehoben und die Gefäßfunktionen waren wieder normalisiert. Der erste wichtige Schritt zur Mobilisation und Wiederherstellung der physiologischen Belastbarkeit war gemacht.

Unterhautmassage

Die Parameter, die zur Durchführung der Unterhautmassage bekannt sein müssen, sind in **Tab. 3.6** zusammengestellt.

In **Abb. 3.10a-b** wird der Behandlungsablauf der Unterhautmassage dargestellt. Auch hier gilt, dass, abhängig vom Krankheitsbild und von den Lagerungsmöglichkeiten des Patienten (z. B. bei chronischem Schmerzsyndrom) entweder einzelne Abschnitte oder der gesamte Behandlungsablauf (dorsal und ventral) zum Einsatz kommen.

Behandlungsablauf
Dorsal:
- ab Höhe des 7. Halswirbelkörpers (7. HWK), von kranial nach kaudal, paravertebral;

Tabelle 3.6 Unterhautmassage

Anwendungsgebiete	• bei allgemein hoher Gewebsspannung (z. B. pyknische Menschen) • bei großflächiger Ausdehnung von Gewebsverhaftungen (z. B. Weichteilrheumatismus) • bei Empfindsamkeit des Gewebes (z. B. chronisches Schmerzsyndrom)
Ort der Reizsetzung	• zwischen Subkutis und Faszie
Technik (**Abb. 3.9**)	• wird mit drei bzw. vier flach aufgelegten Fingerkuppen beider Hände ausgeführt • es handelt sich um wiederholte Verschiebungen der Subkutis (kaudal-kranial am Rumpf und an den Extremitäten distal-proximal), die nur einen unterschwelligen Zugreiz setzen • das Tempo wird von der Gewebsspannung vorgegeben • die Hände bewegen sich dabei gegeneinander oder miteinander
Empfindung des Patienten	• kein Schneidegefühl, eher angenehme Entspannung im Gewebe
Lagerung	• Ausgangsstellung für die Behandlung von dorsal: Bauch- oder Seitlage • Ausgangsstellung für die Behandlung von ventral: Rückenlage

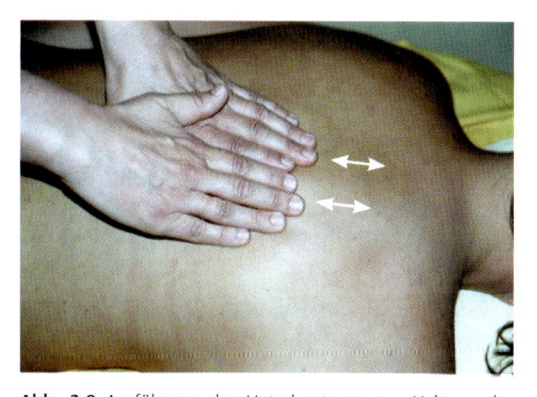

Abb. 3.9 Ausführung der Unterhautmassage, Haltung der Hände.

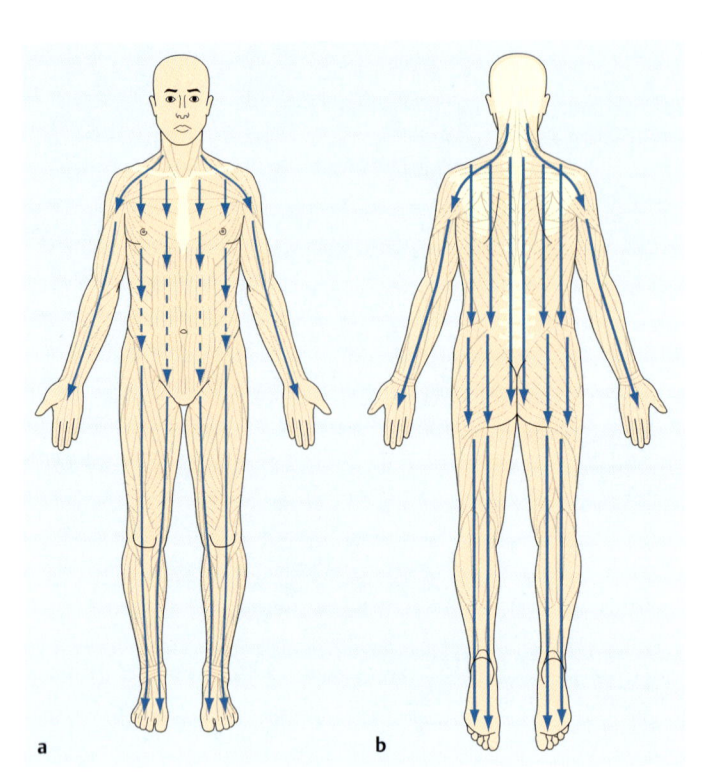

Abb. 3.10 Behandlungsablauf – Unterhautmassage. **a** dorsal. **b** ventral.

- weiter nach lateral, bis zu den Brustkorbseiten (erst die weniger betroffene Seite, dann die betroffene Seite);
- Arme und Beine von proximal nach distal.
  Ventral:
- Arme und Beine von proximal nach distal;
- abschließend den Brustkorb von medial nach lateral;
- über dem Bauch ist die Technik nur begrenzt einzusetzen, da die Bauchmuskelfaszie nur einen geringen Widerstand bietet.

Flächige Bindegewebsmassage

Die in **Tab. 3.7** gegliederte Beschreibung der flächigen Bindegewebsmassage soll das Umsetzen der Technik erleichtern.
Der beschriebene Behandlungsablauf in **Abb. 3.12** wird in der Regel entsprechend den formulierten Anwendungsgebieten (z. B. allgemein hohe Gewebsspannung) in seiner Gesamtheit durchgeführt.
Im Rahmen der Behandlung onkologischer Krankheitsgeschehen ist durchaus eine Teilbehandlung (z. B. ausschließlich des Beckenbereiches) denkbar. Die flächige Bindegewebsmassage wird nur dorsal eingesetzt.

Behandlungsablauf
Gesäßbereich (anhaken mit den Daumen):
- am schrägen, unteren Kreuzbeinrand, in Höhe des Os coccygis beginnen, bis zum Iliosakralgelenk, rechtwinklig nach lateral, kaudal;
- am dorsalen Beckenkamm, in Höhe der Spina iliaca posterior inferior beginnen bis zur Spina iliaca posterior superior, rechtwinklig nach lateral;
- hinter dem Trochanter major, am kaudalen Rand des M. gluteus maximus beginnen, bis zum Rand des M. gluteus medius, auf den Trochanter zu;
- auf dem Kreuzbein von kaudal nach kranial, von der Mittellinie aus nach lateral.

Lenden- und Brustwirbelbereich (Verschieben einer Gewebsfalte):
- am lateralen Rand des M. erector spinae, in Höhe des 5. Lendenwirbelkörpers beginnen, bis zum Angulus inferior scapulae, rechtwinklig nach lateral bis zur Körperseite;
- am medialen Rand des M. erector spinae, in Höhe des 5. Lendenwirbel-Dornfortsatzes beginnen, bis zum Angulus inferior scapulae, rechtwinklig über den Muskel hinweg nach lateral;

Tabelle 3.7 Flächige Bindegewebsmassage

Anwendungsgebiete	- bei adipösen Patienten - bei allgemein hoher Gewebsspannung - wenn der allgemeine Zustand eine Behandlung mit Unterhauttechnik nicht zulässt (z. B. als begleitende Behandlung bei onkologischen Krankheitsgeschehen)
Ort der Reizsetzung	- zwischen Subkutis und Körperfaszie (nur dorsal)
Technik	Hier werden zwei Grifftechniken verwendet. Die Arbeitsgänge (beider Techniken) sollen 2- bis 3-mal wiederholt werden. Anhaken mit den Daumen (**Abb. 3.11 a-b**): - Die Daumenkuppen werden radial an der Ausgangslinie aufgesetzt, sodass die Faszie in der Tiefe als feste Unterlage gefühlt wird. Die Finger liegen locker auf dem Gewebe (1. Phase). Die Daumen verschieben Subkutis gegen Faszie bis zur Verschiebegrenze, die Finger bieten dabei Gegenhalt (2. Phase). Wenn die Gewebsspannung es zulässt, kurzer Zug im Gewebe. Verschieben einer Gewebsfalte: - Daumenkuppen werden radial an der Ausgangslinie aufgesetzt, sodass die Faszie in der Tiefe als feste Unterlage gefühlt wird. Die fast gestreckten Finger (Finger II-V) holen das Gewebe an die Daumen heran, sodass eine Falte entsteht. Die Daumen verschieben die Falte, so faszienah wie möglich, rechtwinklig weg von der Ausgangslinie. Während die Daumen die Falte rollen, geben die Finger dosierten Widerstand.
Empfindung des Patienten	- leichtes Schneidegefühl im Bereich von Bindegewebszonen
Lagerung	- Seitlage, unteres Bein leicht gebeugt, oberes Bein locker gestreckt (um die Gewebsspannung im Gesäßbereich zu vermindern). Becken nach ventral gekippt, Rücken leicht kyphotisch.

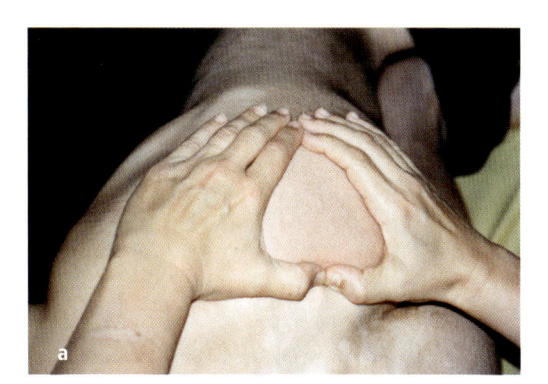

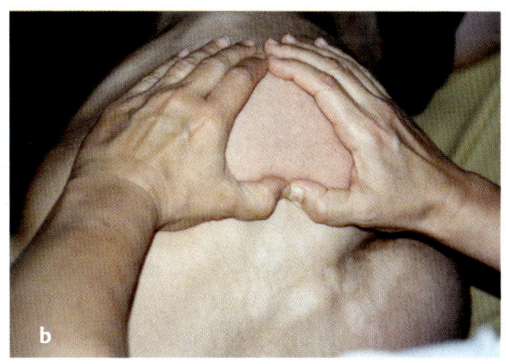

Abb. 3.11 a-b Ausführung der flächigen Bindegewebsmassage, Ansetzen der Daumen und Haltung der Hände **a** 1. Phase **b** 2. Phase.

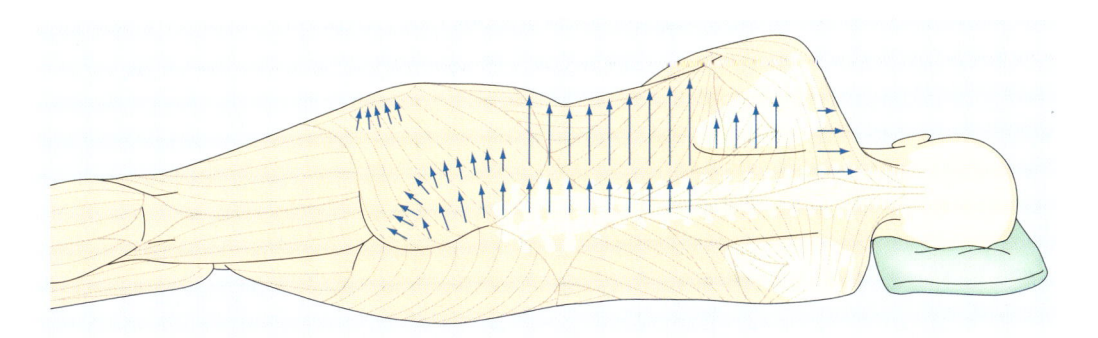

Abb. 3.12 Behandlungsablauf - flächige Bindegewebsmassage.

- am medialen Schulterblattrand, vom Angulus inferior bis zum Angulus superior scapulae, rechtwinklig nach lateral;
- an der Spina scapulae von lateral nach medial, rechtwinklig über den M. trapezius nach kranial.

> *Die Arbeitsgänge auf dem Kreuzbein und auf dem Schulterblatt können jeweils auch mit der anderen Grifftechnik behandelt werden.*

Fallbeispiel: Patientin, 62 Jahre, bettlägerig, adipös, schwere Herzinsuffizienz mit pulmonaler Belastung (sehr kurze und flache Atmung). Krankenhausaufenthalt aufgrund einer Verschlechterung des Allgemeinzustandes.

Die Patientin ist einer Mobilisierung im Sinne der Physiotherapie nicht gewachsen. Sie fühlt sich insgesamt überfordert und reagiert auf Ansprache sehr abwehrend.

Verordnung: Atemtherapie und Bindegewebsmassage zur Unterstützung der Atemfunktion.

Zu Anfang wird ausschließlich die flächige Bindegewebsmassage verabreicht. Im Gesäßbereich nimmt die Patientin schon beim Verschieben bis zur Verschiebegrenze ein Schneidegefühl wahr. Die Atmung wird während der Arbeit am Gesäß ruhiger. Beim Verschieben der Gewebsfalte im Lenden- und Brustwirbelbereich vertieft sich die Atmung deutlich.

Zum Ende der 1. Behandlung verringert sich die innere Abwehrhaltung der Patientin. Der Lagerungswechsel aus der Seitlage in die Rückenlage kann leichter umgesetzt werden. Die Patientin wird daraufhin täglich behandelt. Am vierten Behandlungstag macht sie einen Toilettengang in Begleitung einer Schwester.

Unterhauttechnik

Die wichtigsten Aussagen zur Durchführung der Unterhauttechnik sind in **Tab. 3.8** zusammengetragen.

Allgemein ist zu sagen, jede Strichführung soll – dem Befund entsprechend – mehrfach wiederholt werden. Optimal ist es, wenn sich die Verschieblichkeit unter den gesetzten Zügen verbessert.

Faszientechnik

Die Faszientechnik ist als Ergänzung zur Unterhauttechnik zu verstehen und wird in **Tab. 3.9** mit ihren Besonderheiten beschrieben.

Tabelle 3.8 Unterhauttechnik

Anwendungsgebiete	• wenn die Vorbereitung mit den flächigen Techniken abgeschlossen ist • der Zustand des Patienten relativ stabil ist • bei chronischen Krankheitsbildern
Ort der Reizsetzung	• zwischen Subkutis und Körperfaszie • zwischen Subkutis und Extremitätenfaszie
Technik	Die Umsetzung kann in drei Arbeitsphasen aufgeteilt werden: • Einsenken des III. (und IV.) Fingers so weit ins Gewebe, bis der Kontakt zur Faszie hergestellt ist • tangentiales Verschieben der Unterhaut gegen die Faszie in Arbeitsrichtung, bis zur Verschiebegrenze • Setzen eines Zuges, entweder anheben einer Struktur z. B. eines Muskels oder Längsstrich (Längsgang) Ob die Finger dabei palmar (**Abb. 3.13**) oder radial (**Abb. 3.14**) aufgesetzt arbeiten, kann vom jeweiligen Therapeuten entschieden werden, eine starke Dorsalextension im Handgelenk soll jedoch vermieden werden.
Empfindung des Patienten	• Schneidegefühl von unterschiedlicher Intensität, abhängig von der Dosierung
Lagerung	• Sitz (s. Inspektion/Lagerung) Als ursprüngliche Ausgangsstellung, bietet der Sitz die besten Voraussetzungen für eine exakte Technik im Sinne der anatomischen Orientierung im Lenden- und Brustwirbelbereich. • Seitlage Die obere Körperseite etwas nach ventral drehen, die Beine im Hüft- und Kniegelenk beugen. Die Strichführungen im Beckenbereich lassen sich sehr gut in Seitlage durchführen. • Bauchlage Bei entsprechender Sicherheit, bezogen auf die Technik und die anatomische Orientierung, kann eine gesamte Behandlung auch in Bauchlage durchgeführt werden. Bei der Entscheidung für eine bestimmte Lagerung ist auch hier der Zustand des Patienten und die aus der Befunderhebung entwickelte Zielsetzung ausschlaggebend.

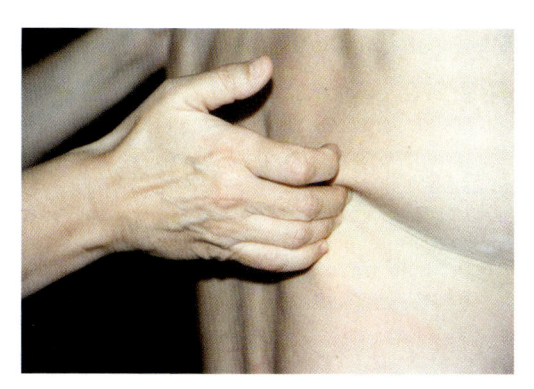

Abb. 3.13 Unterhaut- und Faszientechnik, Fingerstellung palmar/volar.

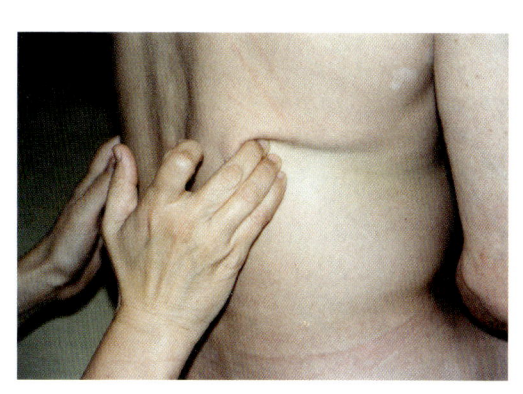

Abb. 3.14 Unterhaut- und Faszientechnik, Fingerstellung radial.

Die Behandlung mit der Unterhaut- und Faszientechnik lässt sich nicht auf *einen* Behandlungsablauf reduzieren.

Es gibt eine Vielzahl von Strichführungen, spezielle Prinzipien für den Behandlungsaufbau und unterschiedliche mögliche Reaktionen des Patienten auf die Behandlung, über die man als Therapeut informiert sein muss.

Die folgenden Kapitel beschäftigen sich in diesem Sinne ausschließlich mit der Unterhaut- und Faszientechnik.

Tabelle 3.9 Faszientechnik

Anwendungsgebiete	• als Ergänzung zur Unterhauttechnik
Ort der Reizsetzung	• findet dort statt, wo Muskelfaszie oder Faszienrand direkt zu palpieren ist (z. B. an Muskelrändern im Bereich der Achselhöhle, am M. latissimus dorsi oberhalb des Beckenkamms, an Muskelrändern der Extremitäten)
Technik	Die Faszientechnik wird in zwei Arbeitsphasen aufgeteilt: • Einsenken des III.(und IV.) Fingers, exakt über der jeweiligen Faszienstelle, bis der Muskelrand/die Faszie deutlich zu spüren ist • kurzer Zug auf der Faszie; der aufzuwendende Druck ist höher als bei der Unterhauttechnik
Empfindung des Patienten	• ein klares, helles, sehr deutliches Schneidegefühl
Lagerung	• siehe Ausführungen zur Unterhauttechnik

3.6 Reaktionen

Empfindung des Patienten

In der Beschreibung der Techniken ist immer wieder die Rede vom *Schneidegefühl* als Empfindung des Patienten. Der Zug auf und an den Fasern des Bindegewebes (Dehnungsreiz) stimuliert vor allem die Vater-Pacini-Körperchen (Druck-Zug-Rezeptoren) und verursacht dieses Gefühl. Es ist nicht die Folge von gesetzten Verletzungen. Entsprechend der Ausführung des Zuges und abhängig von Gewebsspannung und Verhaftungen im Gewebe variiert die Intensität, mit der das Schneidegefühl wahrgenommen wird.

Gibt es keine Verhaftungen im Gewebe und entspricht die Spannung im Gewebe einem „Normotonus" (normaler Turgor), wird manchmal nur der wirkliche Zug der Finger gespürt. Das Schneidegefühl ist in dem Fall nicht zwingend. Einige Patienten sprechen von einem *Streichgefühl*. Diese Art der Wahrnehmung kann auf eine angiospastische Veranlagung zurückgeführt werden oder hat ihren Grund in neurovegetativer Medikamentierung (z. B. Betablocker). Bei günstiger Reaktion stellt sich nach mehreren Behandlungen ein leichtes Schneidegefühl ein.

Wird vom Patienten aber dumpfer Druck oder Druck gepaart mit Schneidegefühl wahrgenommen, muss der Behandler die eigene Technik und die anatomische Lage seiner Behandlungsstelle unbedingt überprüfen. Nach einer Korrektur, z. B. des aufgewandten Drucks und einer Überprüfung des Behandlungsorts, sollte sich ein Schneidegefühl einstellen.

Ist das nicht der Fall, können spezielle Strichführungen oder spezielle Reiz-Reaktionspunkte angehakt werden, um die allgemeine Reaktionslage des Patienten zu verändern bzw. zu stimulieren (siehe dazu die folgenden **Tab. 3.10, Tab. 3.11, Tab. 3.12**).

Wenn trotz starker Verhaftungen im Gewebe keinerlei Empfindungen hervorzurufen sind, sollte diese Vorgehensweise ebenfalls zum Einsatz kommen.

Hautreaktionen

Mögliche Hautreaktionen auf den Zug im Bindegewebe

- Dermographia rubra (rote Hautschrift): Zeichen für lokale Hyperämie, tritt unmittelbar oder kurz nach dem Zug auf.
- Dermographia alba (weiße Hautschrift): Charakteristisch für angiospastische Veranlagung, wird im Laufe der Behandlung oder Behandlungsserie zur Dermographia rubra.
- Dermographia elevata (Quaddelbildung): Bedingt durch übermäßige Histaminausschüttung, tritt auf in Körperabschnitten mit sehr hoher Gewebsspannung und/oder starken Verhaftungen oder als generelle Reaktion bei konstitutionell bedingter Überempfindlichkeit. Kann bis zu 36 Stunden anhalten, Reaktion normalisiert sich im Laufe der Behandlungsserie.

Selten auftretende Haut- bzw. Unterhautreaktionen

- Hämatome (Unterhautblutungen): Bei Gewebe mit erhöhter Blutungsbereitschaft kann sich durch die Behandlung ein Hämatom bilden. Es tritt 8 bis 24 Stunden nach der Behandlung auf und verursacht keine Beschwerden. Diese Reaktion ist nur in den ersten Behandlungen der Behandlungsserie auszulösen, das Gewebe normalisiert sich.
- Petechien (kleinste, punktförmige Hautblutungen): Petechien werden durch Einrisse in den kleinsten Gefäßen zwischen Epidermis und Dermis verursacht und sind ein Zeichen für die gestörte Trophik der Haut. Auch die Petechienbildung normalisiert sich im Laufe der Behandlungsserie.

Allgemeine Reaktionslagen

Abhängig von der Technik und ihrer Dosierung sowie von der Konstitution des Patienten kommt es während und/oder nach der Behandlung mit Reflexzonentherapie im Bindegewebe zu unterschiedlichen nervös-reflektorischen Reaktionen. „Es handelt sich um sympathische und parasympathische Vorgänge, die im engen Zusammenhang stehen, sich gegenseitig bedingen und voneinander abhängig sind" (Schuh 1992, S. 97).

Die vegetativen Reaktionen auf die Hauttechnik und die Unterhautmassage zeigen sich vorrangig in parasympathischen Vorgängen (Kap. 3.2.1), d. h. als allgemeine Entspannung und Schmerzlinderung. Abhängig von der Dosierung der flächigen Bindegewebsmassage, überwiegt auch bei dieser Technik die Ansprache des Parasympathikus. Wird bei der Daumentechnik auch der Zug eingesetzt und behalten die Daumen beim Verschieben der Gewebsfalte mit entsprechender Intensität den Kontakt zur Faszie, können wir eher sympathische Reaktionen wahrnehmen.

Die vegetativen Reaktionen auf die Unterhaut- und Faszientechnik zeigen sich hauptsächlich in zwei Phasen.

Die Reaktionen, die *während* der Behandlung auftreten – wie spontane Schweißbildung, segmental begrenzte Piloarrektion (Gänsehaut), Pupillenerweiterung, warme Hände und Füße –, werden als positiv gewertet. Sie machen die Aktivierung des sympathischen Anteils des vegetativen Nervensystems durch den Zug im Bindegewebe deutlich und werden von Teirich-Leube *neurale Reaktionen*, von Schuh *sympathische Frühreaktionen* genannt.

Die Reaktionen *nach* der Behandlung – von Teirich-Leube als *humorale Reaktion* und von Schuh als *parasympathische Spätreaktionen* bezeichnet – können direkt oder erst 1 bis 2 Stunden nach der Behandlung auftreten (Teirich-Leube 1972, Schuh 1992).

Diese, dem Parasympathikus zugeordneten Reaktionen sind allgemeine Entspannung, leichte bis unüberwindliche Müdigkeit, wohlige Wärme am ganzen Körper, vermehrte Blasen- und Darmtätigkeit und Heißhunger.

Die mögliche Reaktion mit unüberwindlicher Müdigkeit ist dem Patienten vor der Behandlung unbedingt mitzuteilen, damit er sich mit seiner Arbeits- oder Alltagsorganisation darauf einstellen kann.

Zeigt eine bei Funktionsstörungen innerer Organe eingesetzte Behandlungsserie eine positive Wirkung und lassen die Verhaftungen im Gewebe nach, schwächen sich auch die vegetativen Reaktionen im Laufe der Behandlungsserie deutlich ab.

Fehlreaktionen

Wird die Unterhaut- und Faszientechnik (vor allem zu Beginn einer Behandlung oder Behandlungsserie) überdosiert, kann es auf vegetativ-reflektorischem Weg zu Fehlreaktionen kommen.

Haut und Muskulatur können mit erhöhter Spannung reagieren, die Hautoberfläche kann einen Juckreiz entwickeln. Es kann ein *Mückenstichgefühl* oder ein *Lufthauch* wahrgenommen werden. Wenn die Organe und Gefäße Fehlreaktionen zeigen, kommt es zu Herzstichen/Herzbeklemmungen oder Atemnot, Schwindel, Neigung zu Kollaps oder Übelkeit, zu dumpfem Kopfschmerz, kalten Händen und Füßen und zu Parästhesien (Missempfindungen) in den Extremitäten.

> *Was durch die Überdosierung des Therapeuten an Fehlreaktionen entstanden ist, lässt sich auch durch Manipulation im Gewebe wieder rückgängig machen.*

Auch hierbei werden die bekannten Wirkmechanismen genutzt. Spezielle Strichführungen, die als *Ausgleichstriche* und als *Ableitungen* auch während einer störungsfreien Behandlung eingesetzt werden, und/oder das Anhaken spezieller Reiz-Reaktionspunkte sorgen für eine direkte Umstimmung der vegetativen Reaktionslage.

Ausgleichstriche

Ausgleichstriche können mit Unterhauttechnik oder mit Hauttechnik durchgeführt werden; in **Tab. 3.10 sind** die drei **wichtigsten aufgeführt.**

Ableitungen

Ableitungen können generell als Abschluss einer Behandlung eingesetzt werden oder sie können als ausgleichende Strichführung zum Einsatz kommen.

Die große, flächige Ableitung wird mit Hauttechnik beidhändig durchgeführt. Sie besteht aus mehreren Abschnitten, die in unterschiedlichen Kombinationen durchgeführt werden können. Folgende Abschnitte gehören dazu:

- auf dem M. pectoralis major und minor;
- unterhalb und oberhalb der Klavikula;
- vom Okzipitalrand über den M. erector spinae, paravertebral der Wirbelsäule zum Os sacrum;
- am Okzipitalrand beginnen und über den lateralen Rückenbereich zum Os sacrum, entlang der dorsalen Crista iliaca, dem unteren Kreuzbeinrand folgend auf die Analfalte zu.

> *Bei wirbelsäulennahen Bindegewebszonen ist es sinnvoll, die Ableitung über den Rücken erst lateral, dann paravertebral auszuführen.*

Reiz-Reaktionspunkte

Die Reiz-Reaktionspunkte werden in Muskellücken angehakt. Dort verlaufen Gefäße und Nerven weniger gedeckt und es bestehen Faszienverbindungen in die Tiefe. Das Anhaken in Muskellücken ist nur ein kurzer Zug in die Tiefe und wird als sehr scharfes, klares Schneidegefühl wahrgenommen. Die vegetative Umstimmung erfolgt als direkte Antwort auf die Reizsetzung.

Das Anhaken der Reiz-Reaktionspunkte sollte nicht häufiger als dreimal erfolgen, da durch eine zu starke Reizsetzung auch eine „Entgleisung" des vegetativen Nervensystems provoziert werden kann.

Tabelle 3.10 Ausgleichstriche

Beckengang	- Vom 5. LWD, dem oberen Rand der Crista iliaca folgend, nach lateral; wenn das Gewebe es zulässt, bis zur Spina iliaca anterior superior (SIAS). - Variante: vom lateralen Rand des M. erector spinae nach lateral zur SIAS, vom lateralen Rand des M. erector spinae nach medial, zum 5. LWD.
Brustkorbgang	- Vom 12. BWD, dem unteren Brustkorbrand folgend, nach lateral; wenn das Gewebe es zulässt, bis zum lateralen Rand des M. rectus abdominis. - Variante: vom lateralen Rand des M. erector spinae nach lateral, ventral vom lateralen Rand des M. erector spinae nach medial zum 12. BWD.
Großer Ausgleichstrich oder Milchstrich	- Von der ventralen Axillarlinie, in Höhe des VI., VII. Interkostalraumes, um den Angulus inferior scapulae herum, bis zum Vertebra prominens.

In **Tab. 3.11** werden die Reaktionspunkte beschrieben, die bei Nicht- oder Fehlreaktionen im Bereich des Beckens und der Lendenwirbelsäule, des Bauchraums und der Beine angehakt werden können.

Die **Tab. 3.12** bezieht sich auf Nicht- bzw. Fehlreaktionen im Brustkorb-, Schultergürtel- und Armbereich. Welche der genannten Punkte anzuhaken sind, entscheidet der Therapeut.

Ort der Fehlreaktion und Ort des Reaktionspunktes sollten nah beieinander liegen und zur Beeinflussung im Rumpfbereich sollte immer beidseits gearbeitet werden.

Wenn das Anhaken (z. B. des Trigonum lumbale) keine Umstimmung hervorruft, könnte noch der Reaktionspunkt auf der Kreuzbeinmitte oder im Bereich der Gesäßfalte angehakt werden, d. h. es ist möglich, zwei bis drei Reaktionspunkte hintereinander anzusprechen.

Grundsätzlich ist bei Nicht- oder Fehlreaktionen zu empfehlen, erst einmal die Ausgleichstriche und die Ableitung einzusetzen. Es dürfen auch mehrere Ausgleichstriche gezogen werden und es sollte auf jeden Fall immer auf beiden Körperseiten gearbeitet werden. Kommt es trotzdem zu keiner deutlichen Regulierung des vegetativen Nervensystems, ist der Einsatz der Reiz-Reaktionspunkte notwendig.

Die Möglichkeit Fehlreaktionen auszulösen, sorgt beim Erlernen der Technik immer wieder für Ängste, die ganz unnötig sind.

Wenn die Sicherheit in der Wahrnehmung des Bindegewebes der Körperdecke und in der entsprechenden Umsetzung der Grifftechnik wächst, dann kommt es nur in ganz seltenen Fällen zum Auslösen von Fehlreaktionen.

Außerdem sind die Ausgleichstriche, die Ableitung und die Reiz-Reaktionspunkte das ideale Handwerkszeug, um eine direkte Regulierung des vegetativen Nervensystems zu ermöglichen.

Tabelle 3.11 Umstimmung bei Nicht- und Fehlreaktionen im Bereich Becken, Bauchraum, Beine

Reiz-Reaktionspunkte	*Ausführung*
Trigonum lumbale: (Muskellücke oberhalb der Crista iliaca zwischen dem Rand des M. latissimus dorsi und dem M. obliquus externus abdominis)	• kurzes Anhaken von kranial nach kaudal-innen
Gesäßfalte – Trochanter major: (Muskellücke unter dem M. glutaeus maximus in Höhe der Gesäßfalte)	• kurzes Anhaken im Verlauf der Gesäßfalte, von dorsal an den Trochanter major heran
Kreuzbeinmitte: (zwischen mittlerem und unterem Kreuzbeindrittel)	• kurzes Anhaken von rechts und links quer über die Kreuzbeinmitte (auch bei Kopfschmerzen einzusetzen, kann dann häufiger angehakt werden, siehe Bindegewebszonen: „Kopfzone")
Adduktorenschlitz: (Hiatus adductorius, die Muskellücke in der Endsehne des M. adductor magnus, ca. handbreit oberhalb des Condylus medialis femoris)	• kurzes Anhaken von dorsal nach ventral, quer zum Faserverlauf
M. gastrocnemius: (Muskellücke zwischen den distalen Muskelbäuchen von Caput laterale und mediale des M. gastrocnemius, proximal am Übergang in die gemeinsame Sehne)	• kurzes Anhaken von proximal nach distal

Tabelle 3.12 Umstimmung bei Nicht- und Fehlreaktionen im Brustkorb-, Schultergürtel-, Armbereich

Reiz-Reaktionspunkte	*Ausführung*
Winkel zwischen Spina scapulae und Klavikula: (Muskellücke im Ansatzbereich zwischen Pars descendens und Pars transversa des M. trapezius)	• kurzes Anhaken von medial nach lateral, tief in die Winkelspitze
Fossa infraclavicularis: (Muskellücke unterhalb der lateralen Klavikula, medial durch den M. pectoralis major und lateral durch den M. deltoideus begrenzt)	• kurzes Anhaken von kaudal nach kranial, fast unter den Knochen

3.7 Behandlungsaufbau

Im Kapitel 3.4 (Befunderhebung) sind die möglichen Veränderungen im Bindegewebe der Körperdecke und die Charakteristika der Bindegewebszone ausführlich beschrieben worden. Mit der Darstellung der unterschiedlichen flächigen Techniken und deren Einsatz am Patienten sind die Möglichkeiten der notwendigen vorbereitenden Maßnahmen innerhalb der Reflexzonentherapie im Bindegewebe entsprechend der Befunderhebung deutlich geworden. Es soll hier noch einmal zusammengefasst werden:

Zusammenfassung

- Patienten, die zu vegetativer Dysregulation neigen, Patienten mit reizempfindlichen Gewebe, mit insgesamt starken Verhaftungen oder allgemein erhöhter Gewebsspannung sowie Patienten mit Krankheitsbildern, deren akuter Zustand gerade erst abgeklungen ist oder die eine zu starke Reizsetzung nicht zulassen, werden zu Beginn der Behandlungsserie mit Techniken mit geringem Zugreiz behandelt.
- Wenn sich der Zustand stabilisiert hat oder die Reizempfindlichkeit, erhöhte Spannung und starke Verhaftung des Gewebes abgenommen hat, kann die Unterhaut- und Faszientechnik angewendet werden.

Diese Aussage hat Allgemeingültigkeit in der Reflexzonentherapie, wenn es sich um Veränderungen im Bindegewebe der Körperdecke aufgrund von Funktionsstörungen der Organe handelt.

Sind beispielsweise starke Verhaftungen und verminderte Verschieblichkeit in einem bestimmten Gewebeabschnitt/einer bestimmten Zone zu palpieren, wird im umliegenden Gewebe mit Unterhauttechnik gearbeitet und das betroffene Gebiet wird anfangs gar nicht oder nur mit Techniken mit geringem Zugreiz bearbeitet.

Veränderungen im Bindegewebe der Körperdecke (z. B. im Gelenkbereich) aufgrund von Traumata (Verletzungen, Brüchen) oder degenerativen Prozessen können im Gegensatz dazu direkt mit Unterhaut- oder Faszientechnik behandelt werden.

Es gibt also einen klaren Bezug zwischen der Befunderhebung und dem Behandlungsaufbau. Die Vorgehensweise wird durch Konstitution und Kondition des Patienten, Diagnose und Gesundheitszustand bestimmt, sowie durch den Zustand des Bindegewebes der Körperdecke.

Prinzipien

Die Zielsetzung für eine Behandlung ergibt sich aus der Befunderhebung, der Behandlungsaufbau orientiert sich an der Frage, was erreicht werden soll. Für die Behandlung mit Unterhaut- und Faszientechnik gelten dabei bestimmte Prinzipien.

Der Physiotherapeut begegnet in seinem Praxisalltag allen möglichen Formen der schmerzhaften Bewegungseinschränkung großer und kleiner Gelenke an den oberen und unteren Extremitäten. Die daraus zu entwickelnde, optimale Zielsetzung ist das Erreichen des vollen und schmerzfreien Bewegungsausmaßes.

Teil der notwendigen Therapie in diesem Zusammenhang wird das Lösen von fibrösen Kontrakturen und von Adhäsionen (lokale Wirkung) sein. Die Reflexzonentherapie im Bindegewebe wird hier für die Behandlung des Bindegewebes selbst genutzt. Der Zug kann hier an Ort und Stelle als adäquater Reiz zum Lösen dieser Strukturen eingesetzt werden.

Alle Strichführungen, die an und um ein Gelenk herum eingesetzt werden können, sollen zum Einsatz kommen. Starke Verhaftungen und verminderte Verschieblichkeit sind bei dieser Problemstellung kein Grund für Techniken mit geringem Zugreiz.

Es kann direkt mit Unterhaut- und Faszientechnik gearbeitet werden, dabei darf nur die Schmerzgrenze des Patienten nicht überschritten werden.

Verblüffende Ergebnisse aus der Praxis, bezogen auf die Erweiterung des Bewegungsausmaßes nach dem Einsatz der Reflexzonentherapie im Bindegewebe, sprechen für sich und sind die optimale Vorbereitung für eine zielgerichtete Mobilisation.

Geht es um die Behandlung von funktionellen Störungen (z. B. Lungen- und Bronchialbereich oder Verdauungsorgane) und finden wir in den Bindegewebszonen vermindertes Volumen und verminderte Verschieblichkeit, ist die vorrangige Zielsetzung nicht die Veränderung der Beschaffenheit des Gewebes, sondern die positive Beeinflussung der Organstörungen (reflektorische Wirkung).

Die Reflexzonentherapie im Bindegewebe wird hier als Behandlung im Bindegewebe eingesetzt, um über den kutiviszeralen Reflexbogen das gesamte Spektrum der reflektorischen Wirkungen zum Tragen zu bringen. Spricht die Ausgangslage für eine Behandlung mit Unterhauttechnik, sollten bestimmte Prinzipien befolgt werden, um die Wirkmechanismen optimal zu nutzen.

Prinzipien für den Behandlungsaufbau mit Unterhaut- und Faszientechnik

Alle Lehrbücher, einerlei welchem Urheber verpflichtet, formulieren deutlich, dass, in der Behandlung von funktionellen Störungen im Bereich der Organe, der Gefäße und des vegetativen Nervensystems, zu Beginn die Strichführungen im Beckenbereich eingesetzt werden sollten. Diese Vorgehensweise wird als eine erste regulierende Maßnahme für das vegetative Nervensystem dargestellt, die nur selten viszerogene Störungen/Fehlreaktionen der Organe hervorruft.

Schuh (1992) führt dazu aus, dass so eine stabile Ausgangslage geschaffen wird, um dann im weiteren Verlauf der Behandlungsserie im thorakolumbalen Bereich die sympathikotone Innervation der Organe – die sich hauptsächlich oberhalb des 1. Lendenwirbels (bzw. des 12. Brustwirbels) befindet und paravertebral über die fasziennahen Bereiche der Unterhaut direkt zu erreichen ist – störungsfrei ansprechen zu können.

Zusätzlich nimmt man an, dass eine Regulierung des vegetativen Nervensystems durch die Behandlung im Beckenbereich möglich ist, da – durch die anatomische Lage des sakralen Anteils des Parasympathikus im Beckenbereich – relativ direkt und gleichzeitig der sympathische und parasympathische Anteil des vegetativen Nervensystems angesprochen werden kann (Schliack, Harms 2001).

Die belasteten Zonen im Beckenbereich (z. B. Dickdarmzone, Venen- und Lymphzone) sollten dabei mit geringer Dosierung behandelt werden.

Für die Behandlung im Lenden- und Brustwirbelbereich sind mehrere Prinzipien zu befolgen.

Belastete Gewebszonen/Bindegewebszonen im Lenden- und Brustwirbelbereich werden zu Anfang gar nicht oder nur mit Techniken mit geringem Zugreiz behandelt. Schon über die Strichführungen auf der kontralateralen Seite oder im umliegenden Gewebe können die belasteten Zonen und die segmental zughörigen Organe positiv beeinflusst werden, denn zwischen den Dermatomen und den Arealen im Bindegewebe einzelner Spinalnerven findet über das Rückenmark/Seitenhorn und den Grenzstrang ein Informationsaustausch statt (Kap. 3.2.1 Wirkmechanismen/Vegetatives Nervensystem).

Die Behandlung im Lenden- und Brustwirbelbereich kann über die Strichführungen in den lateralen Abschnitten sehr gut begonnen werden, da die Innervation des M. latissimus dorsi und der Brustkorbseite aus den Halswirbelsegmenten erfolgt und somit eine direkte Beeinflussung der thorakolumbalen Organinnervation vermieden wird.

Für die paravertebrale Behandlung oberhalb des 1. Lendenwirbels (bzw. des 12. Brustwirbels) ist zu bedenken, dass über die fasziennahen Bereiche der Unterhaut die sympathikotone Organinnervation segmental zu erreichen ist. Um Irritationen zu vermeiden, kann zu Beginn paravertebral mit flächigen Strichführungen gearbeitet werden.

Die Behandlung der Extremitäten sollte von proximal nach distal erfolgen. Soll das gesamte Wirkspektrum genutzt werden, ist es natürlich sinnvoll, Strichführungen im Rumpfbereich der lokalen Behandlung vorzuschalten oder auch an die lokale Behandlung anzuschließen.

3.7.1 Behandlungsbeispiele am Wirkort Bewegungssystem

Möglichkeiten der Integration der Reflexzonentherapie im Bindegewebe in das physiotherapeutische Behandlungskonzept sollen in diesem Kapitel anhand von konkreten Fallbeispielen dargestellt werden.

Es wurden dazu Krankheitsbilder gewählt, die dem Physiotherapeuten sehr häufig in der Praxis begegnen und besonders effektiv mit dieser speziellen Massagemethode zu beeinflussen sind.

Um den Umgang mit der Technik so praxisnah wie möglich zu vermitteln, werden im Folgenden Befunderhebung, Zielsetzung, Behandlungsaufbau bzw. -durchführung für das konkrete Fallbeispiel genau erläutert.

Chronische Lumboischialgie

Fallbeispiel: Patient, 52 Jahre, als Bankangestellter vorrangig am Computer tätig. Der Bandscheibenvorfall (L5-S1 mit Schmerzen bis in die rechte Wade ausstrahlend) lag ein Jahr zurück und wurde konservativ behandelt. Seitdem hatte der Patient beständig Schmerzen, über das Gesäß bis zur Wade verlaufend, in ihrer Intensität abhängig von der beruflichen Belastung. Verordnung: 6 x Physiotherapie, 6 x Massage, 2 x wöchentlich.

In Absprache mit dem Arzt wurde aus der Massage eine Bindegewebsmassage, die jeweils vor der physiotherapeutischen Behandlung durchgeführt werden sollte.

Schon in der ersten Behandlung kam es zu einer deutlich positiven Veränderung im Spannungszustand des Bindegewebes und der Muskulatur im Beckenbereich. Nach der anschließenden Beinbehandlung verspürte der Patient eine Linderung der ausstrahlenden Schmerzen.

Im Laufe der Behandlungsserie reduzierte sich der Schmerz zunächst auf einen dumpfen Druckschmerz unterhalb der Crista iliaca rechts, der sich im Verlauf der letzten Behandlung ganz auflöste. Turgor des Bindegewebes und Tonus der Muskulatur hatten sich normalisiert. In der jeweils an die Bindegewebsmassage anschließenden physiotherapeutischen Behandlung konnte problemlos sofort muskelkräftigend und wirbelsäulenstabilisierend gearbeitet werden.

Befunderhebung im Bindegewebe

Checkliste

Ablauf	Befund
Inspektion (ASTE Sitz)	Deutliche Einziehung: • auf dem Kreuzbein • im Bereich der arteriellen Beinzone rechts
Palpation (ASTE Sitz)	Verminderte Verschieblichkeit der unteren Verschiebeschicht: • auf dem Kreuzbein • unterhalb der Crista iliaca • im Bereich des Trochanter major
Palpation (ASTE Seitlage)	Verminderte Verschieblichkeit der unteren Verschiebeschicht: • im Bereich des Tractus iliotibialis • im Bereich der lateralen Wade
Schmerzempfinden	Bei der Palpation im Bindegewebe trat kein deutlicher Schmerz auf, nur unterhalb der Crista iliaca und im Bereich des Tractus iliotibialis verspürte der Patient einen unangenehmen dumpfen Druck.
Palpation der Muskulatur (ASTE Bauchlage)	Muskulatur hyperton und schmerzhaft: • Ursprungs- und Ansatzgebiet des M. glutaeus maximus, vor allem unterhalb der Crista iliaca (linea glutaea posterior) und im Bereich des Trochanter major • Ansatzbereich der Außenrotatoren • Mm. peronaeus brevis, longus und tertius und Caput laterale des M. gastrocnemius
Ziele	Analgesie: • Entspannung/Lockerung der hypertonen Muskulatur • Verbesserung des Stoffwechsels und der Elastizität im Bindegewebe • Stabilisierung der betroffenen Strukturen

Behandlungsaufbau

Handelte es sich bei dem oben erläuterten Fallbeispiel um einen *subakuten* Zustand (z. B. um die Nachbehandlung des akuten Bandscheibenvorfalles) sollte die Behandlung mit *Hauttechnik* begonnen werden. In dem beschriebenen Fall handelt es sich jedoch um eine *chronische* Lumboischialgie. Die Behandlung kann demzufolge direkt in Seitlage mit *Unterhauttechnik* im Beckenbereich (siehe **Abb. 3.15**) auf der *nicht betroffenen Seite* begonnen werden. Nach entsprechendem Lagewechsel wird auch die betroffene Seite behandelt.

Als zusätzliche Strichführung im Beckenbereich ist der *Ischias-Ausgleichstrich* gut einsetzbar. Mit Hauttechnik wird von der Spina iliaca anterior superior ein Längsgang zum Tuber ischiadicum gezogen.

Die palpierten *Zonen im Bindegewebe* werden unbedingt von Anfang an mit in die Behandlung einbezogen, dabei ist auf eine *langsam zu steigernde Dosierung* zu achten.

Da die Verschieblichkeit in der unteren Verschiebeschicht stark eingeschränkt ist, werden die ersten Strichführungen in den betroffenen Gebieten mit flach aufgelegten Fingern, langsam, als kurze Züge mit geringem Druck ausgeführt. Mit nachlassender Verhaftung der Verschiebeschichten wird mit einer höheren Dosierung gearbeitet.

In die Behandlungsserie einer Lumboischialgie gehört grundsätzlich auch die Beinbehandlung. Ist eine Abnahme des Spannungszustandes im Bindegewebe und/oder in der Muskulatur nach der mehrfach wiederholten Beckenbehandlung zu palpieren, werden schon in der ersten Behandlung die Strichführungen am Bein (**Abb. 3.16**, **Abb. 3.17**) mit eingesetzt. Die Behandlung der Fußgelenke ist ebenfalls sinnvoll. Das Anhaken des oberen Sprunggelenkes und des proximalen Kalkaneusrandes ist an die Beinbehandlung anzuschließen.

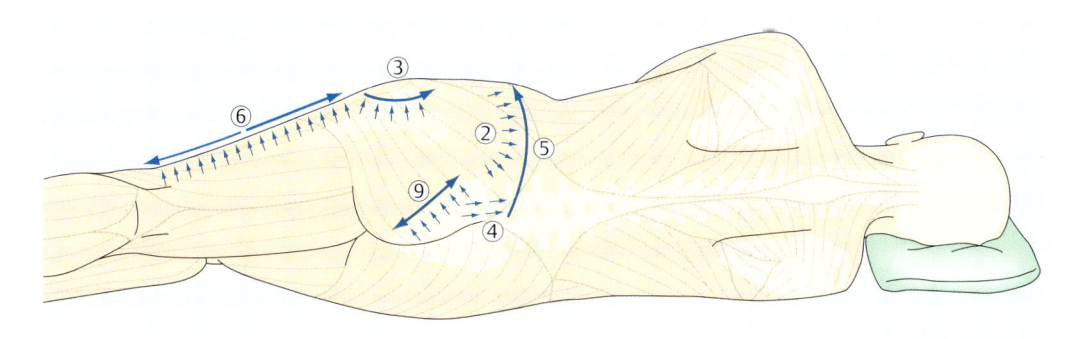

Abb. 3.15 ASTE Seitlage: Strichführungen Beckenbereich und Oberschenkel (lateral). Welche Zahl welcher Strichführung entspricht, ist in **Tab. 3.13** beschrieben.

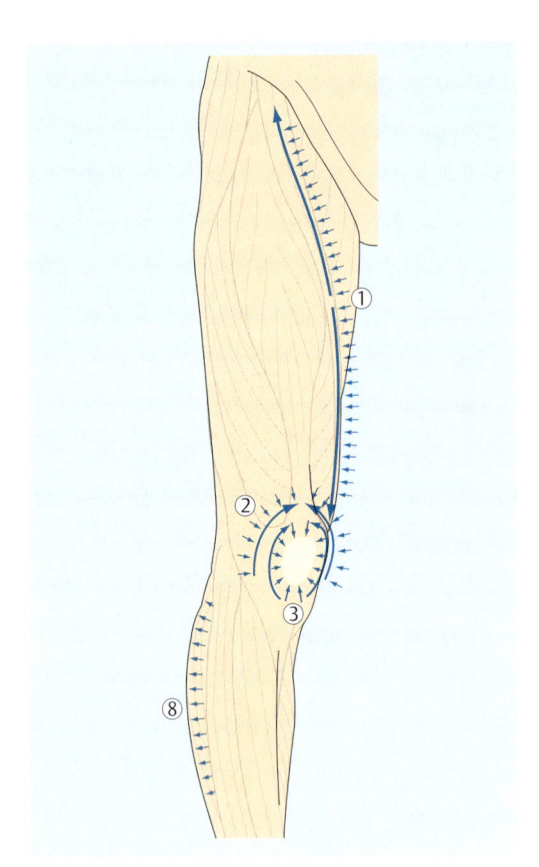

Abb. 3.16 ASTE Rückenlage: Strichführungen am Bein (ventral) und am Unterschenkel (lateral). Welche Zahl welcher Strichführung entspricht, ist in **Tab. 3.13** beschrieben.

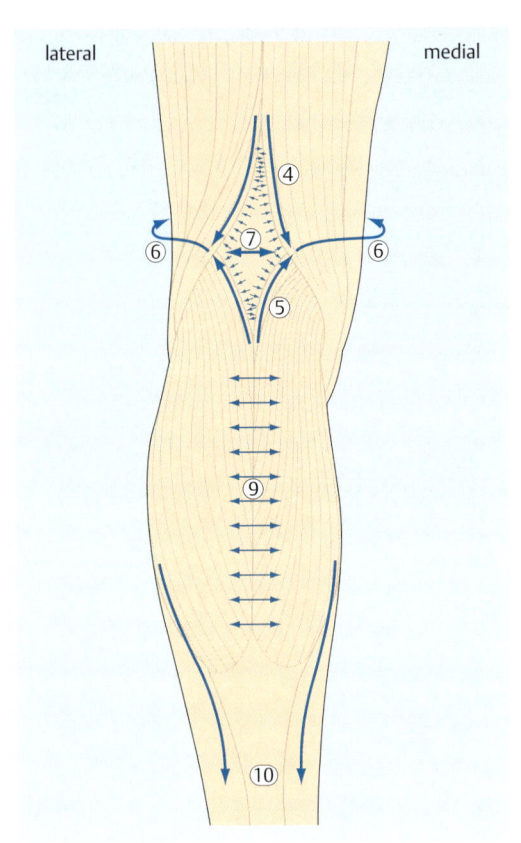

Abb. 3.17 Strichführungen am Bein (dorsal).

> Druckschmerzpunkte an den Austrittsstellen des N. ischiadicus (Valleix-Druckpunkte des Ischias) aussparen.

Werden während der Behandlung Parästhesien im betroffenen Bein ausgelöst, kann zur Regulierung dieser Fehlreaktion ein Reiz-Reaktionspunkt (z. B. Gesäßfalte – Trochanter major) angehakt werden.

Die Arbeitsgänge am dorsalen Rand des Tractus iliotibialis anfangs nur nach proximal durchführen; wenn die Gewebsspannung nachgelassen hat, auch nach distal.

Diese Behandlung kann auch als kurze Vorbereitung für die physiotherapeutische Weiterbehandlung in einem Zeitrahmen von 10 Minuten verabreicht werden.

Die Strichführungen werden dann entsprechend weniger häufig durchgeführt.

Strichführungen Becken- und Beinbereich

In **Tab. 3.13** werden die Strichführungen im Becken- und Beinbereich nach den Gesichtspunkten Körperregion/ASTE, Anatomische Orientierung/Verlauf, Strichführung/Technik gegliedert.

Die Kategorie *Körperregion* und *Anatomische Orientierung/Verlauf* gibt Aufschluss darüber, wo die Strichführung am Körper anzuwenden ist.

Die Kategorie *Strichführung/Technik* beinhaltet Anweisungen bezüglich der Durchführung der Strichführung.

Das schmerzhafte, bewegungseingeschränkte Knie (z. B. nach einer Meniskektomie) ist eine der Indikationen, die die Nutzung der lokalen Wirkung der Reflexzonentherapie im Bindegewebe nahe legt. 14 Tage nach dem Eingriff, wenn der Wundheilungsprozess abgeschlossen und keine außerordentliche Schwellung mehr vorhanden ist, sollte der Zug im Bindegewebe am *Oberschenkel*, *Kniegelenk* und an der *Wade* (**Abb. 3.16** und **Abb. 3.17**) Teil des physiotherapeutischen Behandlungskonzeptes sein.

Überzeugende Ergebnisse aus der Praxis (20° bis 30° erhöhtes Bewegungsausmaß nach der Behandlung) rechtfertigen den lokalen Einsatz der Reflexzonentherapie im Bindegewebe zur Unterstützung

Tabelle 3.13 Strichführungen Becken- und Beinbereich

Körperregion/ASTE	Anatomische Orientierung/Verlauf	Strichführung/Technik
Beckenbereich ASTE: Seitlage (**Abb. 3.15,** Strichführung 1)	schräge untere Kreuzbeinkante, Ursprungsgebiet des M. glutaeus maximus: - vom Os coccygis zum Iliosakralgelenk	anhaken im 90°-Winkel: - von medial nach lateral Längsgang als Verbindung der Anhakstriche: - von kaudal nach kranial oder - von kranial nach kaudal
	- Iliosakralgelenk	anhaken mit 2–3 Anhakstrichen: - von kaudal-lateral
(**Abb. 3.15,** Strichführung 2)	Crista iliaca, Ursprungsgebiet des M. glutaeus maximus, medius und minimus: - von der Spina iliaca posterior superior zur Spina iliaca anterior superior	anhaken im 90°-Winkel: - von lateral nach medial - von kaudal nach kranial
(**Abb. 3.15,** Strichführung 3)	Trochanter major, Ansatzgebiet der Glutealmuskulatur und der Außenrotatoren: - vom Tractus iliotibialis zum medialen Rand des M. glutaeus medius	anhaken im 90°-Winkel: - in Richtung Trochanter major Längsgang als Verbindung der Anhakstriche: - von kaudal nach kranial
(**Abb. 3.15,** Strichführung 4)	- Os sacrum	anhaken auf der obenliegenden Hälfte: - von kaudal nach kranial - von medial nach lateral
(**Abb. 3.15,** Strichführung 5)	Crista iliaca: - vom 5. LWD, dem oberen Rand der Crista iliaca folgend nach lateral, wenn möglich bis zur Spina iliaca anterior superior (SIAS)	Ausgleichstrich: Beckengang Längsgang: - von medial nach lateral
	Crista iliaca (Variante bei hoher Gewebsspannung): - vom lateralen Rand des M. erector spinae nach lateral zur SIAS - vom lateralen Rand des M. erector spinae nach medial zum 5. LWD	Beckengangvariante Längsgang: - nach lateral zur SIAS - nach medial zum 5. LWD
	M. glutaeus maximus: - von der SIAS zum Tuber ischiadicum	Ischias-Ausgleichstrich: - Längsgang in Hauttechnik
	M. glutaeus maximus: - vom kaudalen Rand des M. glutaeus maximus, im Bereich des Femur, zur Kreuzbeinspitze	- Längsgang in Unterhauttechnik
Bein ASTE: Seitlage (**Abb. 3.15,** Strichführung 6)	Tractus iliotibialis: - von der Mitte des Tractus iliotibialis nach proximal, zum Trochanter major - von der Mitte des Tractus iliotibialis nach distal, Richtung Caput fibulae	anhaken im 90°-Winkel: - am dorsalen Rand Längsgang als Verbindung der Anhakstriche: - von der Mitte nach proximal - von der Mitte nach distal
Bein ASTE: Rückenlage (**Abb. 3.16,** Strichführung 1)	M. sartorius: - von der Mitte des M. sartorius nach proximal, Richtung Leiste (im Leistenbereich nicht behandeln, da zu empfindlich) - von der Mitte des M. sartorius nach distal bis zum Pes anserinus	anhaken im 90°-Winkel: - am medialen Rand Längsgang als Verbindung der Anhakstriche: - von der Mitte nach proximal - von der Mitte nach distal
(**Abb. 3.16,** Strichführung 2)	proximaler Rand der Kniegelenkkapsel (zwei Finger breit über der Patella): - vom medialen Kniegelenkspalt, bis zum M. rectus femoris - vom lateralen Kniegelenkspalt, bis zum M. rectus femoris	anhaken im 90°-Winkel: - von proximal nach distal Längsgang als Verbindung der Anhakstriche: - vom medialen Kniegelenkspalt, bis zum M. rectus femoris - vom medialen Kniegelenkspalt, bis zum M. rectus femoris

Tabelle 3.13 Fortsetzung

Körperregion/ASTE	Anatomische Orientierung/Verlauf	Strichführung/Technik
(**Abb. 3.16**, *Strichführung 3*)	Patella: • medial entlang der Patella vom Lig. patellae bis zur Sehne des M. quadriceps • lateral entlang der Patella vom Lig. patellae bis zur Sehne des M. quadriceps	anhaken im 90°-Winkel: • am Patellarand • am lateralen und medialen Rand des Lig. patellae und der Quadrizepssehne mit Faszientechnik Längsgang als Verbindung der Anhakstriche: • von distal nach proximal, am medialen und lateralen Rand der Patella
Bein ASTE: Rückenlage (Bein aufgestellt, Winkel über 90°) (**Abb. 3.17**, *Strichführung 4*)	Fossa poplitea, vom oberen Winkel der Kniekehlenraute bis zum medialen und lateralen Kniegelenkspalt: • entlang des M. semimembranosus/M. semitendinosus • entlang des M. biceps femoris	anhaken im 90°-Winkel: • entlang des M. semimembranosus / M. semitendinosus • am medialen Rand des M. biceps femoris Längsgang als Verbindung der Anhakstriche: • von proximal nach distal, der Semi-Gruppe nach medial, dem M. biceps femoris nach lateral folgend
(**Abb. 3.17**, *Strichführung 5*)	Fossa poplitea, vom unteren Winkel der Kniekehlenraute bis zum medialen und lateralen Kniegelenkspalt: • entlang des M. gastrocnemius, Caput mediale und laterale	anhaken im 90°-Winkel: • am proximalen Rand des Caput mediale • am proximalen Rand des Caput laterale Längsgang als Verbindung der Anhakstriche: • dem Caput mediale nach medial, dem Caput laterale nach lateral folgend
(**Abb. 3.17**, *Strichführung 6*)	Kniegelenkspalt: • entlang des medialen und lateralen Kniegelenkspaltes	bimanuelle Längsgänge: • von der Kniekehle zur Patella, dem Kniegelenkspalt folgend
	Fossa poplitea – Kniegelenkspalt: • vom oberen und unteren Winkel der Kniekehlenraute, über den Gelenkspalt, bis zur Patella	bimanuelle Längsgänge: • am oberen Winkel beginnen, der oberen Hälfte der Kniekehlenraute und dem Gelenkspalt bis zur Patella folgend • am unteren Winkel beginnen, der unteren Hälfte der Kniekehlenraute und dem Gelenkspalt bis zur Patella folgend
(**Abb. 3.17**, *Strichführung 7*)	• Fossa poplitea	bimanuelle, flächige Dehnung: • nach medial und lateral
(**Abb. 3.16**, *Strichführung 8*)	M. gastrocnemius, Caput laterale (**Abb. 3.16**): • vom Caput fibulae nach distal	anhaken im 90°-Winkel: • am lateralen Rand (umgreifen der Wade von medial)
(**Abb. 3.17**, *Strichführung 9*)	M. gastrocnemius: • Septum zwischen den Muskelbäuchen Caput mediale und laterale, von der Kniekehle nach distal, zum Übergang in die gemeinsame Sehne	bimanuelle Dehnung: • vom medial und lateral
(**Abb. 3.17**, *Strichführung 10*)	Achillessehne: • medial und lateral entlang der Achillessehne, bis zum Kalkaneus	bimanuelle Längsgänge: • von proximal nach distal
Fuß ASTE: Rückenlage (Beine liegend)	• oberes Sprunggelenk • Kalkaneusrand • Zehengrundgelenke • Außenkanten medial und lateral	anhaken im 90°-Winkel: • von proximal nach distal • von distal nach proximal • von dorsal nach plantar • von plantar nach dorsal

einer langfristig wirkungsvollen physiotherapeutischen Behandlung.

Soll das positive Ergebnis stabilisiert und mögliche postoperative Fehlsteuerungen ausgeschaltet werden, ist eine Behandlung im Beckenbereich - als Unterstützung über den reflektorischen Wirkweg - durchaus sinnvoll.

Komplexes regionales Schmerzsyndrom Typ I – Morbus Sudeck oder sympathische Reflexdystrophie

Fallbeispiel: Patient, 70 Jahre, Rentner, schwere Herzinsuffizienz, Z. n. Herzinfarkt, Medikamentierung mit Marcumar. Der Patient bleibt beim Herabsteigen von Treppen am Geländer hängen.

Befund: Distorsion des rechten Mittelfingers. In den ersten 14 Tagen posttraumatisch hat der Patient, der Verletzung entsprechend, Schmerzen, Bewegungseinschränkung und leichte Schwellung in der ganzen Hand.

Der Patient schont die Hand, die Beschwerden lassen daraufhin nach.

In der dritten Woche findet eine intensive Steigerung des Schmerzes und der Schwellung statt. Jetzt ist auch das Handgelenk betroffen. Der Arzt diagnostiziert Morbus Sudeck und verordnet zuerst ausschließlich Medikamente gegen Schmerzen. Die Grunderkrankungen machen eine schmerzhemmende Infiltration im sympathischen Grenzstrang-Ganglien-Bereich (Sympathikusblockade) nicht möglich.

Da sich der Zustand nicht bessert, folgt in der 5. Woche eine Verordnung für Krankengymnastik und manuelle Lymphdrainage bei Morbus Sudeck der rechten Hand.

Die Therapie wirkt sich zu Anfang, nur für ein paar Stunden nach der Behandlung, schmerzlindernd aus.

Das langfristige Schonen der rechten oberen Extremität, führt zu einer Überlastung des linken Schultergelenkes und Armes. Der Arzt reagiert mit einer Verordnung für Bindegewebsmassage, linke obere Extremität.

Da bei einer Behandlung mit Reflexzonentherapie bei diesem Krankheitsbild im I. und II. Stadium grundsätzlich nur der reflektorische Wirkweg genutzt und auf der kontralateralen Seite gearbeitet wird, kann so auf beide obere Extremitäten Einfluss genommen werden.

Als zusätzliche Maßnahme für zu Hause, wird dem Patient nach Absprache mit dem Arzt, das Baden der Hand im chemisch zubereiteten Kohlensäurebad empfohlen.

Schon nach einigen Behandlungen mit Bindegewebsmassage ist der linke Schulter- und Armbereich wieder relativ schmerzfrei und belastbar.

Die Reflexzonentherapie im Bindegewebe wird weiter verordnet und durchgeführt, da offensichtlich jetzt auch in Bezug auf die betroffene rechte Seite größere Fortschritte zu verzeichnen sind.

Der Patient ist schließlich - nach 12 Wochen, mit je drei Behandlungen aller drei Therapieformen pro Woche – frei von Schmerzen und ohne Schwellung im Hand- und Unterarmbereich. Die rechte Hand ist wieder voll belastbar. Lediglich leichte Bewegungseinschränkungen in der Flexion und Extension des Mittelfinger-Grundgelenkes und des Handgelenkes haben sich manifestiert.

In diesem Fall hat das umfassende Behandlungskonzept eindeutig zu einer erfolgreichen Therapie geführt.

Befunderhebung im Bindegewebe

Checkliste

Ablauf	Befund
Inspektion (ASTE Sitz)	Sehr deutliche Einziehung: • im Bereich der arteriellen Armzone, rechts • auf dem Schulterblatt, entlang der Margo lateralis • auf dem spinalen Anteil des M. deltoideus Deutliche Einziehung: • im Bereich der Herzzone, linke Brustkorbseite Leichte Einziehung: • im Bereich der arteriellen Armzone, links • im Bereich der 1. und 2. Kopfzone
Palpation (ASTE Sitz)	Verminderte Verschieblichkeit der unteren Verschiebeschicht: • auf dem Schulterblatt, rechts • auf dem spinalen Anteil des M. deltoideus, rechts • bandförmiger Bereich über dem linken Schulterblatt • zwischen den Schulterblättern • oberhalb des 7. HWK
Schmerzempfinden	• Die Palpation auf dem rechten Schulterblatt verursacht Schmerzen in der betroffenen Hand.
Palpation der Muskulatur (ASTE Sitz)	(*Keine* Palpation der Muskulatur des *rechten* Schultergürtels, um eine zusätzliche Reizung der betroffenen Hand zu vermeiden.) Muskulatur *links* hyperton und schmerzhaft: • Trapezius descendens • Rotatorenmanschette

| Ziele | • Analgesie im linken Schultergürtelbereich
• Entspannung/Lockerung der hypertonen Muskulatur
• Stabilisierung der vegetativen Ausgangslage als Voraussetzung für Analgesie, Schwellungsabbau und Verbesserung der Trophik in der rechten oberen Extremität |
|---|---|

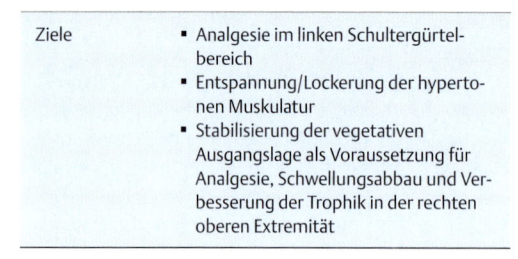

Behandlungsaufbau
Im beschriebenen Fall gibt es mehrere Befunde zu beachten. Das komplexe regionale Schmerzsyndrom Typ I bedeutet, dass man von einer instabilen vegetativen Ausgangslage ausgehen kann. Zusätzlich sind die Seitlage auf der betroffenen Seite und die Bauchlage nicht möglich.

Somit ist die Behandlung in der ASTE Sitz angezeigt. Da bei dieser Diagnose der Einsatz der Hauttechnik nahe liegt, wird diese Technik zu Beginn der Behandlung folglich im Sitzen angewendet.

Mit der *Unterhauttechnik* (beidseitig) im *Beckenbereich* kann, wie bereits dargestellt, eine Stabilisierung des vegetativen Nervensystems bewirkt werden. Abhängig von der Reaktion des Patienten auf diese beiden unterschiedlichen Manipulationen, können in der nächsten Behandlung die Strichführungen vor allem im *lateralen Lumbal-, Thorax- und Schulterblattbereich* (**Abb. 3.18 a-b**) auf der nicht oder weniger betroffenen Seite (hier die linke Seite) durchgeführt werden.

Im beschriebenen Fallbeispiel liegt beim Patienten jedoch zusätzlich auf der linken Seite eine Herzzone vor, die bei den Arbeitsgängen auf dem Schulterblatt durch eine entsprechend umsichtige

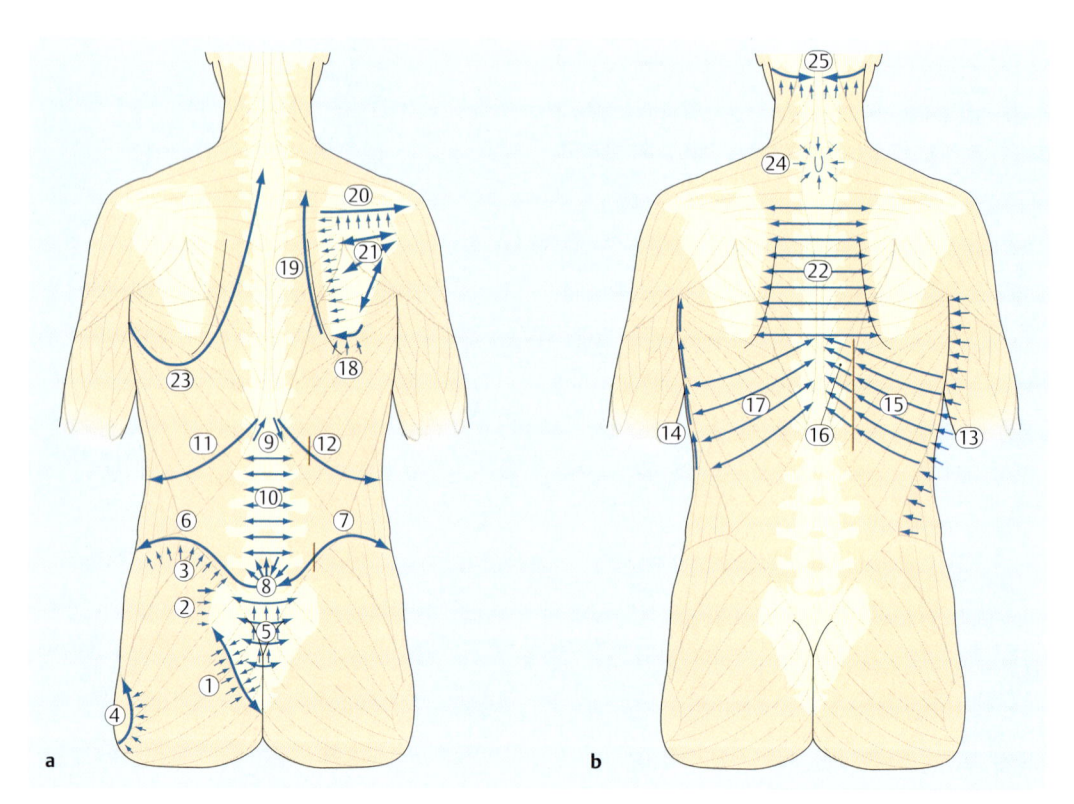

Abb. 3.18 a–b ASTE Sitz: Strichführungen dorsal (Becken bis Nacken). Welche Zahl welcher Strichführung entspricht, ist in **Tab. 3.14** beschrieben.

Tabelle 3.14 Strichführungen im gesamten Rückenbereich

Körperregion/ASTE	Anatomische Orientierung/Verlauf	Strichführung/Technik
Becken ASTE: Sitz (**Abb. 3.18,** Strichführung 1)	schräge, untere Kreuzbeinkante, Ursprungsgebiet des M. gluteaus maximus: • vom Os coccygis zum Iliosakralgelenk	anhaken im 90°-Winkel: • von medial nach lateral oder • von lateral nach medial Längsgang als Verbindung der Anhakstriche: • von kaudal nach kranial oder • von kranial nach kaudal
(**Abb. 3.18,** Strichführung 2)	• Iliosakralgelenk	• s. Beckenbehandlung in Seitlage (**Tab. 3.13**)
(**Abb. 3.18,** Strichführung 3)	• Crista iliaca	• s. Beckenbehandlung in Seitlage (**Tab. 3.13**)
(**Abb. 3.18,** Strichführung 4)	• Trochanter major	• s. Beckenbehandlung in Seitlage (**Tab. 3.13**)
(**Abb. 3.18,** Strichführung 5)	• Os sacrum	anhaken auf der gesamten Fläche: • von kaudal nach kranial
(**Abb. 3.18,** Strichführung 6)	Crista Iliaca: • vom 5. LWD, dem oberen Rand der Crista iliaca folgend nach lateral, wenn möglich bis zur Spina iliaca anterior superior (SIAS)	Ausgleichstrich Beckengang, Längsgang: • von medial nach lateral
(**Abb. 3.18,** Strichführung 7)	Crista iliaca (Variante bei hoher Gewebsspannung): • vom lateralen Rand des M. erector spinae nach lateral zur SIAS • vom lateralen Rand des M. erector spinae nach medial zum 5. LWD	Beckengangvariante Längsgang: • nach lateral zur SIAS • nach medial zum 5. LWD
Lendenwirbelsäule ASTE: Sitz (**Abb. 3.18,** Strichführung 8)	• Winkel zwischen Lendenwirbelsäule und Crista iliaca	Lendenfächer kaudal ausfüllen des Winkels mit kurzen Längsgängen: • in den Winkel hinein oder • aus dem Winkel heraus
(**Abb. 3.18,** Strichführung 9)	• Winkel zwischen Lendenwirbelsäule und Brustkorbrand	Lendenfächer kranial ausfüllen des Winkels mit kurzen Längsgängen: • in den Winkel hinein oder • aus dem Winkel heraus
(**Abb. 3.18,** Strichführung 10)	M. erector spinae: • vom 5. LWK bis zum 12. BWK	Kurze Längsgänge, quer zum Muskelverlauf in Hauttechnik: • vom lateralen Rand des M. erector spinae rechts zum lateralen Rand der M. erector spinae links
Thorax ASTE: Sitz (**Abb. 3.18,** Strichführung 11)	Brustkorbrand: • vom 12. BWD, dem unteren Brustkorbrand folgend, nach lateral, bis zum lateralen Rand des M. rectus abdominis	Ausgleichstrich Brustkorbgang, Längsgang: • von medial nach lateral
(**Abb. 3.18,** Strichführung 12)	Brustkorbrand (Variante bei hoher Gewebsspannung): • vom lateralen Rand des M. erector spinae nach lateral, ventral • vom lateralen Rand des M. erector spinae nach medial, zum 12. BWD	Ausgleichstrich, Variante des Brustkorbgangs, Längsgang: • von medial nach lateral • von lateral nach medial
Thorax (lateral) ASTE: Sitz (**Abb. 3.18,** Strichführung 13)	M. latissimus dorsi: • von der Crista iliaca bis zur Achselhöhle	anhaken im 90°-Winkel: • vom lateralen Rand • von der Crista iliaca bis zum unteren Brustkorbrand mit Faszientechnik

Tabelle 3.14 Fortsetzung

Körperregion/ASTE	Anatomische Orientierung/Verlauf	Strichführung/Technik
(Abb. 3.18, Strichführung 14)	seitliche Brustkorbwand: • vom unteren Brustkorbrand bis in die Achselhöhle, zwischen der dorsalen und der ventralen Axillarlinie	anhaken in mehreren Bahnen: • von kaudal nach kranial oder • von ventral nach dorsal
Thorax (medial) ASTE: Sitz (Abb. 3.18, Strichführung 15)	M. latissimus dorsi: • vom unteren Brustkorbrand bis zum Angulus inferior scapulae	Längsgänge: • vom lateralen Rand des M. latissimus dorsi bis zum lateralen Rand des M. erector spinae
(Abb. 3.18, Strichführung 16)	M. erector spinae: • vom 12. BWK bis 7. BWK	kurze Längsgänge: • vom lateralen Rand des M. erector spinae, schräg über den Muskel, zum medialen Rand
(Abb. 3.18, Strichführung 17)	• Interkostalräume	Längsgänge im Verlauf der Interkostalräume: • von medial nach lateral oder • von lateral nach medial
Schulterblatt ASTE: Sitz (Abb. 3.18, Strichführung 18)	Angulus inferior scapulae: • von lateral nach medial, unterhalb des Angulus inferior	anhaken: • von kaudal nach kranial Längsgang als Verbindung der Anhakstriche: • von lateral nach medial
(Abb. 3.18, Strichführung 19)	Margo medialis scapulae: • vom Angulus inferior bis zur Spina scapulae	anhaken im 90°-Winkel: • von lateral • auf dem Schulterblatt Längsgang: • medial entlang der Margo medialis • von kaudal nach kranial
(Abb. 3.18, Strichführung 20)	Spina scapulae: • von der Margo medialis bis zum Acromion	anhaken im 90°-Winkel: • von kaudal nach kranial Längsgang: • vom Angulus superior durch die Fossa supraspinata, bis zum Acromion
(Abb. 3.18, Strichführung 21)	• Fossa infraspinata	Fächer auf dem Schulterblatt Längsgänge als Fächer: • vom Acromion zur Margo medialis oder • von der Margo medialis zum Acromion
(Abb. 3.18, Strichführung 22)	M. rhomboideus major und minor rechts und links: • vom Angulus inferior bis zum Angulus superior scapulae	Längsgänge in Hauttechnik: • von der Margo medialis rechts zur Margo medialis links
(Abb. 3.18, Strichführung 23)	Schulterblattbereich: • von der dorsalen Axillarlinie in Höhe des VI., VII. Interkostalraumes, um den Angulus inferior scapulae herum, bis zur Vertebra prominens (7. Halswirbelkörper)	großer Ausgleichstrich/Milchstrich Längsgang: • von lateral nach kranial, medial
Nacken ASTE: Sitz (Abb. 3.18, Strichführung 24)	• Vertebra prominens	„Sonne" um die Vertebra prominens anhaken: • von allen Seiten auf den Wirbelkörper zu
	M. trapezius, ventraler Rand: • vom lateralen Drittel der Klavikula zum Os occipitale	anhaken im 90°-Winkel: • von kaudal nach kranial Längsgang als Verbindung der Anhakstriche: • von lateral nach medial oder • von medial nach lateral
(Abb. 3.18, Strichführung 25)	Linea nuchae: • vom Processus mastoideus bis zum Dornfortsatz	anhaken im 90°-Winkel: • von kaudal nach kranial bimanuelle Längsgänge: • von lateral auf den Dornfortsatz zu

Dosierung berücksichtigt werden muss. Den Verhaftungen im Bindegewebe im Bereich der Armzone muss ebenfalls mit adäquater Dosierung begegnet werden. Die Verhaftungen sind aber auf jeden Fall direkt in die Behandlung mit einzubeziehen.

Die Arbeitsgänge in der *Achselhöhle* (**Abb. 3.19**), im *Schulterbereich* und auch am *Arm* (**Abb. 3.20** und **Abb. 3.21**) auf der *nicht betroffenen* bzw. *weniger betroffenen* Seite, gehören als nächster Schritt in den Behandlungsaufbau. In diesem Fall also als Behandlung des *Überlastungssyndroms* im linken Schulter- und Armbereich und gleichzeitig als Behandlung des komplexen regionalen Schmerzsyndroms Typ I der rechten oberen Extremität.

Das Anhaken im Bereich des Handgelenkes sowie im Bereich der Grund- und Mittelgelenke der Finger ist hier ebenfalls sinnvoll.

Strichführungen im Achsel-, Schulter- und Armbereich

In **Tab. 3.15** werden die Strichführungen im Achsel-, Schulter- und Armbereich (**Abb. 3.19, Abb. 3.20, Abb. 3.21**) nach den Gesichtspunkten *Körperregion/ASTE, Anatomische Orientierung/Verlauf, Strichführung/Technik* gegliedert.

Die Kategorie *Körperregion* und *Anatomische Orientierung/Verlauf* gibt Aufschluss darüber, wo die Strichführung am Körper anzuwenden ist.

Die Kategorie *Strichführung/Technik* beinhaltet Anweisungen bezüglich der Durchführung der Strichführung.

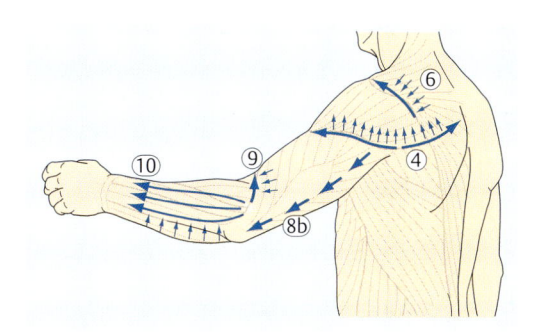

Abb. 3.20 ASTE Sitz: Strichführungen Schultergürtel (dorsal) und am Arm (lateral). Welche Zahl welcher Strichführung entspricht, ist in **Tab. 3.15** beschrieben.

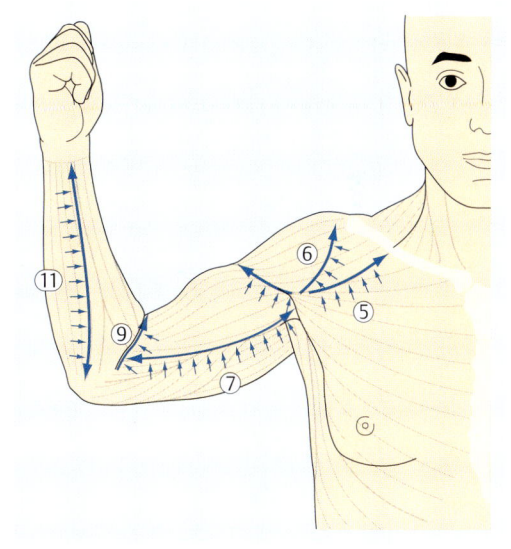

Abb. 3.21 ASTE Sitz: Strichführungen am Schultergürtel (ventral), am Arm (medial) und in der Ellenbeuge. Welche Zahl welcher Strichführung entspricht, ist in **Tab. 3.15** beschrieben.

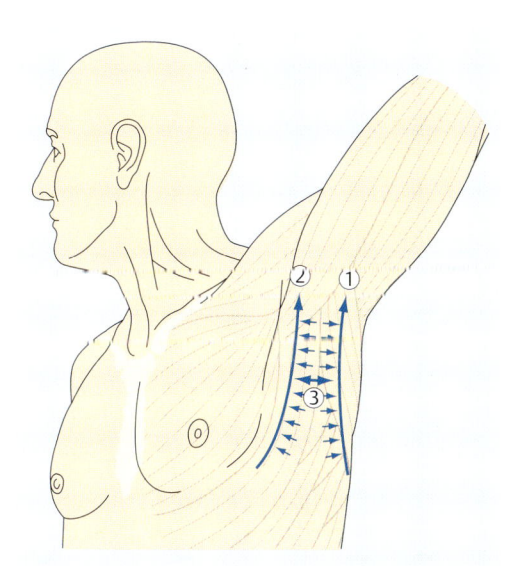

Abb. 3.19 ASTE Sitz: Strichführungen Achselhöhle (zur Darstellung der Strichführungen in der Abbildung mit angehobenem Arm). Welche Zahl welcher Strichführung entspricht, ist in **Tab. 3.15** beschrieben.

Tabelle 3.15 Strichführungen im Achsel-, Schulter- und Armbereich

Körperregion/ASTE	Anatomische Orientierung/Verlauf	Strichführung/Technik
Achselhöhle ASTE: Sitz (mit leicht abduziertem Arm und abgelegtem Unterarm, (**Abb. 3.19**, *Strichführung 1*)	M. latissimus dorsi: • Höhe Angulus inferior bis zur Achselfalte	anhaken unter dem Muskelbauch: • von ventral nach dorsal *Längsgang als Verbindung der Anhakstriche:* • von kaudal nach kranial
(**Abb. 3.19**, *Strichführung 2*)	M. pectoralis: • vom Rand des Brustgewebes bis zur Achselfalte	anhaken unter den Muskelbauch: • von dorsal nach ventral *Längsgang als Verbindung der Anhakstriche:* • von kaudal nach kranial
(**Abb. 3.19**, *Strichführung 3*)	• Achselhöhlenbereich	bimanuelle Dehnung der Muskelränder (M. latissimus, M. pectoralis): • nach kaudal • nach kranial-lateral, bei adduziertem, hängendem Arm
Schulter ASTE: Sitz (mit leicht abduziertem Arm und abgelegtem Unterarm, **Abb. 3.20**, *Strichführung 4*)	M. deltoideus, Pars spinalis: • von der Achselfalte nach kranial, bis zur Spina scapulae • von der Achselfalte nach distal, bis zur Tuberositas deltoidea	anhaken im 90°-Winkel: • am dorsalen Rand *Längsgang als Verbindung der Anhakstriche:* • von der Achselfalte nach kranial • von der Achselfalte nach distal
(**Abb. 3.21**, *Strichführung 5*)	M. deltoideus, Pars clavicularis: • von der Achselfalte nach kranial, bis zur Klavikula • von der Achselfalte nach distal, bis zur Tuberositas deltoidea	anhaken im 90°-Winkel: • am ventralen Rand *Längsgang als Verbindung der Anhakstriche:* • von der Achselfalte nach kranial • von der Achselfalte nach distal
(**Abb. 3.20/Abb. 3.21**, *Strichführung 6*)	Schultergelenkspalt: • von der Achselfalte dorsal nach kranial, bis zum Acromion • von der Achselfalte ventral nach kranial, bis zum Acromion	anhaken im 90°-Winkel: • von proximal nach distal *Längsgang als Verbindung der Anhakstriche:* • von der Achselfalte dorsal nach kranial • von der Achselfalte ventral nach kranial
Arm ASTE: Sitz (mit leicht abduziertem Arm und abgelegtem Unterarm, **Abb. 3.21**, *Strichführung 7*)	M. biceps brachii, medialer Rand: • von der Mitte nach proximal, bis zur Achselhöhle • von der Mitte nach distal, bis zur Ellenbeuge	anhaken im 90°-Winkel: • am medialen Rand *Längsgang als Verbindung der Anhakstriche:* • von der Mitte nach proximal • von der Mitte nach distal
	M. biceps brachii, Ansatzsehne: • von proximal nach distal	anhaken im 90°-Winkel: • am medialen und lateralen Rand *Längsgang als Verbindung der Anhakstriche:* • von proximal nach distal, beidseits
(**Abb. 3.20**, *Strichführung 8b*)	M. triceps brachii: • a. am lateraler Rand entlang, vom M. deltoideus zum Epicondylus lateralis humeri • b. über den Muskelbauch von der Achselfalte zum Olecranon	*Längsgänge, fortlaufend oder in Schüben:* • von proximal nach distal
(**Abb. 3.20/Abb. 3.21**, *Strichführung 9*)	• Ellenbogengelenkspalt:	anhaken im 90°-Winkel: • von proximal nach distal *bimanueller Längsgang:* • von der Mitte nach medial und lateral

Tabelle 3.15 Fortsetzung

Körperregion/ASTE	Anatomische Orientierung/Verlauf	Strichführung/Technik
(Abb. 3.20, Strichführung 10)	Extensoren des Unterarms (M. extensor carpi radialis, longus und brevis, M. extensor digitorum, M. extensor carpi ulnaris): • von proximal nach distal	anhaken im 90°-Winkel: • jeweils zum medialen und lateralen Rand der einzelnen Extensoren Längsgänge, fortlaufend oder in Schüben: • zwischen den Extensoren
Arm ASTE: Sitz (mit aufgestelltem Unterarm) (Abb. 3.21, Strichführung 11)	Flexorengruppe des Unterarms: • von der Mitte nach proximal zum Olecranon • von der Mitte nach distal zum Capitulum ulnae	anhaken im 90°-Winkel: • von der Ulnarkante an den lateralen Rand der Flexorengruppe Längsgang als Verbindung der Anhakstriche: • von der Mitte nach proximal • von der Mitte nach distal
Hand ASTE: Sitz	• Handgelenk, Daumengelenke, Grund-, Mittel- und Endgelenke der Finger (dorsal und palmar); Daumenballen, Kleinfingerballen	anhaken im 90°-Winkel: • von proximal und von distal • von distal nach proximal • von medial nach lateral

Narbenbehandlung

Heilungsprozesse einer Wunde – ob traumatisch oder operativ entstanden – führen zu einer mehr oder weniger sichtbaren Narbe. Bei jedem Heilungsprozess (Primär- oder Sekundärheilung) füllt der Körper den Spalt mit zellreichem Bindegewebe auf, die Verschieblichkeit des Gewebes sowie die Bewegung der Flüssigkeit im Interzellularraum wird behindert.

Ganz generell ist die Reflexzonentherapie im Bindegewebe mit ihren lokalen Wirkungen (Trophikverbesserung, Lösen von Adhäsionen und pathologischen Crosslinks und vor allem Wiederherstellung der Elastizität des Bindegewebes) eine ideale Therapie zur Manipulation von verhärtetem, verwachsenem Narbengewebe.

Ist der Wundheilungsprozess gerade erst abgeschlossen, kann der bindegewebige Zug auch zur Prophylaxe eingesetzt werden.

Der Behandlungsaufbau ist abhängig von der Lokalisation und vom Zustand der Narbe. Eine relativ frische Narbe kann nach dem Abheilen der Wunde (10 bis 14 Tage nach der Verletzung/Operation) lokal mit dem Zug im Bindegewebe behandelt werden. Sind z. B. Adhäsionen mit tiefer gelegenen Strukturen zu palpieren, sollte die lokale Behandlung der Narbe sofort zum Einsatz kommen.

Die manuelle Lymphdrainage ist während der Wundheilung die adäquate Therapie um den Prozess zu unterstützen. Nach Abschluss der Wundheilung ist das Daumenkreisen als Grifftechnik der manuellen Lymphdrainage ebenso anwendbar wie die Unterhauttechnik der Reflexzonentherapie. Es sollte überprüft werden, ob die beiden Grifftechniken nicht sogar sinnvoll zu kombinieren sind.

Behandlung frischer Narben mit Unterhauttechnik
Das Anhaken erfolgt mit Unterhauttechnik, dabei wird in der Regel von beiden Seiten im 90°-Winkel auf das Narbengewebe zugearbeitet. Als Verbindung der Anhakstriche werden Längsgänge beidseits entlang der Narbe gezogen.

Zu den Arbeitsgängen im Narbengebiet sollten auch Arbeitsgänge *proximal* und *distal der Narbe* eingesetzt werden.

> Die Züge sollen nicht im Narbengewebe selbst gesetzt werden.

Zur Behandlung einer Narbe, z. B. über der Patella, gehören die Strichführungen:
- am Oberschenkel;
- in der Kniekehle;
- an der Wade.

Handelt es sich um eine alte, verhärtete Narbe mit Verwachsungen in den umliegenden Strukturen, kann auch im 90°-Winkel vom Narbengewebe weg gearbeitet werden. Der Zug sollte mit höherer Intensität gesetzt werden.

Zur Unterstützung durch die reflektorischen Wirkmechanismen der Reflexzonentherapie ist eine Erweiterung des Behandlungsaufbaus möglich.

Wenn es sich um eine Narbe im Bereich der Extremitäten handelt, können die *Strichführungen am Rumpf* (Abb. 3.18) den Behandlungserfolg durchaus unterstützen und beschleunigen. Für die Behandlung von Narben an den unteren Extremitäten sind die Strichführungen im Beckenbereich sinnvoll, für Narben an den oberen Extremitäten die Strichführungen vom Becken über den lateralen Rumpfbereich zum Schulterblatt.

3.7.2 Behandlungsbeispiele am Wirkort Innere Organe

Die Reflexzonentherapie im Bindegewebe soll hier als eine mögliche physiotherapeutische Behandlungsform am Wirkort Innere Organe vorgestellt werden.

Im Folgenden wird der Behandlungsaufbau anhand von Befunderhebung, Zielsetzung und detaillierter Durchführung am Fallbeispiel einer Behandlung von Asthma bronchiale verdeutlicht.

Asthma bronchiale

Fallbeispiel: Patientin, 47 Jahre, Krankenschwester. Erstes Auftreten der Erkrankung vor 25 Jahren, Krankheit nur latent problematisch. Vor 10 Jahren in einer Phase der extremen Anspannung im privaten Bereich, wurde aufgrund häufiger und starker Atemnotanfälle der Einsatz eines Asthmasprays 3- bis 4-mal täglich notwendig. Nächtliches Aufwachen durch Atemnot gehörte mit dazu. Vier bis sechs Wochen hielt dieser Zustand an, kostete enorm viel Kraft und machte die Bewältigung der häuslichen Probleme nicht einfacher.

Nun lag eine ähnliche Situation im privaten Bereich vor. Die Patientin reagierte mit der gleichen Symptomatik. Dieses Mal hat die Ärztin für Physikalische Therapie 10-mal Bindegewebsmassage verordnet.

In den ersten drei Tagen wurde täglich behandelt, in der folgenden Woche kam die Patientin 3-mal wöchentlich zur Behandlung. Dann wurden die Behandlungsintervalle auf 2-mal wöchentlich reduziert, sodass die Patientin für dreieinhalb Wochen begleitet werden konnte.

Gleich nach der ersten Behandlung (ausschließlich mit Hauttechnik) verbrachte die Patientin eine entspanntere Nacht. Sie wachte nur einmal auf. Am folgenden Tag wurde das Asthmaspray schon einmal weniger eingesetzt.

Nun folgte die Behandlung mit Unterhauttechnik, langsam aufbauend, im gesamten Rückenbereich. Nach den ersten drei Behandlungen mit dieser Technik hatte sich der Einsatz des Sprays bereits erheblich reduziert. Die Patientin berichtete, den Spray nur noch einmal täglich zu benötigen und zudem deutlich entspanntere Nächte zu verbringen.

Zum Ende der Behandlungsserie hatte die Patientin keine Atemnot-Anfälle mehr und schlief gut. Das Bindegewebe im Thoraxbereich wies relativ gute Verschieblichkeit auf. Die Schultergürtel- und Thoraxmuskulatur hatte insgesamt wieder einen Normotonus.

Die Patientin war optimistisch in Bezug auf das Lösen ihrer privaten Probleme.

Befunderhebung im Bindegewebe

Checkliste

Ablauf	Befund
Inspektion (ASTE Sitz)	Deutliche Einziehung: • im Bereich des M. trapezius, Pars descendens, beidseits • am Rand des M. latissimus dorsi, beidseits • zwischen den Schulterblättern, besonders deutlich Th2-3
Palpation (ASTE Sitz)	Verminderte Verschieblichkeit der unteren Verschiebeschicht: • paravertebral der Wirbelsäule im gesamten Verlauf, besonders deutlich zwischen den Schulterblättern Th2–3 • am Rand des M. latissimus dorsi, rechts stärker als links • im Schulter-Nacken-Bereich
Scherzempfinden	• Die Palpation wurde nicht als schmerzhaft wahrgenommen.
Palpation der Muskulatur (ASTE Sitz) *Die Bauchlage ist in diesem Gesundheitszustand unzumutbar, sie behindert die Atmung!*	Deutlich hyperton und schmerzhaft: • die 3 Anteile des M. scalenus, beidseits • M. trapezius (Pars descendens), rechts stärker als links • M. rhomboideus minor, rechts stärker als links Hyperton: • die paravertebrale Muskulatur im gesamten Verlauf • M. rhomboideus major, rechts stärker als links
Palpation (ASTE Rückenlage):	Hyperton: • M. pectoralis major und minor, beidseits • M. obliquus externus, beidseits
Ziele	Regulierung des vegetativen Nervensystems: • Regulierung der Funktion der Bronchien • allgemeine Entspannung • Entspannung/Lockerung der betroffenen Muskulatur • Verbesserung des Bindegewebsstatus

Behandlungsaufbau

Aufgrund des vegetativ labilen Zustandes der Patientin, und weil bei Asthma bronchiale grundsätzlich erst einmal die Reaktion des Patienten auf die Reflexzonentherapie im Bindegewebe überprüft werden muss, beginnt die Behandlungsserie mit einer Behandlung mit *Hauttechnik, von dorsal und ventral* (**Abb. 3.8**).

Ist die Reaktion positiv, kann in der folgenden Sitzung mit der *Unterhauttechnik* gearbeitet werden. Bei einer eher undeutlichen Reaktion sollte noch einmal eine vollständige Behandlung mit Hauttechnik erfolgen. Ist die Reaktion negativ, d. h. hat sich der Zustand nach der Behandlung verschlimmert, sollte in Rücksprache mit dem Arzt die Therapieform gewechselt werden. Nicht immer ist die Reflexzonentherapie im Bindegewebe das Mittel der Wahl.

Für diese Behandlung ist die ASTE Sitz die beste Lagerung. Begonnen wird mit Unterhauttechnik auf der weniger betroffenen Seite im Beckenbereich. Die Strichführungen im lateralen Rumpfbereich, das Anhaken (mit entsprechender Vorsicht) am Rand des M. latissimus dorsi und die Arbeitsgänge auf der seitlichen Brustkorbwand sind bei Asthma bronchiale zuerst durchzuführen (**Abb. 3.18**).

Im gesamten Verlauf paravertebral der Wirbelsäule befindet sich die Lungen- und Bronchialzone; eine zu intensive Reizung gleich zu Beginn sollte vermieden werden. Aber der *Lendenfächer* (**Tab. 3.14**) *kaudal und kranial* (vorsichtig dosiert) sowie die *Querstriche mit Hauttechnik* im Lendenwirbelsäulenbereich sind sehr sinnvoll. Mit welcher Zugrichtung der Fächer umgesetzt wird, soll anhand der positivsten Empfindung des Patienten entschieden werden.

Die Arbeit im Thoraxbereich beginnt am besten mit *Längsgängen im Verlauf der Interkostalräume*, Zugrichtung nach lateral. Dann sollten die *Längsgänge über dem M. latissimus dorsi* von lateral nach medial folgen. Mit dem *Brustkorbgang* kann die Arbeit im Thoraxbereich abgeschlossen werden (**Abb. 3.18**).

Die kurzen Längsgänge über dem M. erector spinae werden nicht eingesetzt, weil sich paravertebral die Lungen- und Bronchialzonen befinden. Eine zu starke Reizsetzung im Bereich dieser Zonen könnte Fehlreaktionen (bis hin zum Asthmaanfall) auslösen.

Die Strichführungen im Bereich von Achselhöhle (**Abb. 3.19**) und Schulterblatt sind von besonderer Bedeutung. Der Tonus der Atemhilfsmuskulatur, der aufgrund der Anfälle von Atemnot besonders hoch ist, wird so entsprechend gesenkt.

Der M. trapezius (Pars descendens) und die drei Anteile des M. scalenus lassen sich am besten über die Arbeitsgänge im Nackenbereich entspannen (**Tab. 3.14**).

Zum Abschluss jeder Behandlung wirken die ableitenden Längsgänge auf dem M. pectoralis major und minor ebenso wie unterhalb und oberhalb der Klavikula sehr entspannend (**Abb. 3.22**).

Strichführungen ventral
In **Tab. 3.16** werden die Strichführungen ventral nach den Gesichtspunkten Körperregion/ASTE, anatomische Orientierung/Verlauf, Strichführung/Technik gegliedert.

Die ventralen Strichführungen werden in der ASTE Rückenlage durchgeführt (**Abb. 3.22**). Im *Brustbereich* sind Strichführungen in Unterhauttechnik äußerst problematisch.

Sehr häufig empfindet der Patient ein Druckgefühl. Das saubere, klare Schneidegefühl wird nur selten wahrgenommen. Die ausgleichenden Längsgänge in Hauttechnik über die Mm. pectorales sowie unter- und oberhalb der Klavikula (Kap. 3.6 – Ableitungen) sind hingegen sehr wohltuend und gut als Ableitung oder Ausgleich einzusetzen.

Zur Beeinflussung der Mm. pectorales hat sich die Arbeit in der Achselhöhle bewährt.

Für den *Bauchbereich* lassen sich die Strichführungen leicht zusammenfassen:
Der Brustkorbrand und die Crista iliaca dienen als knöcherne Orientierung. Beide knöchernen Strukturen werden von kranial nach kaudal angehakt. Der Beckengang und der Brustkorbgang kann von dorsal nach ventral zur Symphyse bzw. zum Processus xiphoideus fortgeführt werden.

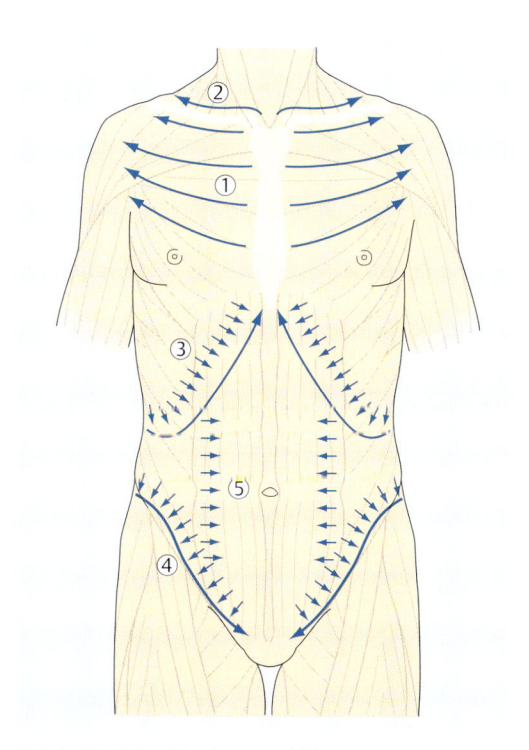

Abb. 3.22 ASTE Rückenlage: Strichführungen ventral (Bauch, Sternum). Welche Zahl welcher Strichführung entspricht, ist in **Tab. 3.16** beschrieben.

Tabelle 3.16 Strichführungen am Brustkorb und im Bauchbereich

Körperregion/ASTE	Anatomische Orientierung/Verlauf	Strichführung/Technik
Brustkorb ASTE: Rückenlage (**Abb. 3.22**, Strichführung 1)	Mm. pectoralis	flächige Ausgleichstriche auf den Mm. pectoralis von medial nach lateral
(**Abb. 3.22**, Strichführung 2)	Klavikula	Ausgleichstrich oberhalb und unterhalb der Klavikula von medial nach lateral
(**Abb. 3.22**, Strichführung 3)	Brustkorbrand	anhaken des Brustkorbrandes von kranial nach kaudal Längsgang von lateral nach medial
Bauch ASTE: Rückenlage (**Abb. 3.22**, Strichführung 4)	Crista iliaca	anhaken des Beckenkamms von kranial nach kaudal Längsgang von lateral nach medial
(**Abb. 3.22**, Strichführung 5)	M. rectus abdominis	anhaken der lateralen Ränder des M. rectus abdominis von lateral nach medial

Auch kann der M. rectus abdominis am rechten und am linken Rand von lateral nach medial angehakt werden.

Weitere Behandlungsbeispiele am Wirkort Innere Organe

Nach einer differenzierten Befunderhebung, kann mithilfe der Prinzipien für den Behandlungsaufbau (Kap. 3.7), und den oben beschriebenen Fallbeispielen mit entsprechendem Behandlungsverlauf (Kap. 3.7.1/3.7.2) eine adäquate Behandlung jeglicher funktioneller Störungen entwickelt werden.

Ausschlaggebend ist nicht die, im vorgeschriebenen Zeitrahmen ausgeführte, einzelne Strichführung, sondern die Gesamtheit der angewandten Arbeitsgänge, wohl dosiert den Prinzipien der Technik und des Wirkwegs folgend.

Eine Krankheit weist nicht bei jedem Menschen genau dieselben Merkmale auf. Jeder Patient bringt Besonderheiten mit, die zur individuellen Ausprägung einer Erkrankung führen. Der Therapeut muss der Individualität mit einem entsprechenden Behandlungsaufbau gerecht werden. Die in diesem Kapitel erläuterten Prinzipien sind dabei der Wegweiser.

Das oben erläuterte Fallbeispiel einer Patientin mit Asthma bronchiale könnte sicher auch über eine andere Kombination von Strichführungen und sogar über völlig andere Strichführungen erfolgreich behandelt werden. Eine erschöpfende Darstellung aller bereits existierenden Strichführungen kann in diesem Lehrbuch jedoch nicht geleistet werden.

Hier werden vielmehr die für die Strichführungen wichtigsten Knochen- und Muskelränder dargestellt, damit daraus ein überschaubares und erlernbares Konzept entsteht, das die spezifischen Möglichkeiten innerhalb der physiotherapeutischen Therapie veranschaulicht.

Die in der Literaturliste aufgeführten Lehrbücher können in diesem Zusammenhang als weiterführende Literatur empfohlen werden.

- **Gefäße:** Schaut man auf Elisabeth Dickes Entwicklung dieser Therapieform (Eigenbehandlung bei schweren peripheren Durchblutungsstörungen in den Beinen), liegt die Bedeutung von Behandlungen *arterieller sowie venöser Gefäßerkrankungen* mit Reflexzonentherapie im Bindegewebe auf der Hand. Handelt es sich um die unteren Extremitäten, ist die Arbeit im Beckenbereich natürlich notwendige Voraussetzung für jeden weiteren Schritt. Bei arteriellen Gefäßerkrankungen gibt es anfangs häufig Empfindungsstörungen (auch im Beckenbereich), sodass das Anhaken von Reaktionspunkten im Becken- oder Oberschenkelbereich nötig sein könnte. Ansonsten reichen aber meistens die Strichführungen im Becken- und Lumbalbereich als gute Vorbereitung aus, um dann direkt die betroffene Extremität zu behandeln.
- **Verdauungsorgane:** Die Behandlung von *Funktionsstörungen der Verdauungsorgane* muss nicht im Einzelnen dargestellt werden. Hier gilt das Prinzip: die Befunderhebung gibt die Orientierung für den Behandlungsaufbau. Die Arbeitsgänge im Beckenbereich sollten immer der Ausgangspunkt der Behandlung sein. Handelt es sich um ausgeprägte Dickdarmzonen, müssen die Züge an der schrägen unteren Kreuzbeinkante entsprechend dosiert werden. Bei Dick- und Dünndarmproble-

matiken gehört die Arbeit an beiden Oberschenkeln unbedingt mit in den Behandlungsaufbau.
- **Magen- und Pankreas:** Funktionelle Störungen im *Magen- oder Pankreasbereich* werden nach den kaudalen Strichführungen zunächst mit Arbeitsgängen auf der rechten, kontralateralen Rumpfseite behandelt. Abhängig von der Ausprägung der Beschwerden wird die linke Körperhälfte oberhalb des Beckenkamms (mit abgestimmter Dosierung) Teil der Behandlung. Dementsprechend wird der Behandlungsaufbau einer *Leber- und Gallenproblematik* zuerst links-, später rechtsseitig ausgerichtet.
- **Geburt und Wochenbett:** Die Erfahrungen mit Reflexzonentherapie im Bindegewebe *während der Geburt* und *im Wochenbett* sind sehr beeindruckend. Zum Einleiten von Wehen, bei Rückbildungsstörungen des Uterus und bei Störungen der Milchproduktion bzw. -abgabe (Laktationsstörungen) kann durch den Zug im Bindegewebe die gewünschte physiologische Reaktion ausgelöst werden. Die Arbeitsgänge im Beckenbereich sind auch hier ausschlaggebend. Bei Laktationsstörungen sind die Strichführungen im lateralen Rumpfbereich (lumbal und thorakal) und der „Milchstrich" (löst den Milchfluss aus) von großer Bedeutung.
- **Genitalbereich:** Bei Störungen im weiblichen sowie männlichen *Genitalbereich,* d. h. beispielsweise bei Menstruationsbeschwerden und Erektionsproblemen, kann Reflexzonentherapie im Bindegewebe ebenfalls zum Einsatz kommen. Der Behandlungsaufbau sollte dabei immer die Arbeit an den Beinen mit einbeziehen.
- **Schwangerschaft:** An dieser Stelle soll die Frage kurz angesprochen werden, ob *Schwangerschaft* zu den Kontraindikationen gezählt werden muss. Risikoschwangerschaften gelten als absolute Kontraindikation. Bei normal verlaufenden Schwangerschaften können (z. B. bei Rückenschmerzen in den unteren Wirbelsäulenabschnitten) in jedem Fall die Techniken mit geringem Zugreiz im Becken und Lumbalbereich eingesetzt werden. Teirich-Leube (1972) beschreibt auch den Einsatz von Unterhauttechnik zur Behandlung von Rücken- und Beinschmerzen bei Schwangeren und konstatiert, dass die Reflexzonentherapie weder einen Abort, noch eine Fehl- oder Frühgeburt auslösen kann. Im Bereich des Thorax, des Schultergürtels und des Nackens kann ohne jegliche Bedenken mit den Strichführungen der Unterhauttechnik behandelt werden.

Wechselwirkung Wirkort Innere Organe und Wirkort Bewegungssystem

Eine wichtige, bisher noch nicht dargestellte Tatsache, die im Rahmen der Befunderhebung (vor allem bei funktionellen Störungen der Verdauungsorgane) auffällig ist, ist der *Befund im Schulter-Nacken-Bereich.*

Bei Störungen von Leber und Galle zeigt der rechte Schulter-Nacken-Bereich häufig in Muskulatur und Bindegewebe einen Befund, d. h. einen erhöhten Muskeltonus und verminderte Verschieblichkeit im Bindegewebe. Funktionsstörungen von Magen- und Pankreasbereich zeigen entsprechend auf der linken Seite von Schulter und Nacken einen Befund.

Verantwortlich für diese Übertragung von den Organen in den Schulter-Nacken-Bereich ist der N. phrenicus, der im Rückenmarksbereich C3-C4 seinen Ursprung hat und das Zwerchfell sowie den Peritonealüberzug der Leber, der Gallenblase und der Bauchspeicheldrüse versorgt. Die Dermatome C3-C4 liegen wiederum im Schulter-Nacken-Bereich.

Links- oder rechtsseitige Organstörungen übertragen sich also über den N. phrenicus aus dem mittleren Rumpfbereich auf das Bindegewebe der Körperdecke des Schulter-Nacken-Bereiches. Die von Bindegewebe umhüllte Muskulatur reagiert mit.

Bei der Betrachtung einer rezidivierenden linksseitigen Schulter-Nacken-Problematik könnte möglicherweise über die differenzierte Befunderhebung im Bindegewebe eine Zone im Magen- und Pankreasbereich festgestellt werden. Für eine erfolgreiche Behandlung der Schulter-Nacken-Problematik müsste dann natürlich die Regulierung der Magen- und Pankreaszone im Vordergrund stehen.

Betrachtet man in diesem Zusammenhang noch einmal die Wirkmechanismen der Reflexzonentherapie im Bindegewebe, sollte im Grunde über die gesamte Rumpfbehandlung erst einmal zur Regulierung des vegetativen Nervensystems beigetragen werden, um dann im Speziellen den Hypertonus und die Triggerpunkte vor Ort zu behandeln.

Die Befunderhebung und der Zug im Bindegewebe eröffnen einen speziellen therapeutischen Zugang zum Patienten und zu dessen Krankheitsbild, der über keine andere Behandlungsmethode gewährleistet ist.

Die Reflexzonentherapie im Bindegewebe sollte deshalb zum Standardrepertoire eines jeden Physiotherapeuten gehören.

Literatur

Van den Berg F. Angewandte Physiologie. Bd. 1. Stuttgart: Thieme; 1999.

Van den Berg F. Das Bindegewebe des Bewegungsapparates verstehen und beeinflussen. In: Van den Berg F (Hrsg). Angewandte Physiologie. Bd. 1. Stuttgart: Thieme; 1999: 241.

Dicke E, Schliack H, Wolff A. Bindegewebsmassage. 6. Aufl. Stuttgart: Hippokrates; 1982.

Gläser O, Dalicho WA. Segmentmassage. 4. Aufl. Leipzig: Thieme; 1972.

Haase H. Bindegewebsmassage. In: Cordes J, Arnold W, Zeibig B (Hrsg). Physiotherapie, Nachdruck der 2. Aufl. München-Jena: Urban u. Fischer; 2002.

Häfelin H. Basis der Bindegewebsmassage. 3. Aufl. Oberndorf am Neckar: Selbstverlag; 1999.

Helmrich HE. Die Bindegewebsmassage, Bd. 1 u. 2 (Text- und Bildband), 4. Aufl. Stuttgart: Haug; 1985.

Jänig W. Neuronale Grundlagen. In: Schuh I. Bindegewebsmassage. 2. Aufl. München: Urban u. Fischer; 1992.

Kalbantner-Wernicke K, Müller J, Tetling C, Waskowiak A. Handbuch Reflextherapie. Berlin: Springer; 2004.

Kolster BC. Klassische Massage. Berlin: Springer; 2003.

Kolster BC, Marquardt H. Reflextherapie. Berlin: Springer; 2003.

Marnitz H. Ungenutzte Wege der manuellen Behandlung. Heidelberg: Haug; 1971.

Marquardt H. Praktisches Lehrbuch der Reflexzonenarbeit am Fuß. 5. Aufl. Stuttgart: Hippokrates; 2001.

Melzack R, Wall PD. Pain Mechanisms: A new Theory. Science. 1965; 150: 971–979.

Mucha S. Physikalische Therapieformen in der Schmerztherapie. In: Physikalische Therapie in Theorie und Praxis. 2005; 4: 150–155.

Piet JFM, Sachs JJ. Sachs-Piet IMA. Bindeweefelmassage. 3. Aufl. Lochem - Gent: Uitgeversmaatschappije De Tijdstroom; 1987.

Quilitzsch G. Angewandte Segmenttherapie. 3. Aufl. München: Müller u. Steinicke; 1986.

Sato A, Schmidt RF. Somatosympathetic Reflexes: Afferent Fibers, Central Pathways, Discharge Characteristic. In: Physiological Reviews. 1973; 53 (4): 916–947.

Schliack H, Harms E. Bindegewebsmassage nach Dicke. 13. Aufl. Stuttgart: Hippokrates; 2001.

Schuh I. Bindegewebsmassage. 2. Aufl. München: Urban u. Fischer; 1992.

Silbernagl S, Despopoulos A. Taschenatlas der Physiologie. 4. Aufl. Stuttgart: Thieme; 1991.

Streck R. Reflexzonenmassage nach E. Dicke, Dr. Teirich-Leube. Worms am Rhein: Reinheimer H. (Selbstverlag); 1977.

Teirich-Leube H. Grundriss der Bindegewebsmassage. 11. Aufl. Stuttgart: Hippokrates; 1982.

Teirich-Leube H, Dicke E, Kohlrausch W. Massage reflektorischer Zonen im Bindegewebe bei rheumatischen und inneren Erkrankungen. Jena: Gustav Fischer; 1942.

Vogler P, Krauß H. Periostbehandlung, Kolonbehandlung. Stuttgart: Thieme; 1986.

*Wärme ist Bewegungsenergie – Wärmetherapie
erhöht die kinetische Energie der Moleküle.*

Kältereize senken die Pulsfrequenz

*Jede Berührung der Körperoberfläche
mit einem Medium anderer Temperatur
bedingt einen Temperaturausgleich.*

4 Thermotherapie · *151*

4.1 Physikalische Definitionen · *151*
4.2 Wärmeübertragung · *152*
4.3 Reiz und Reaktion · *153*
4.4 Wirkungen thermischer Reize · *154*
4.5 Reaktionen des Körpers auf
 Erwärmung · *154*
4.6 Regulation der Körpertemperatur · *155*
4.7 Kryotherapie · *157*
4.8 Wärmetherapie · *162*

*Sauna ist eine Form der Thermotherapie, die gegen
Erkältungskrankheiten abhärtet*

Fango = heilkräftiger Schlamm

4 Thermotherapie

4.1 Physikalische Definitionen

Elke Teloo

Nach der mechanischen Wärmetheorie ist *Wärme* eine Energieform, die als Bewegungsenergie definiert wird. Um einen Körper zu erwärmen, muss – nach der Regel der brownschen Molekularbewegung – die kinetische Energie (Wärmebewegung) seiner Moleküle erhöht werden.

In dem Zusammenhang kann erwähnt werden, dass es – physikalisch betrachtet – den Begriff *Kälte* nicht gibt. Kälte ist ein biologischer Begriff, eine Empfindung. Kälte wird umso stärker wahrgenommen, je weiter die Temperatur des umgebenden Mediums (Luft, Wasser, Schnee, Eiskompressen, Lehm usw.) von der „Behaglichkeitstemperatur" (indifferente Umgebungstemperatur) des Körpers nach unten abweicht.

Ein Wärmeträger, der therapeutisch eingesetzt werden soll, muss eine deutliche Temperaturdifferenz zum Behandlungsobjekt aufweisen, damit ein Effekt (Wärmeentzug oder Erwärmung) herbeigeführt werden kann.

Man kann die Temperatur eines Körpers auch als das Maß der Geschwindigkeit seiner Molekularbewegungen definieren.

Die Maßeinheit für Wärme war bis vor Kurzem die Kalorie (cal = Grammkalorie).

Die Europäische Gemeinschaft schreibt die vereinheitlichte Bezeichnung durch SI-Einheiten (Système International d' Unités", Internationales Maß- und Einheitensystem der Naturwissenschaften) vor und hat als Maßeinheit für Wärme Joule (J) festgelegt. Eine Kalorie entspricht somit 4,187 Joule. Das heißt, dass der Arbeitswert einer Kalorie der o. g. Zahl entspricht, wenn ihre Wärmeenergie in mechanische Wärme umgewandelt wird.

Die Temperatur wird im deutschsprachigen Raum auch weiterhin in Grad Celsius (°C) angegeben, obwohl offiziell seit Langem Kelvin-Einheiten (K) gelten.

1 Kelvin ist der 273ste Teil der thermodynamischen Temperatur des Tripelpunktes von Wasser.

Der Tripelpunkt ist derjenige Punkt im Phasendiagramm eines Stoffes, in dem drei Zustandsphasen des Stoffes genau im Gleichgewicht sind; der Tripelpunkt wird durch die Angabe des Druckes und der Temperatur beschrieben. Der Tripelpunkt von Wasser ist also der, an dem die drei Aggregatzustände des Wassers (gefroren, gasförmig, flüssig) im Gleichgewicht sind.

Vereinfacht, aber nicht völlig korrekt (Schmelz- bzw. Erstarrungspunkt von Eis/von Wasser verändern sich mit dem atmosphärischen Druck), kann der Schmelzpunkt des Eises mit Null °C = 273 K angegeben werden; der Siedepunkt wird mit 100 °C = 373 K angegeben.

Die Umrechnungsformel lautet:

K = °C + 273 und °C = K - 273

Die hier genannten physikalischen Definitionen reichen jedoch nicht aus, um eine medizinische Beurteilung thermischer Prozesse zu liefern.

Dazu ist die Auseinandersetzung mit den physikalischen Abläufen während einer Thermotherapie nötig.

Menschliches Gewebe, das eine Veränderung seiner Temperatur durch Thermotherapie erfahren soll, liefert unterschiedlichste biophysikalische Bedingungen für die Ausbreitung dieser Wärmeeinwirkungen.

Die lokale Begrenzung, in der die Wärmeausdehnung erfolgt, nennt man Temperaturfeld.

Will der Therapeut in diesem Feld die Temperatur erhöhen, absenken oder aber die Größe der Behandlungsfläche ausdehnen, so dauert es einige Zeit, bis der gewünschte Effekt eintritt.

Daraus ist erkennbar, dass nicht nur die Temperatur, sondern auch die Wärmemenge, die in einer bestimmten Zeit in das Gewebe transportiert wird, von großer Bedeutung für die Zielsetzung einer Therapie ist. Man nennt die Summe dieser Größen (Temperatur, Größe der behandelten Fläche und Dauer der Behandlung) die *Wärmedosis-Rate*.

4.2 Wärmeübertragung

German Schleinkofer

Da die Wärmeübertragung einer der bedeutsamsten Vorgänge der Thermo-, Hydro- und Balneotherapie ist, werden nachfolgend die wesentlichen Vorgänge der Wärmeübertragung vorgestellt.

Die Wärmeübertragung von einem Körper auf einen anderen erfolgt mittels:
- Wärmeleitung – konduktiver Wärmetransport;
- Wärmemitführung – konvektiver Wärmetransport;
- Wärmestrahlung – Radiation (Infrarotstrahlung).

Wärmeleitvermögen/Wärmeleitfähigkeit

Bei der Wärmeleitung in festen, unbewegt-flüssigen oder unbewegt-gasförmigen Stoffen (also in Feststoffen oder ruhenden Flüssigkeiten oder Gasen *[ruhenden Fluiden]*) erfolgt die Weitergabe der Wärmeenergie nur zwischen den unmittelbar benachbarten Teilchen (Molekülen). Die am wärmeren Ort schneller schwingenden Moleküle übertragen dabei ihre höhere Bewegungsenergie durch Stöße auf die sich langsamer bewegenden Nachbarmoleküle kälterer Stellen.

Ein Maß für die Wärmeleitfähigkeit eines Stoffes ist die *Wärmeleitzahl* (spezifisches Wärmeleitvermögen). Diese Stoffkonstante wird gemessen in W/mK (Watt/Meter mal Kelvin). Ein Stoff hat die Wärmeleitzahl 1 W/mK, wenn von einer Seitenfläche eines aus diesem Stoff bestehenden Würfels, von 1 Meter Kantenlänge bei einer zwischen ihnen bestehenden Temperaturdifferenz von 1 Kelvin in 1 Sekunde eine Wärmemenge von 1 Joule fließt.
- Die Wärmeleitfähigkeit von Wasser bei 20 °C beträgt 0,6 W/mK.
- Die Wärmeleitfähigkeit von Luft bei 20 °C beträgt 0,025 W/mK.

Das Wärmeleitvermögen von Wasser ist somit gegenüber dem der Luft ca. 23mal höher. Da Wasser ein relativ hohes Wärmeleitvermögen besitzt, kann Wärme mit Hilfe des Wassers schnell der Haut zugeführt beziehungsweise von der Haut weggeleitet werden. Durch das relativ hohe Wärmeleitvermögen des Wassers werden Temperaturen über 43 °C, auch bei kleinerer Applikationsfläche, nicht mehr toleriert. Beim Übergang von Wärme von einem Körper auf einen anderen spielt die Wärmeleitfähigkeit beider Körper eine entscheidende Rolle. Da Haut gegenüber Wasser eine deutlich geringere Leitfähigkeit besitzt und somit die zugeführte Wärmeenergie nicht im gleichen Umfang weitergeleitet werden kann, kommt es zum Wärmestau.

Wärmemitführung (konvektiver Wärmetransport)

Konvektion ist dadurch gekennzeichnet, dass die Wärmeübertragung durch den Transport von Teilchen erfolgt, die ihre Wärmeenergie mitführen. Folglich kann konvektiver Wärmetransport nur in Flüssigkeiten oder Gasen stattfinden. Es kann zudem zwischen *freier* und *erzwungener* Konvektion unterschieden werden. Bei der erzwungenen Konvektion wird die Teilchenbewegung durch eine äußere Kraft hervorgerufen.

Bei Anwendungen mit bewegtem Wasser, wie z. B. bei Güssen oder Sprudelbädern, wird konvektiver Wärmetransport wirksam.

Wärmekapazität

Unter Wärmekapazität versteht man die Fähigkeit eines Stoffes, Wärme aufzunehmen und wieder abzugeben. Die bei der Erwärmung aufgenommene Wärmemenge/Energie entspricht der bei der Abkühlung wieder abgegebenen Wärmemenge/Energie.

Spezifische Wärmekapazität

Unter spezifischer Wärmekapazität (Formelzeichen „c", engl. *capacity* „Aufnahmefähigkeit") versteht man die Wärmemenge in Kilojoule (kJ), die erforderlich ist, um 1 Kilogramm eines Stoffes um 1 Kelvin zu erwärmen.

Die spezifische Wärmekapazität von Wasser ist relativ hoch. Man benötigt 4,18 Kilojoule, um 1 Kilogramm Wasser um 1 Kelvin zu erwärmen. Um 1 Kilogramm Luft zu erwärmen, sind nur 1,01 Kilojoule nötig. Die spezifische Wärmekapazität im Verhältnis von Wasser zu Luft ist 4 : 1. Es ist also viermal mehr Wärmeenergie erforderlich, um Wasser zu erwärmen. Im Vergleich zu Blei ist der Unterschied noch gravierender. Hier beträgt das Verhältnis von Wasser zu Blei 32 : 1. Um die Wärmenergie zu berechnen, die erforderlich ist um Wasser zu erwärmen, verwendet man die in **Abb. 4.1** abgebildete Formel.

$$W_Q = c \cdot m \cdot \Delta\vartheta$$

W_Q = Wärmeenergie in kJ

c = Spezifische Wärmekapazität des Körperstoffes in $\frac{kJ}{kg \cdot K}$

m = Masse des Körpers in kg

$\Delta\vartheta$ = Differenz von Temperatur T1 zu Temperatur T2 in Kelvin

Abb. 4.1 Formel zur Errechnung der Energie, die zum Erwärmen von Wasser benötigt wird.

Aufgabe: Sie möchten ein Wannenbad zubereiten und benötigen dazu 125 Liter Wasser mit einer Temperatur von 38 °C. Die Temperatur des Leitungswassers beträgt 16 °C. Welche Energiemenge ist erforderlich? Versuchen Sie, mittels der abgebildeten Formel den Energiebedarf zu berechnen.

4.3 Reiz und Reaktion

German Schleinkofer

4.3.1 Definitionen

Reiz (physiologisch): Ein *Reiz* ist eine Veränderung der inneren oder äußeren Umgebung, die der Organismus wahrnimmt. Voraussetzungen zur Reizwahrnehmung sind geeignete Messfühler, die Veränderungen registrieren können. Die Veränderungen müssen eine Intensität besitzen, die den Schwellenwert des Rezeptors überschreitet.

Reaktion: Eine *Reaktion* ist eine Antwort auf einen erfolgten Reiz und ist als physiologischer Schutz oder Abwehrmechanismus zu verstehen. Die Reaktionsdauer ist abhängig von der Intensität des Reizes und kann bei hydrotherapeutischen Anwendungen mehrere Stunden betragen.

Regulation: Die *Regulation* ist das harmonische Wechselspiel zwischen Reiz und Reaktion sowie der verschiedenen Organsysteme untereinander. Gestörte Organfunktionen können durch adäquate, systematisch angewandte Reize harmonisiert werden.

Adäquater Reiz: Ein *adäquater Reiz* ist ein Reiz, der in *Art* (warm, kalt, mechanisch, chemisch etc.) und *Stärke* exakt auf den Empfänger abgestimmt ist.

Arndt-Schulz-Gesetz

Das *Arndt-Schulz-Gesetz* oder *Biologisches Grundgesetz* wurde 1887 vom Psychiater Rudolf Arndt (1835–1900) und dem Pharmakologen Hugo Schulz (1853–1932) formuliert (Schulz 1887):

- *schwache Reize entfachen die Lebensfunktionen;*
- *mäßige Reize fördern die Lebensfunktionen;*
- *starke Reize hemmen die Lebensfunktionen;*
- *stärkste Reize bringen die Lebensfunktionen zum Erliegen.*

Diese von Arndt und Schulz – ursprünglich zur Wirkung von Arzneimitteln – aufgestellte These ist keine allgemein gültige Regel. Für die Dosierung der Reizstärke bei hydrotherapeutischen Anwendungen kann sie aber als Richtlinie gelten.

Sebastian Kneipp schrieb zur Reizstärke: „Ich warne vor jedem zu starken und jedem zu häufigen Anwenden des Wassers. Der sonstige Nutzen des Heilelementes kehrt sich in Schaden (…)" (Kneipp 1894, S. 5).

4.4 Wirkungen thermischer Reize

German Schleinkofer

Die folgende Liste gibt eine Übersicht der Wirkungen von Kalt- und Warmreizen. Diese physiologischen Reaktionen können durch die Dauer der Anwendungen zusätzlich variiert werden.

Checkliste

Kältereize	Wärme- und Hitzereize
senken die Pulsfrequenz	erhöhen die Herzleistung
erhöhen den systolischen und diastolischen Blutdruck	verstärken die Durchblutung allgemein (passive Hyperämie), besonders die Hautdurchblutung
erhöhen den Gefäßtonus der Arterien (Vasokonstriktion) und Venen	verstärken den Stoffwechsel
erzeugen eine vegetative Umstimmung (von sympathikoton zu vagoton)	wirken schmerzlindernd
wirken entzündungshemmend	erhöhen den Muskeltonus
wirken schmerzlindernd (Trauma, Entzündung)	lockern das Bindegewebe
	wirken direkt vagoton

In der **Tab. 4.1** sind die in der Hydrotherapie verwendeten Bezeichnungen der Temperaturen (Temperaturskala) zusammen mit den entsprechenden Gradangaben aufgeführt.

Tabelle 4.1 Temperaturskala (Kaiser 1990, S.43)

Grad	Empfindung
10–15 °C	sehr kalt
16–18 °C	kalt
19–22 °C	temperiert
23–27 °C	kühl
28–31 °C	lauwarm
32–35 °C	indifferent (entspricht der Hauttemperatur am Rumpf)
36–38 °C	warm
39–41 °C	heiß
42–44 °C	sehr heiß

4.5 Reaktionen des Körpers auf Erwärmung

Elke Teloo

Die Wirkung thermischer Behandlungen erstreckt sich auf zwei Hauptkomplexe:
- die Reaktion des Organismus als Ganzes;
- die Effekte, die sich nur am Ort der eigentlichen Applikation beobachten lassen.

Thermotherapeutische Anwendungen sind abgestufte, dosierte Reize.

Alle angewandten Reize verlangen dem Körper mehr oder weniger umfassende Reizantworten ab. Nur durch *physiologische Umstellungen* (z. B. Schwitzen gegen Hitzestau, Zittern gegen Unterkühlung) schafft es der Körper, sich vor einem Wärmestau oder der Unterkühlung einzelner Körperabschnitte beziehungsweise des ganzen Körpers zu schützen (**Abb. 4.2**).

Die Abbildung zeigt sehr anschaulich, welche Reaktionen der Organe und Organsysteme bei einer thermotherapeutischen Behandlung von Arzt und Therapeut erwartet werden können.

Sie können sowohl bei lokal begrenzten als auch bei einer Behandlung des ganzen Körpers beobachtet werden.

Dazu zählen:
- Änderung der Hauttemperatur;
- Änderung der Hautdurchblutung;
- Schmerzlinderung;
- allgemein beruhigende Wirkung.

Dabei muss immer klar sein, dass diese Effekte bei einer Ganzkörperanwendung sehr viel ausgeprägter

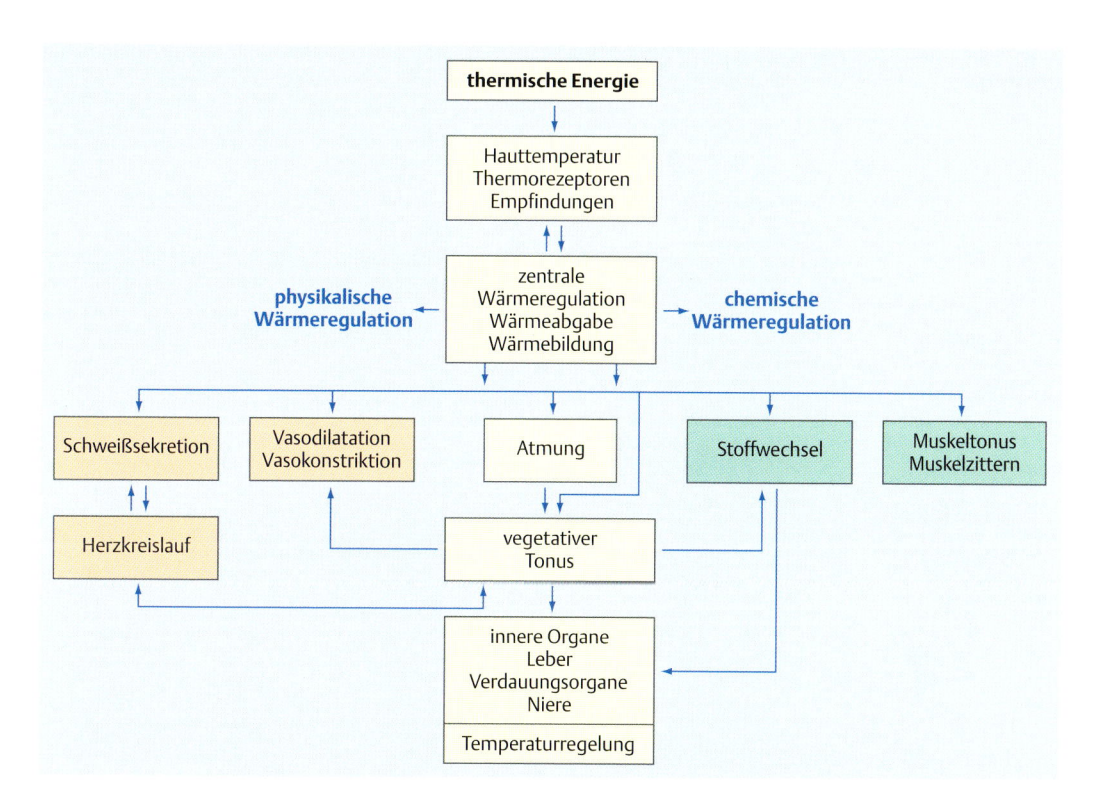

Abb. 4.2 Reaktionen des Körpers bei allgemeiner Erwärmung.

zu beobachten sind als bei einer lokalen Verabreichung.

Ganzkörperpackungen beeinflussen die Wärmebilanz des Körpers ungemein und stellen eine starke Belastung der ausgleichenden Regelfunktionen dar. Das gilt gleichermaßen für den gesunden und den kranken Körper.

Deshalb legt der Arzt vor dem Beginn der Behandlung die Intensität der Reizsetzung fest. Dabei beachtet er die zu wählende Temperatur, die Ausdehnung der Kontaktfläche, die Applikationsdauer und die Häufigkeit der Wiederholung und stimmt diese Parameter genau auf den Patienten und dessen Zustand ab.

Gezielt hervorgerufen, können die verschiedenen kompensatorischen Mechanismen des Organismus und die daraus entstehenden spezifischen und unspezifischen Heilwirkungen einsetzen.

Diese Regulationssysteme beeinflussen beispielsweise, mehr oder minder stark, die Herztätigkeit, die Atmung, den Stoffwechsel sowie endokrine und neurovegetative Vorgänge.

4.6 Regulation der Körpertemperatur

German Schleinkofer

4.6.1 Homöostase = inneres Gleichgewicht oder Fließgleichgewicht

Viele Körperfunktionen, wie z. B. Blutdruck, Blutzucker, pH-Wert des Blutes und die Körperkerntemperatur, sind homöostatisch geregelt, das heißt, dass sich bestimmte Werte nur innerhalb einer gewissen, manchmal nur sehr engen Schwankungsbreite verändern dürfen.

Um trotz veränderter äußerer Bedingungen die Zustände im Körper konstant zu halten, besitzt der Organismus Regulationssysteme, die das innere Gleichgewicht mittels eines biologischen Regelkreises aufrechterhalten. Die Körperkerntemperatur ist das Ergebnis von Wärmeproduktion und Wärmeabgabe (**Abb. 4.3**).

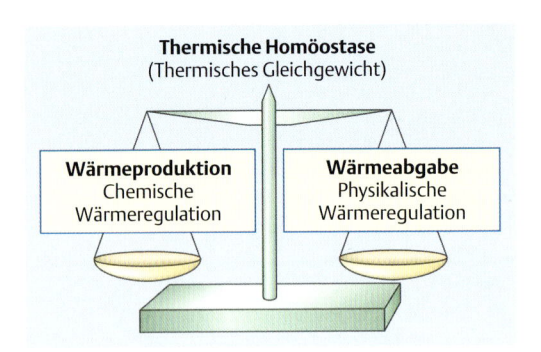

Abb. 4.3 Thermische Homöostase (thermisches Gleichgewicht).

4.6.2 Wärmeabgabe – physikalische Wärmeregulation

Bei der *physikalischen Wärmeregulation* geht es darum, entweder überschüssige Wärme abzugeben oder die Wärmeabgabe (den Wärmeverlust) des Körpers zu vermindern. Diese Vorgänge sind physikalischer Natur – daher die Bezeichnung.

Die Wärme wird dabei vom Körperkern zur Körperoberfläche mittels Wärmekonvektion (Wärmemitführung im zirkulierenden Blut), Wärmekonduktion (Wärmeleitung durch die Epidermis) und von der Haut (via Wärmestrahlung) an die Umgebung abgegeben. Die Wärmeabgabe kann durch das Verdunsten von Schweiß und der dabei entstehenden Verdunstungskälte noch erheblich gesteigert werden. Wird die Luft an der Körperoberfläche bewegt, entsteht eine zusätzliche Kühlung durch Konvektion.

Ist die Wärmeabgabe an die Umgebung nicht möglich, steigt die Kerntemperatur an, wie dies z. B. bei Überwärmungsbehandlungen beabsichtigt ist.

4.6.3 Wärmebildung – chemische Wärmeregulation

Die durch den Stoffwechsel (also durch chemische Vorgänge) produzierte Wärme wird als *chemische Wärmeregulation* bezeichnet.

Bei körperlicher Ruhe erfolgt die Wärmebildung zu etwa 70 % in den Organen der Bauch-, Brust- und Schädelhöhle. In diesem *Kerngebiet* mit seinen lebenswichtigen Systemen ist es besonders wichtig, die Temperatur konstant zu halten. Die Muskulatur und die Haut tragen in Ruhe nur ca. 20 % zur Wärmebildung bei. Bei körperlicher Anstrengung mit erhöhter Muskelarbeit kehren sich die Verhältnisse um.

Die Wärmebildung ist von der Umgebungstemperatur abhängig. Für den ruhenden, unbekleideten Menschen bedeutet eine Lufttemperatur zwischen 28–30 °C (bei Windstille und einer relativen Luftfeuchtigkeit von 50 %), dass er sich in einer „thermischen Neutralzone" befindet. In diesem Umgebungsmilieu sind Wärmeproduktion und Wärmeabgabe ausgeglichen.

4.6.4 Thermoregulation

Thermische Veränderungen an der Haut oder im Körperinneren werden von Messfühlern registriert.

Diese kutanen Messfühler, die auch als Warm- und Kaltpunkte bezeichnet werden, melden Veränderungen der Oberflächentemperatur über den Tractus spinothalamicus (im Rückenmark aufsteigende Nervenbahnen für Druck-, Berührungs-, Schmerz- und Temperaturempfindungen) an das Wärmeregulationszentrum im hinteren Hypothalamus.

Temperaturreize der Gesichtshaut werden über den N. trigeminus (Gesichtsnerv mit drei Ästen, u. a. verantwortlich für die Sensibilität der Gesichtshaut) dem Regulationszentrum zugeführt.

In der gesamten Körperoberfläche wird die Zahl der Warmpunkte auf ca. 30 000, die der Kaltpunkte auf ca. 250 000 geschätzt. Die Verteilung dieser Sensoren ist nicht gleichmäßig. Die Dichte der Kaltpunkte am Rumpf ist wesentlich höher als an den Extremitäten.

Die Summe der Informationen aus den äußeren und inneren thermosensitiven Strukturen ergibt den augenblicklichen thermischen Zustand, den *Istwert*. Dieser wird nun vom Regler mit dem vorgegebenen *Sollwert* verglichen. Liegt eine Abweichung zwischen Ist- und Sollwert vor, ist es Aufgabe des Reglers, die *Stellglieder* (**Abb. 4.4**) zu aktivieren, die ihrerseits dafür sorgen, dass der Sollwert wieder erreicht wird.

Die vom Regelkreis gesteuerte Thermoregulation hält die Körperkerntemperatur konstant, trotz Schwankungen bei der Wärmebildung, Wärmeaufnahme und -abgabe.

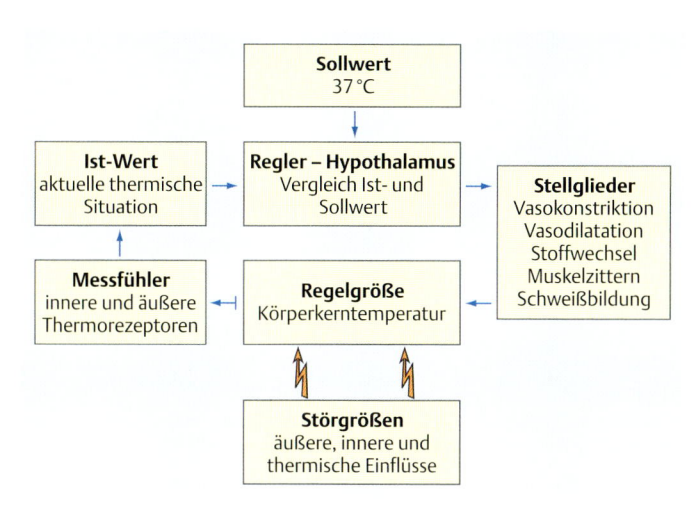

Abb. 4.4 Regelkreis Thermoregulation.

> Hydrotherapeutische Anwendungen stellen Störgrößen für die thermische Homöostase dar.

4.6.5 Kern- und Schalentemperatur

Der menschliche Organismus kann in zwei Temperaturzonen eingeteilt werden: den isothermen (gleichwarmen) Körperkern (mit einem konstanten Sollwert von durchschnittlich 37 °C) und die poikilotherme (wechselwarme) Körperschale, bei der die Temperatur, abhängig von äußeren Bedingungen, großen Schwankungen unterliegen kann.

Menschliches Leben ist nur in dem Bereich zwischen 25 °C und 43 °C möglich. Sinkt die Körperkerntemperatur unter 35 °C, werden die lebenswichtigen Enzymreaktionen gestört. Steigt die Temperatur über 41,5 °C, kommt es zur Zerstörung der Enzymproteine.

Bedingt durch die Wärmeproduktion im Körperkern besteht ein Temperaturgefälle zwischen Kern und Schale.

Der Wärmetransport zwischen Kern und Schale erfolgt überwiegend als Wärmemitführung (konvektiver Wärmetransport) mit dem Blutstrom.

Die Körperschale, die im Wesentlichen aus der Haut und den Extremitäten besteht, umgibt den Körperkern wie eine isolierende Hülle. Bei hohen Außentemperaturen bestehen zwischen Kern und Schale nur geringe Temperaturunterschiede, bei niedrigen Umgebungstemperaturen können die Temperaturen der Extremitäten stark absinken.

Da die Körperkerntemperatur durch ein hochempfindliches Thermoregulationssystem gesteuert wird, bleibt sie, auch bei wechselnden äußeren Bedingungen, relativ konstant bei 37 °C. Die durch den Tagesrhythmus bedingte Schwankung bewegt sich nur zwischen ca. 0,5 bis 1 °C. Das Minimum der Kerntemperatur wird um ca. 03:00 Uhr, das Maximum um ca. 18:00 Uhr erreicht. Bei Frauen unterliegt die Körperkerntemperatur, bedingt durch den Menstruationszyklus, einer vierwöchigen, periodischen Schwankung. Mit dem Eisprung steigt die Temperatur um 0,4 bis 0,5 °C an und sinkt mit dem Eintreten der Menstruation wieder ab. In der postmenstruellen Phase ist eine erhöhte Kälteempfindlichkeit zu beobachten.

> Die Kenntnis der Thermoregulation ist der Schlüssel zum Verständnis der Thermo- und Hydrotherapie.

4.7 Kryotherapie

Heinz-Otto Junker

Der Begriff *Kryotherapie* kommt aus dem Griechischen, *kryo* bedeutet „kalt". Kryotherapie steht demzufolge für die Therapie mit Kälte und ist ein Sammelbegriff für alle Behandlungsverfahren, die mit der Anwendung von Kälte arbeiten.

Schon in der Antike gehörten Wärme- sowie Kälteanwendungen zu den gängigen medizinischen Behandlungsmethoden. So applizierte man im alten Ägypten kalte Umschläge mit essigsaurer Tonerde auf schmerzende Körperteile und auch Hippokrates und Celsus empfahlen Kälteanwendungen.

Hauptanwendungsgebiete der Kryotherapie sind die *Traumatologie* und die *Rheumatologie*.

Grundsätzlich ist die Kryotherapie mit einer ganzen Reihe von Kälteträgern möglich, zum Beispiel mit käuflichen Kältepackungen, Eisbeuteln oder Lehm, aber auch mit alten Hausmitteln, wie kalten Umschlägen mit Alkohol, essigsaurer Tonerde oder Quarkpackungen.

Die einzelnen Applikationsformen unterscheiden sich dabei in Kältegrad, Anwendungsdauer und Umfang des Anwendungsgebietes und somit auch in den erreichbaren Wirkungen.

Erste Veröffentlichungen über die erfolgreiche Anwendung von Kälte bei posttraumatischen schmerzhaften Bewegungseinschränkungen lieferten Kraus und Travell (Senne 2001). Die analgetische Wirkung der Kälte wurde anhand subjektiver Angaben der Patienten verifiziert, da objektive Verfahren zur Schmerzmessung fehlten.

Seit Ende der Siebzigerjahre wird mit dem Einsatz von Flüssigstickstoff zur lokalen Kaltluftbehandlung ein neuer Weg beschritten.

Eine Ganzkörperbehandlung mit Temperaturen um -70 °C bis -180 °C ist seit der Einführung der Ganzkörper-Kältekammertherapie nach Yamauchi möglich und soll bei Patienten mit rheumatischer Arthritis zur Zunahme der Beweglichkeit, zur Abnahme der Entzündungsparameter sowie zur Schmerzreduktion führen (ebd.).

Regeln der Kaltreiztherapie

Die Patienten müssen vor der ersten Kältetherapie über Wirkung, Dauer und die zu erwartenden Empfindungen während der Behandlung informiert werden.

Packungen können bis zum Eintreten der analgetischen Wirkung und dem *ersten Kälteschmerz* liegen bleiben, sollten aber spätestens nach dem Auftreten des *zweiten Kälteschmerzes* entfernt werden.

Während einer Kaltanwendung entsteht auf der gegenüberliegenden Körperseite eine abgeschwächte, verlangsamte Reaktion, die wir als *konsensuelle Reaktion* bezeichnen.

Ist der Behandlungszeitraum länger oder ist eine sehr kalte Packung zu verabreichen, darf auf keinen Fall direkt auf die Haut appliziert werden, sondern nur auf eine trockene Zwischenlage.

Der restliche Körper sollte warmgehalten werden (Wolldecken), um so den Patienten vor Unterkühlung oder Erkältung zu schützen, der Behandler muss in Rufweite des Patienten bleiben.

Empfindungen des Patienten bei der Eistherapie:
- Kältegefühl;
- brennender Schmerz;
- stechender Schmerz (erster Kälteschmerz);
- Analgesie nach 7–8 min;
- zweiter, stechender Schmerz (zweiter Kälteschmerz).

> *Vorsicht ist geboten bei sehr kalten Packungen, denn hier besteht die Gefahr der überschießenden Ischämie durch Gefäßkontraktion bei Gefäßspasmen.*

In **Tab. 4.2** finden Sie eine Übersicht der Methoden der Kryotherapie nach Fricke (Senne 2001).

Tabelle 4.2 Methoden der Kryotherapie (nach Fricke)

	Anwendung	Temperatur	Anwendungsdauer
Kaltwasser	- lokal, großflächig	- ca. +10 bis +15 °C, wenig wechselnd	- 2–10 min
Schmelzwasser	- lokal	- ±0 bis +4 °C, konstant	- 1–60 min
Kryogelbeutel	- lokal	- ca. 12 °C, wärmer werdend, von ca. -12 bis +30 °C	- 1–30 min
Kaltluft/Stickstoffgas	- lokal	- -30 bis -20 °C, konstant	- 2–3 min
	- lokal, großflächig	- -180 bis -140 °C, konstant	- ca. 0,5 min
	- Ganzkörper	- -140 bis -110 °C, konstant	- 1–3 min

Therapeutische Maßnahmen

Der erfahrene Therapeut entscheidet nach der vorliegenden Diagnose, der Indikation und dem Zustand des Patienten, welche Kälteanwendung er verwendet. Die möglichen Anwendungen können **Tab. 4.3** entnommen werden.

> Der Therapeut sollte den Patienten (besonders vor der Eigentherapie) darüber aufklären, wie und wie lange die Eispackung angelegt werden darf. Erläutern Sie dem Patienten, was er spüren sollte und wann die Eispackung spätestens entfernt werden muss.

Tabelle 4.3 Kälteanwendungen

Eisbeutel	• Eisbeutel werden meist mit Eisgranulat gefüllt, das sind kleine, etwa nussgroße Stückchen. In dieser Form hat das Eis eine Temperatur von ca. -0,5 °C und kühlt rund 30 Minuten lang (abhängig natürlich von der Eismenge).
Kältepackungen mit Silikatgel	• Spezielle Kältepackungen enthalten Silikatgel in einer Plastikhülle. Selbst bei -15 bis -18 °C sind sie verformbar und können damit körpergerecht aufgelegt werden. Man verwendet sie unter anderem in der Physikalischen Therapie, z. B. jeweils für 1 bis 5 Minuten (kurzzeitig) oder von 20 bis 35 Minuten (langfristig), zur Kühlung auch tieferer Gewebsschichten. (Vorsicht! Der Therapeut sollte hier ein Tuch als Zwischenablage verwenden, da kein „Puffer" durch Schmelzwasser vorhanden ist, der eine Verletzung der Haut verhindern kann.)
Eismassage/Eisabtupfung	• Bei der Eismassage und der Eisabtupfung tupft der Therapeut mit einem Stiel versehene Eiswürfel oder Eiskegel auf die Haut. Es können auch 3 bis 5 Minuten lang kreisende Bewegungen auf der Haut ausgeführt werden. Hier entsteht ein „Puffer" durch Schmelzwasser, der eine Verletzung der Haut durch Kälte verhindert.
Eiskompressen	• Eiskompressen sind Frottiertücher, die, nach dem Eintauchen in Kochsalzlösung, im Tiefkühlfach bei Temperaturen von -12 bis -15 °C kühlen. Sie sind anschließend nicht völlig steif gefroren und lassen sich daher dem Körper anpassen. Soll die Kälte auch tiefere Gewebsschichten erreichen, müssen sie 15 bis 20 Minuten auflegen.
Eisteilbäder	• Eisteilbäder gehören zu den intensiveren Kälteanwendungen. Hände, Füße oder Arme werden in ein Eis-Wasser-Gemisch von ca. +1 °C eingetaucht. Oft wird dieses Verfahren mit der physiotherapeutischen Behandlung kombiniert.
kalte Luft/gasförmiger Stickstoff	• Kalte Luft und gasförmiger Stickstoff vermitteln ebenfalls intensive Kälte. Kalte Luft erreicht bei dieser Anwendung -30 bis -40 °C, gasförmiger Stickstoff liegt hingegen bei -160 bis -180 °C, bei Hautkontakt -120 °C. Aus etwa 40 bis 60 Zentimetern Abstand strömt Gas bzw. Luft auf die Haut. Die Ausströmdüse wird dabei ständig bewegt, damit es zu keiner Schädigung der Haut kommt.
kalte Güsse, Waschungen, kalte Wickel, Auflagen, Peloide	• Kalte Güsse, Waschungen, kalte Wickel, Auflagen (z. B. Quark) und Peloide sind eher mildere Formen der Kälteanwendung und können auch mehrmals am Tag (auch vom Patienten selbst) angewandt werden (Hausrezept).
kalte Lehmpackungen	• Kalte Lehmpackungen sind in der Lage, dem Körper auf längere Zeit Wärme zu entziehen und diese zu speichern. Der Lehm wird dabei trocken. Er darf über diesen Zeitpunkt hinaus nicht angewandt werden, da sonst ein Wärmestau entsteht.
Kältekammer	• In der Kältekammer wirkt die Kälte auf den ganzen Körper ein. In der Kammer herrschen Temperaturen zwischen -60 und -110 °C. Die Patienten tragen lediglich Badekleidung, Handschuhe, Mund- und Nasenschutz. Sie bewegen sich 0,5 bis 3 Minuten in der Kälte.

Indikationen

Die Tabelle **(Tab. 4.4)** zeigt die Wirkung der Kryotherapie bei der entsprechenden Indikation.

- Lokale, systemische Effekte:
  Als *lokale Effekte* kann man die direkte Temperatureinwirkung auf Gefäße, Nerven, Faszien, Muskeln und Sehnen nennen. Es bilden sich vasoaktive Stoffe (z. B. Noradrenalin) und es kommt zur Erhöhung der Reflextätigkeit aus den Hautrezeptoren. Der Hypothalamus wird zur Temperaturregulation aktiviert.
- Fernwirkungen:
  Unter der *Fernwirkung* verstehen wir die thermische Gegenregulation des Körpers sowie die konsensuellen Reaktionen. Es kann dabei zu einer Blutdruckerhöhung oder einer Bradykardie (verlangsamte Herzschlagfolge) kommen. Der kurzfristige Kaltreiz führt außerdem zu einer Vertiefung und Intensivierung der Atmung. Lange Kaltreize

Tabelle 4.4 Indikationen und Wirkungen der Kryotherapie

Indikationen	Wirkungen
- Kontrakturen	- Wirkung auf das neuromuskuläre System
- Muskeltonuserhöhungen	- analgetische Wirkung
- Spastik	- Verminderung der Nerven-Leitgeschwindigkeit
- schlaffe Paresen	- Dämpfung der Schmerzfasern infolge Membranstabilisation
- Triggerpunkt-Behandlungen	- Verlängerung der Refraktärzeit (Phase, in der ein Gewebe oder ein Nerv nur schwer erregbar ist)
- frische Hämatome	- Blockierung freier Nervenendigungen
- akuter Gichtanfall	- detonisierende und antispastische Wirkung
- Periostreizungen	- Herabsetzung der Spinal- und Motoneuronenaktivität (Motoneuronen: motorische Vorderhornzellen des Rückenmarks über die ein Muskel innerviert wird) - Beeinflussung der Nervenleitgeschwindigkeit (Minderung der γ-Aktivität und Steigerung der α-Aktivität)

- nach orthopädischen/chirurgischen Eingriffen:
  – Gelenkersatz
  – Synovektomie (operative Entfernung der Gelenkinnenhaut, z. B. bei rheumatoider Arthritis)
  – Arthroskopien
	- Einfluss auf das Herz-Kreislauf-System mit antiödematösen und antiphlogistischen (entzündungshemmenden) Wirkungen

- nach Gelenkmobilisation von:
  – Schultergelenk
  – Ellenbogengelenk
  – Kniegelenk
  – Sprunggelenk
	- Verminderung der Durchblutung durch Arteriolenkonstriktion
	- verminderter Kapillardruck
	- venöse Druckerhöhung

- Verletzungen:
  – Distorsionen
  – Kontusionen
  – geschlossene Frakturen
  – Muskelrupturen
	- antiphlogistische Wirkungen

- posttraumatische Zustände:
  – Lymphflüssigkeit
  – Hämatome
  – Weichteilverklebungen
	- verminderte Zufuhr von Sauerstoff
	- Verminderung der Stoffwechselaktivität

- orthopädische Erkrankungen:
  – Periarthritiden
  – aktivierte Arthrosen
  – Entzündungen der Sehnenscheide/Schleimbeutel
  – Muskelhartspann
  – Myogelosen
	- verminderter Abstrom von Stoffwechsel-Endprodukten

- postoperative Beschwerden
  – Phase I (nach einem operativen Eingriff)
  – Ödemprophylaxe
  – Phase II (Mobilisation)
  – herabgesetzter Muskeltonus
	- Bildung lokaler vasoaktiver Stoffe
	- Analgesie

	- Erhöhung der Viskosität (Zähflüssigkeit) von Gewebe und Synovia
	- Herabsetzung der Lymphproduktion

führen zur Verminderung der Muskelspannung und der Nervenleitgeschwindigkeit.

Erstellung therapeutischer Behandlungspläne

Für einen Behandler sind folgende Punkte/Informationen zur Erstellung eines individuellen Behandlungsplans für die Thermotherapie wichtig:
- akute oder chronische Erkrankung(en);
- Sekundärerkrankung(en);
- Medikamentierung;
- andere Therapieformen (gleichzeitig angewandt);
- Alter des Patienten.

Daraus folgend:
- Behandlungsziel (was soll erreicht werden);
- Adäquate Reizstärke:
    - Dauer der Anwendung;
    - Wahl milder oder extremer Temperatur (Kälte).

Reaktionsunterschiede bei jüngeren und älteren Patienten

Bei jungen Menschen kommt es bei einem Kaltreiz in der Regel zu einer Kontraktion der Gefäße und zu einer Gegenregulation, zur Aufrechterhaltung der Körperkerntemperatur durch den Hypothalamus.

Bei älteren Menschen lässt diese Regulationsfähigkeit des Körpers oft nach. So kann die Körperkerntemperatur auf 35,5 °C abkühlen, ohne dass der Betroffene es merkt. Um Verletzungen vorzubeugen, ist daher die Kontrolle des Patienten während einer Kälteanwendung besonders wichtig.

Wirkungen bei chronischen Erkrankungen

Behandlung von entzündlichen rheumatischen Gelenken

Bei entzündlichen rheumatischen Gelenken eignet sich die Behandlung mit Lehm.

Der fein gemahlene Lehm wird mit kaltem Wasser verrührt und 2–3 Millimeter dünn auf ein Leinen- oder Papiertuch (in der Größe des zu behandelnden Gelenks) gestrichen. Anschließend wird das betreffende Gelenk mit dem Lehmtuch eingewickelt und straff gezogen. Der Lehm sollte das ganze Gelenk umschließen. Über das Lehmtuch wird eine Wolldecke geschlagen. Der Patient sollte nun etwa eine Stunde liegen, bis der Lehm fast vollständig getrocknet ist. Ist der Lehm früher getrocknet als angegeben, kann die Packung ebenfalls entfernt werden.

Bei längerer Anlage entsteht sonst (ungewollt) ein wärmestauender Wickel.

Für die Behandlung zu Hause hat sich der Einsatz von Eisbeuteln bewährt. Sie bieten den Vorteil einer ausreichenden Kühlung, jedoch nicht in einer Reizstärke, die Erfrierungen ermöglicht.

Der Patient sollte über die kurz- oder langfristige Wirkung einer Kälteanwendung informiert werden.

Behandlungen von spastischer Muskulatur

Lange Kaltphasen führen zu einer Herabsetzung der Nervenleitgeschwindigkeit und somit zu einer Verringerung des Muskeltonus. In der Praxis finden sich oft hemiplegische Patienten ein, bei denen nur bestimmte Körperbereiche mit Kryotherapie behandelt werden sollen.

Eine spastische Hand kann beispielsweise im Eistauchbad behandelt werden:

Der Therapeut füllt dazu einen großen Behälter mit kaltem Wasser und Eisstücken. Anschließend taucht er mit seiner eigenen Hand die Hand des Patienten in das Eiswasser, um den Kältereiz beurteilen und Kälteschmerz vermeiden zu können. Das kann bis zu dreimal wiederholt werden.

Da hemiplegische Patienten oft trophische und sensible Störungen aufweisen, sollte die Behandlung nicht zu lange dauern. Die Haut des Patienten sollte nach dem Tauchbad nicht abgetrocknet werden.

Zweck dieser Behandlung ist, die Wahrnehmungsfähigkeit des betroffenen Körperteils (Fuß/Hand) durch einen intensiven Reiz zu erhöhen; der Tonus der betroffenen Muskulatur reguliert sich zudem in Richtung des normalen Spannungszustandes. Dieser Zustand nach der Behandlung kann sofort für weitere Behandlungen genutzt werden.

Kontraindikationen

- arterielle Durchblutungsstörungen;
- Kälteallergie;
- lokale Erfrierungsschäden;
- Raynaud-Syndrom (ab Stadium II);
- Sensibilitätsstörungen der Thermorezeptoren (Diabetiker);
- offene Hautverletzungen;
- Fehlregulationen der Gefäße;
- Blasen- und Nierenerkrankungen (keine Anwendungen im Beckenbereich);
- Kälteüberempfindlichkeit;
- Ernährungsstörungen des Gewebes;
- Durchblutungsstörungen des Herzmuskels;
- Herzrhythmusstörungen;
- Schädigung des Lymphsystems durch Bestrahlung.

4.8 Wärmetherapie

Elke Teloo

4.8.1 Sauna

Die Bezeichnung *Sauna* kommt aus dem Finnischen und bedeutet übersetzt „Schwitzstube" oder „finnisches Bad". Ein Saunabesuch ist ein gutes Vorhaben für jeden Gesundheitsbewussten und Erholungssuchenden. Folgendes sollte man über die Sauna wissen und beachten.

Schon sehr früh schwitzten unsere Vorfahren in ausgehobenen Erdgruben, in Höhlen oder Zelten. Schwitzräume wurden aus Holz, Lehm, Stein oder Keramik gebaut und mit offenem Feuer oder ausgefeilten Heiztechniken (z. B. der frühen römischen Hypokaustentechnik) beheizt.

Um der heutigen allgemeinen Sprachverwirrung Einhalt zu gebieten, bedarf es einiger Begriffsklärungen.

Da findet man Begriffe wie „Dampf-Sauna", „Bio-Sauna" oder „Römische Sauna".

Ganz eindeutig: Eine Sauna ist ein beheizter Raum (oder eine Baueinheit mit mehreren Räumen) aus Holz, mit sehr hohen Temperaturen (+85 °C bis +100 °C) und sehr trockener Luft (Luftfeuchtigkeit nicht über 15 %). Die Beheizung erfolgt über einen Ofen, auf dem Steine durch Strom oder Öl erhitzt werden. Dampf entsteht hier nur kurzzeitig, wenn Flüssigkeit über die erhitzten Steine gegossen wird (Aufguss). Mit dem Begriff „Sauna" sollte immer ausschließlich die finnische Sauna bezeichnet werden.

> *Definition von „Sauna" (nach Krauß): Sauna ist eine Form der Thermotherapie, deren spezifische Wirkung darin liegt, dass die Luft als Wärmeträger gleichzeitig auf Körperoberfläche und Atmungsorgane einwirkt (Krauß 1981).*

Ablauf eines Saunabesuchs

Für den Saunabesuch benötigte Utensilien:
- ein großes Duschtuch als Unterlage;
- ein Handtuch zum Abtrocknen;
- eventuell einen leichten, dünnen Baumwoll- oder Frottierbademantel;
- Seife/Duschbad.

Erste Voraussetzung ist, dass man vor dem Saunagang gründlich duscht und der Körper danach vollständig abgetrocknet wird.

> Man sollte immer mit trockener Haut und warmen Füßen in die Sauna gehen.

Die Saunierenden sitzen oder liegen bei den einzelnen „Saunagängen" nackt auf treppenförmig angeordneten Holzbänken (Abb. **4.5**).

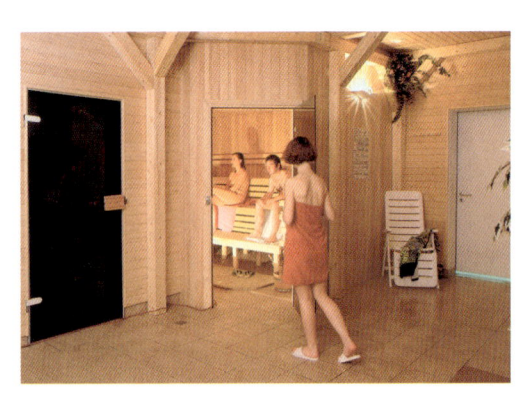

Abb. 4.5 Innenansicht einer Sauna.

Zum Schutz gegen Verunreinigung wird in Deutschland und Österreich ein großes, längliches Handtuch unter den Körper gelegt. In anderen Ländern, z. B. auch den USA, ist es nicht üblich, die Sauna nackt zu betreten. Es wird Badekleidung getragen, was aber nicht empfehlenswert ist, da hierdurch die Blutzirkulation eingeschränkt wird.

Nach ca. 8 bis 20 Minuten Aufenthalt in der Sauna folgt zunächst eine kurze Abkühlphase, möglichst an der frischen Luft. Jetzt kann die Lunge besonders gut Sauerstoff aufnehmen und die Atemwege kühlen rascher wieder ab.

Daran schließt sich eine Abkühlung des gesamten Körpers in sehr kaltem Wasser an. Sie kann entweder in einem Tauchbecken oder unter einer Dusche, in einem See, einem Fluss oder durch Wälzen im Schnee erfolgen.

Anschließend soll unbedingt eine längere Ruhephase folgen, bevor sich der nächste Saunagang anschließt.

Die *allgemeine Faustregel* für den einzelnen Saunagang lautet:
- ca. 10 min Schwitzphase;
- ca. 15 min Abkühlphase;
- ca. 30 min Ruhephase.

Jeder Saunabesucher sollte seinen eigenen „Wohlfühl-Rhythmus" finden. Zwischen den Saunagängen kann eine Massage verabreicht werden. Größere körperliche Anstrengungen sollten jedoch unterlassen werden.

Medizinische Wirkungen

Die Sauna wird in erster Linie zur Abhärtung gegen Erkältungskrankheiten angewendet. Die Erhöhung der Körperkerntemperatur während der einzelnen Saunagänge entspricht einem künstlich erzeugten Fieber, und genau die Folgen eines solchen Fiebers treten auch ein: Krankheitserreger werden zerstört, bevor sie eine Infektion verursachen können.

Daneben stellen sich auch weitere physiologische Wirkungen ein, wie Senkung des Blutdrucks, Anregung des Kreislaufs, des Stoffwechsels und der Atmung, Hautreinigung, Verlangsamung der Hautalterung, Steigerung des allgemeinen Wohlbefindens. Weitere Indikationen und Gegenanzeigen können der **Tab. 4.5** entnommen werden.

Tabelle 4.5 Indikationen/Gegenanzeigen für den Saunabesuch

Indikationen	*Gegenanzeigen*
Der Saunabesuch kann hilfreich sein bei:	Die Sauna sollte nicht besucht werden bei:
• peripheren arteriellen Durchblutungsstörungen (Stadium I und II, nach Fontaine)	• allen frischen Infekten (z. B. Grippe)
• gefäßbedingten Kopfschmerzen (vasomotorischen Kopfschmerzen)	• entzündlichen Erkrankungen innerer Organe
• chronischen Bronchitiden	• Entzündungen der Blutgefäße (z. B. Thrombophlebitis)
• Erkrankungen des Bewegungssystems	• florider Tuberkulose
• systemischen Erkrankungen des Bindegewebes (z. B. Sklerodermie, Polymyalgia rheumatica)	• Epilepsie
	• Tumorerkrankungen
	• chronischem Nierenversagen (evtl. unter ärztlicher Aufsicht möglich)
	• frischem Herzinfarkt

Grundsätzlich gilt jedoch, dass, nach Rücksprache mit dem behandelnden Arzt, ein Saunabesuch auch bei den oben genannten Erkrankungen durchaus erlaubt sein kann.

Das Alter eines Menschen stellt keine Kontraindikation dar. Sowohl der Säugling als auch der ältere Mensch (60+) dürfen, dem jeweiligen Gewöhnungsgrad angepasst, am Saunagang teilnehmen.

4.8.2 Peloide

Geschichte/Herkunft

Der Begriff *Peloide* setzt sich zusammen aus gr. *peloidos* „schlammartig", *pelos* „Schlamm" und *eides* (lat. *idens*) „ähnlich". Die Anwendung von Schlamm zu Heilzwecken hat eine Jahrtausende alte Geschichte.

Ein Beispiel hierfür gibt der aus dem damaligen Kleinasien stammenden Geschichtsschreiber Herodot von Halikarnassos, der vermutlich 485–425 v. Chr. lebte (Hassing 1979). Dieser hielt in seinen Schriften fest, dass der Nilschlamm von den Ägyptern zur Behandlung der griechischen Soldaten erwärmt wurde (z. B. bei Kontrakturen).

Der Begriff *Fango* stammt aus dem Italienischen bzw. Spanischen und bedeutet „heilkräftiger Schlamm". Heute hat es sich eingebürgert, alle Schlamme zusammenzufassen, die vorwiegend von mineralischer Substanz und vulkanischer Herkunft sind. Sie sind bei den *Pelithen* (Sammelbegriff für anorganische, mineralische Schlamme) einzureihen.

Die Anwendung hat überall dort eine lange Tradition, wo die Mineralschlamme ständig durch Thermalwasser erwärmt werden.

Am häufigsten ist das in Italien, in den südlich der Alpen liegenden Regionen, in der Nähe von Padua, der Fall: Abano, Montegrotto, Battaglia Terme und Galzignano Terme. Diese Orte wurden schon im Altertum wegen ihrer heißen Schlammvorkommen geschätzt. Die historische Bedeutung dieser Orte mit heißen Schlammvorkommen haben bereits die römischen Dichter Livius (etwa 59 v. Chr.–17 n. Chr.) und später Francesco Petrarca (1304–1374) in ihren Werken erwähnt.

Für den deutschsprachigen Raum findet man erst im Jahr 1793 (in den Archiven des Kurortes Bad Eilsen) eine Erwähnung der medizinischen Verwendung von Schlamm zu Heilzwecken. In Bad Nenndorf begannen die Behandlungen mit schwefelhaltigem Schlamm im Jahre 1869.

Patienten, die in den erwähnten Kurorten Behandlungen mit Heilschlamm kennen gelernt hatten, wollten an ihren Heimatorten auf die wohltuenden Wirkungen nicht verzichten. Um die Behandlung mit Schlamm auch an kurortfernen Wohnstätten der Patienten zu ermöglichen, wurde der Versand von Heilschlamm als *Fangopulver* eingeführt. Dieses Verfahren ist, z. B. mit Pulver aus *Fango di Battaglia*, bis heute gängig.

Seit 1908 gibt es den Abbau von Eifelfango in der Umgebung von Bad Neuenahr. Es handelt sich hierbei um eingetrockneten, vulkanischen Schlamm aus dem Tertiär.

Das Material wird zerkleinert, sehr fein gemahlen (mittlerer Korn-Durchmesser liegt bei 0,036 Millimeter), windgesichtet (Methode zur Trennung oder Vorreinigung, bei der das Material mit Luft durch Siebvorrichtungen geblasen wird) und bei 300 °C sterilisiert.

Alle guten Fangoschlamme sind sehr feinkörnig mit einem hohen Anteil an Schluff (*Schluff* oder *Siltstein* ist ein klassisches Sedimentgestein mit Mineralkörnern von 0,06–0,002 Millimeter Korngröße). Eifelfango hat einen Schluffanteil von 64 % und kann deshalb besonders viel Wasser binden (1 Gramm Eifelfango bindet 0,37 Gramm Wasser).

Der Fangobrei entsteht durch Anrühren mit Wasser. Wenn die richtige Wassermenge zugegeben wurde, entsteht eine plastische, gut modellierbare Masse.

In Italien sind Ganzkörperpackungen üblich, während hierzulande überwiegend Teilpackungen angewandt werden.

Begriffsklärung

Das Material für Wärmepackungen wird unter dem Ausdruck „Peloide" (gr. *pelos* „Schlamm") zusammengefasst.

„Peloid" ist eine Sammelbezeichnung für natürliche, anorganische oder organische Substanzen bzw. Stoffgemische, die durch geologische Vorgänge entstanden sind. Peloide werden therapeutisch als breiige Bäder, Schlammbäder und als Packungen angewandt.

Peloide unterteilt man in *Pelithe* und *Humolithe*.
- *Pelithe* sind anorganische, also mineralische Schlamme. Dazu zählen zum Beispiel Sand, Mergel, Kreide und Löß, die alle Sedimente und Steine sind. Das wichtigste Pelith ist der Fango.
- *Humolithe* nennt man die organischen Schlamme. Dazu zählen Torf und Moor.

Physikalische und chemische Eigenschaften

Besonders wichtig für die therapeutische Qualität einer Wärmepackung sind deren besonderen physikalischen Eigenschaften. Die Faktoren, denen dabei die größte Aufmerksamkeit geschenkt wird, sind:
- *Wärmekapazität* – das Vermögen eines Körpers, Energie in Form von thermischer Energie zu speichern (Wärmespeichervermögen);
- *Wärmeleitfähigkeit* – das Vermögen eines Festkörpers, einer Flüssigkeit oder eines Gases, thermische Energie in Form von Wärme zu transportieren. Die Geschwindigkeit, mit der Wärme von einem Molekül auf das nächste weitergegeben wird, bestimmt die Qualität der Wärmeleitfähigkeit;
- *Isothermie* – die Fähigkeit, eine gleich bleibende Temperatur über längere Zeit zu halten;
- *Plastizität* – die Fähigkeit fester Stoffe, sich unter Krafteinwirkung zu verformen.

Wärmekapazität

> *Die Wärmekapazität ist das Wärmespeichervermögen eines Körpers. Sie drückt aus, wie viel Wärme ein Körper zwischen zwei gegebenen Temperaturen aufzunehmen oder abzugeben vermag.*

Die Wärmekapazität ist eine Materialkonstante. Diese wird durch die so genannte „spezifische Wärme" ausgedrückt. Unter spezifischer Wärme versteht man die Anzahl von Grammkalorien, die erforderlich sind, um 1 Gramm einer bestimmten Substanz um 1 °C zu erwärmen.

Erklärung zum besseren Verständnis:

Nach der allgemeinen Definition hat Wasser die spezifische Wärme 1. Das heißt, man benötigt 1 Kalorie (cal), um 1 Gramm Wasser um 1 °C zu erwärmen. Genau diese Wärmemenge (1 Kalorie) gibt das Wasser beim Abkühlen um 1 °C auch wieder ab.

Auf eine Fangopackung übertragen bedeutet das, dass eine wässrige Fangopackung (Naturfango), aus 26 % Wasser und 74 % Eifelfango, eine spezifische Wärme von 0,39 cal (= Energieabgabe)/Grad (°C) pro Gramm Fango zur Verfügung steht. Beim Fangoparaffingemisch mit 40 % Paraffinbeimischung, ergaben sich bei der Messung 0,29 cal/Grad und Gramm (Souci 1941).

Damit wäre die Fangoparaffinpackung zunächst der wässerigen Naturfangopackung unterlegen, allerdings handelt es sich bei einem Fangoparaffingemisch um einen Sonderfall.

Neben der spezifischen Wärme ist dem Gemisch noch die *Schmelzwärme* hinzuzurechnen. Sie wurde mit 14,4 Kalorien/Gramm gemessen. Die Schmelzwärme kommt beim *Anlegetemperaturpunkt* zum Tragen. Damit bezeichnet man den Punkt, an dem das Paraffin in den Erstarrungszustand übergeht.

Hier bleibt die Temperatur so lange konstant, bis die ganze Schmelzwärme abgegeben ist. Erst dann beginnt die Paraffintemperatur wieder zu sinken. In diesem Zusammenhang wird von einem *Temperatur-Plateau* gesprochen. Die hohe Wärmekapazität einer Fangoparaffinpackung ist also das Resultat aus spezifischer Wärme und Schmelzwärme.

Wärmeleitfähigkeit

> Jede Berührung der menschlichen Körperoberfläche mit einem Medium anderer Temperatur bedingt einen Temperaturausgleich. Dabei gibt der Teil mit der höheren Temperatur Wärme an den kühleren Teil ab.

Die Wärmeregulation des Körpers geschieht, indem die im Körperinneren erzeugte Wärme nach außen abgeleitet wird. Die messbare Temperatur an der Körperoberfläche ist deshalb niedriger als die Körperkerntemperatur. Sie liegt an der Haut bei 32 °C. Wenn aber das körperberührende Medium eine höhere Temperatur als die menschliche Haut aufweist, fließt der Wärmestrom in umgekehrter Richtung. Um das zu erreichen, müssen die beiden beeinflussbaren Größen einer Fangopackung (die Packungs- oder Schichtdicke und das Temperaturniveau) so angepasst werden, dass die Packungswärme über der Körperkerntemperatur liegt.

Der Wärmefluss in das Gewebe ist nur dann anhaltend und effektiv, wenn die Schichtdicke der Packung bei ca. 4–6 cm liegt und die Packungswärme der Toleranztemperatur der Haut des Patienten entspricht – also so hoch wie möglich ist. Die Anlegetemperatur der Packung liegt bei etwa 50–52 °C.

Fango

- *Italienischer Fango:* Naturfango, bis zu 6 % mit Diatomeen (Kieselalgen) und anderen Mikroorganismen (z. B. Algen) versetzter/angereicherter, tonreicher Mergel (Ton, mit Kalk angereichert).
- *Jurafango:* wird seit 1934 in Bad Boll abgebaut. Jurafango ist ein fein gemahlener Posidonienschiefer (bitumenreicher, blättriger Schiefer) mit hohem organischem Anteil.
- *Vulkanit-Fango:* stammt aus dem Bereich des Kaiserstuhls (zwischen Schwarzwald und Vogesen gelegenes Gebirge vulkanischen Ursprungs). Die Herstellung erfolgt durch hochfeine Zermahlung von Vulkangestein. Vulkanit-Fango wird als Phonolith (vulkanisches Gestein) bezeichnet.

Die **Tab. 4.6 gibt Aufschluss über die** unter dem Begriff „Peloide" zusammengefassten Torfe und Schlamme.

Tabelle 4.6 Peloide

Peloid-Art	Lockergesteine (Eu-Peloide)
Torf (z. B. Moorerde, Hoch- und Niedermoortorf)	sedentäre Peloide
Lebermudde, Torfmudde, Kieselgur	limnische Peloide
marine Schlicke/Salzwasserschlick (z. B. Sapropel, Limane)	marine Peloide
Flussschlicke	fluviatile Peloide
	krenogene Peloide
Schlammartige Quellsedimente	äolische Peloide
Sulfid-, Schwefel-, Ockerschlamm	pedogene Peloide
Löß	vulkanogene Peloide
Lehm, Ton	
Tuffite (Fango)	*Festgesteine (Para-Peloide)*
Tonstein (Fango), Tonschiefer (Fango)	Tonstein-Peloide
Mergel, Kreide, Kalk, Dolomit	Kalkstein-Peloide
Tuff (Fango), Phonolith (Fango)	Lavagestein-Peloide

Fangoparaffin

Zu Beginn der Fünfzigerjahre wurde von den deutschen Wissenschaftlern Berger und Hesse eine Fangopackung entwickelt, die zusätzlich mit Paraffin versetzt war. Damit wurde eine „Wärmepackungs-Revolution" eingeläutet: Die Handhabung der vormals so aufwendigen Warmepackung war ab sofort geradezu überall möglich.

Gegenüber der herkömmlichen Fangoschlammpackung bietet das Fangoparaffin zahlreiche Vorteile:
- höhere therapeutische Wirksamkeit durch die Schmelzwärme der Paraffine (gesättigte Kohlenwasserstoffe mit geringer chemischer Reaktionsfähigkeit);
- absolut saubere und hygienische Handhabung;
- hohe Wirtschaftlichkeit durch mehrfache Wiederverwertbarkeit (bis zu dreißigmal).

Wirkungen

Die Wirkungen des Fangos sind überwiegend thermische Effekte.

Die perkutane Permeation (Aufnahme bestimmter Moleküle/Mineralien durch die Haut) wassergelöster Bestandteile von Fango wird diskutiert, es liegen bisher dazu aber noch keine gesicherten Ergebnisse vor.

Quentin (1961) und Eichelsdörfer (1989) konnten allerdings mit chemischen Untersuchungen den Nachweis erbringen, dass die wässrigen Bestandteile des Fangobreis in niedrigen Potenzen die gleichen mineralischen Inhalte haben wie Heilbäder aus Quellen mit Calcium-Natrium- und Sulfatelementen.

Sorptionseigenschaften

Der natürliche Fangoschlamm kann durch seine Sorptionseigenschaften (also die Fähigkeit Flüssigkeit aufzunehmen) den Schweiß des Patienten aufsaugen (Hintzelmann 1960). Andere ausleitende „Saugwirkungen" des Materials sind aber eher unwahrscheinlich. Nach der Applikation ist eine Hautquellung zu beobachten.

Messbare Wirkungen

Die messbaren *Wirkungen von Fangopackungen* sind in ihrer Ausprägung abhängig von folgenden Parametern:
- Größe der Packung (Ganzkörper- oder Teilpackung);
- Höhe der Applikationstemperatur;
- Stärke des Wicklungsdrucks (wie fest der Patient in die Tücher eingewickelt ist);
- individuelle Reaktion des einzelnen Organismus.

Die thermische Gesamtbelastung des Körpers ergibt sich aus der Summe der oben aufgezählten Größen. Das heißt, wenn nur eine Größe abweicht (z. B. die Anlegetemperatur ist höher oder niedriger, die Packung ist größer oder kleiner etc.), beeinflusst das die Temperatur des Körpers. Normal und erwünscht ist ca. 30–60 Minuten nach der Applikation einer Ganzkörperfangopackung ein milder Anstieg der Körpertemperatur auf 37 °C sowie eine ausgeprägte Hyperämie der Körperdecke.

Wirkungen der ausgeprägten Hyperämie der Körperdecke

- allgemeine Kreislaufumstellung mit Zunahme der Herzfrequenz;
- Verkürzung der Kreislaufzeit;
- Vergrößerung des Herzschlagvolumens;
- beschleunigte Arterialisation des venösen Blutes (Umwandlung des venösen Blutes in arterielles, mit Sauerstoff gesättigtes Blut in den Lungenkapillaren);
- Eosinophilensturz (rasantes Absinken einer Leukozytenform, die bei Infektionen oder entzündlichen Prozessen im Blut erhöhte Werte aufweist);
- Anstieg der 17-Ketosteroidausscheidung (Hormone, deren Art und Menge im Blutplasma und Harn Aussagen über die allgemeine Abwehrsituation und die Funktion der Nebennierenrinde [NNR] erlauben);
- kortisonsparender Effekt („physiologische Kortisontherapie", kann sich z. B. bei chronischer Polyarthritis günstig auswirken);
- messbare Erhöhung des Grundumsatzes (aber kein Abbau von Fettdepots), allerdings ohne nachhaltigen Effekt;
- Verbesserung der Trophik und eventuell auch der Immunreaktion durch die lokale Stoffwechselbeschleunigung.

Alle Reaktionen erscheinen bei Teilpackungen in deutlich geringerer Ausprägung, die Kreislaufbelastung ist hier minimal. Die Zeichen einer unspezifischen Reiztherapie sind bei beiden Applikationsformen deutlich erkennbar, das heißt, dass es nachweislich in der verstärkt durchbluteten Haut zu folgenden Reaktionen kommt:

- Anstieg des Histamingehalts in Haut und Blut (Übergang von der sympathikotonen zur parasympathikotonen Phase = Änderung der vegetativen Reaktionslage);
- Verbesserung der Kapillarpermeabiltität (Nachweis erfolgte im Tierexperiment);
- mit der veränderten Reaktionslage hängt die am häufigsten angestrebte Wirkung der Heißpackung zusammen, nämlich die *Senkung eines erhöhten Muskeltonus*. (Dieser Vorgang muss als ein *reflektorischer* Ablauf begriffen werden, nicht als direkte Folge der Wärmeeinwirkung von der Körperdecke in die Muskulatur hinein.)

In einer Veröffentlichung mit dem Titel „Die Thermaltherapie in den Euganeischen Bädern" (De Zanche 1975) entwickelten italienische Wissenschaftler die Theorie, dass es durch die Wärmeeinwirkung der Fangopackung zu einem Zerfall pathologischer Gewebsproteine kommt und körpereigene Proteine im Körper zu wandern beginnen.

Außerdem soll es dabei zu einer Aktivierung von Enzymen im Blutplasma und den Körperzellen kommen, die ihrerseits wiederum zum Abbau von Proteinsubstanzen zu Polypeptiden (Aminosäurenketten, Bausteine der Eiweiße) beitragen. Dieser Vorgang hemmt die Produktion des für die Steigerung des Schmerzempfindens mitverantwortlichen Proteins Bradykinin.

Damit ließe sich u. a. auch der schmerzhemmende Effekt der Fangopackung bei chronisch rheumatischen Erkrankungen erklären.

Indikationen und Kontraindikationen

Die Indikationsstellung für eine Fangopackung muss sehr differenziert erfolgen.
Eine Applikation muss überall dort vermieden werden, wo akut entzündliche Vorgänge in der Körperdecke, den Gelenken oder den inneren Organen aktiviert werden könnten. Das Gleiche gilt strikt bei chronischen oder akuten Infektionskrankheiten.

Anwendungsbeispiele

Die typischen Anwendungsgebiete für eine Fangopackung lassen sich drei Bereichen zuordnen:
- das große Feld der rheumatischen Erkrankungen;
- posttraumatische Beschwerden am Stütz- und Bewegungssystem;
- chronische Veränderungen innerer Organe.

Rheumatische Erkrankungen

Rheumatoide Arthritis: Bei der rheumatoiden Arthritis können Fangopackungen im abklingenden Schub und in der chronischen Verlaufsphase zum Einsatz gebracht werden. Es bietet sich unbedingt eine Kombination mit Krankengymnastik an!

Ankylosierende Spondylitis: Beim Krankheitsbild der ankylosierenden Spondylitis (Spondylarthritis ankylopoetica, Bechterew-Krankheit) sollten Fangopackungen des Rückens, gegebenenfalls des Beckens oder auch der Schulterregion appliziert werden. Auch hier gilt der Grundsatz: nie in der akuten Krankheitsphase und immer kombiniert mit bewegungstherapeutischen Anwendungen.

Sklerodermie: Das Krankheitsbild Sklerodermie kann durch Fangoanwendungen so günstig beeinflusst werden, dass sich die Hautverhärtungen durch die Therapie vermindern. Spannungsulzera an den Fingerknöcheln, durch die Sklerodermie verursacht, zeigen gute Heilungstendenzen, wenn die Patienten regelmäßig heißen Fangobrei kneten. (Auf gute Wundabdeckung achten, damit keine Infektionen durch Wundverschmutzung entstehen können.)

Degenerativer Rheumatismus: Den größten Einsatzbereich für Fangopackungen bietet sicherlich das Feld des degenerativen Rheumatismus. Dazu gehören:

- Arthroseschmerzen;
- bandscheibenbedingte Rückenleiden;
- extraartikuläre Schmerzsyndrome (z. B. Überlastungssyndrome, wie Periarthritis und Fibrositis).

Für Patienten mit degenerativen rheumatischen Erkrankungen sollte sich an die Fangopackung eine Massage anschließen. Mit der Massage kann die bereits durch die Wärme eingeleitete Lockerung und Lösung der verspannten Muskulatur und der bindegewebigen Anteile verstärkt werden; als Vorbereitung zur lockernden Physiotherapie ist die Kombination hier besonders geeignet.

Posttraumatische Funktionseinschränkungen

Fangopackungen eignen sich sehr gut als vorbereitende Maßnahme zur Behandlung von posttraumatischen Funktionseinschränkungen wie zum Beispiel muskulären und bindegewebigen Veränderungen (Narben, Verklebungen).

Chronische Entzündungen innerer Organe

Wenn chronische Entzündungen der inneren Organe vorliegen, werden Fangopackungen entweder streng lokal oder im Bereich der jeweiligen zugeordneten Head-Zonen (vgl. Kap. 3 Reflexzonentherapie) appliziert.

Bei Adnexitis, Cholecystitis, Hepatitis, Prostatitis usw. kommt es unter der Anwendung einer Fangopackung zum einen zu einer Spasmolyse und zum anderen zu einer reflektorischen Mehrdurchblutung der betreffenden Organe. Daraus resultiert eine Schmerzlinderung und die Verbesserung der örtlichen Abwehrlage.

Sollte die Möglichkeit zur Kryotherapie nicht gegeben sein, kann, als wärmeentziehende Maßnahme, bei oberflächlichen Entzündungsprozessen durchaus auch kalter Naturfangobrei angewandt werden. Zu beachten ist hierbei ebenfalls eine gute Wundabdeckung.

Anlegen einer Fangopackung

Der zu behandelnde Körperteil wird mit der auf einem Tuch ausgestrichenen Peloidmasse bedeckt und, zum Schutz gegen Wärmeverlust nach außen, zunächst mit einem Tuch und zum Schluss mit einer Wolldecke eingeschlagen (**Abb. 4.6**). Die Packung bleibt im Allgemeinen 30–45 Minuten, in seltenen Fällen auch bis zu 60 Minuten am Patienten liegen.

Nach Abnahme der Packung sollte der Patient auf jeden Fall eine Nachruhezeit von ca. 20 Minuten einhalten.

das einen Erstarrungspunkt zwischen 50 und 53 °C hat.

Es muss sehr genau darauf geachtet werden, dass das Produkt frei von Petroleumrückständen ist, da sonst beim Patienten Hautreizungen oder -schäden auftreten können. Bei völliger Reinheit und erster Qualität spricht man von *Paraffinum durum* (Hartparaffin), DAB 7 (höchster Reinheitsgrad nach dem deutschen Arzneimittelbuch). Paraffine eignen sich für Ganzkörperpackungen, mehr aber für lokale Anwendungen. Paraffin besitzt bei guter Wärmekapazität die Fähigkeit, eine bestimmte Temperatur über eine lange Zeit gleichbleibend zu halten, und da es ein schlechter Wärmeleiter ist, gibt es die Wärme entsprechend langsam wieder ab (vgl. Fangoparaffin).

Der entscheidende Vorteil, im Vergleich zu den Peloiden, ist seine völlige Wasserfreiheit. Das heißt, dass die Anlegetemperatur mit bis zu +70 °C weit über der Applikationstemperatur des Fangos und anderer Wärmeträger liegt.

Bei Kontakt mit der kühlen Haut bildet sich zunächst eine dünne Schicht erstarrten Paraffins (s. o. Erstarrungspunkt), sodass die Wärmeleitung auf die Haut nur langsam erfolgen kann und die Temperatureinwirkung für die Haut erträglich ist.

Herstellung

Paraffin wird im Wasserbad erhitzt bis es sich verflüssigt und die gewünschte Temperatur erreicht hat. Dabei ist genauestens darauf zu achten, dass kein Wasser in die Paraffinmasse gelangt, da es durch aufgeheizte Wassertropfen zu Verbrennungen auf der Haut des Patienten kommen kann.

Anwendung

Beim Paraffinteilbad wird ein Körperteil (Hand oder Fuß) in einen mit flüssigem Paraffin gefüllten Behälter getaucht. Die Berührung mit der kühleren Haut lässt die erste Paraffinschicht direkt erstarren und verhindert so eine Verbrennung durch die weiteren, heißen Paraffinschichten. Thermostate sorgen für eine gleichmäßige Wärmezufuhr während der Behandlung und somit für eine gleichbleibende Konsistenz des flüssigen Paraffins.

Als Packung wird das flüssige Paraffin, in mehreren dünnen Schichten, direkt auf die Haut aufgebracht (**Abb. 4.7**), entweder durch einen Pinsel oder durch entsprechende Sprühvorrichtungen. Wichtig ist auch hier die Abdeckung des Körperteils mit einer Wolldecke nach Aufbringung der kompletten

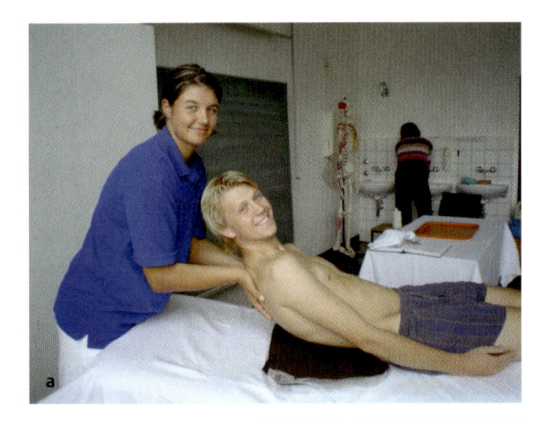

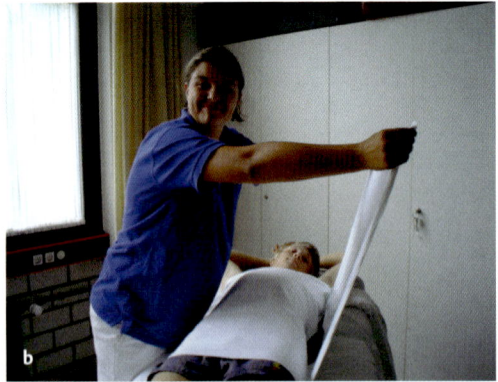

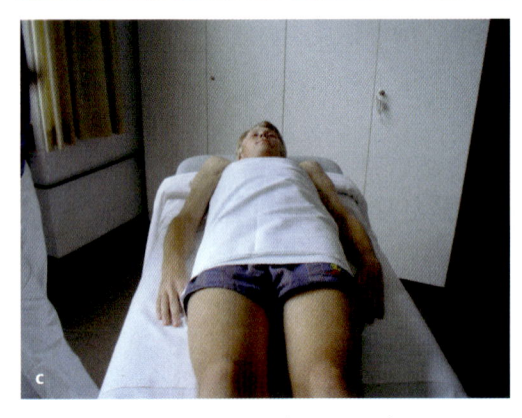

Abb. 4.6 Anlegen einer Fangopackung am Rücken.

4.8.3 Paraffinpackungen

Bei der Paraffinpackung handelt es sich um eine besondere Form der Wärmepackung.

Paraffine (lat. *parum affinis* „wenig verwandt") sind gesättigte Kohlenwasserstoffe und haben eine sehr geringe chemische Reaktionsfähigkeit. Sie entstehen als Nebenprodukt bei der Erdölgewinnung. Für Wärmepackungen verwendet man Hartparaffin,

Packung, um einen Wärmeverlust nach außen zu vermeiden.

Ganzkörper-Paraffinpackungen werden fast ausschließlich zu kosmetischen Zwecken eingesetzt, um durch die entstehende Stauungswärme einen großen Flüssigkeitsverlust und damit eine rasche Gewichtsreduktion herbeizuführen. Da es sich aus medizinischer Sicht dabei um eine äußerst fragwürdige Indikation handelt, kann die Ganzkörperanwendung ärztlicherseits in Zweifel gezogen werden.

Die Vorteile der Paraffinpackung liegen in ihrer hohen Anpassungsfähigkeit (z. B. an Gelenken), der hohen Anlegetemperatur und der besonders langsamen Wärmeabgabe.

- das erste Tuch wird spiralförmig zu einer Rolle aufgewickelt;
- auf der einen Seite entsteht ein Trichter, auf der anderen Seite schiebt sich eine spiralförmige Spitze heraus;
- das zweite Tuch wird zylindrisch um das erste Tuch gewickelt;
- drittes und viertes Tuch werden ebenso behandelt wie das zweite Tuch;
- Spitze und Trichter sollen durch das zweite, dritte und vierte Tuch nicht mehr vertieft werden.

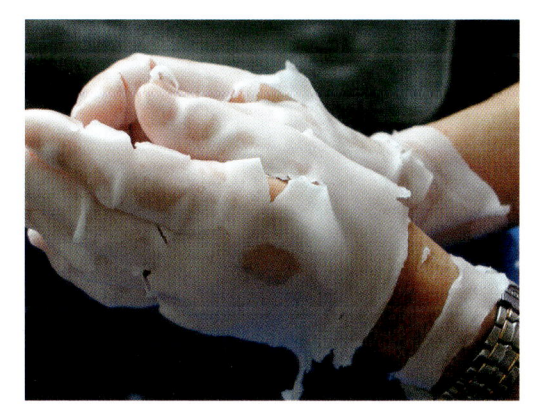

Abb. 4.7 Anwendung einer Paraffinpackung an den Händen.

4.8.4 Heiße Rolle

Die Heiße Rolle stellt eine Sonderform der heißen Packung dar. Von einer heißen Packung unterscheidet sie sich dadurch, dass sie nicht direkt auf die Haut aufgelegt wird. Der Behandler drückt sie vielmehr rhythmisch auf die zu behandelnden Stellen des Körpers auf und verschiebt damit die Haut gegen die Faszie. So entsteht gleichzeitig ein Massageeffekt mit Erwärmung und die hohe Wärmespeicherkapazität der Haut wird für eine optimale Langzeitwirkung ausgenützt.

Herstellung

Es werden drei bis vier längs gefaltete Frottiertücher nacheinander zusammengerollt, so entsteht an einer Seite der Rolle ein Trichter. Die Wickelungen zur Herstellung der heißen Rolle (**Abb. 4.8a–c**) werden folgendermaßen vorgenommen:

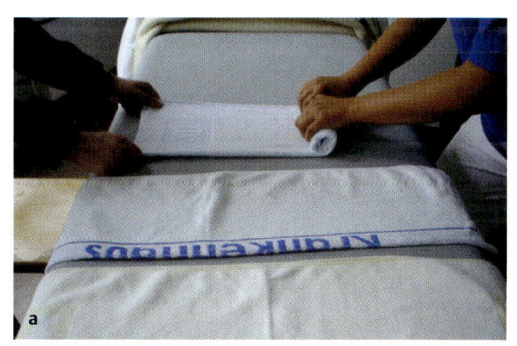

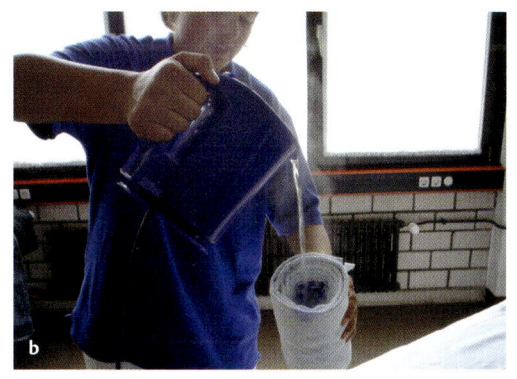

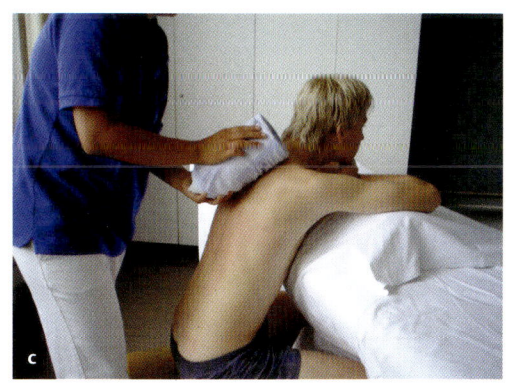

Abb. 4.8a–c Heiße Rolle. **a** Frottierhandtücher. **b** Trichterförmige Rolle. Einfüllen des Wassers. **c** Abrollen über den Körper.

Anwendung

In den vorbereiteten Trichter wird 1 Liter kochendes Wasser gegossen, der von den Frottiertüchern komplett aufgesaugt wird (**Abb. 4.8 c**). Da die Rolle auch außen sehr heiß werden kann, wird ein weiteres, trockenes Tuch um die Rolle geschlagen.

Mit sanftem Druck und mit abrollender Bewegung wird die Heiße Rolle über die zu behandelnde Stelle geführt. Nach kurzer Berührung wird sie wieder abgehoben und anschließend wieder aufgedrückt. So geht es im rhythmischen Wechsel weiter, bis sich die Haut an die Hitze gewöhnt hat.

Nun werden leichte, massierende Bewegungen mit der Rolle ausgeführt.

Während der ganzen Behandlung besteht keine Abkühlungsgefahr, denn die Rolle wird stetig während der Behandlung abgewickelt. Es entsteht eine „Gegenrolle", die sich langsam von der „Stammrolle" trennt und an der Trennungsstelle die Anfangstemperatur bis zum Ende der Behandlung konstant beibehält. Die Abrollgeschwindigkeit richtet sich dabei nach der Wärmeempfindlichkeit des Patienten und der Abkühlgeschwindigkeit der äußeren Tuchschicht.

Eine Behandlung dauert ca. 15–20 Minuten und kann am Tage mehrfach wiederholt werden.

Wirkungsweise

Die Heiße Rolle führt zu einer intensiven arteriellen Hyperämie, ist stoffwechselsteigernd, detonisierend für die Muskulatur, schmerzdämpfend und fördert den Lymphabfluss sowie die vegetative Entspannung.

Als Beispiel für eine Behandlung wird im Folgenden die technische Anwendung im Bereich der Leber-Gallen-Region beschrieben:

Die Therapie wird unter dem rechten Rippenbogen durchgeführt. Mit leichtem Druck wird die Heiße Rolle vom Bauch gegen den Rippenbogen hochgerollt. Nach kurzer Berührungszeit kurz abheben und sofort wieder auflegen. So wird ein Gewöhnungseffekt der Haut an die Temperatur herbeigeführt.

Die Verweildauer der heißen Rolle auf der Haut wird nun verlängert und schließlich bleibt sie ganz dort liegen. Während der ganzen Zeit übt der Therapeut sanfte, massierende Rollbewegungen in Richtung Rippenbogen aus. So wird schließlich der ganze Rippenbogen – vom Schwertfortsatz beginnend und seitlich absteigend – behandelt.

Am Ende der Behandlung sollte so die komplette Lebergegend in die Behandlung mit einbezogen sein.

Bitte beachten Sie, dass Sie diese Behandlung nicht bei einer akuten Gallenkolik anwenden dürfen.

Nach jeder Behandlung mit der heißen Rolle sollte die Haut abgepudert oder eingeölt werden, um einer Verdunstungsauskühlung vorzubeugen. Danach wird die Stelle mit einem trockenen Tuch gut abgedeckt und der Patient ruht noch einige Zeit nach.

Indikationen

- Die Heiße Rolle eignet sich für alle Erkrankungen, bei denen eine großflächige Anwendung von Warmpackungen eine Überbelastung des Herz-Kreislauf-Systems darstellt (z. B. Rechtsherzdekompensation, Beinödeme, erhebliche Kurzluftigkeit etc.).
- Ein großes Einsatzgebiet zur Anwendung der heißen Rolle sind *Lungen- und Bronchialerkrankungen* (z. B. chronische Bronchitis, Lungenemphysem, Asthma bronchiale usw.) wegen der sekretolytischen, bronchiodilatatorischen und muskulär entspannenden Wirkungsweise der heißen Rolle.
- Bei *chronischer Obstipation* kann die Heiße Rolle im Sinne der Segmenttherapie (ähnlich der Bindegewebsmassage) eingesetzt werden. Dabei sollte die Leber immer mit behandelt werden, weil häufig ein kausaler Zusammenhang zwischen Leberfunktionsstörungen und obstipativen Beschwerden beobachtet wird.
- Die Anwendung empfiehlt sich außerdem bei *Erkrankungen der Leber- und Gallenwege* (s. o.), wobei aber eine „tiefe Durchwärmung" der Leber durch die Heiße Rolle in Frage gestellt werden darf.
- Außer Zweifel steht jedoch ihre direkte, detonisierende Wirkung auf *verspannte Muskulatur*. Diese Verspannungen werden Sie bei der Befunderhebung an der Bauchdecke häufig bei Erkrankungen der Leber und der Verdauungsorgane auffinden.
- Bei *chronischen und funktionellen Beschwerden der Unterleibsorgane* (chronische Adnexitiden, prämenstruelles Syndrom, schmerzhafte Menstruation, Dysmenorrhö) hat sich die segmentäre Anwendung ebenfalls bewährt.
- Die Heiße Rolle kann überall dort zum Einsatz gebracht werden, wo die Möglichkeit einer Applikation anderer Wärmeträger ausfällt (z. B. *Hausbesuche, Stationsbetrieb*).
- Sie eignet sich auch hervorragend zur *Selbstbehandlung* durch den Patienten, da er mit der Herstellung und Anwendung schnell vertraut gemacht werden kann.

Die Heiße Rolle ist bis heute ein fester Bestandteil physikalisch-therapeutischer Anwendungen, sicherlich auch wegen des geringen Kosten- und Arbeitsaufwandes.

4.8.5 Heißluftbehandlungen

Die Verwendung von heißer Luft oder Dampf gehört zu den alten und bewährten Verfahren, um Wärme auf den Körper zu übertragen. Auch bei dieser Form der physikalischen Wärmetherapie kann eine größere Teilbehandlung (z. B. Rücken, Schulter, Nacken oder Beine) oder – gezielt – eine sehr eng begrenzte, lokale Applikation (z. B. auf eine Hand, ein Knie) erfolgen.

Die Wirkungen der Erwärmung und Reaktionen des Körpers darauf sind, wie bei den anderen Verfahren der Thermotherapie, abhängig von der Größe der behandelten Körperfläche.

Für die Erwärmung einzelner Gliedmaßen sind seit vielen Jahren verschiedene Apparaturen gebräuchlich.

Äußerst selten, aber dennoch mancherorts noch anzutreffen, ist die Form der Heißluftapplikation mit *Heißluftkästen*. Sie wurden um die Jahrhundertwende entwickelt und bieten die Möglichkeit, je nach Größe, durch Aussparungen in den Seitenwänden, einzelne Gliedmaßen wie Knie-, Fuß-, Hand- oder Ellenbogengelenk in das Innere eines kleineren Kastens oder – für großflächigere Anwendungen – Thorax, Kopf und/oder Schultern in einen größeren Kasten zu legen. Bei sehr alten Kästen wurde die Außenluft mit Spiritusbrennern erhitzt und in das Innere eingeleitet. Dadurch konnten Temperaturen bis zu 150 °C erreicht werden.

Später wurde diese Technik durch *Lichtbögen* mit speziellen Kohlefadenglühbirnen ersetzt, die die Luft direkt im Inneren des Kastens aufwärmten. Auch hier wurden Lufttemperaturen bis zu 100 °C erzielt.

Heute, mit fortschreitender Technik, wird die Elektrizität als Wärmeerzeuger genutzt. In modernen Geräten wird mittels *Heizplatten* oder Glühlampen die Luft auf ca. 80 °C erwärmt. Bei der Technik mit *Rotlichtglühlampen* ergänzt sich die hohe Lufttemperatur zusätzlich durch die Tiefenwirkung langwelliger Infrarotstrahlung.

Die Wirkung der Heißluft zeigt sich vor allem in einer örtlichen und oberflächlichen Hyperämie, einer Anregung des Stoffwechsels im Gewebe und der allgemeinen Analgesie durch Erwärmung. Dadurch eignet sich die lokale Heißluftbehandlung ganz besonders zur Vorbereitung von Massagen und physiotherapeutischen Bewegungsübungen.

Literatur

Van den Berg F. Angewandte Physiologie. Bd. 1–3. Stuttgart: Thieme; 1999/2000/2001.

Cordes JC, Arnold W, Zeibig B. Physiotherapie. Grundlagen und Technik der Hydrotherapie, Elektrotherapie und Massage. 1. Aufl. München, Jena: Urban u. Fischer; 1989.

Eichelsdörfer D. Naturwissenschaftliche Charakterisierung der Peloide. In: Schmidt KL (Hrsg). Kompendium der Balneologie und Kurortmedizin. Darmstadt: Steinkopff; 1989.

Fey C. Lehrbuch und Praktikum der modernen Kneippschen Hydrotherapie. Teil 1/2. Technik der Kneippanwendungen. München: Sanitas: 1961.

Gillert O, Rulffs W. Hydrotherapie und Balneotherapie, 11 Aufl. München: Pflaum; 1990.

Gutenbrunner C, Hildebrandt G. Hrsg. Handbuch der Balneologie und medizinischen Klimatologie. Nachfolgewerk der 1994 erschienen 6. Aufl. Berlin, Heidelberg: Springer; 1998.

Herodot. In: Hassing H. W, Hrsg. Herodot: Historien. Deutsche Gesamtausgabe. Stuttgart: Alfred Körner; 1997.

Hintzelmann U. Wesen und Anwendung der Fangotherapie im modernen Blickpunkt. Münchner medizinische Wochenschrift. 1960; 102: 536–538.

Hüter-Becker A, Schewe H, Heipertz W, Thom H, Hrsg. Praxis der Physikalischen Therapie. Physiotherapie Lehrbuchreihe, Bd. 5. Stuttgart: Thieme; 1997.

Kaiser J. H. Kneippsche Hydrotherapie. Bad Wörishofen: Kneipp Verlag; 1990.

Kneipp S. Meine Wasserkur. 50. Aufl. (Jubiläumsausgabe). Kempten: Verl. d. Buchhandlung J. Kösel 1894.

Krauß H. Hydrotherapie. 4. Aufl. Berlin: Volk und Gesundheit; 1981.

Quentin KE. Neues aus der Moorforschung (1957–1960). Zeitung für Angewandte Bäder- und Klimaheilkunde. 1961; 8: 410–437.

Reichel HS, Groza-Nolte R. Physiotherapie, Bd. 1–2, 1. Aufl. Stuttgart: Hippokrates; 1998.

Reichel HS, Ploke C. Physiotherapie am Bewegungssystem. Stuttgart: Hippokrates; 2003.

Schäffler A, Schmidt S. Mensch, Körper, Krankheit. 3. Nachdr. der 2. Aufl. München: Urban u. Fischer; 1997.

Scheibe J, Seidel EJ. Thermodiagnostik und Thermotherapie. Bad Kösen: GFBB; 1999.

Schmidt KL, Drexel H, Jochheim KA (Hrsg). Lehrbuch der Physikalischen Medizin und Rehabilitation. 6. Aufl. Stuttgart: Fischer; 1995.

Schulz H. Zur Lehre von der Arzneiwirkung. In: [Virchows] Archiv für pathologische Anatomie und Physiologie und für klinische Medizin. Berlin, Heidelberg: Springer; 1887; 108: 423–445.

Senne IB. Effekte der Ganzkörperkältekammer bei Patienten mit Spondylitis ankylosans. (Dissertation) Bochum: Ruhr-Universität; 2001. (siehe Internetseiten)

Souci SW. Charakteristik, Untersuchung und Beurteilung der Peloide (Torfe, Schlamme, Erden). In: Bames R, Bleyer F, Grossfeld G, Hrsg. Handbuch der Lebensmittelchemie, Bd. 8/3. Berlin: Springer; 1941.

Weimann G. Arbeitsbuch Physikalische Therapie. Stuttgart: Hippokrates; 1993.

Wiedemann E. Physikalische Therapie. Grundlagen – Methoden – Anwendungen. Berlin, New York: de Gruyter; 1987.

De Zanche P. Die Thermaltherapie in den Euganeischen Bädern. Padua: Fremdenverkehrsverwaltung Padua, Montegrotto Terme; 1975.

Internetseiten

http://www-brs.ub.ruhr-uni-bochum.de/netahtml/HSS/Diss/SenneIsabellBarbara/diss.pdf (Stand: 16.03.06).

siehe am Ende des Kap. 6.

Wasser wird methodisch äußerlich zur Prophylaxe und Therapie eingesetzt!

5 Hydrotherapie · *175*

5.1 Grundlagen der Hydrotherapie · *175*
5.2 Wasser – das Medium der Hydrotherapie · *175*
5.3 Physiologie der Hydrotherapie · *178*
5.4 Praxis der Hydrotherapie · *182*
5.5 Krankheitsbild bezogene Anwendungen – Überprüfen Sie Ihr Wissen · *200*
5.6 Wasseranwendungen zur Gesundheitsvorsorge · *203*

Wasser dient als Reizträger und Reizvermittler!

*Wickel setzen thermische Reize!
Sie entziehen oder produzieren Wärme,
führen Wärme zu oder wirken schweißtreibend.*

Blitzgüsse: thermische und mechanische Reize wirken kombiniert!

5 Hydrotherapie

German Schleinkofer

5.1 Grundlagen der Hydrotherapie

Hydrotherapie ist die methodische, äußere Verwendung von Wasser zu prophylaktischen, präventiven und therapeutischen Zwecken. Das Wasser wird hierzu in seinen verschiedenen Aggregatzuständen und aufgrund seiner therapeutisch nutzbaren physikalischen und chemischen Eigenschaften verwendet (nach Winternitz 1890, S. 1).

Die Hydrotherapie (gr. *hydor* „Wasser" und gr. *therapeia* „Behandlung") war und ist ein wesentlicher Bestandteil der Physikalischen Medizin, auch wenn derzeit ihre Präsenz im Bereich von Forschung und Therapie stärker sein könnte.

Die Grenzen zwischen Hydro-, Thermo- und Balneotherapie (Bäderheilkunde) sind fließend. Ein wesentliches Unterscheidungsmerkmal ist jedoch darin zu sehen, dass Hydrotherapie in der Anwendung nicht ortsgebunden und somit überall angewandt werden kann, vorausgesetzt es gibt ausreichend Wasser.

Da nach der oben angegebenen Definition die Zahl der hydrotherapeutischen Anwendungen zu umfangreich wäre, um sie im Rahmen eines Kapitels zu behandeln, wird hier im Unterkapitel „Praxis der Hydrotherapie" hauptsächlich auf die Behandlungsformen eingegangen, die im Lehrplan für Physiotherapeuten, Masseure und med. Bademeister, sowie Kneipp- und Kurbademeister vorgesehen sind.

Die Hydrotherapie umfasst auch Bäderbehandlungen, diese werden im Kapitel 6 (Balneotherapie) behandelt.

Allein die im Rahmen der Kneipptherapie eingesetzten hydrotherapeutischen Verfahren umfassen mehr als einhundert Anwendungsformen.

Wo wird Hydrotherapie eingesetzt?

Die Hydrotherapie wird überwiegend zur *Prävention* und *Rehabilitation* sowie im Rahmen *klassischer Naturheilverfahren* eingesetzt.

Einzelne Methoden der Hydrotherapie sind jedoch auch in der Akutmedizin einsetzbar. Ein wesentlicher Vorteil der Hydrotherapie besteht darin, dass eine Reihe von Anwendungen auch im Alltag (vom Patienten selbstständig) als aktive Gesundheitsvorsorge oder zur *Selbsthilfe bei Befindlichkeitsstörungen* durchgeführt werden können.

Voraussetzung hierzu ist jedoch eine fachlich fundierte Anleitung, die im Rahmen von *Patientenschulungen* durch den Therapeuten erfolgen kann.

Therapeutische Einsatzmöglichkeiten der Hydrotherapie:
- akute Infekte (Fieber);
- akute lokale Entzündungen;
- Erkrankungen der Bronchien/Lunge;
- Erkrankungen/schmerzhafte Zustände des Bewegungssystems (Myalgien, Lumbago, Ischialgien);
- funktionelle Leibbeschwerden (metabolisches Syndrom);
- Spasmen, Koliken;
- Erkrankungen des Urogenitalsystems;
- Menstruationsstörungen;
- koronare Herzkrankheit;
- arterielle Hyper- und Hypotonie;
- Varikosis;
- Periphere arterielle Verschlusskrankheit (PAVK);
- funktionelle Durchblutungsstörungen;
- psycho- und neurovegetative Erschöpfungszustände.

5.2 Wasser – das Medium der Hydrotherapie

Wasser besitzt, obwohl uns der Stoff so gewöhnlich, alltäglich und vertraut erscheint, eine Reihe ungewöhnlicher Eigenschaften. Erstaunlich ist, dass nicht einmal die Herkunft des Wassers bisher eindeutig geklärt ist.

Wasser ist eine chemische Verbindung (Molekül) aus einem Sauerstoff- und zwei Wasserstoffatomen (chemische Formel: H_2O). Die Bezeichnung *Wasser* wird besonders für den flüssigen Aggregatzustand verwendet, im festen (gefrorenen) Zustand wird es als *Eis* und im gasförmigen Zustand als *Wasserdampf* oder *Dampf* bezeichnet.

Wasser im flüssigen Aggregatzustand konnte bisher nur auf der Erde nachgewiesen werden und darüber hinaus ist Wasser der einzige Stoff, der in der Natur in allen drei Aggregatzuständen vorkommt.

Zu den außergewöhnlichen Eigenschaften des Wassers zählen die *Dichteanomalie* (relativ geringe Dichte im festen Aggregatzustand – flüssiges Wasser ist schwerer als Eis), die große *Oberflächenspannung*, die im Vergleich mit anderen Stoffen sehr hohe *spezifische Wärmekapazität* und die Fähigkeit, als *universelles Lösungsmittel* an chemischen Reaktionen teilnehmen zu können.

Beim Wassermolekül mit seinen zwei Wasserstoffatomen und einem Sauerstoffatom werden die Elementarteilchen über kovalente Bindungen (Elektronenpaarbindung) zusammengehalten. Durch die höhere Elektronegativität des Sauerstoffatoms werden die gemeinsamen Bindungselektronen stärker vom Sauerstoff als vom Wasserstoff angezogen. Das Wassermolekül erhält dadurch auf der Wasserstoffseite eine positive Ladung, während es auf der Seite des Sauerstoffatoms zu einer negativen Ladung kommt.

Das Wassermolekül wird durch die jeweilige positive bzw. negative „Schlagseite" zu einem Dipol.

Die polarisierten Seiten eines Wassermoleküls üben auf die benachbarten Moleküle eine Anziehungskraft aus. Diese Bindungen werden *Wasserstoffbrücken* genannt. Die Bindungskräfte der Wasserstoffbrücken sind zwar relativ schwach im Vergleich zu Ionenbindungen, durch die große Zahl von Wasserstoffbrücken werden die Moleküle jedoch sehr stark zusammengehalten. Das ist auch der Grund für die relativ hohe Siede- und Schmelzpunkttemperatur des Wassers.

Gründe für die Verwendung von Wasser zu Heilzwecken

Eigenschaften von Wasser:
- ist ein idealer Träger/Übermittler für physikalische Reize;
- ist aufgrund der molekularen Struktur (bipolar) ein gutes Lösungsmittel;
- ist chemisch neutral;
- wird gut vertragen;
- ist gut zu applizieren (d. h. passt sich gut jeder Form/Oberfläche an);
- ist in ausreichender Menge gebrauchsfertig vorhanden;
- ist relativ kostengünstig;
- ist ein „natürliches" Heilmittel und führt zu einer hohen Bereitschaft zur Mitarbeit (Compliance) bei Patienten;
- ist bei therapeutischer Nutzung nur gering umweltbelastend.

Ökologische Aspekte der Hydrotherapie

In der Hydrotherapie wird fast ausschließlich Süßwasser in Trinkwasserqualität verwendet.

Da der Prozentsatz des weltweit verfügbaren Süßwassers aber nur 0,62 % des Gesamtvorkommens beträgt, wird es auch in der Hydrotherapie künftig unumgänglich sein, bewusster mit dieser lebenswichtigen Ressource umzugehen und verstärkt Anwendungen einzusetzen, bei denen der Wasser- und Energieverbrauch niedrig gehalten wird.

Positiv ist anzumerken, dass bei der Hydrotherapie das Wasser nur gering belastet wieder dem Wasserkreislauf zugeführt wird.

5.2.1 Physikalische Eigenschaften des Wassers, die therapeutisch genutzt werden

Die für die Therapie relevanten *thermischen Eigenschaften* des Wassers sind im Kapitel „Grundlagen der Thermo-, Hydro- und Balneotherapie" unter der Überschrift „Wärmeübertragung" (Kap. 4.2) beschrieben.

Mechanische Eigenschaften

Hydrostatischer Druck

Der hydrostatische Druck ist der gleichmäßige Druck einer stehenden oder ruhenden Flüssigkeitssäule auf einen im Wasser befindlichen Körper.

Der hydrostatische Druck – auch als Schweredruck bezeichnet – ist der Druck (p), den eine Flüssigkeit aufgrund ihrer Dichte ausübt. Er ist also die Gewichtskraft, die eine Flüssigkeitssäule mit einer bestimmten Höhe (h) auf ihre Grundfläche (A) ausübt.

Der Schweredruck wird von der *Eintauchtiefe* und der *Dichte* der Flüssigkeit bestimmt. Die Flüssigkeitsmenge und die Form des Gefäßes haben keinen Einfluss auf den hydrostatischen Druck.

Praxisbezug: Durch den hydrostatischen Druck kommt es u. a. zu einer Verschiebung des venösen Blutvolumens von peripher nach zentral und somit zu einer Vorlasterhöhung des rechten Herzens (**Abb. 5.1**). Vollbäder sind daher für Patienten mit Herzinsuffizienz Schweregrad III (NYHA) kontraindiziert.

Zusatz: NYHA steht für New York Heart Association und ist auch eine klinische Einteilung (NYHA I bis IV) des Schweregrades der Herzinsuffizienz (www.med-serv.de/ma-1445-NYHA.html).

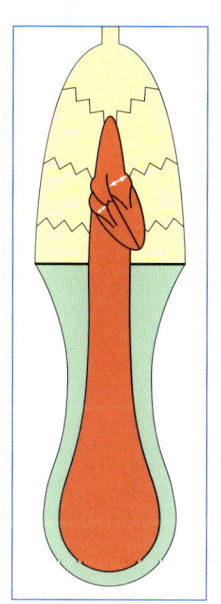

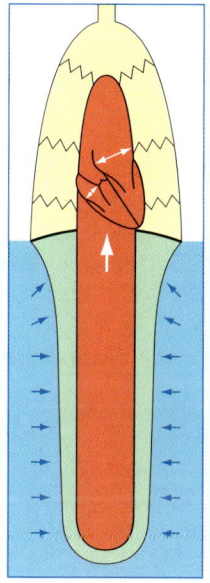

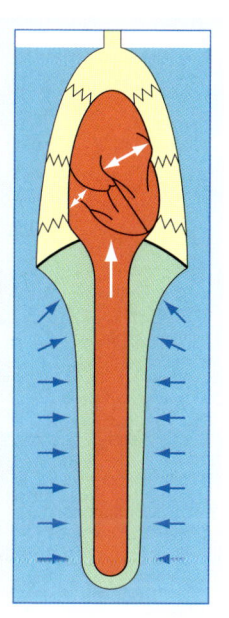

Abb. 5.1 Schematische Darstellung (nach Gauer) der Wirkung des hydrostatischen Druckes auf die Blutvolumenverteilung im venösen System (Brüggemann 1986, S. 38).

Auftrieb - Archimedisches Prinzip

> Lehrsatz des Archimedes: „Ein in Wasser getauchter Körper verliert scheinbar soviel an Gewicht wie die von ihm verdrängte Wassermenge wiegt" (Kaiser 1981, S.30).

Wird ein Objekt in Wasser getaucht, wirken gegenläufige Kräfte darauf ein (**Abb. 5.2**).

Praxisbezug: Der Auftrieb ist von großer praktischer Relevanz bei der Bewegungstherapie im Wasser. Aber auch bei Wannenbädern kommt bereits die spannungsverringernde Wirkung auf die Muskulatur zum Tragen.

Es ist dies die Gewichtskraft des Objektes F_G und die Auftriebskraft des Wassers F_A.

Ist die Auftriebskraft des Wassers F_A größer als die Gewichtskraft F_G dann steigt ein Objekt.
Ist die Auftriebskraft des Wassers F_A gleich der Gewichtskraft F_G dann schwebt ein Objekt.

Ist die Auftriebskraft des Wassers F_A kleiner als die Gewichtskraft F_G dann sinkt ein Objekt.

Abb. 5.2 „Der (statische) Auftrieb ist eine Kraft, die entgegen der Schwerkraft wirkt. Er entsteht, wenn sich ein Körper in einem Fluid (Flüssigkeit oder Gas) befindet, es also verdrängt" (www.wikipedia.org/wiki/Auftrieb).

Checkliste

Wissen Sie es noch?	Auflösung
• Welche pathologischen Zustände lassen sich durch den Auftrieb positiv beeinflussen?	• Schmerzreduktion durch den Abfall des Muskeltonus (bei hypertoner Muskulatur) • Verringerung des Druckes auf die Gelenkflächen (z. B. bei Arthrose) • Erleichterung von Bewegungen (bei Lähmungen oder geringer muskulärer Kraft) • Muskelkräftigung durch Widerstandsübungen mit Auftriebskörpern

Viskosität/Reibungswiderstand

Die *Viskosität* beschreibt die Zähigkeit von Flüssigkeiten, Schmelzen (flüssiger Aggregatzustand von Feststoff) und Suspensionen (Stoffgemisch aus Flüssigkeit und Feststoff). Sie ist ein Maß für den inneren Flüssigkeitswiderstand gegen das Fließen und wird definiert durch den Reibungswiderstand, den eine Flüssigkeit einer Deformation durch eine Druck- oder Schubspannung entgegensetzt.

Der Reibungswiderstand ist also der Widerstand, der einem im Wasser bewegten Körper entgegenwirkt. Die Stärke dieses Widerstandes wird bestimmt durch die *Viskosität*, die *Geschwindigkeit*, *Form* und *Oberflächenbeschaffenheit* des bewegten Körpers.

Praxisbezug: Von praktischer Relevanz sind Viskosität und Reibungswiderstand vor allem bei der Bewegungstherapie im Wasser und bei kräftigenden Übungsbehandlungen, wie z. B. beim Moor- und Paraffinkneten.

Elektrische Eigenschaften

Elektrische Leitfähigkeit: Wasser ist in der Lage, elektrischen Strom zu leiten, wenn das Wasser positiv und negativ geladene Teilchen (Ionen) enthält. Wasser gehört zu den Leitern 2. Klasse. Diese leiten den Strom weniger gut als Leiter 1. Klasse, zu denen Metalle wie Aluminium, Kupfer, Silber u. a. gehören.

Praxisbezug: Die elektrische Leitfähigkeit des Wassers wird im Rahmen der Elektrotherapie bei Anwendungen wie dem hydroelektrischen Vollbad (Stangerbad) und den Teilbädern (1- bis 4-Zellen-Bad) genutzt.

5.3 Physiologie der Hydrotherapie

Die Physiologie der Hydrotherapie beschreibt die Veränderung physiologischer oder pathophysiologischer Funktionen unter dem Einfluss von Wasseranwendungen.

Die in der Hydrotherapie eingesetzten physikalischen und chemischen Reize können stimulierend, dämpfend oder regulierend auf Organfunktionen einwirken.

Da die Wärmeregulation für warmblütige Organismen von größter physiologischer Bedeutung und den Organsystemen hierarchisch übergeordnet ist, kann durch therapeutisch gezielt eingesetzte Störungen des hochsensiblen Wärmehaushaltes eine Vielzahl komplexer, überwiegend unspezifischer Ausgleichs- und Gegenregulationen in Gang gesetzt werden.

Durch die Störung der thermischen Homöostase (Wärmegleichgewicht) ergibt sich die Möglichkeit, auf alle vitalen Systeme und Funktionen (wie Stoffwechsel, Herz-Kreislauf-System, Immunsystem, Endokrinium und Vegetativum) Einfluss zu nehmen.

5.3.1 Wie funktioniert Hydrotherapie?

In der Hydrotherapie dient das Wasser als Reizträger und Reizvermittler, vorwiegend für *thermische* Reize. Hydrotherapie ist deshalb weitgehend als *Thermotherapie mit dem Medium „Wasser"* zu verstehen.

Eine Behandlung also, die überwiegend im Sinne einer unspezifischen *Reiz-, Reaktions- und Regulationstherapie* wirksam wird.

In der Hydrotherapie werden stimulierende Methoden benutzt, um physiologische Funktionen zu trainieren („physiologisches Lernen").

Erstaunlich ist, dass oft die gleichen hydrotherapeutischen Maßnahmen bei völlig verschiedenen Krankheitsbildern/Funktionsstörungen (wie z. B. gleichermaßen bei Hypertonie und Hypotonie), eingesetzt werden können.

Unspezifische Reiz-, Reaktions- und Regulationstherapie bedeutet, dass nicht unmittelbar in das pathogene Geschehen eingegriffen wird, sondern dass durch die Änderung des *inneren Milieus* den Krankheitsursachen der Nährboden entzogen und

gestörte Regulationen normalisiert werden. Im Einzelnen bedeutet das:
- verbesserte Körperabwehr;
- bessere Anpassung an Umweltanforderungen;
- optimale Funktion der Steuer- und Reglersysteme;
- schnelle Regeneration und Reparation.

Es ist grundsätzlich zu unterscheiden zwischen kurzzeitig wirksamen Anwendungen mit *Sofortreaktionen* und Anwendungen, bei denen eine anhaltende Wirkung im Sinne einer *adaptiven Anpassung* angestrebt wird. Letzteres ist nur über serielle, aufgrund des Trainingseffektes steigerbare Anwendungen möglich.

Thermische Reize sind nicht nur lokal wirksam, sie wirken auch regulierend auf die vegetativen Steuerzentren im zentralen Nervensystem (speziell im Hypothalamus) und auf das Endokrinium ein. Voraussetzung für dieses *physiologische Lernen* mit anhaltenden Neuregulationen sind die über einen längeren Zeitraum hinweg *seriell* eingesetzten Anwendungen.

Mechanische und chemische Einflussfaktoren spielen im Rahmen der Hydrotherapie (im Vergleich zu den thermischen Reizen) eine untergeordnete Rolle.

Reaktionsebenen

Auch wenn die Wirkung hydrotherapeutischer Anwendungen weitgehend unspezifisch erfolgt und somit stets auch mehrere Reaktionsebenen (**Tab. 5.1**) beeinflusst werden, ist es für die therapeutische Zielsetzung wichtig, zwischen diesen differenzieren zu können.

Tabelle 5.1 Reaktionsebenen

	Merkmal	*Praxisbeispiel*
lokal	- Anwendungs- und Wirkort sind identisch - kleinflächige Anwendungen	- wärmeentziehende Auflagen bei Entzündung - wärmezuführende Auflagen (Heusack, Dampfkompresse) bei umschriebenem Muskelhartspann - heiße Tauchbäder bei eitrigen Nagelbett- oder Nagelfalzentzündungen - Sitzbäder mit Kamille bei Entzündungen im Anal- oder Genitalbereich
allgemein	- großflächige Anwendungen	- warme Vollbäder mit Zusatz (Wacholder) bei generalisiertem muskulärem Hypertonus
segmental	- kleinflächige, im entsprechenden Derma- oder Myotom applizierte Anwendung mit thermischen oder mechanischen Reizen	- Segmentblitzgüsse - ansteigende Fußbäder bei Blasenentzündung („ansteigend": die Temperatur wird Schritt für Schritt gesteigert) - kaltes Armbad zur Senkung der Pulsfrequenz
konsensuell	- das gleichsinnige Mitreagieren eines nicht direkt behandelten Körperteiles - Anwendungen mit Wirkungen auf die kontralaterale Seite oder von der oberen auf die untere Extremität	- ansteigendes Armbad zur Steigerung der Fußdurchblutung

innersekretorisch	- Temperaturreize wirken auf die übergeordneten vegetativen und hormonellen Steuerzentren im Hypothalamus und der Hypophyse	- Reduktion der Ausschüttung von Stresshormonen durch:
		  – regelmäßige Abhärtungsübungen mit Kaltanwendungen
		  – den Auftrieb beim Baden (s. u.)

immunologisch	- zunächst kleinflächige, dann (trainingsabhängig gesteigerte) größere kalte und wechselwarme Anwendungen	- Saunabaden und Wechselduschen verringern die Infektanfälligkeit - ansteigende Fußbäder bei beginnenden Erkältungen

Tabelle 5.1 Fortsetzung

	Merkmal	Praxisbeispiel
vegetativ	• mittelgroße bis großflächige Anwendungen mit warmen, kalten oder wechselwarmen Anwendungen	• Waschungen und Wickel zur vegetativen Umstimmung • warme Zusatzbäder wirken direkt vagoton • kalte Güsse stimulieren den Sympathikus
psychisch	• Behandlungen mit direktem körperlichem Kontakt und Anwendungen mit thermischen und olfaktorischen Reizen wirken über das limbische System auf die Stimmungslage ein	• Bürstenbad-Massagen • Vollbäder mit sedierenden oder anregenden Zusätzen

Zur in der **Tab. 5.1** erwähnten stressabbauenden Wirkung eines Bades (innersekretorische Reaktionsebene) formulierte Marianne Schulz:

„Im Wasser tritt ein Schwebe- und Leichtigkeitsgefühl, unter Mitwirkung der Wärme ein Wohlbefinden durch Ausschüttung der Neurotransmitter Tryptophan, Serotonin und der Endorphine ein" (Schulz 1999, S. 22).

Die Begriffe *Reiz*, *Reaktion* und *Regulation* werden im Kapitel 5.3 erläutert.

Parameter der Reizstärke bei hydrotherapeutischen Anwendungen

Wie reizintensiv sich eine hydrotherapeutische Anwendung auswirkt, hängt von der *individuellen Ausgangs- oder Reaktionslage* der behandelten Person und von der Art der Anwendung ab.

Die individuelle Ausgangslage resultiert aus den in **Tab. 5.2** aufgeführten fixen und variablen Größen. Die Reizstärke einer Anwendung wird im Wesentlichen durch die in **Tab. 5.3** aufgeführten Parameter bestimmt.

In diesem Zusammenhang kann ergänzend auf die Inhalte zu den Wirkungen thermischer Reize in Kapitel 4 verwiesen werden.

Tabelle 5.2 Parameter der Reizstärke

Fixe Größen	*Individuelle Ausgangslage*
Konstitution (Körperbau/Typus)	• Der leptosome/asthenische Typus ist meist wärmebedürftig und reagiert oft verzögert auf Reize. • Der pyknische Typus produziert oft überschüssige Wärme und bevorzugt kalte Anwendungen; er weist häufig eine niedere Reizschwelle auf und reagiert daher schnell auf Reize. • Der athletische Typus nimmt in diesem Zusammenhang eine Mittelstellung ein.
Alter	• Bei jüngeren Menschen ist die vasomotorische Reaktion der peripheren Gefäße auf hydrotherapeutische Reize stärker ausgeprägt. • Bei älteren Menschen sind die Gefäßreaktionen, wie auch die immunologischen und vegetativen Reaktionen, vermindert.
Geschlecht	• Jüngere Frauen sind im Vergleich mit Männern der gleichen Altersgruppe empfindlicher gegenüber Kaltreizen. • Bei Frauen ist die Kerntemperatur und Temperaturempfindlichkeit auch abhängig vom Menstruationszyklus. Mit dem Anstieg des Progesterons in der 2. Zyklushälfte steigt auch die morgendliche Kerntemperatur um 0,3–0,5 °C an. In der postmenstruellen Phase werden Kaltreize häufig besser vertragen, während prämenstruell oft eine erhöhte Empfindlichkeit gegenüber Kaltreizen besteht.
Variable Größen	
Kondition (thermischer Trainingszustand)	• Die thermische Kondition ist hauptsächlich durch die Lebensumstände und Arbeitswelt bedingt. Bei ständigem Aufenthalt in klimatisierten Räumen entfallen die thermischen Trainingsreize und die Adaptionsfähigkeit verkümmert.
Aktuelle thermische Situation	• Die aktuelle thermische Situation kann, abhängig von äußeren Gegebenheiten und individuellem Wärmehaushalt, sehr unterschiedlich sein.

Tabelle 5.2 Fortsetzung

Fixe Größen	Individuelle Ausgangslage
Vegetative Ausgangslage	• Die vegetative Ausgangslage bestimmt die periphere Durchblutung. Bei erhöhter Sympathikusaktivität (und damit verbundener Vasokonstriktion) ist die periphere Durchblutung gedrosselt und es besteht u. U. ein Kältegefühl an den Extremitäten.
Gesundheitszustand – Krankheitsprozess	• In welchem Zustand/Stadium befindet sich der zu Behandelnde? Ist er gesund, erschöpft, chronisch krank, akut krank oder liegt ein Notfall vor?
Psyche	
Psychische Grundstimmung	• Die psychische Grundstimmung (vorherrschende psychische Verfassung) und die jeweilige Tagesform beeinflussen die Wahrnehmung des Patienten und können sich dadurch bei Anwendungen Reiz stärkend oder Reiz mildernd auswirken. • Der Therapeut sollte versuchen, sich in die momentane psychische Verfassung des Patienten einzufühlen, um Äußerungen über die Reizstärke und die durch die Anwendungen ausgelösten Reaktionen richtig einschätzen zu können.
Tagesverfassung	• Die Tagesverfassung wird von vielfältigen Einflüssen bestimmt (z. B. von Wetter, Schlaf, psychosozialen Kontakten).

Tabelle 5.3 Parameter der Reizstärke

Reizparameter	
Temperatur	• Je weiter sich die Temperatur des Behandlungsmediums von der Indifferenztemperatur entfernt, umso stärker ist der Reiz. Bei kalten Wasseranwendungen sollte die Differenz mindestens 10 °C betragen. • Die Geschwindigkeit des Temperaturwechsels bestimmt ebenfalls die Reizstärke. Je abrupter der Wechsel erfolgt, desto stärker die Reizwirkung.
Größe und Lokalisation der behandelten Fläche	• Als Grundsatz kann gelten: Je größer die behandelte Fläche, desto stärker der Reiz. • Zusätzlich zur Größe muss jedoch auch die Topographie berücksichtigt werden. Bei hydrotherapeutischen Anwendungen sind besonders die Dichte der Thermorezeptoren und die (segmental-) reflektorischen Wirkungen von Bedeutung. Die Dichte der Kaltpunkte ist an den Extremitäten deutlich niedriger als am Rumpf.
Dauer und Zeitpunkt der Anwendung	• Im Allgemeinen gilt, je länger die Anwendung dauert, desto stärker ist der Reiz. • Bei hydrotherapeutischen Anwendungen, bei denen nicht nur eine kurzfristige, lokale Reaktion beabsichtigt ist, sondern eine vegetativ umstimmende Wirkung angestrebt wird, ist der Faktor „Zeitpunkt" von besonderer Bedeutung. So können Anwendungen analog zum täglichen Temperaturverlauf oder auch konträr dazu eingesetzt werden, wenn eine stärkere Reizwirkung beabsichtigt ist. Eine kalte Anwendung ist beispielsweise reizstärker, wird sie in der (früh)morgendlichen „Aufheizphase" appliziert statt nachmittags. • Die hyperämisierende Wirkung eines CO_2-Bades ist morgens um 7 Uhr am stärksten. Um 7 Uhr abends angewendet, führt dieselbe Anwendung zu einer Minderung der Durchblutung. Die Einhaltung der Verordnungszeiten ist besonders bei hydrotherapeutischen Anwendungen im Rahmen einer Kneippkur von Bedeutung.
Gewöhnung (Habituation) bei Anwendungen	• Werden Anwendungen gleicher Art und Stärke über einen längeren Zeitraum hinweg angewandt, tritt ein Gewöhnungseffekt ein und die gesetzten Reize werden als schwächer empfunden.
Zusätze	• Bei Anwendung von Waschungen, Wickeln und Bädern können entsprechende Zusätze (ätherische Öle) reizverstärkend wirken.

Fehlreaktionen

Treten bei hydrotherapeutischen Anwendungen unerwünschte Reaktionen auf, so werden diese *Fehlreaktionen* genannt. Sie sind in aller Regel auf eine falsche Dosierung zurückzuführen.

Fehlreaktionen können das Allgemeinbefinden oder die Gefäßreaktionen betreffen (**Tab. 5.4**).

Tabelle 5.4 Fehlreaktionen

	Merkmal	Ursache	Geeignete Gegenmaßnahmen
Allgemeine Fehlreaktionen	• Schwindel, Übelkeit, Kopf- oder Organschmerzen, Herzrasen, anhaltendes Kältegefühl	• Reaktionslage des Patienten wurde falsch eingeschätzt – zu starke Dosierung	• bei Schwindel entsprechende Lagerung (Beine oder Oberkörper erhöht) • kalte Herz- oder Stirnkompresse bei Herzrasen • bei Frieren und Frösteln heißen Tee geben, eventuell äußere Wärmezufuhr mittels Wärmflasche oder ansteigenden Fußbades
Arterielle Fehlreaktionen	• rot-weiß gefleckte Haut	• zu lange Kaltanwendung oder zu schroffer Temperaturwechsel zwischen sehr heiß und sehr kalt (es kommt nicht zu einer gleichmäßigen Mehrdurchblutung)	• langsame Erwärmung durch ansteigendes Fußbad
Venöse Fehlreaktionen	• Blaufärbung der Haut • ziehendes Spannungsgefühl in den unteren Extremitäten	• zu lang applizierte Warmreize (häufig an den Beinen, bei im Stehen verabreichten Heißblitz-Güssen)	• Muskel-Venen-Pumpe aktivieren • betroffene Körperteile erhöht lagern • eventuell kalte Anwendung geben
Gemischte (arteriell-venöse) Fehlreaktionen	• blau-rot marmorierte Hautfärbung • Gitterzyanose	• konstitutionsbedingt, tritt häufiger bei jungen Frauen auf	• je nach Ausprägung wie bei der arteriellen oder der venösen Fehlreaktion verfahren
Paradoxe (gegensinnige) Fehlreaktionen	• seltene Form der Fehlreaktionen, die Gefäßreaktionen erfolgen gegensinnig: der Warmreiz erzeugt Vasokonstriktion	• unbekannte Ursache oder die Temperaturreize wurden außerhalb des sinnvollen, physiologischen Bereiches gegeben, sodass nicht die Thermorezeptoren, sondern die Schmerzrezeptoren reagierten	• bei paradoxen Reaktionen unbekannter Genese muss möglicherweise der Therapieplan neu erstellt werden

Für alle *stärkeren Fehlreaktionen* gilt:
- Anwendung abbrechen;
- geeignete Gegenmaßnahmen einleiten;
- den Vorfall melden/dokumentieren.

5.4 Praxis der Hydrotherapie

5.4.1 Grundregeln und Grundformen hydrotherapeutischer Anwendungen

Die Grundformen der Hydrotherapie sind:
- Waschungen;
- Wickel, Auflagen, Kompressen, Packungen;
- Güsse;
- Bäder;
- Dämpfe.

Die Grundregeln der hydrotherapeutischen Anwendungen sind:
- Die Reizstärke der Anwendungen ist grundsätzlich individuell zu gestalten.
- Kaltanwendungen sollten nur bei vorgewärmtem Körper appliziert werden.

- Bei Kaltanwendungen muss auf Wiedererwärmung (aktiv oder passiv) geachtet werden.
- Nach Teilbädern mit ansteigenden Temperaturen, die nicht mit einer Kaltanwendung abgeschlossen werden, und nach allen warmen ½-, ¾- und Vollbädern sollte eine mindestens halbstündige Nachruhe erfolgen.
- In einem Wickel oder einer Packung sollte man sich nicht durch Lesen, Radiohören oder Fernsehen ablenken, sondern sich auf die Behandlung konzentrieren.
- Zwischen den einzelnen Anwendungen sollte ein zeitlicher Abstand eingehalten werden, damit die physiologischen Reaktionen ungestört ablaufen können. Die Dauer des zeitlichen Abstandes richtet sich nach der Reizstärke der vorangegangenen Anwendung und kann 1–4 Stunden betragen.
- Unmittelbar vor oder nach Mahlzeiten sollten keine Anwendungen verabreicht werden. (Ausnahmen sind verdauungsfördernde Maßnahmen wie z. B. Lendenwickel oder Leibauflagen.)
- Rauchen unmittelbar vor oder direkt nach einer Wasseranwendung kann deren Wirkung vollkommen aufheben. (Nikotinzufuhr führt zu einer Verengung der Blutgefäße und wirkt dadurch einem wesentlichen Ziel hydrotherapeutischer Anwendungen – dem Verstärken der Zell- und Gewebsversorgung mit Sauerstoff – entgegen.)
- Nach kalten Wasseranwendungen sollte nicht abgetrocknet, sondern das Wasser nur abgestreift werden, um durch die Verdunstungskälte die Reizwirkung zu intensivieren. (Ausnahmen sind stark behaarte Körperstellen, Zehenzwischenräume und Stellen, wo Haut auf Haut liegt, sowie wenn der Patient kalter Zugluft ausgesetzt ist oder nachdem es zu Fehlreaktionen gekommen ist.)
- Um Fehlreaktionen zu vermeiden, sollte bei wechselwarmen Anwendungen der Temperaturwechsel zwischen *warm* und *kalt* erfolgen und nicht zwischen *sehr heiß* und *sehr kalt*.
- Bei Frauen sollte während der Menstruation keine Kaltanwendungen an den Beinen oder im Beckenbereich erfolgen.

> *Jede Anwendung ist zugleich eine Zuwendung und hat mit großer Achtsamkeit auf die Bedürfnisse des Patienten zu erfolgen.*

5.4.2 Waschungen

Definition: Unter *Waschung* versteht man das Auftragen eines dünnen Wasserfilmes (mit oder ohne Zusätze) auf den gesamten Körper oder einzelne Körperteile, mittels eines Waschungstuches oder eines Waschungshandschuhs.
Die Temperatur des Waschungswassers ist different zur Hauttemperatur, wodurch eine milde Reizwirkung erreicht wird.

Waschungen sind bei stationären Behandlungen sinnvoll (Krankenhaus, Kur) oder auch in der häuslichen Gesundheitspflege einzusetzen.

Temperatur: In der hydrotherapeutischen Literatur sind zum Teil sehr unterschiedliche Temperaturskalen (Bezeichnungen/Festlegungen für die anzuwendenden Temperaturen) zu finden. Für die in diesem Kapitel verwendeten thermischen Begriffe ist die Temperaturskala Tab. 4.1 gültig, die in Kapitel 4 vorgestellt wird.

Waschungen können, je nach Verordnung, mit verschiedenen Temperaturen durchgeführt werden (**Tab. 5.5**).

Tabelle 5.5 Temperaturen von Waschungen

kalt	unter 18 °C
temperiert	19–22 °C
wechselwarm	36–38 °C/unter 18 °C
heiß	über 39 °C

Waschungsarten: Waschungen werden nach der *Art* unterschieden:
- Einzelwaschung;
- Wechselwaschung (therapeutische Waschungen);
- Serienwaschung;
- (Reinigungswaschung).

Formen: Waschungen können auch nach ihrer Anwendungsform unterschieden werden:
- Oberkörperwaschung (Okw);
- Unterkörperwaschung (Ukw);
- Ganzwaschung (Gw);
- Leibwaschung (Lbw);
- Glieder- oder Extremitätenwaschung (Glw).

Wirkungsweise: Waschungen zählen zu den milden Anwendungen („Kleine Hydrotherapie") und erreichen selten die mittlere Reizstärke.

Durch die Benetzung des Körpers mit kaltem Wasser wird eine kurzfristige Verengung der peripheren Blutgefäße (Vasokonstriktion) erreicht, mit allen Anzeichen eines erhöhten Sympathikotonus.

Die rasch einsetzende Gegenreaktion mit vermehrter Wärmebildung, Gefäßerweiterung (Vasodilatation) und subjektiv angenehmer Dunstwärme bewirkt eine vegetative Umstellung mit erhöhtem Vagotonus.

Waschungen sind dadurch eine vorzügliche Anwendung zur vegetativen *Umstimmung*, d. h. zur Balance zwischen Sympathikus und Parasympathikus.

Anwendungszeiten: Die günstigste Anwendungszeit für vegetativ umstimmende Waschungen im Rahmen einer Kneippkur liegt zwischen 5 und 7 Uhr morgens.

Das vom Schlaf gedämpfte Vegetativum (vagotone Phase) und der gut durchwärmte Organismus bieten optimale Bedingungen zur positiven Reizbeantwortung.

Diese Reaktionen können zu den nun folgenden Wirkungen führen.

Wirkungen

Unspezifische, allgemeine Reaktionen: Unspezifische, allgemeine Reaktionen auf Waschungen sind:
- Entspannung, häufig gefolgt von tiefem Schlaf;
- Entkrampfung von Organ- und Skelettmuskulatur;
- verstärkte Ausscheidung über die Haut;
- Stoffwechselanregung;
- Stabilisierung des Wärmehaushaltes;
- Regulierung des Blutdruckes;
- Steigerung der körpereigenen Abwehr;
- verbesserte Hautdurchblutung.

Spezifische, lokale oder segmentale Wirkungen: Neben diesen unspezifischen, allgemeinen Reaktionen können durch Waschungen bei Bedarf auch *spezifische, lokale oder segmentale Wirkungen* erzielt werden.
- So wird die wechselwarme oder heiße Waschung bei peripheren Durchblutungsstörungen eingesetzt.
- Die wechselwarme oder kalte Waschung ist je nach Reaktionslage des Patienten als Dekubitusprophylaxe geeignet.
- Kalte Serienwaschungen (Gliederwaschung) können fiebersenkend wirken.
- Lokal begrenzte, wärmeentziehende Serienwaschungen können dämpfend auf oberflächliche Entzündungen wirken.
- Die abendliche Leibwaschung wirkt anregend auf die Verdauung, beseitigt Gasansammlungen im Magen-Darm-Trakt und fördert das Ein- bzw. das Durchschlafen.
- Wenn auch der thermische Reiz und die damit verbundenen thermoregulatorischen Reaktionen als Hauptwirkfaktoren anzusehen sind, so lässt sich mit einem zusätzlichen *chemischen Reiz* (durch Zugabe von Salz, Essig oder Kräuterauszügen) die Wirkung verstärken.
- Zum *Kurbeginn* werden Teilwaschungen (Okw, Ukw) verordnet.
- Erst *nach Gewöhnung* folgen Ganzwaschungen (Gw).
- Die *Reinigungswaschung* wird zumeist im Anschluss an schweißtreibende Anwendungen durchgeführt. Bei der Reinigungswaschung wird Wasser mit indifferenter Temperatur verwendet. Es soll kein neuer Reiz gesetzt werden. Nach der Reinigungswaschung – im Gegensatz zur therapeutischen Waschung – wird der Körper abgetrocknet.

Praktische Anwendung

Voraussetzungen/Hilfsmittel für die Anwendung:
- der Patient muss sich warm fühlen;
- das Bett muss erwärmt, der Raum temperiert und zugfrei sein;
- ein Waschungstuch (Leinen oder halbleinenes Gerstenkorngewebe, 50 x 50 cm oder 80 x 40 cm);
- ein Waschungseimer (5 l);
- 1–2 l kaltes Wasser (0–18 °C);
- eine Bettvorlage (Handtuch o. Ä.);
- eventuell Zusätze (Mischverhältnisse in **Tab. 5.6**).

Tabelle 5.6 Mischverhältnis

Essig	¼ l auf 1 l Wasser
Arnika	1 Esslöffel auf 1 l Wasser
Retterspitz	1 Esslöffel auf 1 l Wasser
Salz	2 Esslöffel auf 1 l Wasser

Das Waschungstuch ist nach der Behandlung mit frischem Wasser auszuspülen und im Zimmer des Patienten zum Trocknen aufzuhängen.

Bei der morgendlichen Waschung (Okw, Ukw, Gw) sollte kein helles Licht eingeschaltet, nur das Nötigste gesprochen und der Patient nach der Waschung gut eingepackt werden (auch die Schultern).

Während der Phase des „Nachdünstens" sollte der Patient entspannt ruhen, bis er warm und trocken ist (ca. 30–45 min). Radio hören oder Lesen sollte unterbleiben. Sehr häufig kommt es dann zum Einschlafen.

Feuchte Dunstwärme ist erwünscht, es sollte jedoch nicht zu einem Schweißausbruch kommen, in dem Fall sollte der Patient die Wicklung etwas lockern, damit Wärme entweichen kann.

Behandlungstechnik

Waschungen sollten zügig, jedoch nicht hastig ausgeführt werden.

Im Folgenden ist der Ablauf von Oberkörperwaschungen (**Tab. 5.7**), Unterkörperwaschungen (**Tab. 5.8**), Ganzwaschungen (**Tab. 5.9**), Leibwaschungen sowie Glieder- oder Extremitätenwaschungen in eine Übersichtsform gebracht.

Tabelle 5.7 Ablauf einer Oberkörperwaschung (Okw)

	Ablauf
Vorbereitung	- der Patient sitzt oder steht, Oberkörper entkleidet - der Behandler steht seitlich vor dem Patient - das Waschungstuch ist 8fach gefaltet, wurde ins Wasser getaucht und ausgewrungen (nicht mehr tropfend) - die linke Hand umfasst die offene Spitze; das Waschungstuch liegt auf der Hohlhand und wird mit Daumen und Zeigefinger gehalten
Rechter Arm	- der Behandler erfasst die rechte Hand des Patienten und führt das Waschungstuch über den Handrücken, von der Außenseite des Unterarmes zur Schulter und über die Vorderseite des Armes zur Hand zurück - der Behandler nimmt das Waschungstuch in die rechte Hand (frische Tuchseite) und wäscht nun Hohlhand und die Innenseite von Unter- und Oberarm bis zur Achselhöhle - Tuch ins Waschungswasser tauchen und auswringen
Linker Arm	- gleiches Vorgehen am linken Arm (beim Waschen der Außen- und Vorderseite des Armes hat der Behandler das Tuch in der rechten, an der Innenseite in der linken Hand) - Tuch ins Waschungswasser tauchen und auswringen - Waschungstuch wird 4fach gefaltet, mit beiden Händen an den oberen Ecken umfasst (geschlossene Tuchseite zeigt nach oben) - Waschungstuch mit beiden Händen von der rechten Halsseite/Schulterseite zur linken führen und zurück
Brust und Bauch	- Brust und Bauch (rechts beginnend) mit senkrechten, parallelen Zügen waschen - falls erforderlich, zusätzlich unter den Brüsten in Form einer liegenden 3 waschen - Waschungstuch eintauchen und auswringen
Rücken	- den Rücken in gleicher Weise waschen
Abschluss	- der Patient trocknet sich nicht ab, zieht Schlafanzug/Nachthemd über und wird gut eingepackt

Tabelle 5.8 Ablauf einer Unterkörperwaschung (Ukw)

	Ablauf
Vorbereitung	- der Patient steht auf Unterlage (Handtuch o. Ä.), Unterkörper entkleidet - der Behandler steht vor dem Patient - das Waschungstuch ist 4fach gefaltet, ins Wasser getaucht und ausgewrungen (nicht mehr tropfend) - beide Hände umfassen die oberen Ecken des Waschungstuches
Vorderseite, rechtes Bein	- die linke Hand führt das Tuch von der Außenseite des Fußes, über Unterschenkel und Oberschenkel bis zum Beckenkamm und an der Vorderseite des Fußes abwärts - die rechte Hand führt das Tuch an der Innenseite des Beines aufwärts bis zum Rumpf (einschließlich Leistenbeuge) - Tuchseite wechseln
Vorderseite, linkes Bein	- die rechte Hand führt das Tuch an der Außenseite und Vorderseite des linken Beines - die linke Hand führt an der Innenseite des linken Beines

Tabelle 5.8 Fortsetzung

	Ablauf
Bauch	- im Kolonverlauf (im Uhrzeigersinn) mehrmals umkreisen - Waschungstuch eintauchen und auswringen - der Patient wendet dem Behandler den Rücken zu
Rückseite, rechtes Bein	- die rechte Hand führt das Waschungstuch an der Außenseite des Beines aufwärts bis zum Beckenkamm und an der Rückseite des Beines abwärts - die linke Hand führt an der Innenseite des Beines aufwärts bis zum Gesäß
linkes Bein	- die linke Hand führt das Waschungstuch an der Außenseite des Beines aufwärts bis zum Beckenkamm und an der Rückseite abwärts - die rechte Hand führt das Waschungstuch an der Innenseite des Beines aufwärts bis zum Gesäß - Tuchseiten wechseln
rechte und linke Gesäßhälfte	- kreisförmig waschen - Tuchseiten wechseln
rechte und linke Fußsohle	- kreisförmig waschen

Tabelle 5.9 Ablauf einer Ganzwaschung (Gw)

	Ablauf
Reihenfolge:	- Oberkörper von vorne - Unterkörper von vorne - Oberkörper von hinten - Unterkörper von hinten
Allgemein	- der Patient steht auf Unterlage (Handtuch o. Ä.) - der Behandler steht vor dem Patienten - Waschungstechnik wie bei Okw und Ukw

Leibwaschung

Die Leibwaschung (**Abb. 5.3**) wird vom Patient selbstständig ausgeführt.
- der Patient liegt mit angezogenen Knien im Bett, Bauchdecke entspannt;
- das Bett ist erwärmt, der Patient fühlt sich warm;
- neben dem Bett sind Waschungseimer und Tuch;
- das Waschungstuch ist 8fach gefaltet;
- Waschungstuch eintauchen und auswringen;
- Waschungstuch an 2 diagonal gegenüberliegenden Ecken fassen und im Uhrzeigersinn (Kolonverlauf) den Bauch kreisförmig waschen (ca. 5 Umkreisungen);
- Tuchseiten wechseln (nach jeweils 5 Umkreisungen die Tuchseiten wechseln, insgesamt 20 Umkreisungen machen)
- bei Bedarf: Waschungstuch erneut eintauchen, auswringen und weitere 20 Umkreisungen folgen lassen
- zur Wirkungsverstärkung und bei ausreichend vorhandener Eigenwärme kann das feuchte Tuch auf dem Bauch liegen bleiben und mit einem trockenen Tuch bedeckt werden.

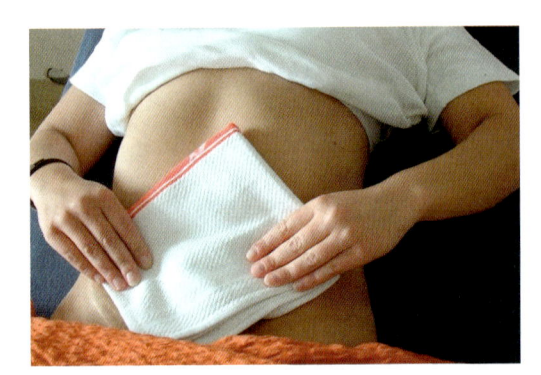

Abb. 5.3 Selbstausgeführte Leibwaschung.

Glieder- oder Extremitätenwaschung

Die Glieder- oder Extremitätenwaschung (Waschung der Unterarme und Unterschenkel) wird zumeist als fiebersenkende Serienwaschung angewandt.
- Es wird nur die zu behandelnde Extremität aufgedeckt und zügig gewaschen, anschließend wieder zugedeckt.
- Nach einer Phase des Trocknens und Erwärmens erfolgt die nächste Waschung. (Eine Serie enthält 5–7 Waschungen.)
- Erfolgt ein Schweißausbruch, ist das Behandlungsziel erreicht und der Patient wird nach etwa 10-minütigem Schwitzen indifferent (Reinigungswaschung) gewaschen und, falls erforderlich, mit frischer Wäsche versorgt.

- Der Schweißausbruch kann als Zeichen für eine vegetative Umstimmung (von sympathikoton nach vagoton) und als beginnende Entfieberung gedeutet werden, wobei sich – durch die körpereigene Wärmeregulation – die Kerntemperatur wieder normalisiert.
- Sollte die erste Serie von 5–7 Waschungen nicht zum Schweißausbruch und zur Entfieberung führen, kann nach 2 Stunden eine weitere Serie folgen.

5.4.3 Wickel

Definition: Unter einem Kneippschen Wickel versteht man die zirkuläre Umwicklung eines Körperteils mit einem nassen Leinentuch, gefolgt von einem trockenen Baumwoll- und Wolltuch.

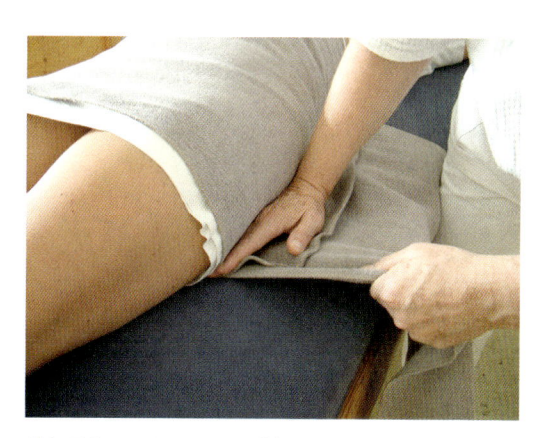

Abb. 5.4 Zug-Gegenzug-Verfahren zur straffen Wickelbefestigung.

Wickeltücher:
- Leinen (Innentuch): Grobes Leinen ist für einen Wickel gut geeignet. Wird das Tuch stark ausgewrungen, so verbleibt nur eine geringe Wassermenge im Tuch. Bei anderen Materialien ist die Fadendichte zu groß und das Gewebe nimmt zu viel Wasser auf (z. B. Frottee). Die Pflanzenfaser wird durch wiederholtes Waschen weicher. Vor dem ersten Gebrauch ist das Leinen zu waschen, um die Imprägnierung zu entfernen.
- Baumwolltuch (Zwischentuch): Hier wird ganz normale Baumwolle verwendet. (Ursprünglich wurde nur Leinen und Wolle verwandt.) Durch das Zwischentuch verdunstet die Feuchtigkeit des Leinentuches gleichmäßiger.
- Wolle (Außentuch): Heute wird anstelle von Wolle zumeist Molton oder Wollmischgewebe genommen, da diese Stoffe billiger in der Anschaffung sind und sich leichter pflegen lassen.
  Größenunterschiede der Tücher:
  – das Leinentuch ist das kleinste;
  – das Wolltuch ist etwas größer als das Leinentuch;
  das Zwischentuch ist am größten und überragt das Wolltuch in der Breite jeweils um ca. 2 cm.

Wickeltechnik: Um die Wickel fest anliegend am Körper zu befestigen, verwendet man die Zug-Gegenzug-Methode (**Abb. 5.4**).

Wickelformen

Die meisten *Wickelbezeichnungen* beziehen sich auf den gewickelten Körperteil.
- Lendenwickel (Lw) – wie in **Abb. 5.5** dargestellt;
- Brustwickel (Bw);
- Beinwickel (Beinw);
- Armwickel (Aw).
  Ausnahmen sind:
- der Schal (Sh), der vom Nacken bis zum Rippenbogen reicht;
- der Kurzwickel (Kw), der von der Achselhöhle bis handbreit über das Knie reicht.

Wickel, die größer als der Kurzwickel sind, werden als *Packung* bezeichnet:
- ¾-Packung;
- Ganzpackung.

Zu diesen großen Packungen zählen auch der *Spanische Mantel* und das *Nasse Hemd*; die Innentücher dieser Wickel sind wie Mäntel bzw. Hemden geschnitten.

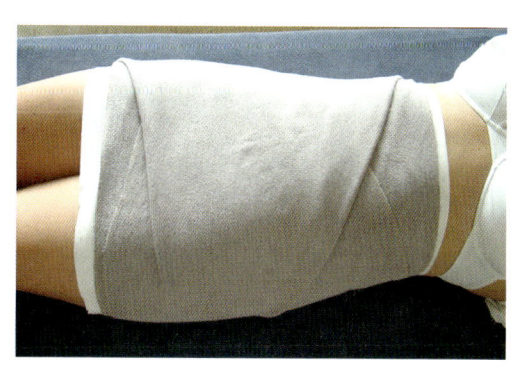

Abb. 5.5 Lendenwickel.

Wickel können mit unterschiedlicher *Anlegetemperatur* verwendet werden:
- kalt;
- temperiert;
- heiß.

Es gibt speziell in der Hydrotherapie nach Kneipp eine große Vielfalt von Wickelformen. Die nachfolgende Auflistung bezieht sich nur auf die am häufigsten verwendeten Wickel (**Tab. 5.10**).

Tabelle 5.10 Wickelformen

Wickelform	Wirkprinzip	Indikation	Zusätze
Halswickel (Halsw) Lage: Hals; 10 x 60 cm; Tuch: Leinen, doppelt	Wärmeentzug	- Angina, akute Entzündungen - Lymphknotenschwellung - Hyperthyreose (Überfunktion der Schilddrüse)	Quark Retterspitz Lehm
	Wärmeproduktion	- chronische Halsbeschwerden	
Schal (Sh) Lage: Nacken-Unterarm; Tuch.80 x 190/210 cm.	Wärmeproduktion	- Interkostalneuralgie	
	Wärmestau	- Pneumonien, Pleuritis - Bronchitis, Erkältung - Muskelhartspann	
Brustwickel (Bw) Lage: Achselhöhle-Rippenbogen; Tuch: 80 x 150/190 cm	Wärmeproduktion	- Interkostalneuralgie	
	Wärmestau	- Pneumonien, Pleuritis	Quark
	Wärmezufuhr	- Bronchitis, Erkältung	Thymian, Senf
Lendenwickel (Lw) Lage: Rippenbogen-Oberschenkel; Tuch: 80 x 150/190 cm	Wärmeproduktion	- metabolisches Syndrom	Salz, Essig
	Wärmestau	- Obstipation, Hypertonie - Stress, vegetative Übererregbarkeit	Retterspitz Heublume
Kurzwickel (Kw) Lage: Achselhöhle-Oberschenkel; Tuch: 80 x 190/210 cm	Wärmeproduktion	- metabolisches Syndrom	Salz, Essig
	Wärmestau		
	schweißtreibend	- Adipositas	
¾-Packung Lage: Zehen-Achselhöhle; Tuch: 180 x 180/200 cm	Wärmeproduktion	- metabolisches Syndrom	Salz, Essig
	Wärmestau		
	schweißtreibend	- Adipositas	

Tabelle 5.10 Fortsetzung

Wickelform	Wirkprinzip	Indikation	Zusätze
Ganzpackung (Gp) Lage: Zehen-Hals; Tuch: 190 x 230 cm	Wärmeproduktion	• metabolisches Syndrom	Salz, Essig
	Wärmestau		
	schweißtreibend	• Adipositas	
Beinwickel (Beinw) Lage: Zehen-Oberschenkel/Leistenbeuge; Tuch: 80 x 100/130 cm	Wärmeentzug	• Varikosis, Phlebitis	Quark, Lehm
	Wärmeproduktion	• Verbesserung der Gewebstrophik	Retterspitz
Wadenwickel (Ww) Lage: Köchel-Knie; Tuch: 80 x 80 cm	Wärmeentzug	• Varikosis, Phlebitis	Quark, Lehm
	Serienwickel	• Fieber	

Thermophysiologisch wirksame Wickel

Grundsätzlich gilt: Ein Wickel liegt so lange an, bis er seinen Zweck erfüllt hat!

Wärmeentziehende Wickel

Einer physikalischen Gesetzmäßigkeit folgend, geht Wärme vom Ort der höheren Konzentration zum Ort der niedrigeren Konzentration.

Das mit Wasser getränkte Wickeltuch entzieht dem Körper Wärme, weil zwischen dem Köperkern (mit durchschnittlich 37 °C), der Haut (Rumpftemperatur ca. 32–35 °C) und dem Wickeltuch (mit ca. 18 °C) ein Temperaturgefälle besteht.

Da Wasser ein relativ hohes Wärmeleitvermögen und eine sehr hohe spezifische Wärmekapazität besitzt, kann Wärme somit rasch von der wärmeren Haut in das kühlere Wasser des Wickeltuches geleitet werden. Wenn die Haut- und die Wickeltemperatur sich einander angenähert haben, hebt sich das Temperaturgefälle auf und es erfolgt, bis auf die sich eventuell bildende Verdunstungskälte, kein weiterer Wärmeentzug.

Ein Wickel, der Wärme entziehen soll, muss demnach abgenommen werden, wenn ein Wärmeausgleich eingetreten ist – der Wickel also nicht mehr kühlt.

Indikationen für wärmeentziehende Wickel

- Akute lokale Entzündungen: Entzündungen mit den klassischen Zeichen wie Hitze, Rötung, Schwellung, Schmerz und Bewegungseinschränkung. Zusätze wie Lehm oder Quark bewirken einen länger dauernden Wärmeentzug. Hier wird der Wickel kalt angelegt.
- Fiebersenkung/Entfieberung: Zur Fiebersenkung werden *Serienwickel* (zumeist als Wadenwickel) eingesetzt. Die Anlegetemperatur sollte kühl, jedoch nicht eiskalt sein. Es wird als Zusatz nur Wasser verwendet. Die Wickel werden abgenommen, wenn sie nicht mehr kühlen, und wieder angelegt, wenn sich die Haut erneut warm und trocken anfühlt. Eine Wickelserie kann aus 5–7 Wickeln bestehen. Sollte in der Phase der Entfieberung ein Schweißausbruch auftreten, so ist dies als positives Zeichen zu werten. Der Patient sollte dann nach ca. 10 Minuten eine indifferente Reinigungswaschung erhalten.

Achtung: Keine wärmeentziehenden Wickel bei Schüttelfrost und kalten Extremitäten!

Wärmeproduzierende Wickel (kalt angelegt)

Beim wärmeproduzierenden Wickel wird durch ein straff angelegtes, nasskaltes Wickeltuch zuerst ein Temperaturgefälle hergestellt.

Auf den anfänglichen Wärmeentzug reagiert der Körper mit einer Mehrproduktion von Wärme, die jedoch durch die isolierende Einpackung nicht entweichen kann. Somit staut sich die Wärme im eingewickelten Bereich. Die Liegedauer beträgt 45–75 Minuten.

Bei dieser Form der Wickelbehandlung ist der Temperaturverlauf zu beobachten. So ist darauf zu achten, dass der Wickel nach 10 Minuten Liegezeit nicht mehr als kalt empfunden wird. Sollte dies der Fall sein, so sollte durch Wärmflaschen oder durch das Trinken von heißem Tee für Wärmezufuhr gesorgt werden.

Erfolgt auch durch diese Maßnahmen keine Erwärmung, so ist der Wickel nach spätestens 20 Minuten abzunehmen und es ist darauf zu achten, dass eine Wiedererwärmung eintritt. (Die Anwendung an diesem Tage nicht mehr wiederholen!)

Wärmezuführende Wickel (heiß angelegt)

Wird eine Wickelbehandlung mit feuchtheißen Wickeltüchern durchgeführt, kommt es zu einer passiven Erwärmung des Körpers. Bei dieser Form der Wickelbehandlung muss der Patient sehr schnell eingewickelt werden, damit die Tücher nicht zu stark abkühlen.

Schweißtreibende Wickel

Bei schweißtreibenden Wickeln besteht das Ziel der Behandlung in einer milden Überwärmung des Körpers mit einem leichten Anstieg der Kerntemperatur und daraus resultierendem Schwitzen.

Der schweißtreibende Wickel kann heiß oder kalt angelegt werden. Kommt der Patient zum Schwitzen, lässt man ihn ca. 30 Minuten schwitzen und wäscht ihn dann indifferent (Reinigungswaschung) ab.

Um den Patienten auf einen wärmeproduzierenden oder schweißtreibenden Wickel optimal vorzubereiten, kann ein ansteigendes Fußbad verabreicht werden und/oder man lässt den Patienten heißen Tee trinken.

Besonders schweißtreibend sind Teemischungen aus Holunder- und Lindenblüten.

Wirkungen

Wickelanwendungen wirken, wie die meisten anderen hydrotherapeutischen Behandlungen auch, im Sinne einer *Reiz-, Reaktions- und Regulationstherapie* (R-R-R-T).

Durch äußere, thermische und in geringerem Umfang auch chemische Reize werden *lokale, segmentale, vegetative und konsensuelle* Wirkungen erzielt.

Zusätzliche Wirkfaktoren können Wickelzusätze pflanzlicher, mineralischer oder tierischer Herkunft sein. Während es für die thermophysiologische Wirksamkeit der Wickelbehandlungen plausible Erklärungsmodelle gibt, ist die von den Wickelzusätzen ausgehende Wirkung oftmals spekulativ.

> *Die entscheidenden Wirkungen bei Wickelbehandlungen gehen von den thermischen Reizen aus!*

Die Wirkung von Wickeln wird in der Literatur häufig mit den Begriffen *auflösend* und *ausleitend* beschrieben.

Diese Begriffe entstammen vermutlich humoralpathologischem Denken (antike „Säftelehre", die die Ursache von Krankheit auf eine schlechte Zusammensetzung/Verteilung der Körpersäfte Blut, Schleim und Galle zurückführt) und der Vorstellung, dass Krankheitsstoffe im Körper durch Wasseranwendungen aufgelöst und aus dem Organismus ausgeschieden werden können.

Auch in der heutigen Zeit haben diese Begriffe durchaus noch ihre Berechtigung, da Wickelbehandlungen – besonders wärmeproduzierende, wärmestauende und schweißtreibende Wickel – Einfluss auf das Stoffwechselgeschehen nehmen und die Elimination von Stoffwechselabbauprodukten über die Haut und die Niere fördern können.

Unter dem Begriff *Ausleiten* kann aber auch die verstärkte Wärmeabgabe durch fiebersenkende oder entzündungshemmende wärmeentziehende Wickel verstanden werden.

Auflösend wirken Wickelbehandlungen bei Spannungszuständen der glatten Muskulatur der kleinen arteriellen Gefäße, bei Koliken und Spasmen im Verdauungstrakt und an Hohlorganen. Auch auf die quergestreifte Skelettmuskulatur können Wickelbehandlungen tonussenkend wirken.

Mögliche Fehlerquellen beim Anlegen wärmeproduzierender oder schweißtreibender Wickel: Wenn ein Patient einen kalt angelegten Wickel nicht zu erwärmen vermag, können folgende Fehler die Ursache sein:
- der Wickel ist zu nass;
- der Wickel ist zu locker;
- der Patient war vor der Behandlung unterkühlt, das Bett nicht erwärmt.

Wirkungsphysiologie kalt angelegter, wärmeproduzierender Wickel

Die Umhüllung eines Körperteils mit einem feuchtkalten Tuch bedeutet einen plötzlich einsetzenden Wärmeentzug, der mit der zunehmenden Erwärmung des Wickels allmählich nachlässt. Die kalte Startphase der Wickelbehandlung ist unverzichtbar, da durch sie die Wärmebildung und vegetative Umstimmung eingeleitet wird.

Nach der relativ kurzen Kaltphase (ca. 5 min) kommt es mit der zunehmenden Erwärmung des Wickels zu einer Vasodilatation, zunächst im unmittelbar behandelten Bereich und anschließend, durch die konsensuelle Reaktion, auch in der gesamten Körperoberfläche. Dies bedeutet eine Minderung des peripheren Gefäßwiderstandes und daraus resultierend eine verminderte Herzbelastung und eine Senkung des Blutdruckes, besonders bei erhöhten Werten.

Da diese Art der Wickel selbst bei größeren Anwendungen (¾- oder Ganzpackung) entlastend und ökonomisierend auf das Herz-Kreislauf-System wirkt, gibt es auch bei eingeschränkter Leistungsfähigkeit dieses Organsystems nur wenige Kontraindikationen.

Die Wirkung auf das Vegetativum beschreibt Krauß folgendermaßen:
„Betrachten wir die Wirkung der Wickel unter dem Blickwinkel der vegetativen Tonuslage, so entsprechen die Reaktionsabläufe unmittelbar nach der Anlegung des Wickels einer Steigerung des Sympathikotonus. Dieser entsprechen die Gefäßzusammenziehungen an der Körperdecke, leichte Erhöhung des Blutdrucks, Anregung des Stoffwechsels und der Wärmeproduktion, Vertiefung und Beschleunigung der Atmung. Nach der allmählich erfolgenden Erwärmung des Wickels verschieben sich die Reaktionsabläufe im Gegensinne. Unter dem Wickel von mittlerer und längerer Liegedauer entwickeln sich alle Zeichen eines erhöhten Vagotonus. Diese herrschen zeitlich bei weitem vor, so dass die Wirkungen der länger liegenden Wickel schlechthin als vagisch betont [*vagoton* Red.] anzusehen sind. Wir finden eine Entspannungstendenz an der Skelettmuskulatur wie an den glatten Muskeln der Hohlorgane, Linderung von Schmerzen entzündlicher und neuralgischer Art und alle Zeichen der Entlastung und eines assimilatorisch gerichteten Stoffwechsels. Als summarisch zu wertendes charakteristisches Zeichen kann das Absinken der Grundumsatzwerte während der feuchten Dreiviertelpackung genommen werden. Der Reaktionsablauf unter den Wickeln und Packungen ist also zweiphasig, und gerade in der Förderung der Umschaltung der vegetativen Steuerung von der Leistungs- zur Erholungsphase ist ein wesentlicher Faktor der Trainingswirkung einer systematischen Wickelbehandlung zu sehen. Sie ist zudem eine therapeutische Möglichkeit, die in gleicher Weise für die klinische wie die häusliche Hydrotherapie geeignet ist" (Krauß 1990, S. 130).

Zusammenfassung

Die wesentlichen Wirkungen thermisch wirksamer Wickel sind:
- Wärmeentzug
- Wärmeproduktion/Wärmestau
- schweißtreibende Wirkung

Diese Wirkungen werden erzielt durch:
- Temperatur
- Liegedauer
- Zusätze
- Größe der Wickel

Auflagen, Kompressen, Pflaster

Auflagen, Kompressen und Pflaster sind in der Regel kleinflächigere Anwendungen als Wickel und werden zumeist lokal durchblutungsfördernd, muskulär entspannend oder antiphlogistisch (entzündungshemmend) eingesetzt.

Sie können aber auch über den *kutiviszeralen Reflex* (Haut-Eingeweide-Reaktion) wirksam werden.

Während bei Wickeln nur wenige Tuchlagen den Körper oder Körperteile umhüllen, sind es bei Auflagen oder Kompressen deutlich mehr und es erfolgt auch keine Umwicklung des ganzen Körpers, sondern lediglich die Auflage auf bestimmte Körperteile.

Bei den Pflastern sind es die spezifischen Eigenschaften des verwendeten Materials, durch die die therapeutische Wirkung erzielt wird.

Zu den gebräuchlichen Auflagen zählen:
- Leibauflage;
- Heublumensack;
- Lehmpflaster;
- Quarkpflaster;
- Senfpflaster;
- Herzkompresse.

5.4.4 Güsse

Die in der Hydrotherapie verwendeten Güsse gehen im Wesentlichen auf Sebastian Kneipp und seine Nachfolger zurück und lassen sich in zwei Kategorien einteilen:
- Flachgüsse (fast drucklos);
- Druckstrahlgüsse (Blitzgüsse).

Flachgüsse

Definition: „Eine Gussart, bei der ein gebundener, gleichmäßiger, fast druckloser Wasserstrahl in Form einer Wasserplatte oder eines Wassermantels auf den Körper oder einzelne Körperteile gebracht wird" (Schleinkofer 2003, S. 5).

Die Flachgüsse lassen sich in *vier Grundarten* einteilen:
- einfacher Guss;
- Wechselguss;
- Überwärmungsguss;
- Abguss nach einem Bad.

Charakteristische Merkmale der verschiedenen Gussarten

- Beim *einfachen Guss* ändert sich die Temperatur während des Gusses nicht, er wird vorwiegend *kalt, temperiert* oder in seltenen Fällen *warm* appliziert.
- Beim *Wechselguss* ist der Temperaturverlauf *warm-kalt, warm-kalt*. Beim Warmanteil des Gusses wird deutlich länger verweilt als beim Kaltanteil. Bei sehr empfindlichen Personen kann es ratsam sein, beim ersten Kaltanteil mit *temperiertem* Wasser zu gießen und erst beim zweiten Kaltanteil *kaltes* Wasser zu verwenden.
- Beim *Überwärmungsguss* steigt die Temperatur im Verlauf von einigen Minuten langsam und gleichmäßig von *indifferent* bis *sehr heiß* an.
- Beim *„Abguss nach einem Bad"* wird nur der durch das vorangegangene Bad erwärmte Körperteil *kalt* oder *temperiert* begossen. Der Guss sollte zügig (ohne zu verweilen und zu verstärken) mit einer etwas größeren Wassermenge durchgeführt werden.

Technische Voraussetzungen

Gussraum: Zugfreier, angenehm temperierter Raum (24 °C), im Gussbereich mit gefliesten Wänden und rutschsicheren Böden. Eine Anlage zur Luftentfeuchtung und eine Fußbodenheizung sind empfehlenswert.

Der Gießplatz sollte mit einem Rost (Metall mit Kunststoff-Ummantelung) versehen sein, damit der Patient nicht im ablaufenden Wasser stehen muss. Der Raum sollte Tageslicht besitzen, damit die Hautreaktionen gut zu erkennen sind.

Für den Patienten sollte ein *Obergussgestell* zur Verfügung stehen, worauf er sich bei Arm-, Brust- und Obergüssen stützen kann, und das verhindert, dass die Beinbekleidung nass wird. Für den Behandler ist ein *Spritzschutz* (**Abb. 5.6**) sinnvoll.

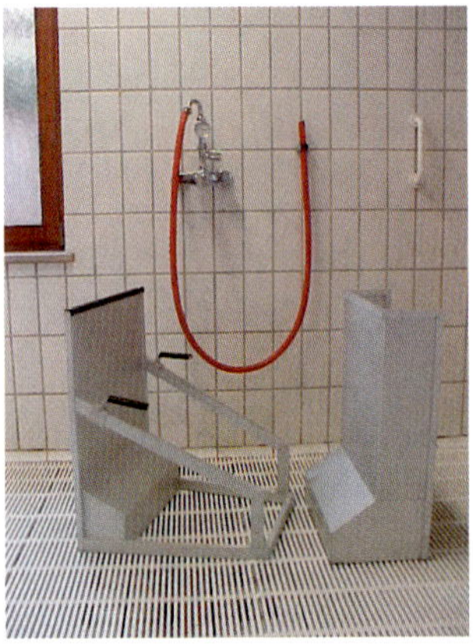

Abb. 5.6 Gussraum.

Wassermenge: Die für Flachgüsse benötigte Wassermenge lässt sich leicht bestimmen.

Man kann davon ausgehen, dass durch einen ¾-Zoll-Schlauch – bei einer senkrechten Wassersäule von 8,5 Zentimeter Höhe (ca. handbreit) – in 10 Sekunden ca. 5 Liter Wasser fließen (**Abb. 5.7**).

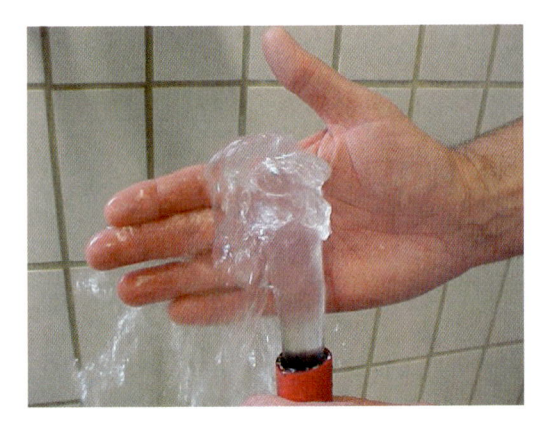

Abb. 5.7 Erforderliche Wassermenge für Flachgüsse.

Allein durch ein zügiges Einstellen der Wassertemperatur und -menge, rechtzeitiges Abstellen des Wassers und geschickte Wasserführung können erhebliche Mengen an Wasser eingespart werden.

Es ist darauf zu achten, dass ausreichend Speicherkapazität für warmes Wasser existiert. Die Zuleitung zur Gießstelle erfolgt über ¾-Zoll-Leitungen.

An der Gießstelle wird eine ¾-Zoll-Mischbatterie *(thermostatgeregelt)* benötigt, an der sich eine zusätzliche Temperaturanzeige befinden kann. Zum Gießen eignet sich ein ca. 2–2,5 Meter langer *¾-Zoll-Gummischlauch mit Textileinlage.*

Gusstechnik: Beim Flachguss soll das Wasser ca. eine Handbreit (8,5 cm) aus dem senkrecht nach oben gehaltenen Schlauch hervorsprudeln.

Die Güsse nach Kneipp folgen einem standardisierten Muster, damit gewährleistet ist, dass die Behandlung im Sinne des Verordners erfolgt und dass die Anwendung auch den Ansprüchen der Kostenerstatter entspricht.

Ein standardisiertes Grundmuster bedeutet aber nicht, dass die Güsse in starrer, mechanistischer Form durchgeführt werden müssen. Gerade in der individuellen Anpassung an die Bedürfnisse des Patienten zeigt sich die wahre therapeutische Kunst.

Gussdauer: Die nachfolgend bei den Güssen angegebenen Zeiten sind nur als allgemeine Richtwerte zu verstehen.

| *Ein Guss dauert so lange, bis die gewünschte Reaktion eintritt!*

Verweilen und Verstärken: Unter *Verweilen* versteht man das längere Begießen eines bestimmten Körperabschnittes. Dabei wird der Wasserstrahl jedoch nicht auf einen Punkt gerichtet, sondern leicht bewegt. In der Regel verweilt man an dem Körperabschnitt, der den Guss begrenzt, z. B. beim Knieguss eine Handbreit über dem Knie, beim Schenkelguss am Beckenkamm und in der Leistenbeuge.

Der Schlauch wird entweder in der *Bleistifthaltung* oder der *Kletterhaltung* geführt. Bei der Bleistifthaltung (**Abb. 5.8**) wird die Schlauchmündung nach unten und bei der Kletterhaltung (**Abb. 5.9**) nach oben gehalten.

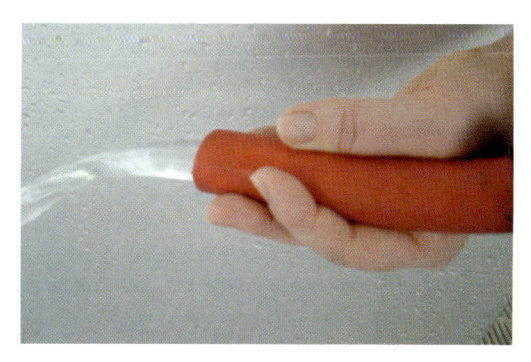

Abb. 5.8 Bleistifthaltung.

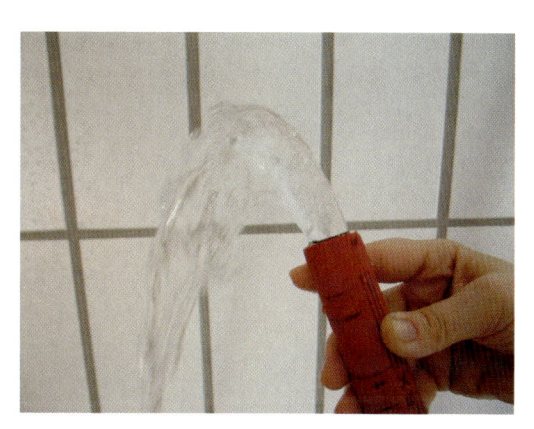

Abb. 5.9 Kletterhaltung.

Der Abstand der Schlauchmündung zur Haut beträgt ca. 10 Zentimeter und der Winkel des Wasserstrahles zur Haut liegt bei 45 Grad, sodass der Wasserstrahl die Extremitäten *ummantelt* und am Rumpf eine *flächige Wasserplatte bildet.*

Bei kalten Güssen sollten Atemhinweise erfolgen, um eine „Schreckatmung" oder Hyperventilation zu vermeiden:

Vor dem Guss den Patienten einatmen und mit Beginn des Gusses ausatmen lassen.

Die Atemhinweise werden immer dann gegeben, wenn auf einen vorher nicht behandelten Körperteil gewechselt wird (z. B. vom rechten Bein auf das linke Bein, oder beim Wechsel von der Rück- zur Vorderseite). Während des Gusses ist auf eine *gleichmäßige Atmung,* eine *entspannte Körperhaltung* und auf die auftretenden *Reaktionen* zu achten.

Gussformen

Knieguss (Kn)
- Wasserführung:
  – Beim Knieguss (**Abb. 5.10**) werden die Unterschenkel von hinten und von vorne begossen.
  – Der Guss reicht von den Zehen bis handbreit über das Knie.
- Wasserführung Rückseite:
  – rechte Außenseite des Fußes – Außenseite der Wade bis handbreit über das Knie – hier verweilen – Innenseite des Unterschenkels abwärts;
  – linke Außenseite des Fußes – Außenseite der Wade bis handbreit über das Knie – hier verweilen – verstärken (nochmals auf den rechten Unterschenkel wechseln und verweilen und dann zurück nach links), verweilen – Innenseite des Unterschenkels abwärts.

- Wasserführung Vorderseite:
  - Die Vorderseite wird in der gleichen Weise begossen.
- Zum Abschluss die Fußsohlen begießen.
- Wirkebenen:
  - lokal, allgemein, segmental-reflektorisch, immunologisch;
- Kontraindikationen:
  - Kältegefühl, akute Blasen- und Nierenerkrankungen, PAVK (Stad. III), Menses, Erkältung;
- Gussdauer: ca. 70–90 s;
- Wassermenge: ca. 35–45 l.

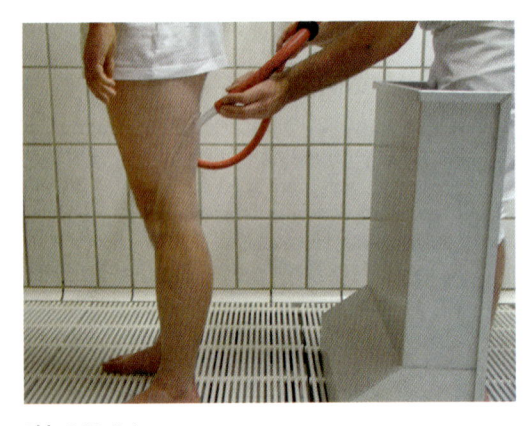

Abb. 5.10 Knieguss.

Wechselknieguss (WeKn)

- Wasserführung:
  - Beim Wechselknieguss ist die Wasserführung dieselbe wie beim kalten Knieguss.
  - Der Temperaturwechsel ist:
    warm – kalt – warm – kalt.
  - Die Verweildauer beim Warmanteil ist deutlich länger (3- bis 4-mal) als beim Kaltanteil.
  - Die Fußsohlen werden nur beim letzten Kaltanteil begossen.
- Wirkebenen:
  - lokal, allgemein, segmental-reflektorisch, immunologisch;
- Kontraindikationen:
  - Kältegefühl, akute Blasen- und Nierenerkrankungen, PAVK (Stad. III), Menses, Erkältung;
- Gussdauer: ca. 120–140 s;
- Wassermenge: ca. 60–70 l.

> Vorsicht! Hypotoniker neigen beim Wechselknieguss zu Schwindelanfällen.

Schenkelguss (S)

- Wasserführung:
  - Beim Schenkelguss werden die Beine von hinten und von vorne begossen.
  - Der Guss reicht von den Zehen bis zum Beckenkamm an der Rückseite und bis zur Leistenbeuge an der Vorderseite.
  - Die Wasserführung erfolgt wie beim Knieguss, nur wird hier am Beckenkamm bzw. in der Leistenbeuge verweilt, sodass das begossene Areal deutlich größer ist.
- Wirkebenen:
  - lokal, allgemein, segmental-reflektorisch, immunologisch;
- Gussdauer: ca. 120–140 s;
- Wassermenge: ca. 65 l.

Wechselschenkelguss (WeS)

- Wasserführung:
  - Beim Wechselschenkelguss ist die Wasserführung dieselbe wie beim kalten Schenkelguss.
  - Der Temperaturwechsel ist:
    warm – kalt – warm – kalt.
  - Die Verweildauer beim Warmanteil ist deutlich länger (3- bis 4-mal) als beim Kaltanteil.
  - Die Fußsohlen werden nur beim letzten Kaltanteil begossen.
- Wirkebenen:
  - lokal, allgemein, segmental-reflektorisch, immunologisch;
- Kontraindikationen:
  - Kältegefühl, akute Blasen- und Nierenerkrankungen, PAVK (Stad. III), Menses, Erkältung;
- Gussdauer: ca. 150–170 s;
- Wassermenge: ca. 75 l.

Unterguss (U)

- Wasserführung:
  - Beim Unterguss werden die Beine und der Rumpf von hinten und von vorne begossen.
  - Der Guss reicht von den Zehen bis zum unteren Schulterblattwinkel an der Rückseite und bis zum Rippenbogen an der Vorderseite.
  - Die Wasserführung erfolgt wie beim Schenkelguss, nur wird hier am unteren Schulterblattwinkel bzw. am Rippenbogen verweilt.
  - Bevor man an der Innenseite des linken Beines abwärts geht, wird der Bauch mehrfach umkreisend (Kolonverlauf) begossen.
- Wirkebenen:
  - allgemein, segmental-reflektorisch, vegetativ, immunologisch;
- Gussdauer: ca. 120–140 s;
- Wassermenge: ca. 65 l.

Wechselunterguss (WeU)
- Wasserführung
  - Beim Wechselunterguss ist die Wasserführung dieselbe wie beim kalten Unterguss.
  - Der Temperaturwechsel ist: warm - kalt - warm - kalt.
  - Die Verweildauer beim Warmanteil ist deutlich länger (3- bis 4-mal) als beim Kaltanteil.
  - Die Leibspirale, das mehrmalige Umkreisen des Bauches im Kolonverlauf, erfolgt nur beim letzten Kaltanteil.
  - Auch die Fußsohlen werden nur beim letzten Kaltanteil begossen.
- Wirkebenen:
  - vegetativ, allgemein, segmental-reflektorisch, immunologisch;
- Kontraindikationen:
  - Kältegefühl, akute Blasen- und Nierenerkrankungen, PAVK (Stad. III), Menses, Erkältung;
- Gussdauer: ca. 4 min 30 s;
- Wassermenge: ca. 130 l.

Rückenguss (R)
- Wasserführung:
  - Beim Rückenguss werden die Beine, der Rumpf und die Arme von hinten begossen. Der Guss reicht von den Zehen bis zur Schulter und umfasst somit die ganze Rückseite des Körpers.
  - Die Wasserführung beginnt wie beim Schenkelguss, nur wird hier dann vom rechten Beckenkamm unterhalb des Gesäßes zur rechten Hand gewechselt und dann der Wasserstrahl am Arm nach oben geführt.
  - Verweilt wird am oberen Trapeziusrand, sodass eine gleichmäßige Wasserplatte die rechte Rückenhälfte bedeckt.
  - Anschließend wird der Wasserstrahl an der rechten Rückenseite abwärts geführt und unterhalb des Gesäßes zur linken Hand gewechselt.
  - Am linken Arm wird der Wasserstrahl wieder aufwärts zur linken Schulter geführt und dann wird so verweilt, dass nun die linke Rückenseite von einer gleichmäßigen Wasserplatte bedeckt wird.
  - Zum wiederholten Begießen der rechten Rückenhälfte wird nun der Wasserstrahl vom Kreuzbein aus paravertebral nach oben geführt und nach dem Verweilen auf dem Trapeziusrand wieder nach unten.
  - Die linke Rückenhälfte wird anschließend auf die gleiche Weise behandelt, dann wird der Wasserstrahl über das Gesäß und die linke Beininnenseite nach unten geführt.
  - Soll der Guss sehr reizintensiv sein, ist eine weitere Verstärkung durch nochmaliges Wechseln von einer Rückenseite auf die andere möglich.
  - Zum Schluss werden noch die Fußsohlen begossen.
- Wirkebenen:
  - vegetativ, allgemein, segmental-reflektorisch, immunologisch;
- Gussdauer: ca. 60–80 s;
- Wassermenge: ca. 35 l.

> Der Rückenguss zählt zu den reizstarken Anwendungen und sollte nur verabreicht werden, wenn der Patient durch vorangegangene, kleinere Güsse darauf vorbereitet wurde!

Wechselrückenguss (WeR)
- Wasserführung:
  - Beim Wechselrückenguss ist die Wasserführung dieselbe wie beim kalten Rückenguss.
  - Beim 2. Kaltanteil wird der Wasserstrahl nicht über die Arme, sondern gleich paravertebral hochgeführt.
  - Der Temperaturwechsel ist:
    warm – kalt – warm – kalt.
  - Die Verweildauer beim Warmanteil ist deutlich länger (3- bis 4-mal) als beim Kaltanteil.
  - Die Fußsohlen werden nur beim letzten Kaltanteil begossen.
- Wirkebenen:
  - vegetativ, allgemein, segmental-reflektorisch, immunologisch;
- Kontraindikationen:
  - Kältegefühl, akute Blasen- und Nierenerkrankungen, PAVK (Stad. III), Menses, Erkältung;
- Gussdauer: ca. 130–150 s;
- Wassermenge: ca. 70 l.

Vollguss (V)
- Wasserführung:
  - Beim Vollguss wird der gesamte Körper mit Ausnahme des Kopfes begossen.
- Wasserführung Rückseite:
  - rechter Fußrücken – Außenseite des Beines – Gesäß – Innenseite des Beines ab;
  - linker Fußrücken – Außenseite des Beines – Gesäß (unter dem Gesäß Seite wechseln);
  - rechte Hand – rechter Arm aufwärts –- auf rechter Schulter verweilen (Wasserplatte über rechte Rückenhälfte) – rechte Rückenhälfte abwärts – Gesäß (unter dem Gesäß Seite wechseln);
  - linke Hand – linker Arm aufwärts - auf linker Schulter verweilen (Wasserplatte über linke

Rückenhälfte) – verstärken (nochmals rechts und links verweilen);
- linke Rückenhälfte abwärts – Gesäß – Innenseite linkes Bein.
• Wasserführung Vorderseite:
  - rechter Fußrücken – Außenseite rechtes Bein – Leistenbeuge – Innenseite des Beines abwärts;
  - linker Fußrücken – Außenseite linkes Bein – Leistenbeuge – (Seite wechseln);
  - rechte Hand – rechter Arm – auf rechter Schulter verweilen – Wasserplatte auf rechter Rumpfvorderseite – rechte Rumpfvorderseite abwärts – (auf der Mitte des Oberschenkels die Seite wechseln);
  - linke Hand – linker Arm – auf linker Schulter verweilen – Wasserplatte auf linker Rumpfvorderseite – Leibspirale – Innenseite des linken Beines abwärts;
  - Fußsohlen zum Abschluss.
• Wirkebenen:
  - lokal, allgemein, vegetativ, immunologisch;
• Gussdauer: ca. 105–120 s;
• Wassermenge: ca. 60 l.

Wechselvollguss (WeV)
• Wasserführung:
  - Beim Wechselvollguss ist die Wasserführung dieselbe wie beim kalten Vollguss.
  - Der Temperaturwechsel ist:
    warm – kalt – warm – kalt.
  - Die Verweildauer beim Warmanteil ist deutlich länger (3- bis 4-mal) als beim Kaltanteil.
  - Die Leibspirale, das mehrmalige Umkreisen des Bauches im Kolonverlauf, erfolgt nur beim letzten Kaltanteil.
  - Auch die Fußsohlen werden nur beim letzten Kaltanteil begossen.
• Wirkebenen:
  - vegetativ, allgemein, immunologisch;
• Kontraindikationen:
  - Kältegefühl, akute Blasen- und Nierenerkrankungen, PAVK (Stad. III), Menses, Erkältung;
• Gussdauer: ca. 4 min 50 s;
• Wassermenge: ca. 225 l.

Armguss (Ag)
• Wasserführung:
  - Beim Armguss werden die Arme von den Fingerspitzen bis zum Schultergelenk begossen.
  - Beim *verlängerten Armguss (Ag verl.)* wird am unteren Schulterblattwinkel verweilt.
  - rechter Handrücken – Außenseite rechter Arm – Schultergelenk – hier verweilen – Innenseite des Armes abwärts;
  - linker Handrücken – Außenseite linker Arm – Schultergelenk – hier verweilen – Innenseite des Armes abwärts;
  - verstärken (nochmals den rechten und linken Arm begießen).
• Wirkebenen:
  - lokal, segmental-reflektorisch, allgemein;
• Kontraindikationen:
  - Kältegefühl, Angina pectoris, Koronarsklerose, angiospastische Durchblutungsstörungen (Morbus Raynaud), PAVK (Stad. III), Erkältung;
• Gussdauer: ca. 60–80 s;
• Wassermenge: ca. 30 l.

Wechselarmguss (WeAg)
• Wasserführung:
  - Beim Wechselarmguss ist die Wasserführung dieselbe wie beim kalten Armguss.
  - Der Temperaturwechsel ist: warm – kalt – warm – kalt.
  - Die Verweildauer beim Warmanteil ist deutlich länger (3- bis 4-mal) als beim Kaltanteil.
• Wirkebenen:
  - lokal, segmental-reflektorisch, allgemein;
• Kontraindikationen:
  - Kältegefühl, Angina pectoris, Koronarsklerose, angiospastische Durchblutungsstörungen (Morbus Raynaud), PAVK (Stad. III), Erkältung;
• Gussdauer: ca. 130–150 s;
• Wassermenge: ca. 70 l.

Brustguss (Bg)
• Wasserführung:
  - Beim Brustguss werden die Innenseiten der Arme und die Brust begossen.
  - Innenseite rechter Arm – in Achterform mehrfach um die Brust – Querstriche von Achselhöhle zu Achselhöhle – Innenseite des linken Armes abwärts.
• Wirkebenen:
  - lokal, segmental-reflektorisch;
• Kontraindikationen:
  - Kältegefühl, Angina pectoris, Koronarsklerose, Erkältung;
• Gussdauer: ca. 30–40 s;
• Wassermenge: ca. 15 l.

Wechselbrustguss (WeBg)
• Wasserführung:
  - Beim Wechselbrustguss ist die Wasserführung dieselbe wie beim kalten Brustguss.

- Der Temperaturwechsel ist: warm – kalt – warm – kalt.
- Die Verweildauer beim Warmanteil ist deutlich länger (3- bis 4-mal) als beim Kaltanteil.
▪ Wirkebenen:
- lokal, segmental-reflektorisch;
▪ Kontraindikationen:
- Kältegefühl, Angina pectoris, Koronarsklerose, Erkältung;
▪ Gussdauer: ca. 140 s;
▪ Wassermenge: ca. 70 l.

Oberguss (O)
▪ Wasserführung:
- Beim Oberguss beugt sich der Patient nach vorne und stützt sich an den Haltegriffen des Gussgestells ab. Begossen werden zunächst die Arme, dann die Brust von unten und der Rücken von oben.
- rechter Handrücken – Außenseite rechter Arm – Schultergelenk – Innenseite des Armes abwärts;
- linker Handrücken – Außenseite linker Arm – Schultergelenk – Innenseite des Armes abwärts;
- Innenseite des linken Armes aufwärts – Umkreisen der Brust in Achterform und Querstriche von Achselhöhle zu Achselhöhle – rechte Achselhöhle;
- rechte Schulter – rechte Rückenhälfte – verweilen;
- linke Schulter – linke Rückenhälfte – verweilen;
- verstärken (nochmals die rechte und linke Rückenhälfte begießen);
- rechte Schulter – rechter Arm abwärts.
- Soll der Guss zusätzlich verstärkt werden, so kann zum Abschluss eine Wasserplatte quer über den Rücken gegossen werden.
▪ Wirkebenen:
- lokal, segmental-reflektorisch, vegetativ, allgemein;
▪ Kontraindikationen:
- Kältegefühl, Angina pectoris, Koronarsklerose, angiospastische Durchblutungsstörungen (Morbus Raynaud), Erkältung;
▪ Gussdauer: ca. 70–90 s;
▪ Wassermenge: ca. 35 l.

Wechseloberguss (WeO)
▪ Wasserführung:
- Beim Wechseloberguss ist die Wasserführung dieselbe wie beim kalten Oberguss.
- Der Temperaturwechsel ist: warm – kalt – warm – kalt.
- Die Verweildauer beim Warmanteil ist deutlich länger (3- bis 4-mal) als beim Kaltanteil.
▪ Wirkebenen:
- lokal, segmental-reflektorisch, vegetativ, allgemein;
▪ Kontraindikationen:
- Kältegefühl, Angina pectoris, Koronarsklerose, angiospastische Durchblutungsstörungen (Morbus Raynaud), Erkältung;
▪ Gussdauer: ca. 3 min 30 s;
▪ Wassermenge: ca. 100 l.

Gesichtsguss (Gg)
▪ Wasserführung:
- Beim Gesichtsguss wird das Gesicht bis zum Haaransatz begossen.
- rechte Schlafe – uber die Stirn nach links und zurück – rechte Gesichtshälfte mit senkrechten Strichen begießen - über die Stirn nach links;
- linke Gesichtshälfte mit senkrechten Strichen begießen – anschließend das Gesicht umkreisen.

> *Achtung: Um die Stirnpartie nicht zu sehr auszukühlen, sollten die senkrechten Striche nur bis zu den Augenbrauen geführt werden!*

▪ Wirkebenen:
- lokal, reflektorisch, allgemein;
▪ Kontraindikationen:
- akute Stirn- oder Nebenhöhlenerkrankungen;
▪ Gussdauer: ca. 20–30 s;
▪ Wassermenge: ca. 10 l.

Überwärmungsgüsse

Heißer Lumbalguss
▪ Wasserführung:
- Beim Lumbalguss (**Abb. 5.11**) wird der untere Rückenabschnitt begossen.
- Der Patient sitzt bei diesem Guss auf einem Hocker.
- Der Wasserstrahl wird so gehalten, dass sich eine gleichmäßige Wasserplatte im behandelten Bereich bildet.
- Die Temperatur wird während des Gusses langsam und gleichmäßig von *indifferent* bis *sehr heiß* gesteigert.
- Das behandelte Areal soll gut durchwärmt werden (**Abb. 5.12** Hyperämie).
▪ Wirkebenen:
- lokal, segmental-reflektorisch;

- Kontraindikationen:
  - Entzündungen (Neuritis) im Behandlungsgebiet,
- Gussdauer: ca. 3–4 min;
  - Wassermenge: ca. 90 l.

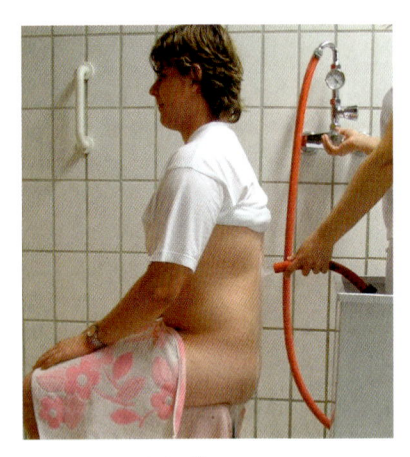

Abb. 5.11 Lumbaler Überwärmungsguss.

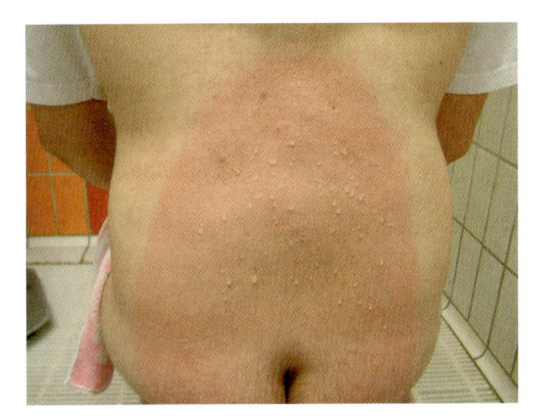

Abb. 5.12 Hyperämie nach Lumbalguss.

Heißer Nackenguss
- Wasserführung:
  - Beim Nackenguss wird der obere Rückenabschnitt begossen.
  - Der Patient stützt sich bei diesem Guss auf dem Obergussgestell ab.
  - Der Wasserstrahl wird so gehalten, dass sich eine gleichmäßige Wasserplatte vom 6. Brustwirbel bis zum Nacken und Trapeziusrand bildet.
  - Die Temperatur wird während des Gusses langsam und gleichmäßig von *indifferent* bis *sehr heiß* gesteigert.

  - Das behandelte Areal soll gut durchwärmt werden (Hyperämie).
- Wirkebenen:
  - lokal, segmental-reflektorisch;
- Kontraindikationen:
  - Erkrankungen der Schilddrüse (Hyperthyreose), Entzündungen (Neuritis) im Behandlungsgebiet;
- Gussdauer: ca. 3–4 min;
- Wassermenge: ca. 90 l.

Blitzgüsse – Druckstrahlgüsse

Für Blitzgüsse wird die gleiche Armatur wie bei den Flachgüssen verwendet, zusätzlich muss jedoch der Gießschlauch am Ende mit einer Blitzgussdüse mit 4 mm Durchmesser versehen sein.

Man benötigt einen Wasserstrahl mit einem Druck von 1–3 bar (Druckeinheit, 1 bar = 10^5 N/m^2 = 10^5 Pa).

Der Wasserstrahl sollte so kräftig sein, dass er auf die Distanz von drei Metern nicht wesentlich abfällt (**Abb. 5.13**). Der Patient sollte zum Blitzguss in einer Raumecke stehen, die zusätzlich mit zwei Haltegriffen ausgestattet ist. Der Abstand vom Behandler zum Patienten sollte ca. 3 m betragen (**Abb. 5.14**).

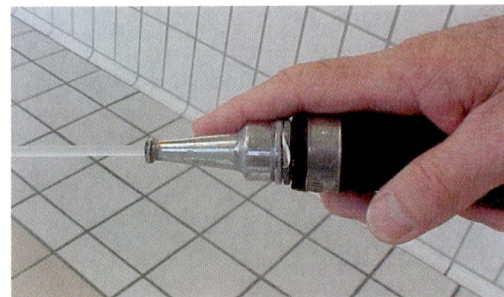

Abb. 5.13 Haltung der Blitzgussdüse.

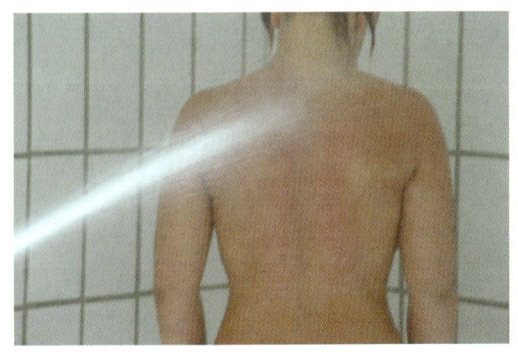

Abb. 5.14 Heißblitz Rücken.

Blitzgussarten

- kalter Blitzguss;
- Wechselblitzguss;
- heißer Blitzguss.

Bei den *kalten und wechselwarmen Blitzgüssen* ist die Führung des Wasserstrahles ähnlich wie bei den Flachgüssen. Gebräuchliche Formen sind:

- Knieblitz;
- Schenkelblitz;
- Rückenblitz;
- Vollblitz.

Die *Heißblitze* (Temperatur ca. 44 °C) werden als *Heißblitz Rücken* (nach Fey) oder als *Segmentblitzgüsse* (nach Kaiser) verabreicht.

Die Segmentblitzgüsse werden auf bestimmte Körperareale appliziert, um über die segmental-reflektorische Wirkung die zugeordneten Organe zu beeinflussen.

Da der Heißblitz Rücken zu den am häufigsten verordneten Blitzgüssen zählt, wird die Wasserstrahlführung nachfolgend detailliert dargestellt.

Wirkfaktoren und Dosierung

> Bei den Blitzgüssen wird der thermische Reiz mit einem mechanischen Reiz kombiniert, sodass eine kräftige Massagewirkung erzielt wird!

Der Wasserstrahl sollte grundsätzlich in empfindlichen Körperregionen (wie z. B. an der Innenseite der Arme und Beine, Rumpfvorderseite) abgeschwächt werden. Die mechanische Reizwirkung kann durch das Fächern des Strahles mit der Fingerkuppe abgeschwächt werden.

Eine zusätzliche mechanische Stimulation (Peitsche) ist durch eine schnelle, aus dem Handgelenk ausgeführte Auf- und Abwärtsbewegung des Wasserstrahles zu erreichen.

Die Dosierungsmöglichkeiten reichen von einem *sanften Sprühregen* über den *abgeschwächten Strahl* zum *vollen Strahl* und zur *Peitsche*.

Auch wenn eine starke Reizwirkung angestrebt wird, muss immer die individuelle Verträglichkeit berücksichtigt werden und, die Grenze des aus der Massage bekannten „Wohlschmerzes" darf nicht überschritten werden.

Heißblitz Rücken

- Wasserführung:
  - Beim Heißblitz Rücken wird die gesamte Rückenplatte mit *sehr heißem* Wasser begossen.
  - Bei Patienten mit Varizen (Krampfadern) wird der Guss im Sitzen ausgeführt.
- Abgeschwächter Strahl:
  - rechte Außenseite des Fußes – Außenseite des Beines – bis zum Beckenkamm – Innenseite des Beines abwärts;
  - linke Außenseite des Fußes – Außenseite des Beines – bis zum Beckenkamm – Innenseite des Beines abwärts;
  - rechte Außenseite des Fußes – Außenseite des Beines – bis zum Beckenkamm.
- Voller Strahl (oder nach Verträglichkeit):
  - rechter Beckenkamm intensiv – rechte Gesäßhälfte;
  - linker Beckenkamm intensiv – linke Gesäßhälfte;
  - Querstriche über Gesäß (nicht unterhalb Gesäßmitte);
  - rechte Rückenstreckermuskulatur aufwärts bis zum Haaransatz – abwärts bis zum Kreuzbein;
  - linke Rückenstreckermuskulatur aufwärts bis zum Haaransatz – abwärts bis zum Kreuzbein;
  - rechter Lumbalbereich, parallele Schrägstriche von lateral nach medial ansteigend (beginnend von Kreuzbein bis Trochanter major, A-Striche [**Abb. 5.15a–c**] rechts);
  - linker Lumbalbereich, parallele Schrägstriche von lateral nach medial ansteigend (beginnend von Kreuzbein bis Trochanter major, A-Striche links);
  - rechter Lumbalbereich, parallele Schrägstriche von lateral nach medial abfallend (V-Striche [**Abb. 5.15a–c**] rechts);
  - linker Lumbalbereich, parallele Schrägstriche von lateral nach medial abfallend (V-Striche links);
  - rechte obere Rückenhälfte (leichte, nach unten gebogene Linienführung („Tannenbäumchen" [**Abb. 5.15a–c**] rechts) – Wechsel über Kreuzbein;
  - linke obere Rückenhälfte (leichte, nach unten gebogene Linienführung („Tannenbäumchen" [**Abb. 5.15a–c**] rechts);
  - eventuell rechte und linke obere Rückenhälfte wiederholen;
  - mit abgeschwächtem Strahl über die linke Schulter abwärts gehen;
  - falls der Patient nicht unmittelbar in eine Ruhepackung kommt, sollte der Guss mit einem kühlen Regen abgeschlossen werden.
- Wirkebenen:
  - lokal, segmental-reflektorisch, allgemein;
- Kontraindikationen:

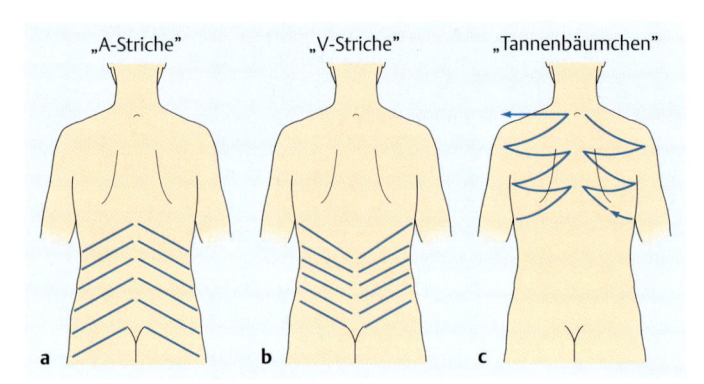

Abb. 5.15a–c Strichführung Heißblitz Rücken. **a** A-Striche. **b** V-Striche. **c** „Tannenbäumchen".

- Varizen (im Sitzen möglich), Warzen und Muttermale aussparen;
- Vorsicht bei Patienten mit schwach ausgeprägter Muskulatur, da der Druck hier schmerzhaft sein kann.
- Gussdauer: ca. 3 bis 4 min;
- Wassermenge: ca. 55 l.

Blitzguss-Massagebad: Eine sehr reizstarke Anwendung ist das *Blitzguss-Massagebad* (nach Fey), bei dem warme Vollbäder oder ¾-Bäder mit Heißblitzgüssen kombiniert werden.

Der Ablauf beim Blitzguss-Massagebad folgt der „5-B-Regel": *Bad – Blitz – Bad – Blitz – Bett.*

5.4.5 Dämpfe

Von den vielen, früher üblichen Teil- und Ganzkörperdämpfen haben sich nur der Kopfdampf und der Oberkörperdampf behaupten können.

Für den professionellen Einsatz von Dämpfen empfiehlt es sich, eine stationäre Anlage einzurichten, damit die Verletzungsgefahr verringert und der Arbeitsaufwand reduziert wird.

Als sehr zweckmäßig erweist sich eine tischähnliche Vorrichtung mit zwei Platten aus Edelstahl; bei der sich in der oberen Platte eine Aussparung befindet, in die ein Topf mit ca. 3–5 l Fassungsvermögen passt. Auf der unteren Platte befindet sich eine elektrische Kochplatte. Beide Platten sind so an einer Wand befestigt, dass der Patient, bequem über den Topf gebeugt, sitzend davor Platz nehmen kann. Der Topf sollte mit einer Abdeckung versehen sein, durch die man den Dampfaustritt regulieren kann. Durch zwei (über Kopfhöhe aus der Wand ragende) Stäbe kann ein großes Baumwolltuch und darüber eine Wolldecke gebreitet werden, die den Patienten umhüllen.

Die Wärmewirkung des Dampfes kann durch Zusätze von Kräutern und ätherischen Ölen gesteigert werden. Als bei Erkältungen besonders wirksam auf die oberen Luftwege haben sich Kopf- und Oberkörperdämpfe mit alkoholischen Kamillenauszügen gezeigt.

5.5 Krankheitsbild bezogene Anwendungen – Überprüfen Sie Ihr Wissen

Versuchen Sie für folgende Krankheitsbilder passende Anwendungen aus der HBT (Hydro- und Balneotherapie) zu finden:
- Periphere arterielle Verschlusskrankheit (PAVK);
- chronisch venöse Insuffizienz (CVI);
- arterielle Hypertonie;
- arterielle Hypotonie;
- Asthma bronchiale.

Welche therapeutischen Ziele streben Sie an und mit welchen ergänzenden Maßnahmen der Physikalischen Therapie könnten Sie diese erreichen? Überlegen Sie auch, welche hydrotherapeutischen Maßnahmen der Hydrotherapie kontraindiziert sein könnten. Was könnten Sie durch eine Patientenschulung erreichen? Vergleichen Sie Ihre Antworten mit der Musterlösung!

5.5.1 Lösungsvorschläge

Periphere arterielle Verschlusskrankheit (PAVK)

HBT-Maßnahmen:
- CO_2-Bäder,
- Wechselbäder (Arm-, Fuß-, Sitzbäder);
- Bürstenbad;
- Sauna;
- Wechselgüsse (Arm-, Knie-, Schenkelgüsse);
- Lumbalguss (segmentale Reaktion);
- Wasser-/Tautreten;
- Waschungen (Okw, Ukw);
- Wickel (lokal oder über konsensuelle Reaktion);
- ansteigende Teilbäder (konsensuelle Reaktion).

Nichtindizierte HBT-Behandlungen:
- Wechselbäder nicht mehr bei Stadium III, jedoch konsensuell wirkende Behandlungen möglich (z. B. ansteigende Armbäder bei PAVK in den Beinen).

Geeignete Kombibehandlungen:
- Bindegewebsmassage (BGM);
- Bewegungstherapie (Gymnastik, Spazieren, Radfahren, Schwimmen);
- Elektrotherapie (Stangerbad, 4-Zellen-Bad);
- Ultraschallbehandlung subaqual (Ultraschallbehandlung im Wasserbad);
- Informationsgruppe (zu Themen wie: Rauchen, Motivation, Ernährung);
- Fango, Heusack;
- Trockenbürsten.

Therapeutische Absicht:
- Verlängern der beschwerdefreien Gehstrecke;
- Schmerzlinderung;
- Bildung kollateraler Gefäßbahnen anregen;
- Gefäßtraining.

Patientenschulung:
- Aufklären des Patienten;
- Ausschalten der Risikofaktoren;
- Erlernen der Selbstausführung von Güssen und Bädern zum Gefäßtraining;
- Erlernen von dosiertem Bewegungstraining (zur Bildung von Kollateralbahnen).

Chronisch venöse Insuffizienz (CVI)

HBT-Maßnahmen:
- Güsse (Knie-, Schenkel-, Wechselknie- und Wechselschenkelguss);
- Wechselfußbad (ggf. warme Abschnitte nur bis Höhe Knöchel und kürzere Anwendungszeit);
- Lehm- und Quarkpflaster bei akuter Phlebitis, Thrombophlebitis;
- Beinwickel (Lehmwasser-, Retterspitz-, Quarkwickel);
- Wassertreten, Tau- und Schneelaufen;
- CO_2-Bad.

Nichtindizierte HBT-Behandlungen:
- lang andauernde Wärmeapplikationen an den Beinen;
- Anwendungen mit mechanischen Reizen im betroffenen Gebiet.

Geeignete Kombibehandlungen:
- BGM;
- Atemgymnastik (ATG);
- Elektrotherapie (Schwellstrom);
- Ultraschall (subaqual);
- Venengymnastik;
- Gewichtsreduktion;
- Komplexe Physikalische Entstauungstherapie (KPE) mit Manueller Lymphdrainage, Kompression, Bewegungsübungen;
- 2-Zellen-Bad.

Therapeutische Absicht:
- Venentonus erhöhen;
- Trophikverbesserung;
- Muskelvenenpumpe aktivieren.

Patientenschulung:
- Aufklären des Patienten;
- Erlernen geeigneter Bewegungsübungen;
- Erlernen des Anlegens von Kompressionsverbänden oder Stützstrümpfen;
- Anregen zum Nikotinverzicht;
- Erlernen der Wahl geeigneter Kleidung/Schuhe;
- Erlernen der Selbstanwendung kleiner hydrotherapeutischer Anwendungen;
- Hautpflege.

Arterielle Hypertonie

HBT-Maßnahmen:
- CO_2-Bad (ca. 34 °C, 20 min);
- Vollbäder und ¾-Bäder mit sedierenden Zusätzen (Melisse, Baldrian), ca. 37 °C, 20 min;
- Teilbäder (Arm-, Fußbad), 10 min, Zusätze: Melisse, Baldrian;
- Wechselarmbad, Wechselfußbad, 5 min warm und ca. 10 s kalt (2mal wechseln);
- ansteigendes Arm-, Fußbad, 36–39 °C, 15 min;
- Güsse (Wechselarmguss und Wechselknieguss);

- Lendenwickel (wärmeproduzierend/wärmestauend);
- Waschungen (Okw, Ukw, ab 2. Woche Gw);
- Wickel (Lendenwickel mit Essig);
- Wassertreten;
- Sauna.

Nichtindizierte HBT-Behandlungen
- längere Kaltanwendungen;
- Tauchbecken nach Sauna.

Geeignete Kombibehandlungen:
- BGM;
- Klassische Massagetherapie (KLM) (allgemeine Sedierung, Kapillarisierung (Öffnung ruhender Kapillargefäße, Erweiterung und Verlängerung bestehender Kapillargefäße und Neubildung von Kapillargefäßen), Senkung des peripheren Gefäßwiderstandes);
- Bewegungstherapie (Wandern, Radfahren, Gymnastik);
- Atem- und Entspannungsübungen.

Therapeutische Absicht:
- Gefäßtraining;
- Senken des peripheren Gefäßwiderstandes;
- vegetativer Ausgleich (von sympathikoton nach vagoton).

Patientenschulung:
- Aufklären des Patienten;
- Anregung zu regelmäßigen Blutdruckkontrollen und zur konsequenten Medikamenteneinnahme;
- Erlernen von Stressmanagement und Entspannungstechniken;
- Gewichtsreduktion bei Übergewicht (u. a. durch regelmäßige körperliche Betätigung);
- Anregung zur Mäßigung des Alkoholgenusses;
- Anregung zum Nikotinverzicht.

Arterielle Hypotonie (niedriger Blutdruck)

HBT-Maßnahmen:
- Wassertreten, Taulaufen, Schneegehen;
- kalte Waschungen (Okw, Ukw);
- Güsse (Ag, Bg; O, S, kalt oder als Wechselguss verabreicht);
- Bäder (kaltes Armbad, Wechselarmbad, Wechselfußbad – Zusatz: Rosmarin).

Nichtindizierte HBT-Behandlungen:
- lange und großflächige Wärmeanwendungen;

> Achtung! Der Wechselknieguss führt beim 2. Warmanteil häufig zu Schwindelanfällen!

Geeignete Kombibehandlungen:
- Bürstenmassagen;
- Bewegungstherapie (Gehen, Wandern, Schwimmen etc.);
- Kneipp-Therapie als aktives Gefäßtraining für das Kreislaufsystem;

Therapeutische Absicht:
- ausgeglichener Wärmehaushalt;
- Gefäßtraining.

Patientenschulung:
- Aufklären des Patienten;
- Erlernen der Selbstanwendung kleiner hydrotherapeutischer Anwendungen (Bürstenmassagen);
- Ordnungstherapie (ausgeglichenen Schlaf-Wach-Rhythmus erreichen);
- Zur ausreichenden Flüssigkeitszufuhr (Wasser 2,5–3 l) informieren;
- Anwendung von Wechselduschen (warm-kalt);
- Anregen regelmäßiger (täglicher) sportlicher Betätigung (Radfahren, Spazieren, Wandern, Schwimmen);
- Erlernen Übermüdung und Überbelastung zu vermeiden;
- Anregen zum Stützstrümpfe tragen bei Krampfadern.

Asthma bronchiale

HBT-Maßnahmen:
- Wechselgüsse (Arm-, Knie-, Brust-, Ober- und Rückenguss);
- Heißblitz Rücken;
- Bürstenmassagen;
- Waschungen (Okw, Ukw);
- Bäder (ansteigendes Fußbad, Armbad mit Thymian, Überwärmungsbad);
- Wickel und Auflagen (Arm- u. Brustwickel, Heusack auf Brust oder Rücken; Heiße Rolle);
- Inhalationen;
- Sauna.

Nichtindizierte HBT-Behandlungen:
- große Schwitzpackungen (werden häufig schlecht vertragen);

Geeignete Kombibehandlungen:
- Krankengymnastik (ATG, Lagerungen, Entspannungstechniken);

- Bewegungstherapie (ATG, Gruppengymnastik, Wandern, Schwimmen);
- Massagen (KLM, BGM, Segment-, Periost- und Fußreflexzonenmassagen);
- Entspannungstherapien; eventuell Psychotherapie;
- Elektrotherapie (Kurzwelle);
- Ultraschall.

Patientenschulung:
- Aufklären des Patienten;
- Erlernen von Entspannungstechniken;
- Erhöhen der Stresstoleranz durch Abhärtung;
- Erlernen einfacher hydrotherapeutischer Anwendungen;
- Erlernen sinnvoll dosierter Medikamenteneinnahme.

Therapeutische Absicht:
- Mobilisieren des Zwerchfells, das Überwinden der Inspirationsstarre;
- Lockern der Atemhilfsmuskulatur;
- Schleimlösen, Erleichtern des Abhustens.

5.6 Wasseranwendungen zur Gesundheitsvorsorge

5.6.1 Stärken der Abwehr durch natürliche Reize

Taulaufen – Wassertreten – Schneegehen

Taulaufen, Wassertreten und Schneegehen sind abhärtende Übungen, die in der Wirkung ähnlich, in der Reizstärke aber verschieden sind.
- Praktische Tipps zum Taulaufen:
  - Das Taulaufen als frühe, morgendliche Anwendung nimmt wenige Minuten in Anspruch und sollte unmittelbar nach dem Aufstehen durchgeführt werden.
  - Durch das taunasse Gras wird ein thermischer Reiz gesetzt, der reaktiv die Hautdurchblutung anregt (aktive Hyperämie). Barfuß gehen aktiviert und kräftigt die Fuß- und Unterschenkelmuskulatur, wodurch der venöse Rückstrom des Blutes (Muskel-Venen-Pumpe) gefördert und die Statik des Fußes gefestigt wird.
  - Steht eine größere Rasen- oder Wiesenfläche zur Verfügung, so ist es sinnvoll, Strümpfe und Schuhe mitzunehmen, damit sie bei beginnendem Kältegefühl – nach Abstreifen der Feuchtigkeit – angezogen werden können.
- Praktische Tipps zum Wassertreten:
  - Das Wassertreten, ursprünglich aus dem Waten in Wiesenbächen während des Wanderns entstanden, ist mittels eines großen Eimers oder der Badewanne jederzeit auch im häuslichen Bereich durchführbar.
  - Das Wasser sollte wadenhoch und kalt sein. Abwechselndes Herausheben der Beine (Storchengang) bewirkt einen thermischen Wechselreiz zwischen dem stark wärmeentziehenden Wasser und der wärmeren Luft.
  - Durch die Aktivität der Muskel-Venen-Pumpe wird besonders der venöse Rückfluss des Blutes angeregt, durch den Kaltreiz wird der Gefäßtonus der Venen erhöht. Auch die arterielle Blutversorgung wird angeregt.
  - Das Wassertreten sollte beendet sein, bevor ein schneidendes Kältegefühl einsetzt. Nach Abstreifen des Wassers kann durch aktive Bewegung (schneller Spaziergang, Fußgymnastik) rasche Wiedererwärmung erreicht werden.
  - Die geeignete Zeit für das Wassertreten ist der Nachmittag oder der frühe Abend.
- Praktische Tipps zum Schneegehen:
  - Das Gehen im frisch gefallenen, weichen Schnee stellt einen starken thermischen Reiz dar, der zu Beginn nur Sekunden dauern sollte.
  - Die rasch einsetzende Rötung der Haut weist auf eine starke Gefäßreaktion hin und das danach einsetzende, lange anhaltende Wärmegefühl ist Ergebnis der reaktiven verstärkten Durchblutung.
  - Nach dem Schneegehen sollten die Füße gründlich frottiert und durch das Tragen von Wollsocken warm gehalten werden.

Wirkungen:
- verbesserte Durchblutung (arterieller Zu- und venöser Rückfluss);
- die Anfälligkeit für Infektionen wird verringert;
- das vegetative Nervensystem wird harmonisiert;

Die abhärtenden Übungen sollten nicht angewendet werden:
- bei akuten Nieren-, Blasen- oder Harnwegserkrankungen;
- während der Menstruation;
- bei bestehendem Kältegefühl.

Literatur

Brüggemann W. Kneipptherapie: Ein bewährtes Naturheilverfahren. 2. Aufl., Berlin, Heidelberg: Springer; 1986.

Gillert O, Rullfs W. Hydrotherapie und Balneotherapie. Theorie und Praxis. 11. Aufl. München: Pflaum; 1990.

Hentschel HD. Naturheilverfahren in der ärztlichen Praxis. Köln: Deutscher Ärzte-Verlag; 1991.

Hildebrandt G. Blattgerste M. In: Hildebrandt G, Hrsg. Physikalische Medizin. Bd. 1. Physiologische Grundlagen, Thermo- und Hydrotherapie, Balneologie und medizinische Klimatologie. Stuttgart; Hippokrates: 1990.

Kaiser JH. Kneippkur – richtig durchgeführt. München: Ehrenwirth; 1981:30.

Krauß H. Hydrotherapie. 3. Aufl. Berlin: VEB Volk und Gesundheit; 1975.

Schleinkofer G. Guss-Fibel. Bad Wörishofen: Kneipp-Verlag; 2003.

Schleinkofer G, Bachmann R. Natürlich gesund mit Kneipp. 3. Aufl. Stuttgart: Trias; 2003.

Schnizer W, Prazel HG. Handbuch der Medizinischen Bäder. Heidelberg: Haug; 1992.

Schnizer W. In: Bühring M, Kemper FH, Hrsg. Naturheilverfahren und unkonventionelle medizinische Richtungen. Berlin, Heidelberg, New York: Springer (Loseblatt Systeme); 1996.

Schulz M. Bewegen und Bewegtsein im Wasser. Heidelberg: Pflaum; 1999: 22.

Thews G, Vaupel P. Vegetative Physiologie. 3. Aufl. Berlin, Heidelberg; Springer: 1997.

Winternitz W. Die Hydrotherapie auf klinischer und physiologischer Grundlage. 2. Aufl. Wien, Leipzig: Urban u. Schwarzenberg; 1890.

Internetseiten

www.med-serv.de/ma-1445-NYHA.html
www.wikipedia.org/wiki/Auftrieb

6 Balneotherapie – Bäderheilkunde · 207

6.1 Definition · 207
6.2 Geschichte der Balneotherapie und Klimaheilkunde · 208
6.3 Stellung der Balneologie in der Medizin · 210
6.4 Trinkkuren · 211
6.5 Inhalationskur · 212
6.6 Heilwässer · 214
6.7 Wirkung der Heilbäder · 216
6.8 Reizstärke in der Balneotherapie · 217
6.9 Spezielle Heilbäder · 218

Balneotherapie ist eine kurortspezifische Therapie – sie nützt Heilmittel des Bodens, der Luft, des Klimas, des Meeres.

Schon die alten Römer wussten: Bäder, Wein und Liebe verderben unsere Körper. Doch sie machen erst das Leben aus!!!

Heilbad: charakteristisch sind chemisch definierte Inhaltsstoffe

Ein Solebad unterdrückt Stresshormone und entspannt die Muskulatur.

Inhalationskuren helfen bei chronischen Atemwegserkrankungen

6 Balneotherapie – Bäderheilkunde

Elke Teloo

6.1 Definition

Balneotherapie (gr. *balaneion* „Bade- oder Kurort" und lat. *balineum/balnearium* „Bad" oder *Bäderheilkunde*) umfasst die Lehre und Therapie der natürlich vorkommenden, ortsgebundenen Heilmittel.

Dies sind die therapeutisch nutzbaren Heilmittel des Bodens, der Luft, des Meeres und des Klimas (Peloide, Heilgase, Heilquellen).

Balneologie ist die Lehre der therapeutischen Anwendung von Bädern und die Verwendung der darin enthaltenen Wirkstoffe. Sie ist im weitesten Sinne eine *kurortspezifische Therapie*.

Die Balneotherapie hat viele Berührungspunkte mit den unterschiedlichsten Arten der Naturwissenschaften wie z. B. der Geologie, Mineralogie, Hydrologie, Chemie und nicht zuletzt der Physik. Als therapeutische Disziplin im Rahmen der Physikalischen Medizin finden sich die engsten Berührungspunkte jedoch mit der Pharmakologie und den klinischen Fachgebieten, wie z. B. mit der Inneren Medizin oder der Gynäkologie.

Die Balneotherapie umfasst dabei aber mehr Anwendungsformen als nur Bäderapplikationen, wobei die Wirkungen des Badens in Heilwässern natürlicher Herkunft der wichtigste Teil der Bäderlehre ist.

Balneologie ist der umfassende Begriff für die gesamte Kurortmedizin. In der englischen Fachliteratur zu diesem Thema wird dafür der Begriff *Medical Hydrology* (medizinische Balneologie oder Bäderheilkunde) verwendet.

Therapiebausteine der Kurortmedizin

- Ortswechsel (Klima- und Milieuwechsel);
- Klimaexposition (Wetter, Temperatur, Luft);
- balneologische Anwendungen (Bäder, Trinkkuren, Inhalationen);
- Physikalische Therapie (Bewegungstherapie, Massage, Elektrotherapie);
- Diät (Ernährungsberatung, Ernährungsumstellung);
- Psychotherapie (Entspannungsverfahren, Gesprächstherapie);
- Gesundheitsbildung (Beratung, Aufklärung, Verhaltenseinübung).

In die Balneologie werden im erweiterten Sinne auch Kurortbehandlungen an der See mit einbezogen. Die Kombination aus dem Bad im Meerwasser und den Einflüssen des Seeklimas ergeben hier den Charakter einer umfassenden Balneotherapie.

Noch spezieller auf die Möglichkeiten der Meer- und Seeklimatherapie weist der Ausdruck *Thalassotherapie* hin (gr. *thalassa* „das Meer").

Die Lehre von der Balneologie schließt Trinkkuren und Inhalationen mit ein. Trinkkuren können hier genannt werden, da für sie die Heilwässer von großer Bedeutung sind.

Allerdings sind Trink- und Inhalationskuren, streng genommen, keine Behandlungen der Physikalischen Therapie, sondern Verordnungen pharmakologischen Ursprungs.

Trinkkuren werden aber dennoch zur Balneotherapie gezählt, sie stellen eine besondere Art der Medikamentengabe dar und haben in der Wirkungsweise starke Verwandtschaft zu den wirkstoffhaltigen Bädern. Denn wer regelmäßig mineralstoffhaltige Quellwässer trinkt, nimmt die Inhaltsstoffe (z. B. Eisen, Iod, Schwefel, Magnesium) ebenso auf wie beim Baden in wirkstoffhaltigem Wasser. Die Aufnahme der Inhaltsstoffe erfolgt also entweder beim normalen Trinkvorgang (Trinkkur), durch Resorption über die Mund- und Magenschleimhäute oder per Resorption über die Haut (Bäderkur).

In der modernen Kurorttherapie sowie in der gesamten Physikalischen Therapie hat sich die Auffassung durchgesetzt, dass die entscheidenden Wirkmechanismen der Balneologie auf den Prinzipien der *natürlichen Therapie* beruhen. Damit ist das Auslösen oder Einleiten körpereigener Reaktionen gemeint und die darauf einsetzende *Selbstheilung* des Körpers.

6.2 Geschichte der Balneotherapie und Klimaheilkunde

6.2.1 Balneotherapie

Geschichtlich gesehen hat die Balneotherapie im Laufe der Zeit viele Phasen der Blüte erlebt, an die sich aber auch immer wieder lange Phasen eines „medizinischen Schattendaseins" anschlossen.

Für alle Zeiten der Geschichtsschreibung finden sich literarische, archäologisch-architektonische, kunstgeschichtliche sowie geistes- und sozialwissenschaftliche Quellen, die auf hoch entwickelte Formen der Anwendung von Wasser, als Heilquellen oder andere Formen der Heilbehandlung mit natürlich vorkommenden Materialien (Schlamm, Schlick, Moor) hinweisen.

Durch ihre auffällige Erscheinungsform (Mineralstoffgehalt, unterschiedliche Temperaturen u. a.) zogen die natürlichen Heilquellen die Menschen in ihrer näheren und weiteren Umgebung immer schon in ihren Bann. Die Entwicklung von Kurorten war dabei immer starken Einflüssen der kulturellen, wirtschaftlichen und gesellschaftlichen Gegebenheiten unterworfen.

Als älteste, bis heute bekannte Quelle, die ein Zeugnis der Nutzung zu Heilzwecken darstellt, gilt eine bronzezeitliche, vorrömische Darstellung einer Quelle (Mauritiusquelle, St. Moritz), deren Alter auf über 3500 Jahre geschätzt wird.

Bereits die Griechen kannten verschiedene Anwendungsformen von Heilwässern. Hippokrates warnte damals schon in seinen Schriften vor der wahllosen Nutzung von mineralhaltigen Quellen und wies auf deren unterschiedliche Stoffgehalte hin.

Bei den Römern waren die Quellen als echte Heilmittel hoch geschätzt. Der Besuch von Heilbädern zur Behandlung chronischer Erkrankungen wie Gicht, Lähmungen und Nieren-Blasen-Erkrankungen wurde z. B. vom Arzt Galen (131–201 n. Chr.) ärztlich angeordnet.

Plinius (23–79 n. Chr.) erwähnt in seinen medizinischen Schriften die Verwendung von Mineralquellen für Trink- und Badekur und die Anwendung ihrer Schlamme als Packung. Hauptziel der römischen Bäderanwendungen war jedoch das Schwitzen (Kap. 4; Thermotherapie/Sauna) zur Erhaltung der Gesundheit.

Die Schwitzanwendungen fanden dort statt, wo natürliche heiße Quellen (Thermen) aus dem Boden an die Oberfläche traten. So beispielsweise am Meerbusen von Neapel und auf der Insel Ischia (Italien).

In der Nähe solcher heilenden Quellen lagen sehr häufig Militärlazarette mit verwundeten Soldaten (z. B. in Vindinossa bei Baden/Schweiz). Um die teuren Legionäre schnell wieder ihrer Aufgabe des Kriegführens zuzuleiten, wurden sie hier intensiv behandelt.

Bald jedoch entwickelte sich die Kultur dieser Heilbäder von der reinen Zweckgebundenheit der Heilung hin zu Orten regen gesellschaftlichen Lebens mit großem Luxus.

Eine römische Grabinschrift aus dem ersten Jahrhundert n. Chr. lautet: „Balnea, vina, venus corrumpunt corpora nostra: sed vitam faciunt balnea, vina, venus".

Bäder, Wein und Liebe verderben unsere Körper. Doch sie machen erst das Leben aus: Bäder, Wein und Liebe" (Anthologia Latina).

Mit dem Untergang des Römischen Reiches verfiel auch die große Badekultur des Altertums. Im Mittelalter entstand durch das Studium arabischer antiker Schriften nach und nach wieder ein hoch entwickeltes, höchst sorgfältig geregeltes Bade- und Kurortwesen.

Allerdings stand schon bald in vielen Badekurorten nicht mehr die Behandlung von Krankheiten im Vordergrund, sondern, wie auch schon zuvor in der Antike, das z. T. recht ausschweifende gesellschaftliche Treiben.

Im 15. und 16. Jahrhundert erschienen zahlreiche Bäderschriften, von denen die des Nürnberger Meistersingers, Barbiers und Chirurgen H. Foltz (1480) als die älteste gilt.

Er beschreibt die Anwendung zahlreicher Bäder und empfiehlt darin, stets vor einer Kur einen Arzt zu konsultieren.

Bei einer dreiwöchigen Kur hielt sich damals der Patient bis zu insgesamt einhundert (!) Stunden im mineralhaltigen Wasser auf. In der Folge war häufig eine *Badedermatitis* zu beobachten; eine nach damaligen humoralpathologischen Vorstellungen durchaus erwünschte Reaktion des Körpers.

Trinkkuren wurden nun auch erstmals in der Dosierung und der Menge genau festgelegt. So verlangte man vom Kurenden, das so genannte *ansteigende und absteigende Trinken* mit einer Trinkmenge von bis zu 3 Litern pro Tag zu absolvieren. Erwünschte und angestrebte Reaktionen waren verstärkte Harnsekretion und Durchfälle.

Ähnliche Vorstellungen über das Trinken großer **Wassermengen** finden sich auch beim Studium der Schriften von Prießnitz (1799–1851).

Die Bedeutung von Paracelsus (1493–1541) für das Badewesen wird kontrovers diskutiert, weil seine Vorstellungen überwiegend alchemistische und naturphilosophische Hintergründe hatten.

Die Zeit der Renaissance brachte eine Reihe von Badeärzten hervor, die sich mehr an der kritischen Empirie orientierten. So entwickelte Dryander (um 1500–1560) die chemische Heilquellenanalyse. Er berichtete eingehend über die Wirkungen der noch heute verwendeten Emser® Sole (Wasser, 2%ige Natriumchloridlösung).

Van Helmont (1577–1644) erbrachte den Nachweis von Kohlensäure und Eisen als Inhaltsstoff von Heilquellen.

Syphilis, die Pest, allgemeine Verarmung, die Abholzung der Wälder und letztendlich der Dreißigjährige Krieg führten zum Niedergang des europäischen Badewesens und damit der Heilbäder. Die Trinkkur führte später zu einer Wiederbelebung des Kurwesens.

Orte mit geeigneten Trinkquellen (Baden-Baden, Bad Ems, Karlsbad, Bad Pyrmont, Bad Schwalbach und Bad Aachen) erlebten einen gesellschaftlichen und wirtschaftlichen Aufschwung durch die Kuraufenthalte fürstlicher Personen mit ihrem zahlreichen Gefolge.

Einer der bedeutendsten Ärzte in der Zeit des Barock (1600–1720) war F. Blondel (1613–1703), der z. B. für die Behandlung von Gelenkleiden systematisierte Bäder-Kurpläne entwickelte und damit bis heute als Vorläufer der modernen Balneotherapie gilt.

Der bekannteste Arzt der Goethezeit (Goethe verbrachte 1114 Tage seines Lebens in Badekurorten) war C. H. W. Hufeland (1762–1836). Sein Werk „Praktische Übersicht der vorzüglichen Heilquellen Teutschlands" (Hufeland 1815) lässt eine hervorragende Kenntnis der einzelnen Heilquellen erkennen. Im selben Jahr erschien eine Zusammenstellung von 242 Mineralquellen-Untersuchungen des Apothekers K. A. Hoffmann aus Weimar (Steudel 1962).

Vom 18. bis zur Mitte des 19. Jahrhunderts wurde die Balneotherapie fast ausschließlich von Trinkkuren beherrscht. Nun wuchs auch die Anzahl der Ärzte kontinuierlich, die sich als *Badearzt* dauerhaft in Kurorten niederließen.

Bedeutende Chemiker wie J. Liebig (1803–1873) und R. Bunsen (1811–1899) führten Analysen der Inhaltsstoffe dieser Heilquellen durch.

Schließlich gründete der Liebig-Schüler R. Fresenius (1818–1897) sein gleichnamiges, bis heute bestehendes Analyselabor für Mineralquellen.

Dennoch fehlten nach wie vor kritisch-empirische oder experimentelle Grundlagen der Balneotherapie.

In der ersten Hälfte des 19. Jahrhunderts entstand zunächst in Elmen bei Magdeburg die erste Sole-Badeanstalt. Weitere Bäder folgten und widmeten sich der Behandlung von Rheumakranken. Erste Versuchsreihen wurden entwickelt und die Beobachtung von Badereaktionen der verschiedenen Patienten begann.

F. W. Beneke (1824–1882) beobachtete z. B. bei der Behandlung rheumatischer Erkrankungen mit kohlensäurehaltigen Solebädern deren günstige Auswirkung auf das Herz (Beneke 1872).

Durch A. Schott (1839–1886) und F. M. Groedel (1881–1951) wurden endlich wissenschaftliche Untersuchungsergebnisse zur CO_2-Bäderbehandlung geliefert.

K. H. Aschoff, Chemiker und Pharmazeut aus Bad Kreuznach, H. Mache, Physiker aus Wien, sowie P. Curie und Th. Laborde, zwei Physiker aus Paris, entdeckten fast zur gleichen Zeit (um 1903) die Radioaktivität in Heilquellen und setzen damit einen weiteren Meilenstein in der Entwicklung der Balneotherapie.

Trotz der vielfältigen, oben angeführten ärztlichen und wissenschaftlichen Leistungen, wurde die Tätigkeit der Badeärzte und ihrer Therapeuten von Seiten der Schulmedizin nicht gewürdigt oder mit größter Skepsis betrachtet.

Nach dem Ersten Weltkrieg konnten sich jedoch mehrere Forschungsinstitute an Kurorten (Bad Nauheim, Bad Oeynhausen, Bad Pyrmont, München) etablieren und an mehreren Universitäten wurden Lehrstühle eingerichtet.

Sie widmeten sich zunächst überwiegend der Erforschung der unmittelbaren Wirkungen der Heilbäder und der übrigen Anwendungsformen der Balneotherapie.

Die Einsicht, dass es sich bei der Balneotherapie überwiegend um eine Regulations- und Reaktionstherapie handelt, die ihre therapeutischen Effekte mit sekundären Anpassungsreaktionen erzielt, setzte sich jedoch erst in den letzten Jahrzehnten durch.

6.2.2 Klimatherapie

Schon im Altertum wurden neben der Behandlung mit Heilquellen auch Klimawechsel sowie Bäder im Meer empfohlen.

Celsus (1. Jahrhundert n. Chr.) hat zum Beispiel zur Behandlung der Lungentuberkulose lange Seereisen mit dem Schiff verordnet.

Leibnitz (1646–1716) untersuchte als Erster den Zusammenhang zwischen Krankheiten und Wetter und bezog sich bei seinen Forschungen auf die systemischen Wetterbeobachtungen von Hoffmann (1660–1742).

Zum Ende des 18. Jahrhunderts begann man in der Medizin, Aufenthalte an der Meeresküste und im Gebirge zu Heilzwecken zu nutzen.

1793 wurde in Heiligendamm (Ostsee) Deutschlands erstes Seebad gegründet; Norderney folgte 1797 als erstes Bad an der Nordsee.

Die Bäder wurden nach französischem und englischem Vorbild medizinisch betrieben und dienten zunächst überwiegend der Behandlung der Skrofulose (Form der Hauttuberkulose).

Die weitaus modernere *Thalassotherapie* wurde erst zu Beginn des 20. Jahrhunderts von C. Haeberlin (1870–1954) in Mitteleuropa eingeführt. Haeberlin berief sich auf bioklimatische und physiologische Grundlagen, die im Wesentlichen von Pfleiderer und seinen Schülern zusammengetragen wurden (Haeberlin, Goeters 1954).

Die Klimatherapie des Hochgebirges wurde 1840 in Interlaken mit der Gründung einer Höhenkuranstalt begonnen; die Eröffnung einer Anstalt für an Skrofulose erkrankte Kinder durch L. Ruedi folgte kurz danach (1841) in Davos.

In den Mittelgebirgen Deutschlands erfolgten die Gründungen von Heilanstalten durch Prießnitz (Gräfenberg/Sudeten), Pingler (Königstein/Taunus), Kneipp (Bad Wörishofen) und Lahmann (Dresden). Diese Orte wurden somit ebenfalls zu heilklimatischen Regionen.

Hermann Bremer erregte 1854 großes Aufsehen mit der Gründung einer Mittelgebirgsanstalt zur Tuberkulosetherapie in Gröbersdorf/Schlesien. Sein Schüler Peter Dettweiler, selbst an Tuberkulose erkrankt und bei Bremer behandelt, führte als erster Mediziner überhaupt die so genannte *Liegekur* zur Behandlung von Tuberkulosekranken ein. Er gründete gleichzeitig eine *Volksheilstätte*, das „Sanatorium Falkenstein" im Taunus, womit nun auch endlich mittellosen Patienten Zugang zur Therapie ermöglicht wurde.

Damit war eine lange Zeit der ausschließlich den wohlhabenden Patienten vorbehaltenen balneologisch-heilklimatischen Tuberkulosebehandlung vorbei und endete wenige Jahre später ganz, nach der Erfindung des Streptomyzins und anderer Tuberkulostatika.

Die noch existierenden Lungenheilstätten dienen heute der Behandlung von Asthmaerkrankungen und unspezifischen Lungen- und Hauterkrankungen.

Mit der Gründung einer heilklimatischen Forschungsstation begann 1919 in St. Blasien (heilklimatischer Kurort im Südschwarzwald) eine enge wissenschaftliche Zusammenarbeit von Meteorologen und Ärzten. Die ersten lufthygienischen Untersuchungen aus dieser Zusammenarbeit gelten bis heute als Ansatz für die Entwicklung der modernen Umwelthygiene.

Bedingt durch die Erweiterung der Sozialversicherungsgesetzgebung sind heute die Aufgaben der Prävention und Rehabilitation als neue Schwerpunkte in der Kurortbehandlung an die ersten Stellen gerückt und Behandlungen in Bädern und Kurorten sind allen Teilen der Bevölkerung zugänglich.

6.3 Stellung der Balneologie in der Medizin

Ein offenes Wort vorweg: Die Position des Fachgebiets *Balneologie und medizinische Klimatologie* ist in unserem Gesundheitswesen denkbar schlecht.

Die nicht enden wollende Diskussion der letzten Jahre über Sinn und Unsinn von Kuren hält nach wie vor unvermindert an. Sachargumente für diese Therapie werden häufig einfach nicht gehört oder für nicht ausschlaggebend erklärt.

So finden die Wirkungsmöglichkeiten der ortsgebundenen Heilmittel kaum Befürworter in der Schulmedizin oder bei den politisch verantwortlichen Gremien. Die medizinischen Wirkungen werden z. T. sogar negiert, mit der Begründung, es mangele bezüglich dieser Anwendungen am wissenschaftlichen Fundament.

Nach wissenschaftlichen Zeitungen mit balneologischen und/oder heilklimatischen Themenstellungen sucht man in medizinischen Literaturlisten meist vergebens.

So erklärt sich u. a. der stete Rückgang der Verordnungen für ortsgebundene Heilmittel. Die in schöner Regelmäßigkeit weiter fortschreitenden, dramatischen sozialrechtlichen Änderungen stellen den Fortbestand der ortsgebundenen Kurorttherapie und -medizin immer öfter in Frage.

Die Kurortbehandlung/Kurortmedizin ist Prävention, Rehabilitation und Krankenhausbehandlung am Kurort, wobei der Erfolg der Therapie von vielen verschiedenen Wirkfaktoren beeinflusst wird.

Heilklima, Heilquelle und Mineralstoffe, die direkt am Ort gebundenen Kurmittel der Bäder- und Klimaheilkunde, müssen unbedingt weiterhin als tragende Basis der Kurortbehandlung angesehen werden und dürfen nicht im Boom der Wellnessangebote untergehen.

6.4 Trinkkuren

Definition: Eine Trinkkur ist eine unter ärztlicher Kontrolle oder nach ärztlicher Vorschrift durchgeführte, wiederholte Aufnahme von exakt dosierten Mengen eines dafür geeigneten Heilwassers. Die Aufnahme findet über einen längeren Zeitraum in festgelegten Zeitabständen (meistens täglich) statt.

Wenn Patienten im Rahmen eines Kuraufenthaltes eine Trinkkur (frühere Bezeichnung: Krenotherapie; gr. *krene* „Quelle") vornehmen, muss die Indikationsstellung dafür vorher genau durch den Bade- oder Kurarzt geprüft werden, denn es findet eine Therapie mit einem peroralen Diätetikum statt (*peroral*: durch den Mund; *Diätetikum*: eine Nahrungsmittelergänzung).

Ebenso wie die anderen Maßnahmen aus dem balneologischen Anwendungsbereich sind auch Trinkkuren *Reizbehandlungen* und setzen ausreichendes Reaktionsvermögen und genügend Kompensationsbereitschaft des zu behandelnden Organismus voraus.

Vor der Verordnung einer Trinkkur durch den Kurarzt müssen alle eventuell vorhandenen Gegenanzeigen beim betreffenden Patienten äußerst sorgfältig abgewägt werden. Unter anderem muss das erhöhte Angebot größerer Wassermengen dem Regulationsvermögen des gesamten Wasser- und Mineralstoffwechsels des jeweiligen Körpers angepasst sein.

Liegen hier gesundheitliche Störungen des Resorptionsvermögens (wie Ödeme renaler oder kardiologischer Ursache oder Kreislaufinsuffizienz) vor, kann die Trinkkur für den betroffenen Patienten als Kontraindikation gewertet werden.

Bei der Zufuhr von Flüssigkeiten kommt es zu einem intensiven Kontakt der Flüssigkeit (sowie deren Inhaltsstoffen) mit den größten Teilen der Schleimhautoberfläche des Gastrointestinaltraktes.

Findet die Flüssigkeitsaufnahme früh am Morgen und im nüchternen Zustand statt, kann es durch die geringe Sekretionsbereitschaft zu verstärkten Reaktionen im Magen-Darm-Trakt kommen.

So können salzhaltige Wässer (ab ca. 3 %iger Konzentration = hypertone Wässer) für Brechreiz und Übelkeit verantwortlich sein, wohingegen alkalireiche Wässer für eine Neutralisation der Magensäure sorgen und so die Magenschleimhaut schützen.

Nach Untersuchungsergebnissen wirkt Hydrogencarbonat mit einer Konzentration von 200 mg/l offenbar besser als Schutzfaktor auf die Magen- und Dünndarmschleimhaut als schleimhautschützende Medikamente (z. B. Maaloxan). Für die Trinkkur werden also immer nur schwach hypertone Wässer verwendet, da sie eine osmotische Wirkung auf die Magenschleimhaut haben, die zur vermehrten Durchblutung und Aufquellung von Magenepithel und Darmzotten führt.

Ob das Bakterium Helicobacter pylori (Keim im Magen, der eine Magenschleimhautentzündung [Gastritis] hervorrufen kann) durch Trinkkuren mit Hydrogencarbonat beeinflussbar ist, wurde bisher leider noch nicht überprüft.

Im Darmbereich kann es zu einer beschleunigten Passage kommen, wenn schwer resorbierbare Ionen der Heilwässer dafür sorgen, dass der Darminhalt flüssig gehalten wird.

Diese Wirkung kann sehr gut zur Behandlung der Obstipation genutzt werden: Wenn, physiologisch bedingt, in der zweiten Hälfte der Nacht die Magen-Darm-Funktion ruhiggestellt wird, kann am Morgen eine erhöhte Flüssigkeitszufuhr mit sulfatreichen Heilwässern mit mehr als 200 mg oder 500 mg/l eine Anregung der Darmperistaltik begünstigen.

Die Peristaltik setzt sich durch den Dünndarm in das Kolon fort und sorgt hier für große peristaltische Bewegungen, die sich wiederum positiv auf den Defäkationsreflex auswirken.

Um diesen Effekt zu erzielen, werden Wässer zum Einsatz gebracht, deren Inhaltsstoffe langsam resorbiert werden und die durch ihre osmotische Wirkung den Darminhalt vergrößern. Durch den entstehenden Dehnungsreiz auf die Rezeptoren der Mukosa (Schleimhaut) wird ein Entleerungsreiz verursacht.

Eine weitere Wirkung von Trinkkuren kann die Kontraktion der Gallenblase mit Entleerung von konzentrierter Blasengalle in das Duodenum (Zwölffingerdarm) sein, unabhängig von der Lebersekretion. Der Gallenreflex kann über nervale Reflexverbindungen (cholinerge Fasern des Vagus) ausgelöst werden (Davenport 1971) oder durch körpereigene Flüssigkeiten (humoral) wie Cholezystokinin-Pankreozymin (Hormon, von der Darmschleimhaut gebildet).

Für diese Reaktion sorgen sulfathaltige Wässer oberhalb einer Konzentration von 90 mval SO_4/l, (val = Grammäquivalent; SO_4 = freies Ion der Schwefelsäure [H_2SO_4] im Organismus), aber auch Heilwässer, deren Konzentrationen deutlich niedriger liegen, sorgen bereits für einen Trainingseffekt auf den muskulären Tonus der Gallenblase.

Der therapeutische Effekt von wiederholten Gallenblasenleerungen liegt möglicherweise in der jeweils stattfindenden Ausschwemmung von abgelagerten Bakterien und kleinen eingelagerten Gallensteinkonkrementen (Gries).

Bei der Erstellung des Kurplans für Patienten mit Gallenblasenbeschwerden sollte auf die verschiedenen, von den Tageszeiten abhängigen Einflüsse Rücksicht genommen werden. Untersuchungen ergaben eine erhöhte Empfindlichkeit für die Zufuhr von Heilwässern in den frühen Morgenstunden. Die nachfolgende Dilatation der Gallenblase am Nachmittag war jeweils besonders stark ausgeprägt.

Während der Passage durch den oberen Verdauungstrakt unterliegen die Heilwässer der steten Vermischung mit Verdauungssekreten oder werden durch die direkte Resorption verändert. Deshalb sollten die ersten Wasserangebote an den Verdauungstrakt bereits am frühen Morgen im nüchternen Zustand stattfinden, wenn die Sekretionsbereitschaft der Drüsen in den Verdauungsorganen noch nicht sehr hoch ist.

Die Menge der resorbierten Stoffe hängt dabei entscheidend vom jeweiligen Darmabschnitt, vom Darminhalt und vom Milieu der Darmflora ab.

Wasser, Natrium, Kalium und Chlor werden in Anteilen bereits im Magen resorbiert. In einer Minute wird 2,5 % des gesamten zugeführten Volumens von Wasser aufgenommen; im Verlauf des gesamten Dünndarms erfolgt dagegen erst die Resorption der Mineralstoffe Calcium und Magnesium. Calcium wird dabei über einen aktiven Prozess durch Vitamin D komplett aufgenommen, während Magnesium zu weniger als 25 % aus der getrunkenen Gesamtvolumenmenge resorbiert wird.

Natriumreiche Wässer in hoher Dosierung verbessern die Fließeigenschaften des Blutes, können aber gleichzeitig bei salzsensitiver arterieller Hypertonie kontraindiziert sein.

Einige Wirkungen der Trinkkur mit Heilwässern:
- Sulfat: abführend bei Obstipation, stimuliert die Cholerese (Absonderung von Gallensäure in die Gallenblase);
- Calciumcarbonat/Magnesiumcarbonat: wirken protektiv (schützend) auf die Magen-Darm-Schleimhäute;
- Magnesium, Calcium, Kalium, Fluor und Iod: treten nicht als reine Quelle auf. Sie wirken deshalb nur in Kombination mit anderen, oben genannten Mineralstoffen und werden bei Mangelerscheinungen ergänzt.

6.5 Inhalationskur

Definition: Bei der Inhalationsbehandlung werden über die eingeatmete Luft therapeutisch wirksame Substanzen zu den verschiedenen Abschnitten der Atemwege an den Ort ihrer Wirkung gebracht oder zur Resorption in den Alveolarraum transportiert. (Als *Alveolarraum* werden die letzten sieben Verzweigungen der Luftwege bezeichnet, hier findet durch die Alveolen der Gasaustausch statt.)

Die Inhalationsbehandlung hat von den Kurorten aus ihren Weg in die nicht ortsgebundene Therapie genommen; ursprünglich wurden nur am Ort der Quelle die natürlichen Gase und Dämpfe (z. B. Schwefel) eingeatmet.

Erst die technische Entwicklung für die Herstellung von Aerosolen (winzige Teilchen oder Tröpfchen, die in der Luft schweben) und Verneblungen (hochfeine Versprühung) von Flüssigkeiten ermöglichte die kurortferne Inhalationstherapie.

Eine Inhalation ist in der Wirkung mit der kutanen Applikation von Medikamenten durchaus vergleichbar, wobei das Aerosol direkt im Kontakt mit den Schleimhäuten des Atemtraktes wirkt.

Zwischen der kurortnahen und der in Kliniken und Praxen weit verbreiteten Aerosoltherapie bestehen Unterschiede.

In den Kurorten werden die ortsgebundenen Heilwässer direkt zur Inhalationstherapie verwendet und es stehen den Kurgästen in den darauf spezialisierten Kurorten verschiedenste Möglichkeiten zur Inhalation zur Verfügung. So kann dort zwischen *Inhalation durch Apparate*, *Rauminhalation* oder *Freiluftinhalation* (**Abb. 6.1**) gewählt werden.

Zwar sollen die ortsgebundenen Inhalationskuren in erster Linie lokale Wirkungen im Atemtrakt erzielen, man kann aber die Heilerfolge immer nur

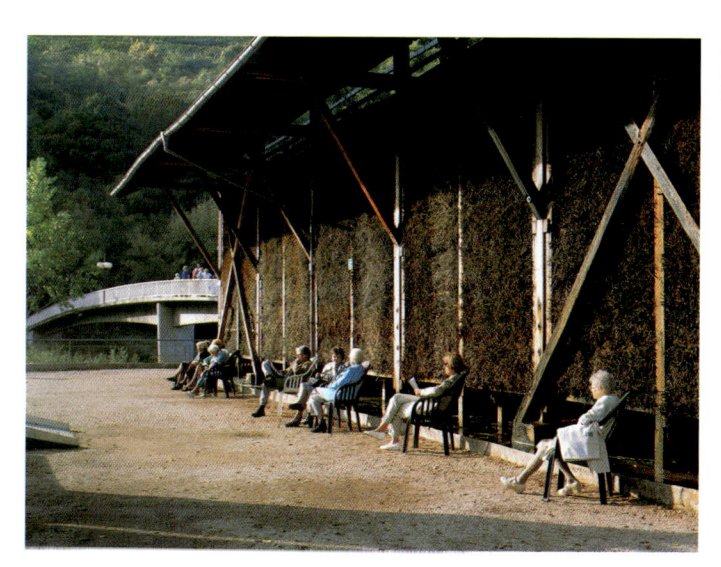

Abb. 6.1 Freiluftinhalation Sole Gradierstollen, Bad Kreuznach (mit Genehmigung Studio Heisterkamp, Bad Kreuznach).

im Zusammenhang mit den anderen Allgemeinwirkungen eines Kuraufenthaltes betrachten.

Inhalationen werden hauptsächlich aus den folgenden Gründen ausgeführt:
- zur Befeuchtung der Schleimhäute der oberen Atemwege;
- zur besseren Belüftung der oberen und unteren Atemwege;
- zur Behandlung der Schleimhäute, in die das Aerosol gelangen soll.

Um eine direkte Wirkung auf die Schleimhäute und den Bronchialbaum zu erzielen, müssen die Tröpfchen der Flüssigkeit eine bestimmte Größe haben. In die Bronchien gelangen nur Partikel, die einen Durchmesser von 0,5 bis 10 Mikrometer (µm) haben, während die oberen Atemwege auch mit größeren Tröpfchen behandelt werden können.

6.5.1 Aerosole

Definition: Unter Aerosolen versteht man schwebende Partikel aus Gasen (Luft), die einen Durchmesser von 0,001 bis 100 µm haben. Sie können aus festen oder flüssigen Partikeln oder aus einem Gemisch aus beidem bestehen.

Für die Behandlung von Bronchialerkrankungen sollte die Inhalation immer über den Mund erfolgen. Die Nase ist nicht optimal geeignet, da sie ein hervorragender Aerosolfilter ist. Das bedeutet, dass alle Tröpfchen über 2 µm Durchmesser absolut zuverlässig bereits in der Nase abgefangen werden und nicht in die Atemwege gelangen können.

Deshalb ist ein Mundstück einer Inhalationsmaske immer vorzuziehen, außer bei der Behandlung von Kleinstkindern, bei denen die Nasenatmung durch eine Klemme oder Watte ausgeschlossen werden sollte.

Zur Verneblung der Aerosole werden verschiedene Gerätetypen verwendet.

Hier ist zunächst der *Prallkopfvernebler* zu nennen, bei dem es sich um einen Druckluftvernebler handelt. Er wird am häufigsten zur Inhalationstherapie eingesetzt.

Eine weitere Möglichkeit der Aerosolverneblung besteht durch einen *Ultraschallvernebler*. Er kann besonders kleine Tröpfchengrößen vernebeln und kann deshalb besonders gut bei allen Formen der Bronchitiden eingesetzt werden. Ultraschallvernebler werden überwiegend im klinischen Bereich eingesetzt.

Natürliche Aerosole können als Freiluftinhalation, z. B. in der Meeresbrandung (Gischt) oder an Gradierwerken (Berieseln von Reisigruten mit Sole) inhaliert werden.

Dabei dürfen aber die anderen, negativ wirkenden Inhalationsstoffe nicht vergessen werden. Es handelt sich dabei z. B. um die Schadstoffbelastung der Luft durch Autoabgase, Feinstäube etc., den meteorologischen Nebel als Naturphänomen (der sich meistens negativ auf das erkrankte Bronchialsystem auswirkt) oder die „Private Pollution", beispielsweise durch Zigarettenrauch.

Die natürlichen Aerosole wie Kochsalzlösungen oder Bicarbonatlösungen werden häufig als Trägerlösungen für Medikamenteninhalationen verwendet. (Beispielsweise für die Aufnahme von β_2-Sympathomimetika, eine Medikamentengruppe, die die Wirkungen des Sympathikus bzw. der Katecholamine – Adrenalin, Noradrenalin – nachahmt.)

Die häufigsten Indikationen für eine Inhalationskur sind chronische und rezidivierende exsudative Atemwegserkrankungen bei Kindern. Hier sind die Schleimhäute der Nase, der Nasennebenhöhlen und des Rachenraums bis hin zu den Bronchien betroffen. Während in der frühesten Kindheit *bakterielle* Infektionen oftmals das auslösende Agens darstellen, kommen mit zunehmendem Alter (bis zum Erwachsenenalter) immer mehr *allergische* Auslöser hinzu.

Die Klima- und Balneotherapie soll bei der Behandlung durch Luftbäder, Bewegungstherapie, Wandern, Sole- oder Seebäder im milden oder stärkeren Reizklima vorwiegend dem Ziel der *Abhärtung* dienen und, durch eine möglichst große räumliche Distanz, Abstand zu den auslösenden Stoffen am Heimatort herstellen.

Als zusätzliche therapeutische Maßnahmen zur Sole- oder Meerwasserinhalation bieten sich Atemtherapie, Bindegewebs- oder Atemmassage sowie Kneipp-Anwendungen an.

Als Kontraindikation für Inhalationen ist die direkte Konfrontation mit Allergenen (auslösende Stoffe der Allergie) im Inhalat selbst zu nennen. Dazu muss der Therapie ein genauer Allergietest auf möglichst viele fragliche Stoffe vorausgehen.

6.6 Heilwässer

Die Art der Inhaltsstoffe, die Menge und die Temperatur unterscheiden die zu Bädern, Trinkkuren oder Inhalationen verwendeten Heilwässer.

Natürliche Heilwässer entstammen Quellen, die entweder aus eigener Kraft zutage treten oder durch Bohrungen künstlich erschlossen wurden. Diese Wässer werden von Heilbäder- oder Kurbetrieben zu therapeutischen Zwecken angewendet oder von Heilbrunnenbetrieben in Behälter abgefüllt und als Versandheilwässer (Fertigarzneimittel) vertrieben. Versandheilwässer sind gesetzlich als Arzneimittel zu werten. Ihre Mindestkonzentration und die Indikation werden durch das Bundesinstitut für Arzneimittel und Medizinprodukte festgelegt. Mineralwässer dagegen sind Lebensmittel.

6.6.1 Entstehung von Heilquellen

Ein großer Teil des in Quellen oder Brunnen zutage tretenden Wassers ist ursprünglich Niederschlagswasser. Es gelangt über durchlässige Schichten in den Untergrund und wird beim Eindringen in die Tiefe etwa alle 33 Meter um 1 Grad Celsius erwärmt.

Nimmt es auf seinem Weg in die Tiefe den Weg durch undurchlässiges Gestein, wird es mit jedem Meter zwar erwärmt, nimmt aber wenig Mineralstoffe auf.

Wenn der Weg in die Tiefe entsprechend lang war, entsteht eine Therme. Nimmt das Wasser jedoch auf dem Weg durch die tiefen Gesteinsschichten z. B. Kohlenstoffdioxid (CO_2) auf, verändern sich die Löslichkeitsverhältnisse wesentlich.

Das Sickern durch die unterschiedlichen Gesteinsschichten bedingt eine Zunahme des Mineralstoffgehaltes des Wassers. Es werden überwiegend Calcium- und Hydrogencarbonat gebildet.

CO_2 erhöht nicht nur das Lösungsvermögen des Wassers (wenn Gas und Wasser zusammen in Quellen vorkommen, löst sich ein Teil des Gases im Wasser); Kohlenstoffdioxid ist auch für das Aufsteigen des Quellwassers aus der Tiefe zurück an die Oberfläche verantwortlich; das wird bei kohlensäurehaltigen Wässern durch das typische *Sprudeln* sehr deutlich sichtbar.

Durch das Auslaugen von Salzlagerstätten wird ebenfalls bei einem Teil der Heilwässer ein höherer Mineralstoffgehalt erreicht. Die Mineralisation des Wassers kann also entweder durch das soeben erwähnte Auslaugen der Salze oder durch das Aufnehmen von Mineralien beim Durchsickern von Gipslagern und Kalkgestein stattfinden.

Aus einem Gipslager können zusätzlich Schwefelverbindungen (Sulfate) mit ausgeschwemmt werden, woraus – durch Reduktion (das Gegenteil von Oxidation) – Sulfid entstehen kann, das in der Fachliteratur als Sulfidschwefel aufgeführt wird (Kühnau 1954, Schoger 1962).

Für eine Neuerschließung von Quellen und um die Gewinnung eines neuen Heilwassers sicherzustellen, müssen die geologischen Gegebenheiten vorher genauestens erforscht werden.

Die Festlegung für die Grenzen zwischen einem *Trinkwasser* (im Sinne der Trinkwasserverordnung), einem *Heilwasser* für Kurorte, Heilbrunnen und Erholungsorte (laut Begriffsbestimmung) und einem *Mineralwasser* (im Sinne der Mineral-, Quell- und Tafelwasserverordnung) ist das Ergebnis langer und vielfältig geführter Diskussionen.

1911 erfolgte in den *Nauheimer Beschlüssen* eine genaue Definition der Grenzen des Begriffs *Mineralwasser*. Die Grundlagen für diese Beschlüsse hatte der Lebensmittelchemiker L. Grünhut mit seinen Untersuchungen zahlreicher Heilquellen gebildet. Er hatte dabei erkannt, dass Mineral- oder Heilwässer in einem Kilogramm Wasser (= 1 Liter) mehr als 1 Gramm feste Mineralstoffe (in gelöster Form) enthalten, während unser Trinkwasser üblicherweise deutlich weniger hat.

Für die europäische Gemeinschaft gibt es bis zum heutigen Tage noch keine einheitliche Verordnung zur Abgrenzung der Begriffe *Heilwasser* und *Mineralwasser*.

Während einige Staaten traditionsgemäß der Auffassung sind, dass nur die medizinische Erfahrung zur Klassifizierung der Wässer herangezogen werden darf, gibt es diesbezüglich auch andere Meinungen. Hier steht die so genannte „*germanische Meinung*" der „*romanischen Meinung*" gegenüber. Die romanische Seite vertritt die Auffassung, dass natürliche Grenzwerte zur Klassifizierung von Heil- und Mineralwässern gelten müssen.

6.6.2 Klassifikation der Heilwässer

Bei der Bezeichnung der Heilwässer werden stets zuerst die Kationen und dann die Anionen genannt. (Ionen sind elektrisch geladene Teilchen, die aus Atomen oder Molekülen, entweder durch Entzug [positives Ion/Kation] oder durch Zufuhr von Elektronen [negatives Ion/Anion] entstehen.)

Die Klassifikation der natürlichen Wässer, die aus Heilquellen entspringen, erfolgt nach folgenden Vorgaben:

- Zu den Heilwässern gehören alle Wässer, bei denen mehr als 1 Gramm fester Mineralstoffe in 1 Kilogramm Wasser gelöst nachgewiesen werden. Das sind:
  - Chloridwässer (Natrium-, Calcium- und Magnesiumchlorid);
  - Hydrogencarbonatwässer (Natrium-, Calcium- und Magnesiumhydrogencarbonat);
  - Carbonatwässer (kommen nicht in Deutschland vor);
  - Sulfatwässer (Natrium-, Calcium-, Magnesium-, Eisen- und Aluminiumsulfate).
- Dabei werden Wässer mit einem Natriumgehalt von mindestens 5,5 Gramm Natriumchlorid und 8,5 Gramm Chlor-Ionen pro Kilogramm Wasser *Solen* genannt.

Man unterscheidet Solen in:
- schwache Solen (bis zu 3 % Salzgehalt);
- mittelstarke Solen (bis zu 7 % Salzgehalt),
- starke Solen (bis zu 30 % Salzgehalt).

Solebäder werden in vielen Heilkurorten verabreicht, wie beispielsweise in Bad Oeynhausen, Bad Kreuznach, Bad Nenndorf etc.

Wässer, die zusätzlich zu einem Gehalt an bestimmten Mineralstoffen ganz besondere biologisch aktive Wirkstoffe enthalten, müssen, um die Bezeichnung *Heilwasser* zu erhalten, Konzentrationen folgender Grenzwerte aufweisen:

- eisenhaltige Wässer (Eisen 20 mg/kg Wasser);
- fluorhaltige Wässer (Fluoride 1 mg/kg Wasser);
- iodhaltige Wässer (Iodid 1 mg/kg Wasser; als Iodide werden die Salze der Iodwasserstoffe (HI) bezeichnet);
- schwefelhaltige Wässer (Schwefel 1 mg/kg Wasser);
- radonhaltige Wässer (Radiumemanation 18 nCi/kg – [Ci für *Curie*; Maßeinheit für die Menge radioaktiver Substanz, die so viele Alpha-Teilchen emittiert wie 1 Gramm Radium, n = Präfix *nano*, gr. *nános* „Zwerg"]);
- kohlensäurehaltige Wässer (freies, gelöstes CO_2 1 g/kg Wasser).

- Wässer, die auch bei veränderten äußeren Gegebenheiten (Jahreszeiten, Wetter) mit gleichbleibender Temperatur an die Oberfläche sprudeln. Kann eine gleichbleibende Temperatur von über 20 °C gemessen werden, erhalten sie die Bezeichnung *Therme*.
- Mineralwässer sind Wässer, die als *Akratopegen* (gr. *akratos* „ungemischt" und *pege* „Quelle") bezeichnet werden und die Bedingungen der ersten beiden Punkte nicht oder nur z. T. erfüllen. Es sind mineralarme, kalte Quellen, denen aufgrund klinischer Gutachten heilende und lindernde, mitunter sogar krankheitsverhütende Eigenschaften zugeschrieben werden.
- Erfüllen die Quellen zusätzlich die Voraussetzungen einer Therme, nennt man sie *Akratotherme* oder *Wildwasser*.

Sie kommen überwiegend in Gegenden mit jungen, noch tätigen Vulkanen vor (z. B. Japan) und können Temperaturen von bis zu 80 °C erreichen (wobei thermoindifferente Quellen weitaus größeren therapeutischen Nutzen haben).

Fast alle Quellen enthalten eine Mischung verschiedener Bestandteile. Ihr Grundcharakter wird aber durch ihre Hauptbestandteile – d. h. ihre *überwiegenden* Bestandteile – bestimmt.

6.7 Wirkung der Heilbäder

> Jeder Patient, der sich einer Badekur unterzieht, erfährt eine Reiztherapie.

Dabei zielt der Arzt mit der Verordnung darauf ab, bei der Behandlung nicht nur eine Besserung der Symptome, sondern auch eine funktionelle Leistungssteigerung herbeizuführen. Dadurch wird wesentlich zum Heilungserfolg beigetragen. Ein einzelnes verabreichtes Bad kann deshalb auch nur wenig bewirken.

Erst mit der Summe der Wirkungen einzelner Bäder kann der angestrebte Heilerfolg herbeigeführt werden.

Es wurde nachgewiesen, dass ein und dieselbe Heilquelle durchaus für die Besserung unterschiedlichster Symptome sorgen kann. So kann eine schwefelhaltige Quelle heilend auf die Symptome einer rheumatoiden Arthritis, einer arteriellen Durchblutungsstörung oder auf Symptome unspezifischer Hautkrankheiten einwirken.

Eine bestimmte Krankheit kann aber auch mit den Inhaltsstoffen verschiedener Quellen behandelt werden. Beispielsweise können Erkrankungen des rheumatischen Formenkreises sowohl mit Solebädern als auch mit Kohlendioxid- und Schwefelbädern behandelt werden.

Wie bei allen Anwendungen der Physikalischen Therapie muss auch bei der Balneotherapie immer das Zusammenwirken der einzelnen Reizangebote beachtet werden.

Die Zusammenhänge zwischen den balneologischen Reizen (Reizstärke und Reizdauer) und der zu erzielenden Wirkung sind im Kap. 5 (unter Reizstärke in der Balneotherapie) dargelegt.

6.7.1 Badekur-Reaktionen

Um dieses Thema genau zu bearbeiten, möchte ich zunächst die Definition der Bezeichnung *Kur* vorausschicken.

Definition: Eine Kur (Synonym für Heilbehandlung; lat. *curare* „heilen") ist gezielt indizierte, strukturierte und stringent dosierte Therapie mit ortsgebundenen Spezifika. Sie kann ambulant, poliklinisch und klinisch zur Rehabilitation, Kuration, Sekundär- sowie Primärprävention angewandt werden.

Für die unterschiedlichen Formen einer Kurbehandlung ist es charakteristisch, dass die Effekte der Therapie nie sofort eine kontinuierliche Verbesserung des Zustandes nach sich ziehen.

Typischerweise ist der Kurverlauf in Phasen unterteilbar, in denen es den Patienten sowohl subjektiv als objektiv kurzzeitig schlechter geht. Es handelt sich dabei um ein bekanntes Phänomen der Balneotherapie: die *Kur-Reaktion*.

Die Kur-Reaktion kann sich in ihrer Ausprägung bis hin zur *Kurkrise* steigern und wird in der Fachliteratur mit unterschiedlichen Bezeichnungen wie *Brunnenkoller*, *Thermalkrise*, *Badekrise* usw. belegt.

Die zu beobachtenden Reaktionen reichen von leichteren Störungen des Allgemeinbefindens bis hin zu schwersten klinischen Symptomen. Untersuchungen dieser Erscheinungen haben ergeben, dass es, trotz des genauen Abwägens aller Reizparameter, infolge der Bäderkur oder anderer, kurgemäß gestalteter Reiztherapien (Klima, Inhalation, Trinkkur) zu einer *Überreaktion* des Patienten kommen kann (Otto 1956).

Diese Reaktionen können leichte, unspezifische Symptome sein:
- innere Unruhe;
- gesteigerte Reizbarkeit;
- Stimmungsschwankungen;
- Abgeschlagenheit, Müdigkeit;
- Appetitmangel;
- Schlafstörungen;
- Herz-Kreislauf-Reaktionen;
- Atembeschwerden;
- Verdauungsstörungen;
- Frieren;
- Minderung der Leistungsfähigkeit (Abfall der Schrittzahlmenge/Tag; nachlassende Vitalkapazität und Merkfähigkeit);
- Urtikaria (Nesselausschlag), Pruritus (Juckreiz).

Die Dauer einer unkomplizierten Kurreaktion beträgt 1–7 Tage. Bei den Angaben über die Häufigkeit des Auftretens einer Badekur-Reaktion sind Zahlen zwischen 2 und 100 % (aller Patienten) zu finden.

Diese Unterschiede sind in den Reizen begründet, die durch die Bäderanwendungen gesetzt werden.

So ist eindeutig nachgewiesen, dass Schwefel- und Radonbäder sowie überwärmende Bäder zu *sehr starken* Reaktionen führen und diese Reaktionen sogar noch gesteigert werden konnten, wenn z. B. die Anzahl der verabreichten Bäder pro Tag erhöht wurde.

> Die Summe der verabreichten Reize führt also zu einer unterschiedlich starken Badekur-Reaktion.

Durch Befragungen der Patienten konnten die Zeitpunkte des Einsetzens der Kur-Reaktion sowie die Tage mit Reaktionsspitzen relativ genau ermittelt werden. So ist ein Zeitpunkt zwischen Ende der ersten Kurwoche und Anfang der vierten Kurwoche üblich. Der häufigste Zeitpunkt des Auftretens der Kur-Reaktion ist jedoch die zweite Woche der Kur; die mehr oder weniger deutlichen Anzeichen (wie bereits oben aufgelistet) sind charakteristisch.

Die Entscheidung, ob die Badekur abgebrochen oder eventuell Medikamente eingesetzt werden müssen, liegt beim Kur- oder Badearzt.

Solange Badekur-Reaktionen als erwünschtes Ergebnis der gezielten Reiztherapie betrachtet werden und die kompensatorischen Fähigkeiten des Patienten ausreichen, um eine eigene körperliche Gegensteuerung vorzunehmen, ist der Erfolg einer Kurmaßnahme nicht gefährdet.

Wenn sich allerdings die Reaktionen zu einer Kurkrise steigern, müssen sie unbedingt abgemildert und behandelt werden.

Als einfache, natürliche Maßnahmen können z. B. Unterbrechung der therapeutischen Maßnahmen, Fasten und Einläufe sofort eingesetzt und im Bedarfsfall medikamentös unterstützt werden. Die Palette der einzusetzenden Mittel reicht hier von einer hohen Dosis Vitamin C bis zu zentral dämpfenden Medikamenten.

Als gesichert kann angenommen werden, dass die Heftigkeit der Kurreaktion einer der wichtigsten Orientierungspunkte für den Kurarzt ist. Die Stärke und die Dauer lassen direkte Schlüsse auf die Reaktionsdynamik des Patienten zu.

6.8 Reizstärke in der Balneotherapie

Elke Teloo

Wie bei allen Anwendungen in der Physikalischen Therapie, muss auch bei der Balneotherapie das Zusammenwirken der einzelnen Reizangebote immer beachtet werden.

Zur Auswahl der *richtigen* balneologischen Anwendung (speziell für den betreffenden Patienten und sein Krankheitsbild) ist vom Therapeuten immer sehr genau abzuwägen, welche Komponenten mit in die Behandlung einfließen sollen.

Um gezielte Reaktionen auszulösen, muss der Therapeut über genaue Kenntnisse der einzelnen Wirkweisen der anzuwendenden Therapieformen verfügen.

Die bestimmenden Parameter der Reizstärke sind:
- Behandlungszeit;
- Temperatur;
- Flächenausdehnung (Dichte/Anzahl der angesprochenen Hautrezeptoren);
- individuelle Ausgangslage des Patienten;
- Belastbarkeit des Patienten.

Bei einer Badekur werden die Bäder zunächst anhand der verwendeten Wassermengen gruppiert:
- Armbäder (15–20 l);
- Fußbäder (25–40 l);
- Sitzbäder (50–80 l);
- Halbbäder (100–120 l);
- Vollbäder (ca. 200 l).

Eine weitere Unterteilungsmöglichkeit ist der Einsatz der Temperatur:
- einfache Bäder (nahezu konstante Wassertemperatur);
- Wechselbäder (Warm-kalt-Wechsel);
- absteigende Bäder (abnehmende Wassertemperatur);
- ansteigende Bäder (zunehmende Wassertemperatur);
- isothermale Bäder/thermoindifferente Bäder (in diesen Bädern darf die Temperaturempfindung für den Patienten weder warm noch kalt sein; isothermale Bäder mit 34–36 °C verabreicht, spielen in der Balneotherapie eine extrem wichtige Rolle);
- hyperthermale Bäder/warme und heiße Bäder (Bäder werden bis zu einer Temperatur von 38 °C als *warm* bezeichnet und häufig in der Balneotherapie mit und ohne Badezusätze angewandt. Bäder, deren Temperaturen über 38 °C liegen, werden in der Balneotherapie in der Regel zur *Hyperthermietherapie* verwandt; dazu wird ein Bad mit aufbereiteten breiigen Peloiden benutzt;
- subthermale und hypothermale Bäder/kühle und kalte Bäder; das sind Bäder, deren Temperaturen unter dem Indifferenzbereich liegen und die in der Balneotherapie überwiegend als Bewegungsbad (28–34 °C) oder in der *Thalassotherapie* (Kombination aus Meerbädern und Einflüssen des Seeklimas) als Tauchbad angewandt werden.

6.9 Spezielle Heilbäder

Die Bezeichnung *Heilbad* verwendet man für alle Bäder, die durch chemisch definierte Inhaltsstoffe charakterisiert werden.

6.9.1 Kohlensäurebäder und Kohlensäure-Trockenbäder

Kohlensäurebäder (**Abb. 6.2**) wurden 1859 von F. W. Beneke eingeführt, zunächst zur Behandlung von Rheumaerkrankungen (vgl. Beneke 1859). Die wissenschaftlichen Erklärungen der Bedeutung des CO_2 für die Behandlung von Herzerkrankungen lieferten später A. Schott (1839–1886) und F. M. Groedel (1881–1951). Bis heute steht diese Therapie in der Balneologie an der ersten Stelle zur Behandlung von Herz- und Kreislauf-Erkrankungen.

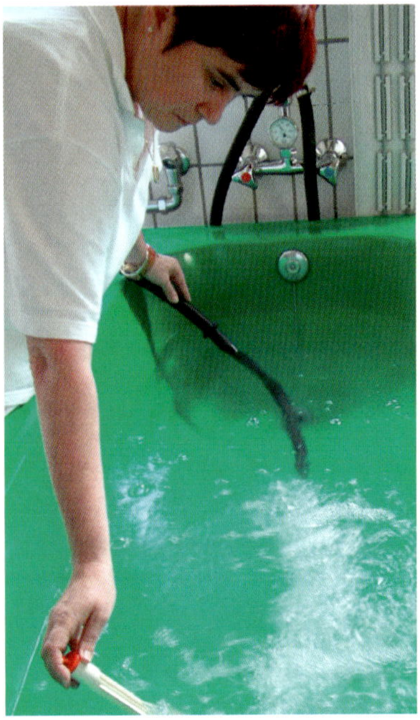

Abb. 6.2 CO_2-Bad.

Perkutan applizierte Kohlensäure (CO_2) ist der am intensivsten untersuchte und am häufigsten vorkommende gasförmige Wasserinhaltsstoff. Er kommt auch als reines Gas vor und wird dann als *Mofette* bezeichnet.

Charakteristik

Als Kohlensäure- oder Kohlendioxidbäder, im Folgenden CO_2-Bäder genannt, werden diejenigen Heilwässer bezeichnet, die mindestens 1 Gramm freies CO_2 pro Liter oder Kilogramm Wasser enthalten. Eine Wirkung kann aber schon bei einer Konzentration von 400 Milligramm pro Liter nachgewiesen werden.

Die physikalische Wirkung des natürlichen Kohlensäurebades unterscheidet sich nicht von der Wirkung des auf chemischem Wege hergestellten CO_2-Bades; dazu kann im Kap. 5 nachgelesen werden.

Wirkungsweisen

CO_2-Bäder werden üblicherweise thermoindifferent verabreicht und führen zu einer Auskühlung des Körpers. Dennoch sind beim Patienten keine typischen Gegenregulations-Reaktionen auf die Kälte zu beobachten, was sich wie folgt erklären lässt:

Das CO_2 hat eine spezifische Wirkung auf die Thermorezeptoren der Haut und verschiebt dadurch die als indifferent empfundene Temperatur um 2 °C nach unten. Das bedeutet, dass die Empfindlichkeit der Kälterezeptoren gedämpft wird, während gleichzeitig die Empfindlichkeit der Wärmerezeptoren stimuliert wird.

Diese subjektive Wirkung auf die Thermorezeptoren spürt der Patient schon in der ersten Minute der CO_2-Applikation durch das auftretende Wärmegefühl.

Die charakteristischen Primärwirkungen des Bades entstehen nicht durch die CO_2-Aufnahme aus den feinen Bläschen, die sich nach kürzester Zeit an der gesamten Körperoberfläche ablagern und nach dem Abstreifen wieder an der Haut ansetzen (**Abb. 6.3**), sondern durch die Resorption von physikalisch gelöstem CO_2, aus dem Badewasser über die Haut. (In Mineralwässern befinden sich überwiegend *physikalisch gelöstes* Kohlenstoffdioxid [CO_2] und nur vernachlässigbar geringe Mengen von *Kohlensäure* [H_2CO_3].)

Ein CO_2-Stau wird verhindert, da das aufgenommene CO_2 sehr schnell über das Blut abtransportiert wird. Wie viel CO_2 über die Haut absorbiert wird, hängt im Wesentlichen von den folgenden beiden Parametern ab:
- von der Partialdruckdifferenz zwischen Haut und Badewasser (sie beträgt in der Regel mehrere hundert Torr [Druckeinheit]);

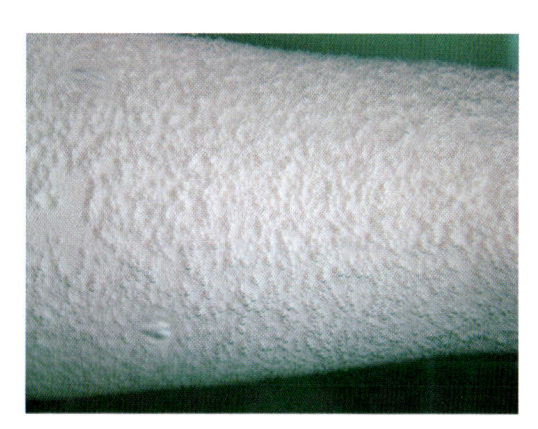

Abb. 6.3 CO_2-Bläschen auf der Haut.

- von der Stärke der Hautdurchblutung und der individuellen Hautbeschaffenheit des Patienten.

Aus diesen Komponenten ergeben sich Messergebnisse der CO_2-Aufnahme (bezogen auf einen Quadratmeter Hautoberfläche) zwischen:
- weniger als 10 ml/min bei ischämischer Haut und
- mehr als 80 ml/min bei hyperämischer Haut.

Durchschnittlich wird in einem CO_2-Bad eine Kohlensäuremenge von 30 ml/min pro Quadratmeter Körperoberfläche aufgenommen, was in etwa 10 % der (gleichzeitig anfallenden) körpereigenen CO_2-Produktion entspricht.

Schon wenige Minuten nach der Applikation wird die hyperämisierende Wirkung des lokal aufgenommenen CO_2 durch eine deutlich hellrote Färbung der Haut sichtbar; sie entsteht durch die Dilatation der präkapillären Arteriolen.

Gleichzeitig ist an der Grenze zwischen gebadeter und trockener Haut ein ca. 2 bis 3 Millimeter breiter ischämisch-blasser Saum zu beobachten.

Die Verfärbungen bleiben streng auf die gebadeten Körperpartien beschränkt und beruhen auf einer chemischen Reaktion mit lokaler Hautgefäßerweiterung (s. o.).

Diese sichtbaren Hautreaktionen sind genau an die Überschreitung einer bestimmten CO_2-Mindestkonzentration gebunden, die umso niedriger liegt, je höher die Wassertemperatur des Bades ist.

Kohlensäure-Trockenbad

Die seit dem 18. Jahrhundert verabreichte therapeutische Applikation von CO_2 in gasförmigen Medien (Kohlensäure-Trockenbäder) kann nur eingeschränkt als CO_2-Bad ohne hydrostatische Druckbelastung bezeichnet werden.

Dem CO_2-Trockenbad fehlen nicht nur die begleitenden Gase (Methan [CH_4], Schwefelwasserstoff [H_2S] etc.) aus den natürlichen Heilquellen, sondern meistens auch die Befeuchtung der Haut (Ausnahme: Sättigung der Gasatmosphäre mit Wasserdampf), die für die CO_2-Diffusion entscheidend ist.

Die beobachteten Wirkungen des CO_2-Wasserbades (z. B. Blutdruck- und Pulsfrequenzsenkung) fallen bei dieser Art der Anwendung von CO_2 als Trockenbad wesentlich geringer aus.

Für die Behandlung von Verbrennungen und schlecht heilenden Wunden, die nicht mit Feuchtigkeit in Berührung kommen dürfen, ist die lokale CO_2-Anwendung jedoch von großem therapeutischen Nutzen.

Indikationen/Kontraindikationen

Die Indikationen und Kontraindikationen für Kohlensäure-Trockenbad und Kohlensäure-Wasserbad sind in **Tab. 6.1** zu sehen.

Tabelle 6.1 Indikationen/Kontraindikationen des Kohlensäurebades

Indikationen	- allgemeine (leichte bis mäßige) kardiale Erkrankungen ohne Zeichen einer Dekompensation (bis Stadium NYHA II) - labile/arterielle Hypertonie - Hyperthyreose - Morbus Basedow - arterielle Verschlusskrankheit (in jedem Stadium!) - venöse Insuffizienz - Algodystrophie (Morbus Sudeck), Stadium I - Fibromyalgie - vegetative Regulationsstörungen - zerebrale Durchblutungsstörungen (fragliche Indikation!)
Kontraindikationen	- alle allgemeinen Kontraindikationen für Bäderanwendungen (z. B. Fieber, fieberhafte Infekte) - arterielle Hypotonie (fragliche Kontraindikation!) - chronische Herz-Kreislauf-Insuffizienz - essentielle Hypertonie - schlecht heilende Wunden (einschließlich Ulcus cruris)

Die Applikationstemperatur von CO_2-Bädern liegt bei 33 °C bis 35 °C, die Badedauer sollte 10 bis 15 Minuten betragen.

> *Merke: Bei allen CO2-Bädern muss das Einatmen der Kohlensäure strikt vermieden werden. Es besteht die Gefahr einer Kohlendioxidvergiftung.*

Der Patient soll seinen Kopf deshalb immer über dem Niveau des Wannenrandes halten und die Wannenoberfläche sollte unter Umständen mit einem Tuch abgedeckt werden.

6.9.2 Solebäder

Salzquellen für Solebäder enthalten zwischen 1 bis 14 Gramm Kochsalz pro Liter.

Üblicherweise werden für ein Solebad 1,5- bis 6%ige Lösungen verwendet, wobei die Normalwerte eines Solebades ca. 3 % Natursole betragen.

Demnach müssen für ein 3%iges Sole-Wannenbad (von 300 Liter) 9 Liter Natursole eingefüllt werden.

Höhere Konzentrationen mit bis zu 25%iger Lösung haben im Versuch zu Reizerscheinungen der Haut und Schleimhäute geführt und damit keine befriedigenden Ergebnisse erbracht. Solebäder sind die meistverbreiteten balneologischen Anwendungen und enthalten die konzentriertesten Wirkstoffe aller natürlichen Therapien.

Charakteristik

Die Therapie mit solehaltigen Wässern kann als gleichwertig mit der Moorbädertherapie betrachtet werden, jedoch mit anderen Indikationsstellungen.

Als Anwendungsformen kommen das klassische Wannenvollbad, das Bewegungsbad und (bei speziellen gynäkologischen Indikationen) die Vaginalspülung in Frage.

Ursprünglich galten Solebäder in den vom Meer entfernt gelegenen Gebieten nur als Ersatz für die im 18. Jahrhundert in Mode gekommenen Seebäder.

Die Ausweitung auf die bis zum heutigen Stand beträchtlich gestiegene Anzahl von Indikationen, kam durch empirische Datenerhebung und medizinische Untersuchungen zustande.

Wirkungsweisen

Der Effekt der *Besalzung* der Haut im Solebad beschränkt sich nicht nur auf die Hautoberfläche, an der nach dem Bad Salzfurchen und Kochsalzkristalle abgelagert sind (Salzmantel). Die Sole füllt schon in den ersten Minuten des Bades das Hohlraumsystem des Stratum disjunctum, der Hornschicht der Haut.

Im Solebad verringert die osmotische Wirkung die Wasseraufnahme der Haut, die somit geringer ist als im Wasserbad. Die Schweißdrüsengänge quellen nicht zu und die Schweißsekretion ist im warmen Solebad nachweislich höher als im normalen Wasserbad.

In Studien konnten die Wirkungen der Solebadanwendungen u. a. bei Hauterkrankungen nachgewiesen werden (Wehsarg 1958, Woeber 1968). Bei Badekuren in 3%iger Sole-Lösung ließen Quaddelbildungen und Juckreiz als typische Begleiterscheinungen verschiedenster Hautkrankheiten nach, was als ein direktes Ergebnis der dämpfenden Wirkung der Sole auf die Histaminreagibilität der Haut gewertet werden kann.

Überwiegend kann die Wirkung der Solebäderkur (**Tab. 6.2**) jedoch als allgemein vegetativ beeinflussend und konstitutionell umstimmend, im Sinne einer unspezifischen Reiztherapie, beschrieben werden.

Dass heißt, es findet eine Veränderung des vegetativen Tonus hin zur Trophotropie (Zustand des vegetativen Nervensystems, der dem Erhalt oder der Wiederherstellung der Leistungsfähigkeit dient) statt.

Tabelle 6.2 Therapeutische Wirkungen des Solebades

Therapeutische Wirkung	*Anwendungsbereiche*
• periphere Hyperämie	• chronisch-venöse Insuffizienz
• Beeinflussung des vegetativen Nervensystems • Beeinflussung des Hypophysen-Nebennierenrinden-Systems	• rheumatischer Formenkreis • diverse Schmerzsyndrome des Bewegungssystems • posttraumatische und postoperative Zustände
• allgemein entspannende Wirkung durch Sympathikolyse	• psychovegetative Syndrome
• Unterdrückung von Stresshormonen • allgemeine Muskelrelaxation	• Rekonvaleszenz
• entschlackende, ausschwemmende Wirkung durch vermehrte Rückresorption und Diurese	• posttraumatische und postoperative Zustände • Ödeme (z. B. bei chronischer venöser Insuffizienz)
• Beüben vegetativ-hormoneller Funktionen	• Rekonvaleszenz • Regulationsstörungen von Herz und Kreislauf
• Blutvolumen-, Blutdruck-, und Elektrolytregulation	• psychovegetative Syndrome

Reizparameter

Solebäder werden in verschiedenen Formen und mit unterschiedlicher Dosierung verabreicht.

Die folgenden Parameter (Badeform, Temperatur, chemische Zusammensetzung, Mischungen und Badedauer) werden, je nach therapeutischer Zielsetzung, für die Behandlung des einzelnen Patienten optimal zusammengestellt.

Bei der Solebadkur sollte die Dosierung der Reizparameter für den Patienten immer einschleichend erfolgen, damit z. B. Reize auf den Hautmantel möglichst gering gehalten werden können.

Nach dem Bad empfiehlt sich eine Dusche oder das Abspülen mit klarem Wasser, bei indifferenter Temperatur.

Badeform
- Sitz-, Halb-, Dreiviertel- oder Vollbad; immer genau nach Indikationsstellung und am allgemeinen Zustand des Patienten orientiert (Konstitution, Disposition, Kreislaufsituation und Alter).

Temperatur
- Indifferent bei 35 °C;
- Solebäder werden im Allgemeinen mit 35–36 °C appliziert;
- Steigerung bis maximal 38 °C im Vollbad;
- im Halbbad kann eventuell auch auf 39–40 °C gesteigert werden.

Chemische Zusammensetzung/Konzentration des Solegehalts
- als Sole wird nach internationaler Nomenklatur eine Natriumchloridlösung von mindestens 1,5%iger Konzentration bezeichnet;
- Konzentrationen von 2–4 % sind üblich;
- Die optimale Konzentration für ein Wannenbad liegt bei einer 4%igen Natriumchloridkonzentration.

Mischungen mit anderen Trägerstoffen
- Mischungen mit CO_2 oder Süßwasser.

Badedauer
- Die Badedauer beträgt zu Anfang 10–12 Minuten und wird mit jedem weiteren Bad kontinuierlich (bis maximal 24 Minuten) gesteigert.

Indikationen/Kontraindikationen

Die Indikationen bzw. Kontraindikationen für ein Solebad sind in **Tab. 6.3** aufgeführt.

Tabelle 6.3 Indikationen/Kontraindikationen des Solebades

Indikationen	- Verbesserung des allgemeinen Stoffwechsels - Rekonvaleszenz - Vorbereitung einer Gelenkmobilisation - Kreislauflabilität - entzündlich-rheumatische Erkrankungen (nicht bei akutem Schub) - degenerative Wirbelsäulen- und Gelenkerkrankungen - neurovegetative Störungen in der Frauenheilkunde (z. B. klimakterische Beschwerden) - Dermatosen wie: Psoriasis vulgaris, atopische Dermatitis, seborrhoische Ekzeme
Gynäkologische Indikationen	- postoperative Entzündungen - neurovegetative Störungen - psychogene Stoffwechselstörungen (Amenorrhö, Dysmenorrhö) - klimakterische Beschwerden (nach Beendigung der hormonellen Stimulation) - funktionelle Sterilität (Spasmen der Tuben und des Uterus)
Kontraindikationen	- alle üblichen Kontraindikationen für ein Vollbad (Fieber, fieberhafte Infekte; offene, schlecht heilende Wunden) - Herz-Kreislauf-Insuffizienz

Solebewegungsbad

Hierbei handelt es sich um eine sehr junge Form der Balneotherapie, die überwiegend in der Gynäkologie (führend: Bad Pyrmont) zum Einsatz gebracht wird.

Die Therapie wird als Unterwassergymnastik durchgeführt und eignet sich zur Therapie aller Hauptindikationen.

Meerwasserbäder

Meerwasser kann in seiner Zusammensetzung überwiegend den Solen bzw. den Natriumchloridwässern (bei entsprechender Konzentration) gleichgesetzt werden.

Eine ungefähre Gleichsetzung mit den Wirkungen von Soleheilbädern kann nur dann erfolgen, wenn die Meerwasserbäder als Wannenbäder verabreicht werden.

Die Konzentration des Ostseewassers erreicht den für Sole maßgebenden Grenzwert nicht.

Für das Baden im freien Meer als Kurmaßnahme müssen bei der Therapieplanung als zusätzliche Faktoren noch die vermehrte aktive Bewegung (Schwimmen), die mitunter beträchtlichen Hautreize (Brandungsbad), die Kältereize und die klimatischen Bedingungen mit einbezogen werden.

6.9.3 Schwefelhaltige Bäder

Schwefelhaltige Quellen sind durch ihren charakteristischen Geruch und ihre typische milchig trübe Farbe beeindruckende Naturerscheinungen.

Sicherlich ist auch das ein Grund dafür, dass ihre Nutzung zu Heilzwecken zu einer der ältesten Formen der Balneotherapie gehört.

Sulfidischer Schwefel entsteht überwiegend durch anaerobe Bakterien aus Gips und gibt damit den entsprechenden Heilquellen auch den Namen *Gipsquellen*.

Vulkanischer Schwefelwasserstoff (H_2S) kommt in Deutschland nicht natürlich in Quellen vor.

Die wenigen, einfachen Schwefelquellen haben eine sehr niedrige Gesamtmineralisation, wohingegen andere Heilquellen zusätzlich zum ursprünglichen Mineral durchaus Schwefelwasserstoff führen können. Die milchige Farbe der Quellen entsteht durch Reaktionen von Schwefel mit Luftsauerstoff (Oxidation), wobei (nach weiteren Oxidationsvorgängen) im Ergebnis *kolliodaler Schwefel* entsteht, d. h. die Teilchen sind so klein, dass sie von der Zellmembran aufgenommen werden können.

Um eine aussagekräftige Angabe über den aktuellen Schwefelgehalt einer Quelle zu bekommen, muss die Messung der Inhaltsstoffe immer direkt und unmittelbar an der Quelle oder dem Behandlungsort (Wanne, Inhalation etc.) selbst erfolgen, denn Schwefelwässer sind in ihrer Bindung instabil und verlieren durch Entgasung (Freisetzen von Gasen aus flüssigem oder festem Material oder aus Staub) schnell einen großen Teil ihrer Wirkstoffe.

Aufgrund der Beteiligung des Schwefels an vielen lebenswichtigen Prozessen (u. a. als esterartiges Sulfat im Bindegewebe der Haut, der Gefäße, des Knorpels und der Synovia; zuständig für die Synthese von Nucleinsäure, den Glykogenstoffwechsel der Leber und des Herzmuskels, Förderung der Heparinwirkung u. v. m.) liegt es nahe, ihn als Bade-, Trink- oder Inhalationstherapeutikum einzusetzen.

Der menschliche Körper enthält ungefähr 0,21 % Schwefel, der zum größten Teil an Eiweiß gebunden ist. Ein Erwachsener hat einen Tagesumsatz von 3 Gramm Schwefel und scheidet täglich 1 Gramm Schwefel aus.

Durch die Bindung des Schwefels an Eiweiße entstehen *Redoxsysteme* (System aus mehreren aneinander geketteten Molekülen), die für den Energiehaushalt der Zelle unentbehrlich sind (z. B. bei der Atmungskette, in Hormonen) und als Keratin das Bausteineiweiß für Haut, Haare und Nägel bilden.

Im eiweißfreien menschlichen Blutserum finden sich 30–50 Milligramm Schwefel pro Liter. Der normale tägliche Verlust von Schwefel kann durch tierische und pflanzliche Nahrungsmittel (enthalten im Schnitt 2–4 Gramm Schwefel) sehr gut ausgeglichen werden.

Charakteristik

Im schwefelhaltigen Bad wird Schwefelwasserstoff (H_2S) sehr leicht über die Haut aufgenommen, gleichzeitig aber auch inhaliert. Die Resorption erfolgt proportional zur Konzentration im Badewasser und der gebadeten Oberfläche, ist bezüglich der Resorptionsmenge jedoch auch vom pH-Wert (Maß für die saure, neutrale oder basische Reaktion einer wässrigen Lösung) von Haut und Bad abhängig.

Bei einem pH-Wert von 7 kann nur etwa 50 % des Minerals resorbiert werden, bei Werten unter 6 sind es 90 % und fast 100 % bei einem pH-Wert ab 5. Daraus geht sehr klar hervor, dass Schwefelbäder stets in einem sauren Milieu verabreicht werden sollten, um eine möglichst hohe Resorptionsmenge zu erreichen.

Der Patient nimmt in der Regel bei einem Vollbad von 30 Minuten Dauer und einem Sulfidgehalt von 50 Milligramm pro Liter 1,5 Milligramm Schwefel direkt ins Blut auf.

Größere Mengen eingelagerten Sulfids befinden sich nach dem Bad in der äußeren Epidermisschicht und in den Haaren, wo sie dann über mehrere Wochen nachzuweisen sind. Sie werden dort allerdings in Oxidationsuntergruppen zerlegt, sodass der Aspekt der *Nachresorption* aus der Haut bereits nach 24 Stunden als abgeschlossen betrachtet werden kann.

Bereits nach 15 Minuten kann im venösen Blut der aus dem Bad resorbierte Schwefel nachgewiesen werden, nach 3 Stunden hat dieser Wert die maximale Resorptionshöhe erreicht.

Auch wenn Schwefel aus dem Badewasser eher leicht in den Blutkreislauf übernommen werden kann, erreicht die perkutan aufgenommene Menge nicht die durch die Nahrung oder Inhalation erreichbare Konzentration.

Die durch die Einatmung aufgenommene Menge an Schwefel liegt um fünfzehnmal höher als die im Bad resorbierte Mineralmenge. Deshalb gilt es besonders auf die Konzentrationen der eingeatmeten Gasmengen zu achten, da zu hohe Mengen an eingeatmetem Schwefel sehr gefährlich für den Patienten werden könnten.

Checkliste

Richtwerte für eingeatmeten Schwefel pro Liter Sauerstoff	
• 0,15 mg H$_2$S/l	• atmungsanregend;
• 0,20–0,25 mg H$_2$S/l	• reizende Wirkung auf die Schleimhäute (Atemwege, Konjunktiven); • bei längerer Einatmung Brechreiz, Kopfschmerzen, Unruhe;
• 0,75 mg H$_2$S/l	• nach 15–20 Minuten Einatmungszeit tödlich;
• 1,5 mg H$_2$S/l	• blitzartiges Eintreten des Todes durch Atemlähmung (ähnliche Wirkung wie Blausäure).

Wirkungsweisen

Da Schwefel äußerst aggressiv ist, fallen die typischen Badereaktionen besonders heftig aus. Nicht nur, dass alte, bisher schlummernde Krankheitsherde wieder reaktiviert werden können, auch die objektiven Körperreaktionen wie die Steigerung der Körpertemperatur und der Senkungsgeschwindigkeit der Blutkörperchen fallen stärker aus.

Aus diesen Gründen sollte die Badezeit nur 10 bis 20 Minuten betragen; die Verabreichungstemperatur sollte anfangs bei 35 °C liegen. Bei den folgenden Anwendungen kann die Temperatur bis ca. 38 °C gesteigert werden.

Wirkungen des Schwefels auf die Haut

Schwefelwasserstoff wirkt toxisch auf die Zellen von Hautparasiten und tötet sie ab, wenn seine Konzentration hoch genug ist. Auf aerobe Bakterien (z. B. Staphylokokken) hat er eine geringe Wirkung, während andere Bakterien überhaupt nicht von Schwefelwasserstoff beeinflussbar sind.

Die Schmerzempfindlichkeit der Haut wird während einer Badekur mit Schwefelbädern deutlich gesenkt. Über die Beeinflussung von Juckreiz durch Schwefel liegen in der Fachliteratur konträre Aussagen vor, es mangelt diesbezüglich an eindeutigen Untersuchungsergebnissen. Nachgewiesen ist aber, dass das Kälteempfinden der Haut gedämpft und die Wahrnehmung von Wärme verstärkt wird (Weimann 1953, Schindewolf 1951).

Wirkungen des Schwefels auf die Atmung

Nach der Kur-Anwendung von zerstäubtem Schwefelwasser zur Inhalation kann bei Patienten mit erkrankten Atemwegen ein deutlicher Rückgang der Beschwerden beobachtet werden.

Eitrige Erkrankungen des Bronchialsystems wie z. B. Bronchitiden oder auch Pneumonitiden konnten erfolgreich mit reinen Schwefelwasserstoff-Inhalationen behandelt und stark gebessert werden (Winckler 1926).

Weitere Anwendungen zur Behandlung von Hals-Nasen-Ohren-Erkrankungen wie Rhinitis, Ozaena (Stinknase) und allergischen Erkrankungen der Atmungsorgane (Asthma) werden diskutiert, da zur Zeit noch keine eindeutigen wissenschaftlichen Erkenntnisse dazu vorliegen.

Indikationen/Kontraindikationen

Indikationen bzw. Kontraindikationen für ein schwefelhaltiges Bad können der **Tab. 6.4** entnommen werden.

Tabelle 6.4 Indikationen/Kontraindikationen des Schwefelbades

Indikationen	• chronische Hautkrankheiten (evtl. mit Ulzeration) • rheumatische Erkrankungen • Arthrose • Gicht • periphere Durchblutungsstörungen • arterielle Verschlusskrankheit • Myokardschäden • beginnende Herzinsuffizienz • Bindegewebsschwäche • gynäkologische Erkrankungen (z. B. klimakterische Beschwerden) • Dermatosen, Dermatomykosen und entzündliche Hauterkrankungen (Neurodermitis, Psoriasis vulgaris, Neurodermitis, Seborrhö, Furunkulose) • Lähmungen (z. B. Nachbehandlung der Poliomyelitis)
Kontraindikationen	• die Kontraindikationen decken sich mit den üblichen Gegenanzeigen für Wannenvollbäder

6.9.4 Peloidbäder

Die Herkunft und Zusammensetzung der verschiedenen Peloide (gr. *pelos* „Schlamm") können dem Abschnitt zur Thermotherapie (Kap. 4) entnommen werden.

Peloide werden in mehr als zwei Drittel der deutschen Heil- und Kurorte als Therapiemittel angeboten. Das kann nur deshalb geschehen, weil Peloide im unaufbereiteten Zustand leicht zu transportieren sind. Somit können diese natürlichen Stoffe in vielerlei Applikationsformen angeboten werden und sind damit das Hauptkurmittel in Deutschland.

Moorbäder (als Vollbäder) sind die am häufigsten angewandten Peloidbreibäder.

Charakteristik

Peloidbreibäder werden im Allgemeinen bei einer Temperatur zwischen 38 und 45 °C verabreicht. Dabei werden Steigerungen der Körperkerntemperatur des Patienten von bis zu 2 °C erreicht; abhängig von der Dauer der Anwendung, dem Niveau des Peloidbreies in der Wanne und der Art des Peloidmaterials.

Der Behandler muss bei der Zubereitung und Verabreichung von Peloidbädern immer beachten, dass es aufgrund des Anstiegs der Körperkerntemperatur zu beachtlichen physiologischen Reaktionen des Patienten kommt.

Nach ca. 10 Minuten Badezeit ist ein Anstieg der Kerntemperatur zu verzeichnen, da dieser Anstieg erst dann erfolgt, wenn die entfernteren Gebiete an der Körperaußenschale eine höhere Temperatur aufweisen als der Körperkern.

Um eine maximale Hautdurchblutung zu erreichen, wird, durch thermoregulatorische Vorgänge, den Eingeweiden und Muskeln nur noch ein eingeschränktes Blutvolumen zur Verfügung gestellt.

Gleichzeitig nehmen Herzfrequenz und Herzminutenvolumen mit jedem Grad der Steigerung der Hyperthermie zu. Ingesamt kommt es zu einem Anstieg der Blutdruckamplitude, wobei der diastolische Wert abnimmt und der systolische Druckwert individuell unterschiedlich reagiert.

Bei Untersuchungen des Blutbildes von Patienten nach einem Peloidbad konnte festgestellt werden, dass durch die Verminderung der arteriovenösen Differenz das venöse Blut hellrot (sauerstoffreich) war.

> *Bitte beachten Sie bei der Anwendung von Peloidbädern immer, dass es dabei zu erheblichen Herz-Kreislauf-Belastungen für den Patienten kommen kann.*
> *Patienten mit dekompensierter Herzinsuffizienz dürfen deshalb keine Vollbäder bekommen oder müssen eventuell sogar vollkommen von dieser Therapie ausgeschlossen werden.*
> *Die Behandlung von Patienten mit anderen Erkrankungen des Herz-Kreislauf-Systems sollte nur nach penibelster Indikationsstellung durch den Kurarzt erfolgen.*

Nach einem Vollbad muss der Patient dazu angehalten werden, die Wanne nur unter Aufsicht des Therapeuten und sehr langsam zu verlassen. Eventuell sollte man die Wanne erst bis zur Hälfte (Bauchnabelhöhe) entleeren und dann den Patienten zunächst auf dem Wannenrand zum Sitzen kommen lassen. Verlässt der Patient zu schnell die volle Wanne kann es zu einem orthostatisch bedingten Kreislaufkollaps kommen. Durch die allgemeine Weitstellung der Gefäße und den plötzlichen Wegfall des hydrostatischen Drucks „versackt" dabei das Blut in den Gefäßen der Peripherie (Arme, Beine) und versorgt Herz und Gehirn für kurze Zeit nicht ausreichend. Es empfiehlt sich deshalb auch, den Patienten noch vor dem Verlassen der Wanne durch gezielte Kaltreize langsam wieder zu stabilisieren. Dazu bieten sich kalte Abreibungen (an Brust, Rücken, eventuell Gesicht und Kopf) oder ein leichter, oberflächlicher kalter Guss an.

Manche Autoren der balneologischen Fachliteratur empfehlen zur Reinigung direkt nach einem Moorbad ein Vollbad in klarem Wasser, ähnlich temperiert wie das Peloidbad. Hier sollte die reinigende Dusche auf jeden Fall vorgezogen werden, denn in Zeiten knapper werdender Ressourcen (Wasser) und den ständig steigenden Kosten im Gesundheitswesen bedeutet ein zweites Vollbad einen enormen organisatorischen und ökonomischen Aufwand.

Wirkungsweisen

Allgemeine Wirkungen

Bei der Kuranwendung von Peloidbädern (speziell: Moorbädern) sind unspezifische Kur-Reaktionen zu beobachten.

Starke Kur-Reaktionen sind charakteristisch und treten besonders bei chronisch entzündlichen Erkrankungen auf. Dabei sind *humorale, hämatologische sowie immunologische* körperliche Reaktionen in allen Graden nachweisbar, je nach Reizstärke der Anwendung und individueller Reaktionslage des Patienten.

Ein Moorbad wird vom Patienten erst mit 39 °C als *warm* empfunden, was mit der Erhöhung des thermischen Indifferenzpunktes durch das Moorbad erklärbar ist. Der Indifferenzwert des Körpers erhöht sich durch den *hohen Wärmewiderstand* und den *verzögerten Wärmenachschub* des Moores.

Das Moorbad wird erst bei 43 °C als *heiß* empfunden, wodurch diese Bäder heißer als andere Bäder verabreicht werden können.

Wirkungen auf die Haut

Im Brei eines Moorbades sind Huminsäuren und Gerbstoffe enthalten. Sie wirken nicht nur *astringierend* (zusammenziehend) auf die Haut, sondern auch *entstauend* durch die Koagulation von Eiweißen und deren Ausscheidung über die Haut.

Indikationen/Kontraindikationen

Indikationen und Kontraindikationen für Peloidbäder sind **Tab. 6.5** zu entnehmen.

Tabelle 6.5 Indikationen/Kontraindikationen des Peloidbades

Indikationen	- chronisch entzündliche Erkrankungen des Bewegungsapparates
- degenerative Erkrankungen des Bewegungsapparates
- Kollagenosen, Sklerodermie (Autoimmunkrankheit des Bindegewebes mit Verhärtungen der Haut)
- Gicht
- Nervenentzündungen, Nervenreizungen (Ischialgie)
- Osteoporose
- chronische Entzündungen aller Genitalorgane wie Vulvitis, Zervizitis, Endometritis, Adnexitis
- Sterilität
- Zyklusstörungen
- Pelvipathia vegetativa spastica (vegetative Dystonie mit Manifestation im kleinen Becken)
- Erschöpfungszustände nach schweren Operationen und Geburten
- klimakterische Beschwerden (prä- und postklimakterisch)
- chronische urologische Erkrankungen (chronische Prostatitis)
Kontraindikationen	- alle allgemeinen Kontraindikationen für die Anwendung von Bädern
- akut entzündliche Erkrankungen der Genitalorgane
- Tumoren wie Myome und Kystome (gutartige Eierstocktumoren, ausgehend von der Eihülle)
- dekompensierte Herz-Kreislauf Erkrankungen
- schwere Varikosis, Thrombose
- Tuberkulose, Karzinome

6.9.5 Bäder in radioaktiven Wässern

Radioaktive Heilquellen unterscheiden sich von den Mineralwässern durch ihre physikalische, strahlungsaktive (statt chemisch-stoffliche) Wirkung.
In Deutschland existieren nur wenige Quellen, die über Radiumsalze oder Radiumemanation von Radon verfügen. Radon ist ein lipidlösliches Edelgas, das beim Zerfall von Radium entsteht. Es kommt in gelöster Form in Quellwasser vor oder konzentriert in der Atmosphäre einiger Erdhöhlen oder Bergstollen.

Charakteristik

Im Bad werden die Radiumsalze auf der Haut absorbiert und wirken auch danach weiter. Da Radon besonders gut in Fett löslich ist, wird es sowohl beim Trinken als auch beim Inhalieren und im Bad über die Haut aufgenommen.

Wenn Radon resorbiert wird, gelangt es in den Kreislauf und verlässt den Körper hauptsächlich durch die Lunge, ohne sich vorher zu verändern.

Die Ausscheidungsraten betragen:
- über die Lunge: 60 %;
- durch die Haut: 40 %;
- über die Nieren: 0,1–1 %;
- in den Geweben zerfallen: 0,5 %.

Als Medium für Radon wird in den Bade-, Trink- und Inhalationskuren, wie oben bereits erwähnt, Quellwasser verwendet. Bei Inhalationskuren wird das Gas (nicht das Quellwasser) als Aerosol inhaliert.

Wirkungsweisen

> *Bei der Behandlung in radiumsalzhaltigen Quellen müssen sich Arzt und Behandler strikt an die geltenden Strahlenschutzbestimmungen halten, da sich die strahlenden Folgeprodukte des zerfallenen Radiums im Körper anreichern (ca. 5 % werden nie abgebaut).*
> *Radon ist zwar somatisch unbedenklich, aber genetisch potenziell gefährlich. Es darf deshalb nur bei nicht mehr reproduktionsfähigen Patienten zum Einsatz gebracht werden.*

Radonhaltige Wässer dagegen sind weniger bedenklich. Das Radon verlässt bereits nach ungefähr 15–20 Minuten rückstandsfrei den Körper.

Bis heute sind verbindliche Aussagen über die Wirkung der strahlenden Energien auf die lebende Zelle nicht möglich.

Hypophyse und Nebennierenrinde zeigen unter dem Einfluss einer milden Strahlung durch Radon oder Radiumsalze nachweislich eine erhöhte funktionelle Tätigkeit (vgl. Arndt-Schulz-Gesetz).

Mit der Stimulation der Hypophysen-Nebennierenrinden-Achse lässt sich wohl auch die lindernde Wirkung der Radonwässer auf die Erkrankungen des rheumatischen Formenkreises erklären.

Indikationen/Kontraindikationen

Indikationen und Kontraindikationen für Radonbehandlungen sind **Tab. 6.6** zu entnehmen.

Tabelle 6.6 Indikationen/Kontraindikationen der Radonbehandlung

Indikationen	• Erkrankungen des rheumatischen Formenkreises (chronisch entzündlich und degenerativ) • Weichteilrheumatismus • Sklerodermie • Psoriasis • Zustände nach Lähmungen (verursacht durch Trauma oder Entzündung) • chronisch entzündliche Atemwegserkrankungen • chronisch entzündliche Erkrankungen der Adnexa • klimakterische Beschwerden • endokrine und vegetative Regulationsstörungen • Gefäßerkrankungen des Herzens und des peripheren Kreislaufsystems • schlecht heilende Wunden und Geschwüre (evtl. Vorbehandlung mit radonhaltigen Salben)
Kontraindikationen	• alle allgemeinen Kontraindikationen für ein Vollbad • Herz-Kreislauf-Insuffizienz

6.9.6 Bäder in iodhaltigen Wässern

In chloridhaltigen Wässern kommen sehr häufig auch andere Halogene (Salzbildner) vor, deshalb sind Iodquellen oft auch gleichzeitig Kochsalzwässer oder Solen, denn reine Hydrogencarbonatwässer mit hohem Iodgehalt oder sogar einfache Iodquellen finden sich in der Landschaft der deutschen Bäderheilkunde sehr selten.

Iod hat von allen Halogenen die größte therapeutische Wirkung und ist in natürlichen Mineralwässern fast ausschließlich als *Iodid* (Iod ist ein Spurenelement, Iodid ist das Salz der Iodwasserstoffsäure [HI]) vorhanden.

Wird Iodid Luft, Licht und Bakterien ausgesetzt, oxidiert es zu elementarem Iod. Da Iod sehr flüchtig ist, sind in der Umgebung von Iodquellen das Trinkwasser, die Luft und auch Nahrungsmittel bis zu 10fach stärker mit Iod angereichert als anderenorts.

Wie hoch biologisch wirksam ein solcherart angereichertes Milieu ist, kann man daran erkennen, dass in der Umgebung dieser iodhaltigen Quellen Gebiete ohne Kropferkrankungen („kropfarme Inseln") entstehen.

Meerwasser enthält ca. 50 Mikrogramm (µg) Iodid pro Liter. Iodid kann auch in Meeresalgen in hohen Konzentrationen (7–12 mg/kg) nachgewiesen werden. Die Küstenregionen gelten demzufolge als *iodreiche Gebiete*.

Charakteristik

Die Flüchtigkeit des Stoffes führt dazu, dass die Menge des eingeatmeten Iods nach einem iodhaltigen Bad weitaus höher ist als der durch die Haut resorbierte Anteil. Badekuren mit Iod sind deshalb weitaus wirkungsvoller als Trinkkuren.

Auch wenn es eine spezielle *ophthalmologische* Balneotherapie im eigentlichen Sinne nicht gibt, so konnten doch mit standardisierten Sehschärfeprüfungen und Erhebungen der subjektiven Befindlichkeit des einzelnen Patienten äußerst positive Ergebnisse dokumentiert werden.

Die Behandlung findet sowohl allgemein balneologisch statt (mit den üblichen Anwendungen wie Packungen, Bäder, Trinkkuren etc.) als auch mit speziellen Augenbädern.

Hierzu werden kleine „Augenbadewannen" (aus Glas, Porzellan oder Kunststoff), die das jeweilige Medikament in Iodwasserlösung enthalten, im Liegen oder bei zurückgeneigtem Kopf auf das Auge appliziert.

Indikationen/Kontraindikationen

Die Hauptindikationen für Iodbäder können der **Tab. 6.7** entnommen werden.

Tabelle 6.7 Hauptindikationen des Iodbades

Indikationen	• Arteriosklerose • arterielle Hypertonie
Besonderheit	• Balneotherapie bei Augenleiden als Folge von starker Kurzsichtigkeit oder degenerativen Veränderungen des Augenhintergrundes durch Diabetes mellitus: • z. B. Sklerose der Gefäße der Retina, Verzögerung der Katarakt-Entwicklung (grauer Star), • zur Behandlung von „trockenen" Augen bzw. chronisch gereizten Augen, • bei chronischer Konjunktivitis (Bindehautentzündung), • bei Folgen von Verätzungsverletzungen.

6.9.7 Künstliche Heilbäder

Durch chemische Herstellungsverfahren wurde und wird versucht, die natürlichen Quellwässer zu imitieren.

Reichert man Leitungswasser mit den Bestandteilen einer Mineralquelle an, so erhält man ein *Medizinisches Bad*; eindeutiger ist die Bezeichnung *Bad mit Zusätzen*.

Bäder mit Zusätzen werden häufig zusätzlich, neben der Anreicherung mit einem Hauptbestandteil einer Quelle, mit Extrakten aus verschiedenen Pflanzen (z. B. Fichtennadeln, Heublumen, Rosmarin usw.) angereichert. Diese Bäder werden im vorangehenden Kap. 6 (Hydrotherapie) behandelt.

6.9.8 Behandlung alter Menschen

Die langfristigen demographischen Entwicklungen der Bundesrepublik Deutschland führen nach und nach zu einer Umkehr der „Alterspyramide" (d. h. es gibt mehr alte als junge Menschen).

Daraus kann auf eine zunehmende Frequentierung der balneologischen Kureinrichtungen durch diese Bevölkerungsschicht geschlossen werden. Für den verordnenden Arzt und den ausführenden Therapeuten vor Ort sollten dabei folgende Richtlinien gelten:

- Grundsätzlich gehorcht der Einsatz von ortsgebundenen Heilmitteln im höheren oder hohen Alter absolut den gleichen Prinzipien wie der Einsatz beim jungen Patienten. Wirkmechanismen und -prinzipien der Balneologie sind auch hier die gleichen.
- Es muss dabei aber immer beachtet werden, dass durch die charakteristischen Altersfolgen eine allgemeine *Verlangsamung der Anpassungsfähigkeit* an angebotene Reize stattfindet.
- Die Reaktionsverlangsamung darf in der Festlegung der kurgemäßen Therapieabfolgen nicht dazu verleiten, die balneologischen und klimatischen Reize zu verstärken; der ältere Mensch ist diesen starken Reizen geradezu schutzlos ausgeliefert.

Das besondere Augenmerk bei der Festlegung der einzelnen Bausteine der Kurbehandlung sollte auf den folgenden altersbedingten Veränderungen der Patienten liegen.

Altersbedingte Veränderungen

Im höheren und hohen Alter verändern sich die körperlichen Funktionen eines Menschen, diese Veränderungen führen zur Herabsetzung von:
- Hautturgor;
- Hautsensibilität;
- Elastizität der Haut;
- Elastizität der Gefäße;
- Heilungstendenzen von Wunden und Verletzungen;
- thermoregulatorischen Gefäßreaktionen;
- Beweglichkeit der Gelenke;
- Koordinationsfähigkeit;
- Muskelkraft;
- Schnelligkeit;
  Ausdauer;
- Reaktionsgeschwindigkeit;
- Konzentrationsgeschwindigkeit;
- Dehnbarkeit der Bänder und Muskeln;
- Regenerationsfähigkeit nach Belastung;
- Stabilität der Knochen;
- Schlag- und Minutenvolumen des Herzens bei Belastung;
- Durchblutung fast aller inneren Organe;
- Elastizität des Lungenparenchyms (Lungengewebe) mit dem Ergebnis einer eingeschränkten Ventilation.

Insgesamt ergibt sich daraus eine allgemeine Verfassung eingeschränkter kardiopulmonaler Leistungsfähigkeit mit Verlangsamung oder „Starre" der Gefäßregulation und stark eingeschränkter Adaptationsfähigkeit.

Deshalb sollte die Kurtherapie des älteren Menschen einschleichend beginnen, beispielsweise mit nicht mehr als 2–3 Anwendungen am Tag, wobei die Reizintensität jeweils sehr gut abgewägt werden muss.

Als für den älteren Patienten empfehlenswert, belastend oder riskant haben sich dabei die im Folgenden (**Tab. 6.8**) aufgelisteten Anwendungen erwiesen.

Tabelle 6.8 Behandlung älterer Patienten

empfehlenswert	genau angepasst anzuwenden	belastend
Nieder- und Mittelfrequenz-Elektrotherapie	Hochfrequenz-Elektrotherapie	anstrengende, intensive Unterwasserbewegungstherapie
Physiotherapie (bevorzugt in Gruppen)	Ultraschalltherapie	kardial belastende Physiotherapie
stark lokal begrenzte Thermotherapie	Massageanwendungen (besonders HWS-Bereich)	großflächige Wärmeapplikationen
Atemtherapie	Unterwasserdruckstrahlmassagen	Hyperthermieverfahren
Ergotherapie	Hydro- und Kryotherapie	

> *Im Vordergrund einer Kurortbehandlung des alten Menschen sollte immer die Aktivierung, der Erhalt und die Förderung der vorhandenen Ressourcen stehen.*

Das Ziel jeder Kurmaßnahme für Patienten höheren Alters ist also die Verbesserung und/oder der Erhalt deren Lebensqualität.

Literatur

Van Bruck B. Alexander Spengler – Pionier der Klimatherapie. Deutsches Ärzteblatt. 2004;16:A357.

Beneke FW. Über Nauheims Soolthermen und deren Wirkung auf den gesunden und kranken menschlichen Organismus. Marburg: Elwert; 1859.

Beneke FW. Zur Therapie des Gelenkrheumatismus und der mit ihm verbundenen Herzkrankheiten. Berlin: Hirschwald; 1872.

Brüggemann W, Hrsg. Kneipptherapie: Ein Lehrbuch. Berlin, Heidelberg: Springer; 1980.

Cordes JC, Arnold W, Zeibig B. Physiotherapie. Grundlagen und Techniken der Hydrotherapie, Elektrotherapie und Massage. Berlin: VEB Volk und Gesundheit; 1989.

Davenport HW. Physiologie der Verdauung. Eine Einführung. Stuttgart: Schattauer; 1971.

Dittel R. Schmerzphysiotherapie. Stuttgart: Gustav Fischer; 1992.

Fey C. Lehrbuch und Praktikum der modernen Kneipp'schen Hydrotherapie. Teil 1/2. Technik der Kneippanwendungen. München: Sanitas; 1961.

Fresenius W, Hartmann B, Kirschner C, et al. Deutscher Bäderverband e.V., Hrsg. Deutscher Bäderkalender. Gütersloh: Flöttmann; 1998.

Gillert O, Rulffs W. Hydrotherapie und Balneotherapie. 9. völlig neu überarbeitete Aufl. München: Pflaum; 1982.

Gutenbrunner C, Hildebrandt G. Hrsg. Handbuch der Balneologie und medizinischen Klimatologie. Nachfolgewerk der 1994 erschienen 6. Aufl. Berlin, Heidelberg: Springer; 1998.

Haeberlin C, Goeters W. Grundlagen der Meeresheilkunde. Stuttgart: Thieme; 1954.

Hofschroer J. Balneotherapie und Phototherapie bei dermatologischen Erkrankungen. Physiotherapie. 1991;3:103–106.

Hüter-Becker A, Schewe H, Heipertz W, Thom H, Hrsg. Lehrbuchreihe Physiotherapie: Praxis der Physikalischen Therapie. Bd. 5. Stuttgart: Thieme; 1997.

Hufeland CHW. Praktische Übersicht der vorzüglichen Heilquellen Teutschlands. Berlin: Realschulbuchhandlung; 1815.

Kleinschmidt J, Kleinschmidt J. Wirkungsmechanismen der Moortherapie. Physikalische Therapie. 1988;10:673–8.

Kühnau J. Die biochemischen Wirkungen der Schwefelquellen im Licht neuer Forschungsergebnisse. Zeitschrift für angewandte Klima- und Bäderheilkunde. 1954;1:25–32.

Otto VR. Die Badereaktionen aus der Sicht der schweizerischen Balneologen. Zeitschrift für angewandte Bäder- und Klimaheilkunde. 1956;3:555–62.

Schindewolf U, Miller L, Bonhoeffer. Membranpotentialmessungen an technischen Ionenaustauschern. Teil 1 .Zeitschrift für physikalische Chemie. 1951;198:270–80.

Schmidt KL. Kompendium der Balneologie und Kurortmedizin. Darmstadt: Steinkopff; 1989.

Schmidt KL, Drexel H, Jochheim KA. Lehrbuch der Physikalischen Medizin und Rehabilitation. 6. Aufl. Stuttgart, Jena, New York: Gustav Fischer; 1995.

Schneider J, Goecke C, Zysno EA. Praxis der gynäkologischen Balneo- und Physiotherapie. Stuttgart; Hippokrates: 1988.

Schoger GA. Sulfat-Wasser. In: Amelung W, Evers A, Hrsg. Handbuch der Bäder- und Klimaheilkunde. Stuttgart: Schattauer; 1962.

Steudel J. Geschichte der Bäder- und Klimaheilkunde. In: Amelung W, Evers A, Hrsg. Handbuch der Bäder- und Klimaheilkunde. Stuttgart: Schattauer; 1962.

Steudel J. Therapeutische und soziologische Funktionen der Mineralbäder im 19. Jahrhundert. In: Artelt W, Rüegg W, Hrsg. Der Arzt und der Kranke in der Gesellschaft des 19. Jahrhunderts. Stuttgart: Enke; 1967.

Wehsarg FK. Balneotherapie von Hautleiden. Zeitschrift für angewandte Bäder- und Klimaheilkunde 1958;5:297–301.

Weimann G, Pflanz M, von Uexküll Th. Untersuchungen über die Befindensweise im Fieber. Zeitung für klinische Medizin. 1953;152:159–173.

Weimann G. Arbeitsbuch Physikalische Therapie. Stuttgart; Hippokrates: 1993.

Wiedemann E. Physikalische Therapie. Grundlagen – Methoden – Anwendungen. Berlin, New York: Walter de Gruyter; 1987.

Winckler A. Indikationen der Schwefelwässer. Fortschritt Therapie. 1926;2:175–8.

Woeber K. Die Physikalische Therapie bei Hautleiden. In: Von Dankwart A, Grober G. Handbuch der Physikalischen Therapie. Bd. IV. Stuttgart: Fischer; 1968.

Internetseiten

Anthologia Latina, 127, ed. Burm., II. http://www.lateinservice.de/anthologia/2000/baeder.htm (Stand 08.02.2006).

Gleichstrom fließt länger als 5 Sekunden in die gleiche Richtung; Wechselstrom ändert sie in einem bestimmten Rhythmus (Frequenz).

7 Elektrotherapie · 231

7.1 Physikalische Grundlagen · 231
7.2 Elektrophysikalische Grundlagen der verschiedenen Stromformen · 234
7.3 Galvanischer Strom · 240
7.4 Niederfrequenz-Reizstrom · 246
7.5 Hochvolt-Ströme (HV) · 251
7.6 Mittelfrequenz-Interferenzstromtherapie · 252
7.7 Ultraschall-Therapie · 256
7.8 Hochfrequenztherapie · 260
7.9 Lichttherapie mit Infrarot · 264
7.10 Elektrodiagnostik · 266
7.11 Behandlungsgrundsätze bei schlaffer Lähmung · 271
7.12 Anwendungsschemata · 272
7.13 Medizingeräteverordnung · 275

Elektroden oder Flüssigkeit dienen als Leiter des Stroms.

Mit der I/T-Kurve wird der Reizbedarf eines geschädigten Muskels ermittelt.

TENS: nebenwirkungsfreie Methode zur Schmerzlinderung

Mittels der Iontophorese gelangen Medikamente durch die intakte Haut in den Körper.

7 Elektrotherapie

Walter Rostalski, Norbert Hemrich

In der Elektrotherapie wird der elektrische Strom zu therapeutischen Zwecken eingesetzt, sie ist ein Teilbereich der physikalischen Therapie und ist für Physiotherapeuten eine zusätzliche Möglichkeit, auf die verschiedenen Gewebe des Körpers im Sinne einer Begleitbehandlung einzuwirken. Dabei ist zu beachten, dass Elektrizität eine Energieform ist, die der Mensch nur an seiner Wirkung wahrnehmen kann, da es keine Sinnesorgane für Elektrizität gibt.

Es wird die Elektrotherapie im engeren Sinne, bei der der elektrische Strom direkt eingesetzt wird, von der Elektrotherapie im weiteren Sinne, bei der der Strom zunächst in eine andere Energieform – Licht oder Schall – umgewandelt wird, unterschieden. Die Reaktionen, die die elektrischen wie auch die Licht- und die Schallreize im Körper auslösen, werden dabei therapeutisch genutzt. Solche Reaktionen sind beispielsweise: Wärmeentwicklung, Stoffwechselanregung, Anregung der Transportmechanismen in und aus der Zelle, Schmerzlinderung, Muskelaktivierung oder -entspannung … etc.

Im Folgenden wird zunächst die Elektrotherapie im engeren Sinne beschrieben, die Grundlagen, die Systematik und die Anwendungsbereiche, dann werden die Anwendungen Licht und Schalltherapie erläutert. Elektrische Reize können aber auch zur Diagnostik eingesetzt werden, wie am Ende des Kapitels beschrieben wird.

7.1 Physikalische Grundlagen

Um verstehen zu können wie der elektrische Strom im Körper wirkt, ist es notwendig einige physikalische Grundlagen kurz zu erwähnen.

7.1.1 Aufbau eines Atoms

Grundlage der Elektrizität ist das **Atom**. Es besteht aus einem positiv geladenen Atomkern und einer negativ geladenen Atomhülle. Der Atomkern enthält positiv geladene Protonen und ungeladene Neutronen. Atome eines gleichen Elements mit unterschiedlicher Anzahl von Protonen und Neutronen im Kern werden als Isotope bezeichnet. Die Atomhülle enthält negativ geladene Elektronen, die mit hoher Umlaufgeschwindigkeit in verschiedenen Bahnen den Kern umkreisen. Die Anzahl der Protonen im Atomkern und die Anzahl der Elektronen in der Atomhülle sind immer gleich. Somit ist das Atom elektrisch neutral (**Abb. 7.1**).

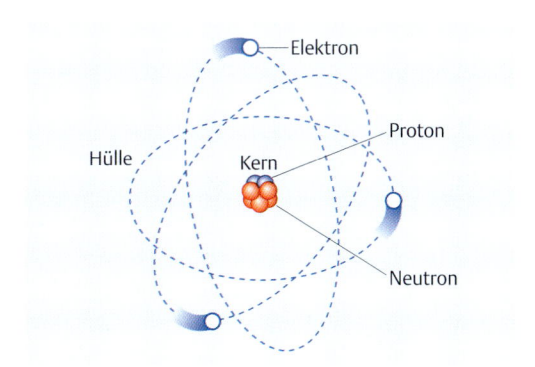

Abb. 7.1 Atommodell mit dem Atomkern aus Protonen und Neutronen und der Atomhülle aus Elektronen.

■ *Das Atom ist elektrisch neutral.*

7.1.2 Leiter

Feste Leiter

Für elektrische Phänomene ist es notwendig, dass sich Ladungszustände verändern, dies kann nur geschehen, wenn Elektronen von einem Ort zum anderen wandern. Stoffe, die freie Elektronen (auch Valenzelektronen) besitzen, sind für diese elektrischen Phänomene besonders gut geeignet, sie leiten gut und werden Leiter 1. Klasse oder *feste*

Leiter genannt. Hierzu zählen beispielsweise einige Metalle. Wird ein solcher Leiter in einen geschlossenen Stromkreis einbezogen, werden die Valenzelektronen in gerichtete Bewegung versetzt. Negative Ladungen haben immer das Bestreben zum positiven Pol zu wandern, um einen Ladungsausgleich zu erreichen, somit werden sich die Elektronen mit ihrer negativen Ladung von minus (-) nach plus (+) bewegen.

Im festen Leiter herrscht am negativen Pol ein Elektronenüberschuss, am positiven Pol ein Elektronenmangel. Zwischen diesen unterschiedlichen Elektronenmengen besteht ein Ausgleichsbestreben. Unterschiede sind die Ursache von Spannung, je größer der Unterschied desto höher die Spannung.

In einem Stromkreis wird von Pluspol und Minuspol gesprochen. Der positive Pol heißt Anode, der negative Pol Kathode.

Flüssige Leiter

Weist ein Atom ein Elektron mehr oder weniger in seiner Hülle auf, dann wird von **Ion** gesprochen. Das Ion hat eine elektrische Ladung. Bei Elektronenüberschuss in der Hülle ist die Ladung negativ, bei Elektronenmangel der Hülle ist die Ladung positiv. Mangel und Überschuss beziehen sich dabei immer auf die Anzahl der Elektronen in der Hülle zur Anzahl der Protonen im Kern. Die Ionen sind die Grundlage für den Stromfluss in Flüssigkeiten. Da unser Körper zum größten Teil aus Wasser besteht, sind im Körper zumeist Ionen für die elektrischen Phänomene verantwortlich. Im Gegensatz zu den festen Leitern wird in diesem Fall von *flüssigen Leitern* oder auch *Elektrolyten* gesprochen. Flüssige Leiter sind Leiter 2. Klasse.

Nach dem Naturgesetz – gleiche Pole stoßen sich ab, entgegengesetzte Pole ziehen sich an – bewegt sich ein positives Ion also zum negativen Pol, zur Kathode, und wird deswegen *Kathion* genannt. Ein negatives Ion bewegt sich zum positiven Pol, zur Anode, und wird somit als *Anion* bezeichnet (**Abb. 7.2** und **Tab. 7.1**).

> **Anode:** positiver Pol
> **Kathode:** negativer Pol
> **Ion:** Atom mit elektrischer Ladung
> **Kation:** positiv geladenes Ion→ Wanderungsziel = Kathode
> **Anion:** negativ geladenes Ion→ Wanderungsziel = Anode

Stromübergang vom festen zum flüssigen Leiter

Fließt ein Strom durch einen flüssigen zu einem festen Leiter oder umgekehrt, so findet an der Anode bzw. Kathode, wenn die Ionen ihr Ziel erreicht haben, eine chemische Reaktion statt. Die Ionen nehmen an den Polen (Elektroden) Elektronen auf bzw. geben diese ab und werden so wieder zu neutralen Atomen. Dieser Vorgang heißt *Elektrolyse* und ist ein elektrochemischer Vorgang.

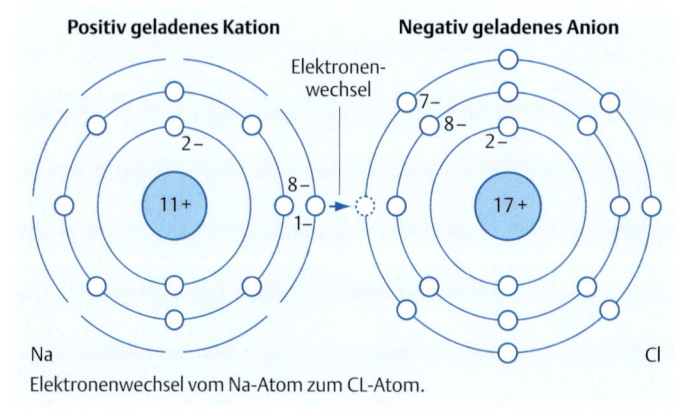

Abb. 7.2 Elektronenwechsel vom Natriumatom zum Chloratom es entsteht ein Natrium-Kation und ein Chlor-Anion (nach Gillert et al. 3. Aufl., 1995)

Positiv geladenes Kation — Negativ geladenes Anion
Elektronenwechsel

Na — Cl
Elektronenwechsel vom Na-Atom zum CL-Atom.

Tabelle 7.1 Einteilung verschiedener Leiter in Klassen

	Leiter 1. Klasse Feste Leiter	Leiter 2. Klasse Flüssige Leiter	Nichtleiter Isolatoren
Stromfluss durch	Freie Elektronen	Ionen	Kein Stromfluss
Materialbeispiele	Alle Metalle, Gerätekabel, Elektroden, Kohle	Flüssigkeiten, die Ionen enthalten, z. B. Säuren, Laugen, Wasser und der menschliche Körper	Versch. Kunststoffe, Gummi, Porzellan, Fette, Öle
Stromflussrichtung	Nur in eine Richtung (vom Minuspol zum Pluspol), da Elektronen nur negative Ladung besitzen	In beide Richtungen., da Ionen sowohl positive als auch negative Ladungen besitzen	keine
Fachnamen	keine	Elektrolyte	Isolatoren
Reaktion bei Stromdurchgang	Keine Veränderungen	Elektrochemische Veränderungen des Leiters	Keine Veränderungen

7.1.3 Elektrochemische Vorgänge

Elektrochemische Vorgänge an der Kathode

Kationen, die aufgrund eines Elektronenmangels ihre positive Ladung haben, nehmen an der Kathode, an der Elektronenüberschuss herrscht, die ihnen fehlenden Elektronen auf. Diese Elektronenaufnahme wird *Reduktion* genannt. Beispielsweise seien hier die Vorgänge im Salzwasser beschrieben, die der Körperflüssigkeit sehr ähnlich sind. Das Salzwasser besteht aus Na^+, Cl^- sowie H_2O. Die Natrium-Ionen wandern zur Kathode und nehmen dort ein Elektron auf. So wird es zum metallischen Natrium und verbindet sich mit H_2O zu Natronlauge (NaOH) und Wasserstoffgas (H). Das Wasserstoffgas entweicht in die Luft, die Natronlauge verbleibt in der Flüssigkeit.

Elektrochemische Vorgänge an der Anode

Anionen, die durch Elektronenüberschuss ihre negative Ladung besitzen, geben an die Anode, an der ja Elektronenmangel herrscht, die überschüssigen Elektronen ab. Dieser Vorgang heißt *Oxidation*. Beispielhaft werden hier wieder die Vorgänge im Salzwasser (Na^+, Cl^- sowie H_2O) dargestellt. Das Chlor-Ion mit seiner negativen Ladung wandert zur Anode und gibt dort sein überschüssiges Elektron ab. Es wird zum Chlor-Atom. Beide Chloratome (Cl_2) verbinden sich mit Wasser (H_2O) zu Salzsäure (2 HCl) und Sauerstoff (O_2). Der Sauerstoff entweicht wiederum in die Luft, während die Säure in der Flüssigkeit verbleibt.

Elektrochemische Vorgänge bei Gleichstrom

Diese elektrolytischen Reaktionen treten sowohl bei Gleichstrom als auch bei Wechselstrom (siehe unten) auf. Bei Gleichstrom können sich jedoch die neu entstandenen Stoffe kumulieren, da die Polung immer gleich bleibt. Diese Vorgänge werden mit hohen Intensitätswerten bei Gleichstrom im Wasserbad sichtbar. So entsteht an der Kathode eine fast sprudelnde Bläschenbildung, während an der Anode schwächere Bläschenbildung erkennbar ist, die nur als Wassertrübung erkennbar wird.

Allerdings entstehen beim Patienten dann unter der Anode Säure und unter der Kathode Lauge, diese Stoffe können in hoher Konzentration zu Hautschäden führen. Begegnet wird diesem Phänomen in der Praxis mit einer Elektrodenzwischenlage, die gut sitzen und immer wieder kontrolliert werden muss. Die Prozesse treten, dann an der Grenzfläche zwischen Anode bzw. Kathode und feuchter Elektrodenzwischenlage (Schwämmchen) auf und nicht an der Haut.

7.2 Elektrophysikalische Grundlagen der verschiedenen Stromformen

Wie oben schon erwähnt, gibt es Gleichstrom und Wechselstrom. Beim Gleichstrom bleibt die Polung der Elektroden immer konstant, während sie sich bei Wechselstrom in einem bestimmten Rhythmus ändert bzw. vertauscht. Der Rhythmus dieses Wechsels wird mit Frequenz bezeichnet. Ein niederfrequenter Wechselstrom wechselt in langsamem Rhythmus seine Polung, ein hochfrequenter Strom wechselt deutlich schneller hin und her. Die Frequenz wird in Hertz (Hz) angegeben, das bedeutet, Wechsel oder Schwingungen pro Sekunde. 100 Hz sind also 100 Polungswechsel pro Sekunde.

Wechselstrom wird in 3 Frequenzbereiche eingeteilt.

Checkliste

• Niederfrequenz	• 0–1.000 Hz
• Mittelfrequenz	• 1.000–300.000 Hz • zur Behandlung wird das Frequenzspektrum von 1.000–10.000 Hz eingesetzt
• Hochfrequenz	• über 300 KHz

7.2.1 Gleichstromtherapie

Checkliste

Gleichstrom 0 Hz	• Galvanisation • Iontophorese • Hydroelektrische Bäder

Gleichstrom wird dadurch definiert, dass er längere Zeit (länger als 5 sec) in die gleiche Richtung fließt. Über diese längere Einwirkdauer der Kathode und der Anode kann es zur Kumulation von Lauge unter der Kathode und Säure unter der Anode kommen. Es besteht die Verätzungsgefahr der Haut, dabei wird dann unter der Kathode durch die Laugeneinwirkung eine Kolliquationsnekrose, unter der Anode durch Säureneinwirkung eine Koagulationsnekrose entstehen. Um Hautverätzungen zu vermeiden, ist gerade bei Gleichströmen besondere Sorgfalt bei der Elektrodenanlage und der Behandlungsdauer erforderlich. Es werden Elektrodenzwischenlagen (Schwämme) eingeführt, die den Übergang zwischen festem und flüssigem Leiter auf das Grenzgebiet zwischen Elektrode und Schwamm verlagern, so dass am Körper des Patienten keine Säuren- und Laugenbildung mehr stattfindet. Säure und Lauge entsteht nur an der Grenze zwischen Metall und Schwamm, deshalb ist den Elektrodenzwischenlagen, die meist aus Viskoseschwämmen aber in Einzelfällen auch aus Frottee bestehen, besondere Aufmerksamkeit zu widmen. Elektrodenzwischenlagen müssen folgendermaßen beschaffen sein:

- ausreichend groß, mindestens 1 cm größer als die Elektrode damit die Elektrode die Haut des Patienten nicht berührt;
- ausreichend dick, bei Gleichstrombehandlungen evtl. 2–3 Schwämme übereinander, damit die ätzenden Stoffe aufgenommen werden können. An unebenen Körperstellen dürfen die Elektroden nicht mit Bändern über Knochenvorsprüngen befestigt werden, sondern beispielsweise am Fuß mit 2 Bändern distal und proximal am Knöchel;
- ausreichend feucht, je feuchter der Schwamm, desto besser ist seine Stromleitfähigkeit und die Verdünnung der ätzenden Stoffe;
- ausreichend sauber, Schwämme sollten über Nacht aus hygienischen Gründen in Desinfektionslösung aufbewahrt werden. Tagsüber in Leitungswasser. In jedem Fall müssen die Schwämme vor und nach jeder Behandlung unter fließendem Wasser gespült werden, um das Desinfektionsmittel und die entstandenen Elektrolyseprodukte herauszuwaschen;
- durchlässige Poren, erkennbar an einer flächenhaften Rötung der Haut in Schwammgröße. Bei Verwendung von Metallelektroden über Gele (Selbstklebeelektroden od. Einmalelektroden) wird deren Leitfähigkeit durch andere Ionen, die nicht reagieren können, realisiert;

Besondere Aufmerksamkeit ist der Inspektion der Haut des Patienten zu widmen. So ist gerade bei Gleichstromanwendungen eine Hautreinigung durch warmes Wasser und medizinische Seifen zu empfehlen. Fettrückstände auf der Haut erhöhen den Wiederstand für den Stromfluss, dadurch werden höhere Intensitätswerte nötig, die eine Verätzungsgefahr deutlich steigern würden.

Die Befestigung der Elektroden kann durch Bänder mit Klettverschlüssen oder mit Gummibändern erfolgen, hierbei ist gerade im Bereich der Extremitäten darauf zu achten, dass die Blutzirkulation nicht behindert wird.

Des Weiteren können Vakuumelektroden Verwendung finden, die gerade im Schulter- oder Hüftbereich eine einfache Befestigungsmöglichkeit bieten. In Körperregionen, in denen vermehrt Lymphknoten liegen (meist Beugestellen), können keine Saugelektroden appliziert werden. Die Kombination von Vakuum- und Plattenelektroden ist ebenfalls möglich.

Wirkungen unter beiden Elektroden

Durch körpereigene Reaktionen auf die Ionenverschiebung kommt es unter beiden Elektroden zu einer vermehrten Durchblutung und einer Verbesserung der O_2-Versorgung, was an einer über Stunden anhaltenden Erythembildung zu erkennen ist (**Abb. 7.3** und **Tab. 7.2**). Innerhalb des Körpers kommt es im Auflagebereich der Anode zur Bildung einer virtuellen Kathode und im Auflagebereich der Kathode zur Bildung einer virtuellen Anode.

Tabelle 7.2 Spezielle Wirkungen an Anode und Kathode

	Anode	*Kathode*
Flüssigkeitsdipole	Werden abgestoßen	Werden angezogen
Wasser	Ödemresorption	Ansammlung von Wasser
Ruhepotenzial	Erhöhung	Verringerung
Schwellenwert	Erhöhung des Schwellenwertes, Hyperpolarisation, sedierend	Depolarisation, erhöhte Reizbarkeit
elektrochemische Veränderung	Säurebildung, Eiweißgerinnung (Eiweißkoagulation)	Laugenbildung, dadurch Eiweißverflüssigung (Kolliquation)

Nach Unterbrechung des Stromkreises gleichen sich die während des Stromflusses aufgetretenen Ionenverschiebungen langsam wieder aus. Um diesen Stromfluss auch nach der eigentlichen Therapiezeit zu erreichen, ist eine Polwendung während der Behandlung nicht sinnvoll. Der Effekt der Flüssigkeitsverschiebung wird therapeutisch genutzt, um vorhandene Ödeme im Auflagebereich der Anode beschleunigt abzubauen. Im Auflagebereich der Kathode zeigt sich eine verstärkte Flüssigkeitsansammlung, die mit einer Gewebslockerung verbunden ist, sowie einer besseren Ernährung insbesondere bei Stoffwechselstörungen und chronisch-degenerativen Prozessen.

Die Wirkung unter den Elektroden ist auch abhängig von deren Größe. Bei Gleichstromanwendungen sind die Elektroden fest angelegt und können gleich groß sein. Will man die Wirkung unter einer Elektrode verstärken, kann man die Stromdichte erhöhen, indem man die Wirkelektrode kleiner wählt. Es ist jedoch zu beachten, dass sich die Intensität immer nach der kleineren Elektrode richten muss. Dies wird zum Beispiel bei der Behandlung von Nerven und Muskulatur ausgenutzt. Die große Elektrode heißt dann *indifferente Elektrode*, die kleine wird zur Reizung verwendet und *differente Elektrode* genannt (**Abb. 7.4**).

> *Je kleiner die Elektrode*
> - *desto höher die Stromdichte,*
> - *desto höher die Reizkraft,*
> - *desto stärker das Stromgefühl,*
> - *desto größer die Verätzungsgefahr und*
> - *desto niedriger die anwendbare Stromstärke.*

Es ist wichtig daran zu denken, dass auch Impulsströme und Sinusströme Gleichstromanteile haben. Die Gleichstromwirkungen sind allerdings geringer, da zwischen den Impulsen (je nach Frequenz) mehr oder weniger lange Pausen eingelegt werden.

⊕ Anode ⊖ Kathode
⊕ Kation ⊖ Anion

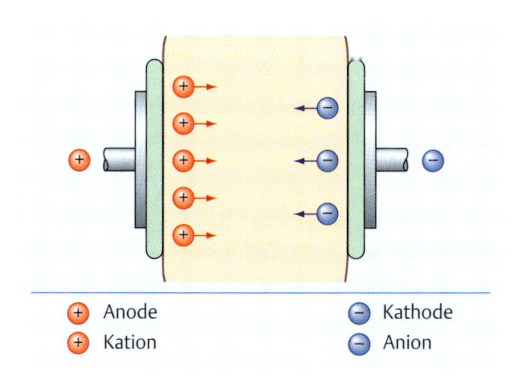

Abb. 7.3 Elektrochemische Vorgänge unter Anode und Kathode.

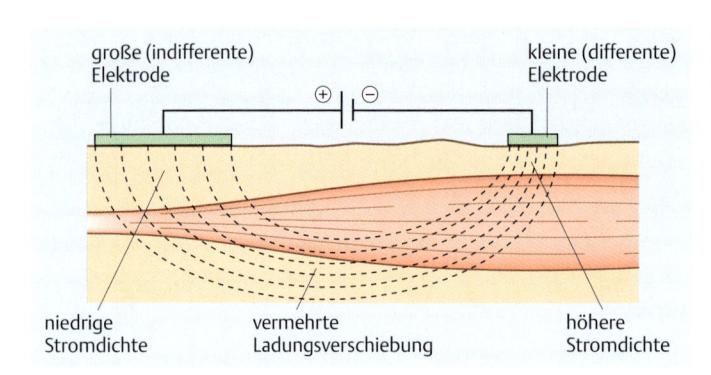

Abb. 7.4 Wirkungsunterschied zwischen differenter und indifferenter Elektrode (nach Gillert et al. 3. Aufl. 1995).

7.2.2 Grundlagen der Niederfrequenztherapie

In der Niederfrequenztherapie werden isolierte elektrische Impulse eingesetzt, um eine Wirkung im Körper hervorzurufen (**Tab. 7.3**). Dabei wird auf körpereigene elektrische Phänomene Einfluss genommen, die hier zunächst erklärt werden sollen.

Tabelle 7.3 Niederfrequenz 0 Hz–1000 Hz

mit hohem galvanischen Anteil	mit geringem oder ohne galvanischen Anteil
starke Hautreizung	geringe Hautreizung
vorgeformte Ströme (genormte Ströme)	frei wählbare oder fest eingestellte Frequenzen
IG 30 IG 50 FM	Biphasisch oder monophasisch
diadynamische Ströme	TENS-Ströme
Ultrareizstrom	Hochvolt-Therapie
neofaradischer Strom (auch Schwellstrom)	
Elektrodiagnostik, I/T-Kurve	
Lähmungsbehandlung	

Elektrische Phänomene im Körper

Unter einem Reiz verstehen wir die Einwirkung einer veränderten Um- oder Innenwelt auf den Organismus. Alles Lebendige ist reizbar. In der Therapie werden mechanische, thermische, chemische und elektrische Reize unterschieden. Abhängig von der Art der Reize werden sie von den verschiedenen Sinnesorganen aufgenommen und als elektrische Impulse zu den ihnen zugeordneten Sinneszentren im Gehirn weitergeleitet. Dort werden sie als Empfindung entschlüsselt. Als Antwort auf einen Reiz erfolgt dann die entsprechende Reaktion.

Im Ruhezustand der Zelle entsteht aufgrund der Ionenunterschiede zwischen Zellmilieu (innen) und dem Zwischenzellmilieu (außen) eine Spannung, es wird von Ruhespannung oder *Ruhepotenzial* gesprochen. Es beträgt ca. 80 mV. Dieses Ruhepotenzial wird durch die Konzentrationsdifferenz von Natrium- und Kalium-Ionen aufrechterhalten. Die Zellmembran trennt negative Ladung innen (mehr K^+) von positiver Ladung außen (mehr Na^+). Beide Ionenarten sind positiv geladen, lediglich die Mengendifferenz erzeugt das Ruhepotenzial.

Durch einen Reiz wird die Zellmembran für vorher gesperrte Ionen durchlässig, es folgt die Auslösung eines *Aktionspotenzials*, d. h. es kommt zum Austausch von Natrium- und Kalium-Ionen. Schon ein Spannungsabfall von ca. 20 mV kann zur Auslösung eines Aktionspotenzials führen. Während des Aktionspotenzials wird die Zelle für kurze Zeit innen positiv und außen negativ, anschließend erfolgt sofort wieder die Rückkehr zum Ruhemembranpotenzial. Der Vorgang dauert nur 1/1000 Sekunde, danach ist die Zelle wieder erneut reizbar.

Anwendungen

In der Niederfrequenztherapie werden nur Einzelreize gesetzt. Insbesondere kommen sie zur Anwendung in der Behandlung von Muskulatur zur Kräftigung und Lähmungsbehandlung, sowie in der Schmerztherapie durch eine Überdeckungsbehandlung. Der Unterschied der verschiedenen Behandlungen besteht lediglich in der Intensität der Reize. Es wird in diesem Zusammenhang von überschwelligen und unterschwelligen Reizen gesprochen.
Ein *unterschwelliger Reiz* kann eine lokale Depolarisation an der Zellmembran auslösen, ohne jedoch fortlaufende Aktionspotenziale zu erzeugen. In erregten Bezirken werden angrenzende Membra-

nareale über wandernde Stromschleifen mit depolarisiert.

Ist ein *Reiz überschwellig*, wird er über die angeschlossenen Nervenzellen weitergeleitet. In marklosen Nervenfasern kommt es zu einer kontinuierlichen Erregungsfortleitung über die Zellmembranen. In markhaltigen Nervenfasern erfolgt die Fortleitung sprunghaft (saltatorisch) von Schnürring zu Schnürring. Die Geschwindigkeit der Erregungsleitung ist unterschiedlich und reicht von ca. 1–6 m/sec. in vegetativen Nerven, bis zu 120 m/sec. in markreichen Nervenfasern (sensibel und motorisch). In Verbindung mit thermischen Reizen kann die Leitungsgeschwindigkeit durch Wärme erhöht oder durch Kälte herabgesetzt werden.

Zur Schmerztherapie werden motorisch unterschwellige Reize verabreicht, zur Muskelkräftigung und Lähmungsbehandlung hingegen muss motorisch überschwellig gereizt werden.

Frequenzbereiche

In der Niederfrequenz werden wiederum 3 Frequenzbereiche unterschieden. Bei Wechselstrom wird der komplette Durchlauf der Sinuskurve als eine Schwingung gezählt, beim monophasischen Strom werden die Impulse und die Pausendauer als eine Periode gezählt. (Wobei die Pausendauer mindestens die doppelte Zeit der Impulsdauer betragen sollte.)

Checkliste

• 0–5 Hz	• Einzelimpulse – zur Diagnostik und Lähmungsbehandlung
• 5–20 Hz	• Schüttelfrequenzen – sie bewirken bei motorisch schwelliger Intensität einen Vibrationseffekt, – Entspannung der Muskulatur, – eine Aktivierung der Muskelpumpe. – Somit wirken sie odemresorbierend über den venösen und lymphatischen Rückfluss.
Im Bereich von 5–10 Hz	• können sie über sympathisches Nervengewebe eine Gefäßverengung im arteriellen System hervorrufen und in bestimmten Stadien der Kopfschmerzbehandlung (bei Gefäßerweiterung) zur Therapie nutzen.
über 20 Hz	• Serienimpulse

Im Frequenzbereich von 30–50 Hz	• kann man eine Tonussteigerung der quergestreiften Muskulatur erreichen. Aus diesem Grund sollte die Muskelkräftigung im NF-Bereich mit 50 Hz erfolgen.
Höhere Frequenzen über 100–200 Hz	• wirken dämpfend, sowohl auf das vegetative Nervensystem (Sympathikusdämpfung) als auch entspannend (detonisierend) auf die quergestreifte Muskulatur.

Anlagemöglichkeiten

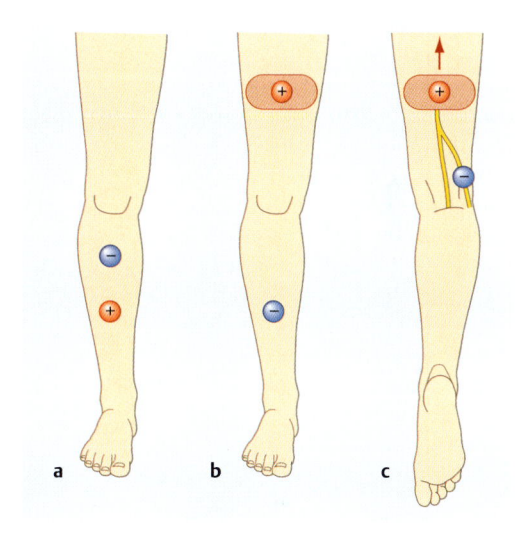

Abb. 7.5a–c Möglichkeiten der direkten und indirekten Reizung mir Reizstrom (nach Gillert et al. 3. Aufl. 1995). **a** direkte bipolare Reizung. **b** direkte monopolare Reizung. **c** indirekte Reizung über den versorgenden Nerv.

Die Muskulatur kann auf unterschiedliche Weise gereizt werden. Direkt auf dem zu behandelnden Muskel, d. h. die elektrischen Reize wirken auf die Muskelzellen direkt. Eine direkte Reizung ist *bipolar* mit beiden Elektroden auf dem zu behandelnden Muskel oder *monopolar* mit einer Elektrode auf dem zu behandelnden Muskel und der Gegenelektrode proximal an günstiger Stelle (**Abb. 7.5a und b**): Oder es wird indirekt über den versorgenden Nerv (immer monopolar) gereizt. Hierbei findet eine Massenreizung aller vom betroffenen Nerv versorgten Muskeln statt (**Abb. 7.5c**).

Veränderung der Leitfähigkeit über thermische Reize

Die Verlangsamung der Leitfähigkeit durch Kälte wird beispielsweise mit dem Gerät „Kryotur" in Verbindung mit ET-Geräten der Fa. TUR ausgenutzt. Ein Kühlkopf bis -10°C kann gleichzeitig als negative Elektrode (ähnlich Ultraschall-Kombinationstherapie) benutzt werden.

Tabelle 7.4 Mittelfrequenz 1 KHz–300 KHz

2-poliger MF Wechselstrom	4-poliger Wechselstrom
mit nur einem Stromkreis verabreichter MF Wechselstrom, der durch Amplitudenmodulation als niederfrequenter Behandlungsstrom appliziert wird.	mit 2 Stromkreisen verabreichter MF Wechselstrom, der durch Frequenzmodulation als niederfrequenter Behandlungsstrom appliziert wird.

7.2.3 Grundlagen der Mittelfrequenztherapie

Die Mittelfrequenztherapie wird mit Wechselstrom durchgeführt (**Tab. 7.4**). Die Frequenzen, die für therapeutische Zwecke eingesetzt werden, liegen zwischen 2 und 10 KHz. Mittelfrequente Wechselströme sind biphasisch, die positive und negative Halbwelle ist nulliniensymmetrisch (Sinuskurven), sie haben keine galvanische Komponente und es gilt das apolare Reizgesetz. Die Unterschiede zwischen Niederfrequenz und Mittelfrequenz liegen neben der Wirkung unter den Elektroden auch in der Reaktion der gesamten Physiologie auf diesen Reiz.

Jeder niederfrequente Stromimpuls wird mit einer Erregung beantwortet. Mit steigender Frequenz verändert sich die synchrone Depolarisation in eine asynchrone Depolarisation. Bei Stimulierung von Nerven mit mehr als 2000 Hz fällt ein Teil der Wechselstromimpulse in die Refraktärzeit der Nervenfaser, in der sie sich vom „Aktionspotenzial" erholt und nicht erregbar ist. Deswegen wird nicht jeder Stromimpuls mit einer Erregung beantwortet. Die Summierung mehrerer Perioden ist nötig, um die Nervenfasern zu depolarisieren. Die Depolarisierung von Nervenfasern diesem Summationsprinzip entsprechend ist als *Gildemeister-Effekt* bekannt (**Abb. 7.6a–c**). Eine kontinuierliche Reizung über 2 KHz kann zu einem Zustand führen, in dem eine Nervenfaser nicht mehr auf den Strom reagiert, oder die motorische Endplatte ermüdet und dadurch ein Reiz nicht mehr weitergeleitet wird. Ein Muskel zeigt bei fortgesetzter Zufuhr eines mittelfrequenten Wechselstromes eine verminderte Kontraktion bis hin zur vollständigen Blockierung, die als *Wedensky-Hemmung* bezeichnet wird (siehe unten).

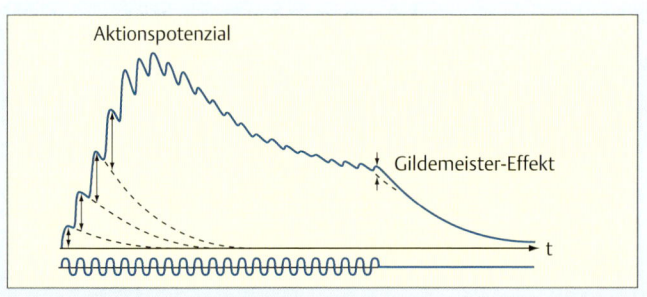

Abb. 7.6a–c Gildemeister-Effekt und Summation. **a** Gildemeister-Effekt. **b** Gleichstromimpuls **c** mittelfrequenter Wechselstrom.

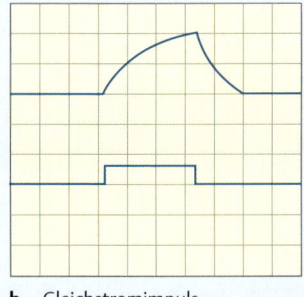

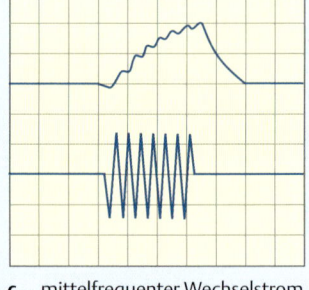

7.2 Elektrophysikalische Grundlagen der verschiedenen Stromformen

Wedensky-Hemmung

Wenn während der Stimulation ein oder mehrere Reize in die Refraktärphase treffen, wird die Repolarisation der Nervenfaser während dieser Periode schwieriger oder ganz unterbunden. Die Rückkehr des Membranpotenzials zu seinem Ruhepotenzial dauert dann zunehmend länger, bis es schließlich gar nicht mehr erreicht wird. Kontinuierliche Reizung mit einem Mittelfrequenzstrom kann demnach zur Reaktionshemmung oder zu vollständiger Blockierung während der Reizdauer führen. Dies wird als *Wedensky-Hemmung* bezeichnet.

Die Erschöpfung der motorischen Endplatte nimmt mit der Frequenz der indirekten elektrischen Reizung zu. Die erschöpfte motorische Endplatte vermag nicht länger jeden Impuls in eine Depolarisation der ihr gegenüberliegenden Muskelfasermembran umzuwandeln. Um der Wedensky-Hemmung und der Ermüdung der motorischen Endplatte vorzubeugen, muss der mittelfrequente Strom nach jeder Depolarisation unterbrochen werden. Dann kann es zur Repolarisation kommen und das Gewebe bleibt gegenüber der Stimulierung empfindlich. Es wird von einem niederfrequenten Hüllstrom (= Behandlungsfrequenz) gesprochen.

7.2.4 Stromstärke

Die Stromstärke, der der Patient ausgesetzt ist, wird berechnet, indem die Elektrodenfläche mit der Stromstärke der Geräteeinstellung multipliziert wird. Wenn Elektroden unterschiedlicher Größe zur Anwendung kommen, sind Dosierungsangaben in Milliampere (mA) nur bedingt möglich. Angewandt wird dies beispielsweise bei Patienten mit gestörter Sensibilität, bei Gleichstrombehandlung und bei der Iontophorese. Hierbei gelten Stromstärken von 0,05 mA bis 0,2 mA pro cm² Elektrodenfläche.

Checkliste

Berechnungsbeispiel: Elektrodengröße 10 cm x 5 cm = 50 cm² Elektrodenfläche	
50 cm² x 0,05 mA = 2,5 mA	sensibel unterschwellig
50 cm² x 0,1 mA = 5 mA	sensibel schwellig bis sensibel überschwellig
50 cm² x 0,2 mA = 10 mA	sensibel überschwellig

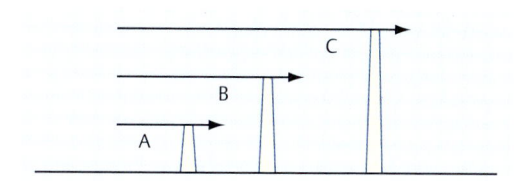

Abb. 7.7 Verschiedene Schwellenwerte bei pathologischen Veränderungen A erniedrigte Reizschwelle (akuter Zustand), B normale Reizschwelle, C erhöhte Reizschwelle (evtl. chronischer Reizzustand)

Bei allen anderen Therapiemaßnahmen kann man sich nach dem Stromempfinden des Patienten richten oder nach der Stärke der Kontraktion von Muskulatur. Zum Einregeln der richtigen Behandlungsstromstärke bedient man sich nachfolgender Schwellenwerte, die jedoch bei verschiedenen pathologischen Veränderungen erhöht oder erniedrigt sein können (**Abb. 7.7**).

Sensible Schwellenwerte

Checkliste

sensibel unterschwellig	kein Stromgefühl
sensibel schwellig	gerade spürbares Stromgefühl (Kribbeln oder Ameisenlaufen)
sensibel überschwellig	deutlich spürbares Stromgefühl, aber nicht unangenehm (kein brennendes oder stechendes Gefühl)
sensibel toleranzschwellig	gerade noch erträglich, aber ohne Schädigung der Haut. Beim Erstellen von I/T-Kurven und bei der Lähmungstherapie mit sehr langen Dreieckimpulsen ist deshalb auf besondere Hautpflege zu achten.

Bei der konstanten Galvanisation ist weiterhin darauf zu achten, dass während der Stromdurchflutung der Hautwiderstand sinkt, was eine Erhöhung des Stromgefühls beim Patienten hervorruft. Dadurch ist eine Verringerung der Intensität während der Behandlung oft mehrmals erforderlich. Die Behandlung soll in jedem Fall schmerzfrei sein. Bei stromängstlichen Patienten sollte zu Behandlungsbeginn immer eine sensibel unterschwellige Intensität eingestellt werden, die je nach Behandlungszeit und -intervall gesteigert werden kann.

Motorische Schwellenwerte

Checkliste

• motorisch unterschwellig	• keine Muskelkontraktion
• motorisch schwellig	• Minimalzuckung (erste sichtbare oder pulsähnlich fühlbare Muskelzuckung)
• motorisch überschwellig	• ausreichende Muskelkontraktion. (Vor der Behandlung muss wegen evtl. vorhandener Gelenkkontrakturen eine passive Bewegungsprüfung durchgeführt werden.)
• motorisch toleranzschwellig	• gerade noch erträgliche Kontraktion

7.2.5 Grundlage der Hochfrequenztherapie

Die Frequenz der hochfrequenten Ströme ist zu hoch, um die elektrophysiologischen Effekte an den Zellen auszulösen, die von niederfrequenten Strömen her bekannt sind, d. h. ein Hochfrequenzstrom stimuliert weder motorische noch sensible Nerven. Der absolut kürzeste Reiz, der noch in der Lage ist, einen Nerv zu reizen, um z. B. eine Muskelkontraktion auszulösen, beträgt 0,01 ms. Ein Hochfrequenzstrom von 500 kHz (das bedeutet 500000 Sinusschwingungen pro Sekunde, jede mit einer positiven und negativen Halbwelle) liefert 1 Mio. Impulse pro Sekunde, und jeder einzelne hat eine Dauer von 0,001 ms, was für eine Nervenreizung zu kurz ist. Wenn solch ein hochfrequenter Strom durch den Körper fließt, entsteht keinerlei sensible Belästigung und keine Muskelkontraktion mehr.

Dadurch ist es möglich, viel höhere Intensitäten durch den Körper zu leiten, als von niederfrequenten Strömen her bekannt ist. Diese Intensitäten können die Gewebe aufgrund ihrer elektrischen Widerstände erwärmen. Der Effekt ist eine Erwärmung in der Tiefe der Gewebsschichten, ohne eine vorherige Hauterwärmung, es wird auch von *Diathermie*, Durchwärmung, gesprochen. Dieser Ausdruck wurde 1907 von Nagelschmidt geprägt.

Die elektromagnetische Energie der Hochfrequenzströme wirkt über elektrische und magnetische Kraftfelder bzw. Wellen, die sowohl Luft als auch den luftleeren Raum überbrücken können. Eine feste leitende Verbindung zwischen Elektroden und Patient ist nicht mehr erforderlich. Weil der Strom ein Wechselstrom ist, sind keine elektrochemischen Folgen zu erwarten; es besteht daher nicht die Gefahr elektrolytischer oder chemischer Schädigung der Haut.

Die therapeutisch verwendeten Feldstärken unterscheiden sich von den natürlich vorkommenden elektrischen Feldern durch ihre wesentlich höhere Feldstärkedichte. Andererseits beträgt der Energiegehalt (Quantenenergie) auch starker elektromagnetischer Wellen etwa nur ein Millionstel der Quantenenergie von UV-Strahlen oder Röntgenstrahlen. Ionisationseffekte sind deshalb nicht zu erwarten.

7.3 Galvanischer Strom

Der galvanische Strom ist ein konstanter Gleichstrom.

7.3.1 Wirkung

Der konstante Gleichstrom hat folgende Wirkungen:
- durchblutungsfördernde Wirkung
- schmerzdämpfende Wirkung
- tonusregulierende Wirkung
- iontophoretische Wirkung
- elektrolytische Wirkung

Durchblutungsfördernde Wirkung

Unter Einwirkung des galvanischen Stroms kommt es zur Füllung der ruhenden Gefäße, der Kapillarisation. Zudem erweitern sich die Gefäße (Dilatation), so dass die Durchblutung in der Haut um bis zu 500% und in der darunter liegenden Muskulatur um bis zu 300% gesteigert wird. Dies geschieht durch die Reizung der Gefäßwandnerven und die Freisetzung vasodilatierender Stoffe. Das bewirkt eine Vergrößerung der Austauschfläche zwischen Blutkapillaren und Zellen, eine Verbesserung der Ernährung und Beschleunigung der Entschlackung sowie eine Steigerung der körpereigenen Abwehr. Zudem bleibt das behandelte Gewebsareal über längere

Zeit (mehrere Stunden) auch für andere physikalische Therapiemaßnahmen verstärkt reizbar, d. h. dass z. B. bei Fangopackungen oder Güssen die mit Strom behandelten Stellen in Form einer verstärkten Rötung erneut sichtbar werden.

Schmerzdämpfende Wirkung

Die Wirkungen an der Anode und an der Kathode müssen hier wieder unterschieden werden. Durch den **Anelektrotonus** unter der Anode kommt es zur Hyperpolarisation, d. h. die Zelle bedarf eines stärkeren Reizes, bis der Schmerz ausgelöst wird: Erhöhung der Schmerzschwelle. Unter der Kathode (**Katelektrotonus**) kommt es zur Depolarisation, die Scherzschwelle sinkt.

Wird der galvanische Strom im Sinne einer Durchflutung eingesetzt (siehe unten), unterscheidet man die *absteigende Richtung*, dabei liegt im HWS-Bereich die Anode und im LWS-Bereich oder unter den Füßen die Kathode, die eine dämpfende Wirkung auf den Menschen hat, und die *aufsteigende Richtung*, dabei liegt im HWS Bereich die Kathode und im LWS Bereich oder unter den Füßen die Anode. Die aufsteigende Durchflutung hat eine anregende Wirkung.

Tonusregulierende Wirkung

Die Tonusregulation richtet sich wieder nach Anode und Katode. Der Anelektrotonus führt zur Tonusminderung (z. B. bei krankhaft erhöhter Muskelspannung). Der Katelektrotonus führt zur Tonuserhöhung (z. B. bei krankhaft verminderter Muskelspannung).

Iontophoretische Wirkung

Durch die iontophoretische Wirkung können mithilfe des Stroms Medikamente durch die intakte Haut eingebracht werden unter Umgehung des Verdauungstraktes (parenteral).

Elektrolytische Wirkung

Die elektrolytische Wirkung ist bei den Grundlagen ausführlicher beschrieben worden (siehe dort). Durch die elektrolytischen Vorgänge entsteht an der *Anode Salzsäure* und an der *Kathode Natronlauge*. Beide Stoffe schädigen die Haut des Patienten, aus diesem Grund benötigen wir *Elektrodenzwischenlagen*, die diese ätzenden Stoffe aufnehmen und verdünnen.

7.3.2 Anwendungen des galvanischen Stroms

Im Folgenden werden die Anwendungen des galvanischen Stroms bei der Iontophorese, den hydroelektrischen Bädern und bei der elektrischen Bürstenmassage beschrieben.

Iontophorese

Unter Iontophorese versteht man das Einbringen von Medikamenten in den Körper unter Umgehung des Verdauungstraktes durch die intakte Haut mittels Strom. Zur Iontophorese eignen sich in Flüssigkeit gelöste Medikamente, Gels oder leitfähige Salben. Vor der Behandlung sollte eine Hautreinigung erfolgen, um den Medikamententransport durch die Hautöffnungen nicht zu behindern.

Nach dem Grundsatz „gleiche Ladungsträger stoßen sich ab, ungleiche Ladungsträger ziehen sich an" kommt ein positives Medikament immer unter die Anode, ein negatives Medikament immer unter die Kathode. Während der Anwendung sollte eine Polwendung (Umpolen) nur erfolgen, wenn die Zusammensetzung bzw. der Ladungscharakter eines Medikamentes unbekannt ist (**Abb. 7.8a**).

Die Strom- bzw. Ionenpassage durch die Haut findet an Poren statt, wie Schweißdrüsenausführungsgängen, Talgdrüsenausführungsgängen, Haarfollikeln, Stoßkanten des Epithelgewebes (interzellulär) sowie innerhalb des Drüsengewebes selbst (transzellulär). Beim Aufbringen der Medikamente auf die Haut bzw. bei der Anlage der Elektroden müssen Hautverletzungen, kleine Risse oder Wunden mit einer Vaseline oder nichtleitenden Salbe abgedeckt werden, da hier der Hautwiderstand gleich null ist (**Abb. 7.8b**).

Die Menge der eingeschleusten Ionen ist im Wesentlichen abhängig von der Behandlungsfläche und der Behandlungsdauer, kann jedoch um das 10‑1000fache gegenüber der Therapie ohne Gleichstrom betragen. In der Haut findet eine Depotwirkung statt, so dass das Medikament noch Stunden nach der Behandlung durch das Kapillarsystem resorbiert wird und dadurch auch eine systemische Wirkung erzielt werden kann.
- Dauer: je nach Intensität 10–30 min
- Intensität: sensibel unterschwellig bis maximal sensibel schwellig
- Elektrodenfläche: < 0,2 mA pro cm^2
- Elektrodentechnik: bipolar oder tripolar (**Abb. 7.9**)

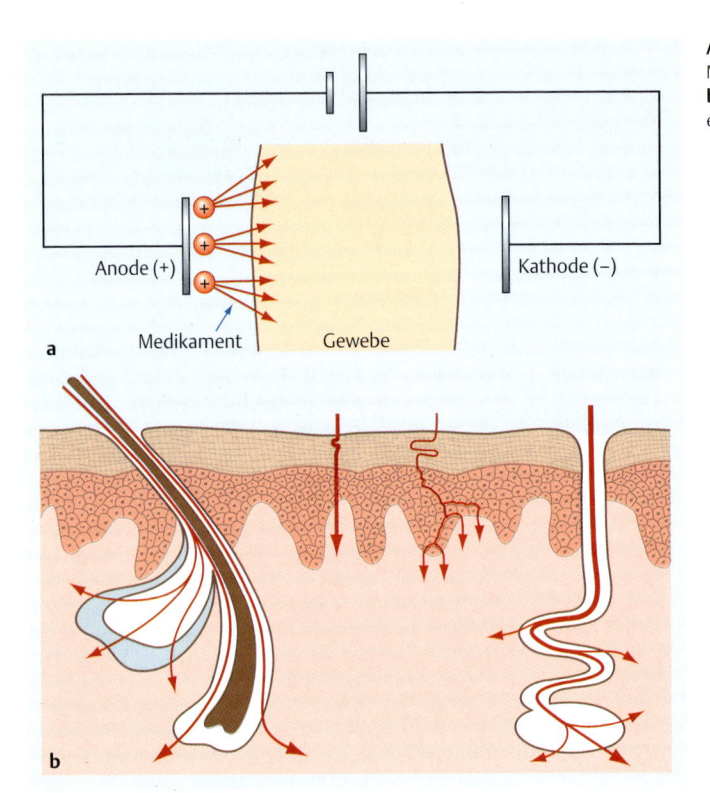

Abb. 7.8a–b Iontophorese. **a** Diffusion des Medikaments in das Gewebe an der Anode. **b** Ionenpassage durch die Haut (nach Steuernagel, Band 2)

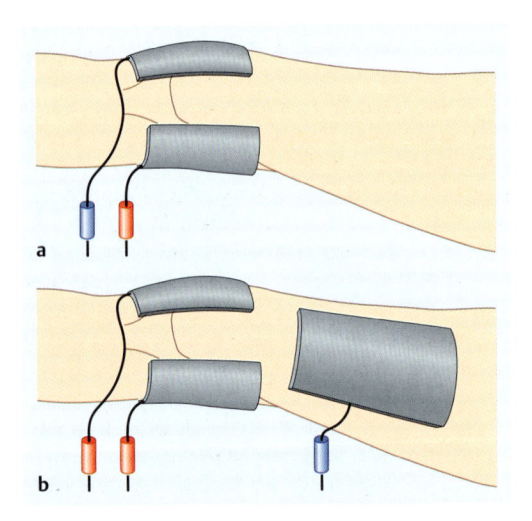

Abb. 7.9a–b Elektrodenanlagemöglichkeiten bei der Iontophorese. **a** bipolare Anlage. **b** tripolare Anlage mit positivem Medikament.

Vorteile und Nachteile der Iontophorese

Die Vorteile der Iontophorese liegen darin, dass der Verdauungstrakt nicht mit Medikamenten belastet wird, keine Injektion notwendig wird, die Möglichkeit besteht, gezielt hautnahe Krankheitsherde, z. B. Sehnen, Bänder, über Gelenken zu beeinflussen, eine Langzeitwirkung durch die Depotwirkung und langsame Resorption durch das Kapillarnetz der Haut eintritt, indirekte Organbeeinflussung über den kutiviszeralen Reflexweg erreicht werden kann sowie eine zusätzliche therapeutische Wirkung durch den thermischen Reiz bei der Iontophorese in hydroelektrischen Bädern entsteht.

Nachteile der Iontophorese sind die ungenaue Dosierung, da nicht überprüft werden kann, wie viel Wirkstoff vom Körper aufgenommen wird, es können keine primär organspezifischen Medikamente verwendet werden, da die Medikamente im Hautkapillarsystem resorbiert und allgemein verteilt werden und es können nur relativ geringe Mengen eines Wirkstoffes in dieser Weise verabreicht werden.

Kontraindikationen der Iontophorese

Tabelle 7.5 Zur Iontophorese geeignete pharmakologische Substanzen. Anionenhaltige Medikamente (-) werden von der Kathode (-), kationenhaltige (+) von der Anode (+) eingebracht. Die Ladung des Medikaments entspricht also der Polung der Elektrode. (Die nachfolgende Medikamenten-Zusammenstellung erhebt keinen Anspruch auf Vollständigkeit – Änderungen vorbehalten. Keine Haftung für evtl. fehlerhafte Angaben, bitte daher die Angaben auf den Beipackinformationen der Medikamente unbedingt beachten.)

Anionenhaltige Medikamente

Medikament	Wirkung
Diclofenac	• analgetisch, • antiphlogistisch
Flufenaminsäure	• analgetisch, • antiphlogistisch
Heparin	• antiphlogistisch, • antiödematös
Hirudin	• antithrombotisch, • antiphlogistisch
Jod	• hyperämisierend
Indometacin	• analgetisch, • antiphlogistisch
Mucopolysaccharidpoly-Schwefelsäureester (MPS)	• antiphlogistisch, • antithrombotisch, • antiexsudativ, • geweberegenerierend
Naproxen	• analgetisch, • antiphlogistisch
Salicylsäure	• keratolytisch, • antiphlogistisch

Kationenhaltige Medikamente

Medikament	Wirkung
Acetylcholin	• vasodilatierend
Alpha-Chymotrypsin	• proteolytisch
Adrenalin	• vasokonstringierend
Bienengift	• hyperämisierend
Histamin	• vasodilatierend
Hyaluronidase	• gewebserweichend, • resorptionsfördernd
Lidocain	• lokalanästhetisierend
Procain	• lokalanästhetisierend

Die Kontraindikationen entsprechen denen der Gleichstromtherapie, zusätzlich sind Gegenanzeigen oder Nebenwirkungen des Medikamentes zu beachten (**Tab. 7.5**).

Allgemeine Kontraindikationen
- Fieber
- Tumore
- Tuberkulose
- Widerstand des Patienten

Relative Kontraindikationen
- Hautdefekte und Sensibilitätsstörungen
- Lokale Entzündungsprozesse
- Thrombose (wegen des Emboliersikos)
- Schwangerschaft (abdominal, lumbal)
- Blutungsneigung
- Herzschrittmacher

Achtung: Bei der Kombination des Gleichstromes mit Ultraschall (Ionto-Phonophorese) ist darauf zu achten, dass die Geräte mit einer CV-Schaltung ausgestattet sind, um Stromschläge bei Kontaktverlust des Ultraschallkopfes mit der Haut beim Wiederaufsetzen zu vermeiden. Weitere Kombinationsmöglichkeit s. nachfolgendes Kapitel „Hydroelektrische Bäder".

Hydroelektrische Bäder

Es kommen 2 Formen der Hydroelektrischen Bäder zur Anwendung das hydroelektrische Vollbad (Stangerbad) und das hydroelektrische Zellenbad (1–4-Zellenbad). Zu den Wirkungen des galvanischen Stromes (durchblutungsfördernd, schmerzlindernd, tonusregulierend und iontophoretisch) kommen noch die Wirkungen des Wasserbades hinzu:

- **Thermische Wirkung** Die Wassertemperatur 35°C–36,5°C ist für den menschlichen Körper indifferent. Soll zusätzlich zur Elektrotherapie noch ein Temperaturreiz gesetzt werden, kann die Temperatur je nach Krankheitsbild gerade in Zellenbädern auch kälter oder wärmer verabreicht werden.

- **Chemische Wirkung** durch Zusätze: Bevorzugt wird die iontophoretische Wirkung in Heilwässern zur Steigerung des Stoffwechsels und Aktivierung der Zellleistung. Die Wirkstoffe in Fertigpräparaten müssen in jedem Fall wasserlöslich sein. Bei der Iontophorese im Stangerbad wird nach der Hälfte der Behandlungszeit die Polarität gewechselt, oder der Patient dreht sich in der Wanne. Im Vierzellenbad ist es möglich je nach Polung nur bestimmte Ionen von einzelnen Zellen aus einzubringen.

- **Hydrostatische Wirkung** Der hydrostatische Druck hat große Bedeutung im Stangerbad, da im

Vollbad der venöse und lymphatische Rückfluss gesteigert wird. Für herz- und kreislaufkranke Patienten kann es jedoch kontraindiziert sein. Im Zellenbad ist der hydrostatische Druck für Herz und Kreislauf bedeutungslos.
- **Wirkung des Auftriebs** Der Auftrieb bewirkt wie bei Vollbädern eine entspannte Lagerung des Patienten.

Durchflutungsmöglichkeiten im Stangerbad

Im Stangerbad gibt es verschiedene Möglichkeiten der Durchflutung (**Abb. 7.10a–f**), die eine unterschiedliche Wirkung auf den Organismus haben. Hier werden folgende Möglichkeiten Dargestellt: Längsdurchflutung, Querdurchflutung und der Einsatz von Zusatzelektroden.

Längsdurchflutung

Hier wird wiederum unterschieden zwischen der aufsteigenden und der absteigenden Galvanisation.

Bei der absteigenden Galvanisation liegt die Anode am Kopfende, die Kathode am Fußende der Wanne, sie hat eine dämpfende Wirkung auf das ZNS. Beispielindikationen sind: Lumbalgie, Ischialgie, Osteoporose, Osteochondrose, Morbus Bechterew, Morbus Scheuermann, spastische Lähmungen. Bei der aufsteigenden Galvanisation liegt die Kathode am Kopfende und die Anode am Fußende, sie hat eine anregende Wirkung auf das ZNS. Dies kann z. B. bei schlaffen Lähmungen eingesetzt werden.

Bei Erkrankungen an der unteren Extremität kann das Stangerbad auch sitzend durchgeführt werden, liegend eher bei Erkrankungen der oberen Extremitäten.

Querdurchflutung

Bei der Querdurchflutung liegen Anode und Kathode seitlich an der Wanne. Querdurchflutung von rechts nach links: Kathode links; Querdurchflutung von links nach rechts: Kathode rechts. Indikationen sind hier:
- Behandlungen im Bereich der unteren und oberen Extremitäten (Brachialgie, Hüft- und Kniegelenkserkrankungen).
- Wirbelsäulenerkrankungen: der Patient liegt mit dem Rücken zur Anode (Osteoporose, Morbus Bechterew. Morbus Scheuermann, Interkostalneuralgie).

Eine Sonderform ist die Behandlung der Ischialgie nach Kowarschick. Hierbei handelt es sich um eine Quergalvanisation des N. ischiadicus in seiner gesamten Länge, in Seitlage mit dem Rücken an der Anode.

Zusatzelektroden

Es gibt noch verschiedene Möglichkeiten der diagonalen Durchflutung und den Einsatz von Zusatzelektroden. Bei Letzterem sollte immer nur „zusätzlich" geschaltet werden, d. h. es muss mindestens eine Elektrode positiv und eine Elektrode negativ geschaltet sein.

Vorteile und Nachteile von Stanger- und Zellen-Bädern

Der besondere Vorteil des Stangerbades liegt darin, dass das Wasser als Elektrode dem Körper überall gleichmäßig anliegt und durch die große Elektrodenfläche hohe Stromstärken bei geringer Stromdichte wirksam werden. Der Nachteil ist, dass nur maximal 30 % des Stromes den Körper des Patienten passieren, der Rest umgeht den Körper von Elektrode zu Elektrode. Zur Erhöhung des Stromflusses kann man Salz (Elektrosol) dem Badewasser zuführen. Dies sollte jedoch nur Verwendung finden, wenn das Badewasser sehr mineralarm ist, und der Patient bei voller Intensität kein Stromgefühl hat. Ansonsten würde nur der Stromfluss im Wasser, jedoch nicht im Körper gesteigert werden. Bevor die Intensität im Stangerbad hochgeregelt wird, sollte der Patient einige Minuten zur Gewöhnung an den hydrostatischen Druck in der Wanne liegen. Es gibt verschiedene Möglichkeiten der Durchflutung im Stangerbad (**Abb. 7.10a–f**).

Bei den *hydroelektrischen Teilbädern* gibt es keine Nachteile durch den hydrostatischen Druck auf Herz und Kreislauf am Körperstamm, keinen Stromverlust durch Stromschleifen um den Körper und zusätzlich noch die Möglichkeit der Iontophorese an einzelnen Extremitäten.

Nach dem Karlsbader Arzt Dr. Schnee gibt es bei der Verwendung von:
- 2 Zellen 12 Schaltmöglichkeiten
- 3 Zellen 24 Schaltmöglichkeiten
- 4 Zellen 14 Schaltmöglichkeiten

Somit gibt es auch bei hydroelektrischen Teilbädern die Möglichkeit von Längs-, Quer- und diagonalen Durchflutungsmöglichkeiten. Wenn jede Zelle mit 2 Elektroden bestückt ist ,besteht zusätzlich die Möglichkeit der Behandlung nur eines Unterarmes oder Unterschenkels. Die absteigende Behandlung der oberen Extremitäten im 2-Zellenbad mit beiden Armen im Wasser mit negativer Polung in Verbindung mit einer positiven Plattenelektrode im Nackenbereich, bzw. einer Behandlung der unteren Extremitäten im 2-Zellenbad mit beiden Füßen im Wasser mit ebenfalls negativer Polung und einer positiven Plattenelektrode im Lumbosakral-Bereich,

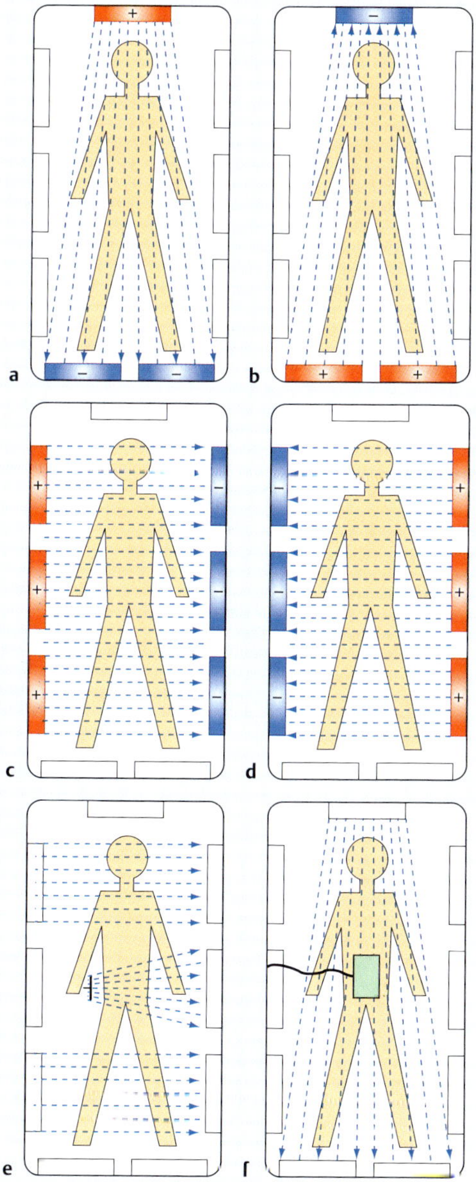

Einzellenbäder können auch mit Reizstromgeräten in Verbindung mit einer Arm- oder Fußbadewanne verabreicht werden, wobei alle Reizströme, die das Elektrotherapiegerät liefert, zur Anwendung kommen können.

Behandlungsbeispiel Epikondylopathie Hierbei eignen sich besonders hohe Frequenzen über 100 Hz motorisch unterschwellig verabreicht zur Detonisierung der Muskulatur über das vegetative Nervensystem, oder Schüttelfrequenzen im Bereich von 8 bis 15 Hz motorisch schwellig verabreicht über den Vibrations- oder Schütteleffekt.

Die Wassertemperatur kann in diesem Fall bei ca. 42 °C bis zur Toleranzgrenze liegen (soweit keine Kontraindikationen für so hohe Temperaturen vorliegen). Eine Behandlungsdauer von 30 Min. sollte nicht unterschritten werden. Eine Behandlungskombination mit Physiotherapie, Massage oder Ultraschall vor oder nach der Elektrotherapie ist möglich und empfehlenswert.

Elektrische Bürstenmassage

Eine Sonderform des hydroelektrischen Bades ist die elektrische Bürstenmassage; bei ihr kommt zur elektrischen Reizung noch der mechanische Reiz der Bürste. Dies führt zu einer Verstärkung der Hautreizung, vermehrter Durchblutung und Stoffwechselsteigerung. Außerdem überdeckt der mechanische Reiz (gerade bei stromängstlichen Patienten) das Stromgefühl.

Kontraindikationen der hydroelektrischen Bäder

Allgemeine Kontraindikationen
- Fieber
- Tumore
- Tuberkulose
- Widerstand des Patienten
- Herz-Kreislauf-Erkrankungen
- Beim Stangerbad die Kontraindikationen des Vollbades

Relative Kontraindikationen
- Hautdefekte und Sensibilitätsstörungen
- Lokale Entzündungsprozesse
- Thrombose (wegen des Embolierisikos)
- Schwangerschaft (abdominal, lumbal)
- Blutungsneigung
- Herzschrittmacher
- Metallimplantate

Abb. 7.10a–f Durchflutungsmöglichkeiten im Stangerbad. **a** absteigende Galvanisation. **b** aufsteigende Galvanisation. **c** Querdurchflutung von rechts nach links. **d** Querdurchflutung von links nach rechts. **e** Zusatzelektrode bei der Querdurchflutung. **f** Zusatzelektrode bei der Längsdurchflutung.

oder umgekehrt als aufsteigende Behandlung ist im hydroelektrischen Teilbad ebenso möglich.

Bei der Behandlung ist darauf zu achten, dass die Blutzirkulation nicht durch hochgekrempelte Ärmel oder Hosenbeine behindert wird oder evtl. Stauungen verursacht werden.

7.4 Niederfrequenz-Reizstrom

In der Therapie wird der niederfrequente Strom unter anderem mit vorgeformten Strömen eingesetzt. Sie sind in ihrer Form, Impulsdauer und Pausendauer nicht veränderbar, somit auch nicht in ihrer Frequenz, sondern nur in ihrer Höhe (Stromintensität).

Die am weitesten verbreiteten vorgeformten Ströme sind:
- Impulsgalvanisation mit Schüttelfrequenzen
- Neofaradischer Strom und Ultrareizstrom
- Diadynamischer Strom

7.4.1 Impulsgalvanisation mit Schüttelfrequenzen

Im Bereich der Schüttelfrequenzen gibt es die monophasischen Stromformen:
- **IG 30** Impulsgalvanisation mit einem 30 ms dauernden Dreieckimpuls, einer Pausendauer von 50 ms und einer daraus resultierenden Frequenz von 12,5 Hz (**Abb. 7.11a**).
- **IG 50** Impulsgalvanisation mit Rechteckimpulsen mit einer Dauer von 0,5 ms einer Pausendauer von 4,5 ms = 200 Hz, die mit Schwellungen verabreicht werden. Dauer einer Schwellung 50 ms, Pausendauer zwischen den Schwellungen 70 ms, ergibt eine Schwellfrequenz von ca. 8 Hz (**Abb. 7.11b**).
- **FM** Frequenzmodulation mit Rechteckimpulsen bei einer Dauer von 0,1 bis 0,5 ms werden mit Pausen zwischen 40 und 250 ms verabreicht, woraus sich eine unregelmäßig wechselnde (stochastische) Frequenz zwischen 4 und 25 Hz ergibt (**Abb. 7.11c**).

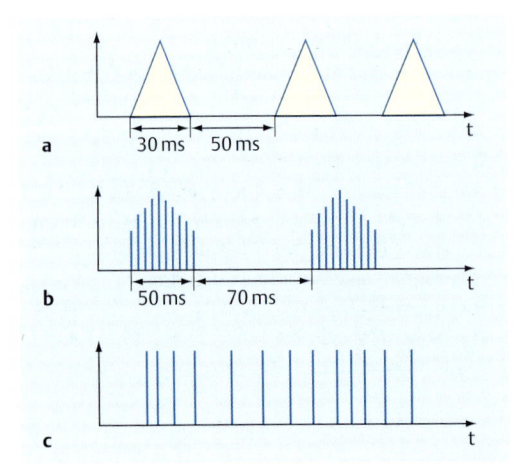

7.4.2 Neofaradischer Strom

Der neofaradische Strom wird als Rechteck- oder Dreieckimpulsstrom mit einer Impulsdauer von 1 ms und einer Pausendauer von 19 ms, also 50 Hz als Schwellstrom verabreicht und dient der Kräftigung von Muskulatur, die noch faradisch erregbar ist. Als Alternative bieten einige Hersteller faradischen Strom mit einer Impulsdauer von 5 ms und einer Pausendauer von 20 ms (40 Hz) an (**Abb. 7.12a**). Zur Muskelreizung, bei der eine Impulsbreite von 10 ms und mehr benötigt wird, ist Lähmungstherapie erforderlich.

Ultrareizstrom

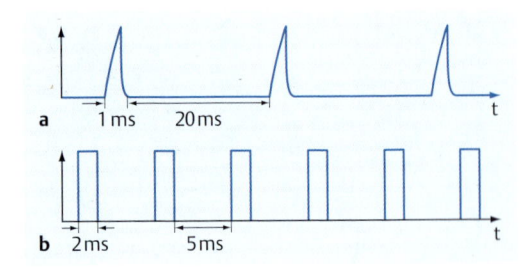

Abb. 7.12a–b **a** neofaradischer Strom **b** Ultrareizstrom nach Träbert

Ultrareizstrom ist eine spezielle Form des neofaradischen Stroms (**Abb. 7.12b**). Er wurde 1957 von H. Träbert entwickelt. Mit einer Frequenz von 143 Hz bei einer Impulsdauer von 2 ms und einer Pausendauer von 5 ms wird mit Rechtecksimpulsen gereizt. Träbert empfiehlt den Ultrareizstrom vorwiegend zur Behandlung nach Unfallfolgen und Wirbelsäulenerkrankungen (Folgezustände von Gefügestörungen und knöchernen Veränderungen). Die analgesierende Wirkung steht dabei im Vordergrund, wobei durch die kurze Impulsdauer eine größere Tiefenwirkung erzielt wird als z. B. bei den diadynamischen Strömen (siehe dort), auch ist der galvanische Anteil deutlich reduziert und die Gefahr von Hautschäden entsprechend geringer.

Abb. 7.11a–c Monophasische Stromformen der Schüttelfrequenzen (nach Steuernagel Band 1, 1998). **a** IG 30. **b** IG 50. **c** FM.

7.4.3 Diadynamische Ströme

Die diadynamischen Ströme entstammen dem technischen Wechselstrom. Die sinusförmigen Wechselströme wurden gleichgerichtet, so dass niederfrequente Impulsströme von 50 oder 100 Hz entstehen. Die Impulsdauer beträgt 10 ms. Aufgrund der guten analgesierenden Wirkung haben sie einen festen Platz in der Elektrotherapie gefunden. Infolge verschiedener Modulationen entstehen festgelegte therapeutische Stromformen, die im Folgenden erklärt werden.

Courant monophasé fixé (MF)

Die Benennung der therapeutischen Ströme kommt aus dem Französischen, in diesem Fall monophasischer festgelegter Strom (Couran monophasé fixé), kurz MF. Durch Gleichrichtung entsteht aus dem 50 Hz Wechselstrom Gleichstrom mit der Frequenz von 50 Hz. Die Impulsdauer bleibt dabei unverändert, lediglich die negative Phase wird durch eine Pause gleicher Länge ersetzt: Impulsdauer 10 ms, Pausendauer 10 ms (**Abb. 7.13a**).

Checkliste

Wirkung MF	• Schmerzdämpfung • Tonisierung von Muskulatur • Durchblutungsförderung • Muskelreizpunktsuche
Dosierung	• maximal sensibel überschwellig, außer bei der Muskelreizpunktsuche in jedem Fall motorisch unterschwellig

Courant diphasé fixé (DF)

Bei der Stromform DF handelt es sich um eine diphasische Gleichrichtung, so dass eine Frequenz von 100 Hz entsteht und die Pausen wegfallen. Es sind Sinuskurven mit der Impulsdauer von 10 ms aneinandergereiht (**Abb. 7.13b**).

Checkliste

Wirkung DF	• Schmerzdämpfend • Detonisierend • Sympathikusdämpfung z. B. an den Grenzstrangganglien des Halses (Stellatumdämpfung) • Durchblutungsfördernd (durch den hohen galvanischen Anteil im Auflagebereich der Elektroden sowie über eine Gefäßerweiterung durch Herabsetzung des Sympathikotonus). • Durchführung der Iontophorese
Dosierung	• maximal sensibel überschwellig in jedem Fall motorisch unterschwellig

Courant modulé en courtes périodes (CP)

Übersetzt handelt es sich hier um eine modulierte Stromform in kurzen Intervallen. Es werden die Stromformen DF und MF abgewechselt. Wechsel von 50 Hz und 100 Hz im Sekundenrhythmus (**Abb. 7.13c**).

Checkliste

Wirkung CP	• Durchblutungsfördernd • Schmerzdämpfend • Ödemresorbierend durch Aktivieren der Muskelpumpe
Dosierung	• maximal sensibel überschwellig • zur Ödemresorbierung motorisch schwellig in der 50 Hz Phase • motorisch unterschwellig in der 100 Hz Phase

Courant modulé en longues périodes (LP)

In der modulierten Stromform langer Intervalle wird eine konstante MF mit einer geschwellten MF, die um eine Phase verschoben ist, kombiniert (**Abb. 7.13d**). Die Wirkung ist dabei ähnlich wie bei der Stromform CP, nur nicht so abrupt.

Kombinationen

Alle diadynamischen Ströme können mit einer Basis aus konstantem Gleichstrom kombiniert werden, um die Therapie mit einer gleichzeitigen Iontophorese zu erweitern (**Abb. 7.13e**). Dabei müssen die Elektroden genau wie bei der konstanten Galvanisation sorgfältig unterpolstert werden, um Hautschäden durch Elektrolyseprodukte zu vermeiden.

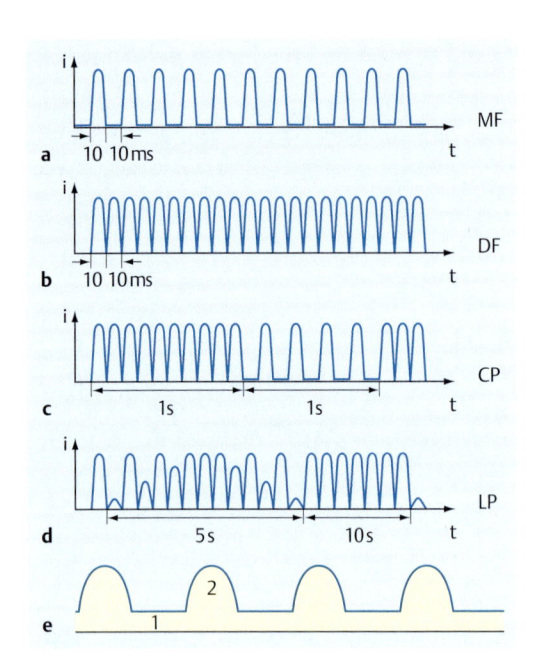

Abb. 7.13a–e Diadynamische Stromformen (nach Steuernagel Band 2). **a** MF (Courant monophasé fixé). **b** DF (Courant diphasé fixé). **c** CP (Courant modulé en courtes periodes). **d** LP (Courant modulé en longues periodes). **e** Kombination aus konstantem galvanischen Basisstrom 1 und darüber liegendem Impulsstrom 2

7.4.4 Mikroampere-Reizstrom

Der Mikroampere-Reizstrom ist ein in den USA entwickeltes Elektrotherapieverfahren, in dem Dosierungen unterhalb der Reizschwelle von sensiblen und motorischen Nervenfasern verabreicht werden. Daraus leitet sich der Name „Micro Electrical Neuromuscular Stimulation" (MENS) ab. Die verabreichten Frequenzen liegen meist im unteren Bereich von wenigen Hertz. Neue Untersuchungen ergaben, dass bei Wundheilungs- und Regenerationsprozessen endogene elektrische Felder bis zu 2,4 µA/cm^2 wirksam werden. Im Intensitätsbereich von 50 µA Gleichstrom wurde in Experimenten eine Steigerung der Proteinsynthese sowie ein beschleunigter Aminosäuretransport durch die Zellmembran um 30–40 % festgestellt, weshalb auch der Begriff „Biostimlation" für MENS entstand. Das derzeitige Anwendungsgebiet erstreckt sich auf posttraumatische und postchirurgische Prozesse wie Schwellungen, Hämatome und Entzündungen, myofasziales Syndrom, Muskeldetonisierung, arthritische und arthrotische Schmerz-Syndrome sowie rheumatische Erkrankungen. Da die Ströme unterhalb der Empfindlichkeitsschwelle liegen und keinerlei Schmerzen verursachen, stellen sie eine hohe Patienten-Compliance sicher.

7.4.5 Transkutane Elektrische Nerven-Stimulation (TENS)

Transkutane Elektrische Nerven-Stimulation (TENS) ist eine nebenwirkungsfreie Methode, die vom Therapeuten und auch vom Patienten selbst erfolgreich angewendet werden kann, um Schmerzen zu vermindern oder zu beseitigen. Es werden elektrische Reize über die Haut gegeben. Sie wirken dann im Sinne einer Gegenirritation auf die Nervenfasern, die sonst den Schmerz weiterleiten würden.

In modernen stationären Elektrotherapiegeräten stehen meist mehrere Stromformen zur Verfügung. In Probestimulationen können die für die Patienten vorteilhaften Stromparameter ermittelt werden, die der Patient dann evtl. in batteriebetriebenen Kleingeräten zu Hause anwenden kann. Die Probestimulationen sind für etwa 3 Wochen erforderlich, um eine sinnvolle Aussage über die Wirksamkeit der Therapie machen zu können. TENS Ströme besitzen keine Stoffwechselkomponente, es kommt also nicht zur Mehrdurchblutung. Meist sind es uni- oder bidirektionale Rechteckimpulse, deren Phasendauer zwischen 0,1 und 1 ms liegt (im Mittelwert: 0,3 ms = 300 µs).

Anwendungsgebiete
- Schmerzbehandlung
- Muskeltraining
- Wundheilung

Schmerzbehandlung

Methoden

In der Schmerzbehandlung werden mehrere Methoden unterschieden, deren analgetische Wirksamkeit auf verschiedenen physiologischen Mechanismen beruht.
- Conventional TENS
- Brief intense TENS (Hyperstimulations-TENS)
- apl-TENS
- Burst-TENS

Conventional TENS

Hierbei werden relativ niedrige (sensibel schwellige) Intensitäten mit höheren Frequenzen benutzt.

High frequency – low Intensity TENS

Kennzeichen dieser TENS-Stromform ist die hohe Frequenz (50–150 Hz) und die relativ geringe Intensität (ca. 2–3facher sensibler Schwellenwert), die Phase dauert weniger als 150 μs bei akuten Erkrankungen. Die Wirksamkeit beruht auf der Gate-Control-Theorie.

Beim Patienten wird die Amplitude hochgeregelt, bis angenehme Kribbel-Parästhesien spürbar werden, bei erneuter Schmerzempfindung wird die Intensität nachgeregelt, bis Parästhesien erneut spürbar werden dabei immer im motorisch unterschwelligen Bereich bleiben.

Brief intense TENS
Eine Modifikation ist die *brief intense TENS* nach Melzack. Die Behandlung erfolgt mit hohen Frequenzen und hohen Intensitäten, nahe der Toleranzschwelle. Das Verfahren wird deshalb auch als *Hyperstimulationsanalgesie* bezeichnet. Die Behandlungsdauer beträgt nur ca. 20 Minuten.

apl-TENS: Low frequency – high Intensity TENS
Dieses TENS Verfahren wird auch akupunkturähnliches TENS genannt (apl-TENS: aku-punkt-like-TENS)
- Frequenzen von 0,5 bis 10 Hz. Phasendauer je nach Tiefenwirkung 150–300 μs. Hierbei kommt es zur Endorphinausschüttung im Hirnstamm und im Zwischenhirn, Typ-1- und -2-Fasern werden gereizt, Typ-4-Fasern werden gehemmt.
- Intensität: motorisch schwellig.
- Anwendbar bei chronischen Erkrankungen oder wenn durch die conventional-TENS Therapie kein befriedigendes Ergebnis erreicht wird.

Burst-TENS
Burst-TENS ist eine Abwandlung von apl–TENS, kombiniert mit conventional-TENS, anwendbar bei chronischen, tief liegenden Schmerzen.
- Intensität: deutliche Muskelkontraktionen, da eine hohe Amplitude Voraussetzung für Freisetzung von Endorphinen zu sein scheint
- Endorphinausschüttung mit 2 Hz Burst, Frequenz innerhalb der Bursts 100 Hz,
- Impulsdauer (Phasendauer)150–200 μs
- Behandlungsdauer: 20–45 min, Behandlung bei Muskelermüdung beenden

Random frequency TENS
Es ist eine bekannte Tatsache, dass ein fest eingestellter Strom mit der Zeit weniger deutlich oder gar nicht mehr wahrgenommen wird. Um den Gewöhnungseffekt (Akkommodation) zu vermeiden, kann man die Frequenz ändern. Niedriger Frequenzbereich 30–60 Hz bei muskulären Beschwerden, hoher Frequenzbereich 100–200 Hz bei akuten Beschwerden.

Anlage der Elektroden und Durchflutungsmöglichkeit

Die Elektroden des TENS-Geräts können so gelegt werden, dass verschiedene Herangehensweisen an den Schmerz möglich sind. Es kann direkt lokal am Schmerzpunkt gereizt werden, lokal den Schmerz einkreisend, segmental oder mit einer Triggerpunktbehandlung bzw. Akupunktbehandlung. Die Therapie dauert 15–30 min oder länger.

Es gibt auch mit den TENS-Strömen verschiedene Möglichkeiten der Durchflutung des Gewebes: Längsdurchflutung im Nervenverlauf ist bei TENS zur Schmerzbehandlung vorzuziehen, die Querdurchflutung ist zur Stoffwechselsteigerung bei Interferenzströmen angezeigt. Bei Längsdurchflutung 5 x schnellerer Stromfluss als bei Querdurchflutung, d. h. bei Querdurchflutung 5 x längere Behandlungszeit.

Muskelbehandlung

Eine Behandlung der Muskulatur mit Hilfe eines TENS-Gerätes kann nur bei intaktem peripherem Nervensystem angewendet werden.

Dabei können folgende Ziele der Behandlung angestrebt werden:
- die Wiederherstellung des Gefühls beim Anspannen der Muskeln (postoperativ oder posttraumatisch),
- eine Zunahme der Muskelkraft zur Verbesserung der (aktiven) Stabilität eines Gelenks,
- Förderung der Kondition eines Muskels (Atrophiebekämpfung).

TENS–Stromarten eignen sich aufgrund ihrer unterschiedlich einstellbaren Phasendauer hervorragend zur Auslösung von Muskelkontraktionen. Die mittlere Phasendauer liegt meist bei 100–150 μs. Die Frequenz lässt sich dem Muskelfasertyp entsprechend einstellen. Länger dauernde elektrische Stimulation kann zur Änderung der Faserzusammensetzung führen, die jedoch reversibel ist. Bei niedrigen Frequenzen bis 20 Hz erhöht sich der Anteil der Typ-I-Fasern, während die Muskulatur bei höheren Frequenzen bis 150 Hz mehr Typ-II-Fasern entwickelt.

Die tonischen motorischen Einheiten (rote Muskelfasern), die über eine sehr gute Kapillarisierung verfügen, mehr statische Funktionen übernehmen und langsamer ermüden als die phasischen Muskelfasern, werden mit einer Frequenz von 20–30 Hz behandelt. Die phasischen motorischen Einheiten bestehen aus weißen Muskelfasern, die eine geringere Kapillarisierung aufweisen, schneller ermüden und meist dynamische Funktionen übernehmen. Sie werden mit einer Frequenz von 100–150 Hz behandelt.

Reizparameter und Elektrodenanlage

Bei den meisten Patienten können Frequenzen um 50 Hz verwendet werden, die auf alle motorischen Einheiten eine tonussteigernde Wirkung haben und angenehme tetanische Kontraktionen hervorrufen. Dabei wird die Amplitude so eingestellt, dass eine maximale Kontraktion auftritt. Die Kontraktionsdauer liegt zwischen 5 und 20 sec, die Pausendauer sollte die zwei- bis dreifache Kontraktionszeit nicht unterschreiten. Pro Behandlung werden mindestes 20 Kontraktionen ausgelöst (bei vorzeitiger Ermüdung ist die Behandlung zu beenden). Es sollte möglichst täglich, mindestens aber dreimal pro Woche eine Behandlung erfolgen. Die Elektrodenanlage ist je nach Muskelgröße *direkt bipolar*, wobei die Elektroden im Faserverlauf auf dem Muskelbauch liegen oder *direkt monopolar*, wobei die kleinere Elektrode auf dem Muskelreizpunkt liegt und die größere Elektrode proximal an günstiger Stelle platziert wird.

Wundbehandlung

TENS-Stromarten lassen sich auch zur Wundheilung einsetzen (Lundeberg verwendete bei der Behandlung von Ulzera, postoperativen Wunden (Hautlappenoperation) und diabetischen Ulcus cruris einen alternierenden Rechteckimpuls mit einer variablen Phasendauer von 0,2–1,0 ms (Pothmann 1996). Laut Lundebergs Veröffentlichungen wird die Heilung hierdurch beschleunigt und die Genesungsdauer kann sich sogar um 110 % verkürzen.

Reizparameter und Elektrodenanlage

Für die erste Behandlung eines *diabetischen, arteriellen und venösen Geschwürs* (Ulcus cruris) wird eine Phasendauer von 1,0 ms und einer Frequenz von 80 Hz eingestellt. Die Amplitude sollte ein stark stechendes/kribbelndes Gefühl hervorrufen (sensibel überschwellig bis zur motorischen Schwelle). Wenn dies für den Patienten zu schmerzhaft ist oder eine starke Hautirritation auslöst, kann die Phasendauer auf 0,2 ms verkürzt werden. Da mit einem symmetrisch alternierenden Strom gearbeitet wird, spielt die Polarität in diesem Fall keine Rolle.

Wenn die Sensibilität im Wundbereich intakt ist, wird eine Elektrode proximal und eine Elektrode distal zur Wunde, und zwar möglichst dicht am Wundrand angelegt.

Bei gestörter Sensibilität im Wundbereich werden beide Elektroden proximal der Wunde angebracht, und zwar dort, wo die Sensibilität noch intakt ist. Die Behandlungsdauer beträgt 20–30 (60) min und wird zweimal täglich in einem Intervall von 6 Stunden durchgeführt.

Bei der Behandlung postoperativer Wunden (z. B. ischämische Hautlappen) wird eine Phasendauer von 0,4 ms und eine Frequenz von 80 Hz verwendet. Die Behandlungsdauer beträgt zweimal 2 Stunden täglich.

Bei der Behandlung von Dekubituswunden wird zwar eine Phasendauer von 1,0 ms verwendet, aber eine niedrige Frequenz von 2 Hz eingestellt. Die Amplitude wird höher eingestellt; im Wundbereich müssen deutlich wahrnehmbare Kontraktionen auftreten (motorisches Reizniveau). Die Behandlungsdauer beträgt 20–30 min und wird zweimal täglich in einem Intervall von 6 Stunden wiederholt.

Vor- und Nachteile der TENS–Therapie

Vorteile
- Möglichkeit der Heim- und Selbstbehandlung,
- hoher Sicherheitsgrad, da batteriebetrieben,
- kleine Geräteausmaße und einfache Bedienbarkeit,
- geringerer Kostenaufwand sowie
- keine Verätzungsgefahr aufgrund sehr kurzer Impulszeiten.

Nachteile
Der Nachteil besteht darin, dass eine Lähmungsbehandlung sowie eine Iontophorese nicht durchgeführt werden können.

Indikationen und Kontraindikationen der TENS-Therapie

Indikationen
Zu den Indikationen der TENS-Therapie gehören:
- Hyperästhesien, akute Schmerzsyndrome
- Narbenschmerzen
- Neuralgien, Phantomschmerzen
- Postoperative oder posttraumatische Schmerzen
- myofasziale Schmerzsyndrome
- direkte Wundbehandlung (mit steriler Auflage)

Eine Indikationserweiterung kann vorgenommen werden, wenn die TENS-Therapie mit Ultraschall kombiniert wird. Hierbei ist darauf zu achten, dass die aktive Elektrode stets die Kathode ist, damit wird der Ultraschallkopf vor Schaden geschützt. Eine weitere Kombinationsmöglichkeit besteht in der Verabreichung des TENS-Stroms im 1- oder 2-Zellenbad, wobei als zusätzlicher Reiz die Temperatur des Wassers wirksam wird.

Kontraindikationen
Allgemeine Kontraindikationen:
- Fieber
- Tumore
- Tuberkulose

Relative Kontraindikationen:
- Infektiöse Hauterkrankungen
- Kleine Hautdefekte (können mit Vaseline abgedeckt werden)
- Sensibilitätsstörungen
- Lokale Entzündungsprozesse
- Thrombose (wegen des Embolierisikos)
- Schwangerschaft (abdominal, lumbal)
- Blutungsneigung
- Herzschrittmacher
- Metallimplantate (sofern der Patient ein unangenehmes Gefühl verspürt)
- Infektiöse Hauterkrankungen

7.5 Hochvolt-Ströme (HV)

Hochvolt-Ströme, auch „High voltage Stimulation" genannt, sind Reizströme, die mit unterschiedlich hohen Spannungen (100 bis 600 V) verabreicht werden. Diese hohen Spannungen können nur toleriert werden, weil die Dauer der einzelnen Impulse zwischen 10 und 100 μ Sekunden liegt. Die Impulse benötigen eine relativ hohe Stromdosis (bis max. 500 mA), um während der kurzen Stromflusszeit an Nervenfasern Aktionspotenziale auslösen zu können.

Die gemeinsame Eigenschaft der Hochvolt-Impulse ist eine angenehme Stimulation. Die geringe sensible Belästigung ermöglicht eine vorteilhafte Reizung motorischer Nerven bei muskulären Verspannungszuständen sowie von tiefer gelegenen sensiblen Nerven bei umschriebenen Weichteil-Schmerzen.

Behandlungsfrequenzen und Wirkungsbereiche
In Anlehnung an die in der Nieder- und Mittelfrequenztherapie bewährten Frequenzen werden entsprechende Wirkungen auch für Hochvolt-Impulse angenommen. Im Vordergrund stehen aber bei der Therapie mit Hochvolt-Impulsen die Muskeldetonisierung und die damit erzielbare Analgesie, während direkte analgetische oder hyperämisierende Eigenschaften von Hochvolt-Impulsen bisher nicht eindeutig nachgewiesen werden konnten.

Niedrige Frequenzen (bis etwa 10 Hz) wirken in Form einer „Schüttelung" lockernd auf verspannte Muskulatur, mittleren Frequenzen (etwa 20 bis ca. 60 Hz) wird dagegen eine muskeltonisierende Wirkung zugeschrieben. Hohe Frequenzen (ab etwa 100 Hz) gelten als schmerzstillend und werden z. B. zur gezielten Behandlung myofaszialer Triggerpunkte mit dem Simultanverfahren mit Ultraschall empfohlen.

Impulsformen
Drei verschiedene Impulsformen werden im deutschen Sprachraum unterschieden. Dazu gehören ein biphasischer *Kirchturmimpuls* (**Abb. 7.14**), der aufgrund seiner steilen Amplitude auch Nadelspitzenimpuls genannt wird, ein *monophasischer Doppelimpuls* sowie ein *monophasischer Einzelimpuls*.

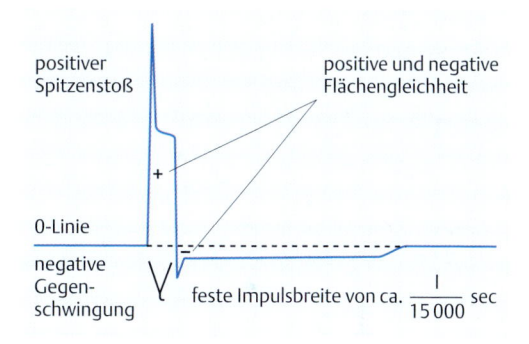

Abb. 7.14 Kirchturmimpuls.

Die Pulsseparation ermöglicht es, beim monophasischen Doppelimpuls die Abstände zwischen den beiden Einzelimpulsen zu verändern, was auch zur Veränderung der Tiefenwirkung beiträgt. Hautverätzungen können aufgrund der kurzen Impulse nicht entstehen. Der galvanische Anteil beträgt maximal 1% des Spitzenwertes.

Indikationen und Kontraindikationen
Der Indikationsbereich der Elektrotherapie wird erweitert, indem auch Patienten mit Metallimplantaten behandelt werden können. Herzschrittmacher und andere elektronische Implantate sind jedoch kontraindiziert. Nicht geeignet sind HV-Ströme zur Behandlung schlaffer Lähmungen und zur Iontophorese.

7.6 Mittelfrequenz-Interferenzstromtherapie

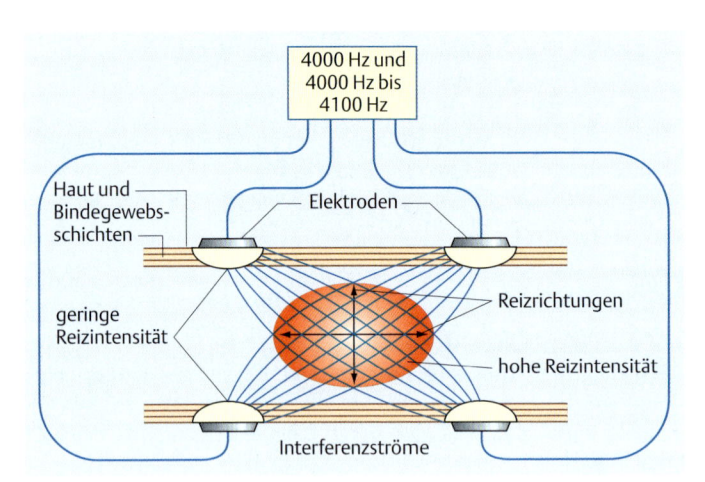

Abb. 7.15 Interferenzströme (nach Steuernagel Band 2).

Bei der Methode der Interferenztherapie werden zwei mittelfrequente Wechselströme verwendet, die miteinander in Wechselwirkung stehen. Einer der Wechselströme hat eine feste Frequenz von meist 4000 Hz, während die Frequenz des anderen Wechselstromkreises zwischen 4000 und 4.200 Hz eingestellt werden kann. Die Überlagerung des einen Wechselstromes über den anderen wird als *Interferenz* bezeichnet. An dem Punkt, an dem die Ströme sich überschneiden, entsteht ein neuer mittelfrequenter Wechselstrom, dessen Amplitude moduliert wird. Bei der Mittelfrequenz-Interferenzstromtherapie werden Frequenzen zwischen 2 KHz und 10 KHz therapeutisch eingesetzt (**Abb. 7.15**).

Die Frequenz mit der die Amplitude variiert, wird als *Amplitudenmodulationsfrequenz* (AMF) bezeichnet. Bei der Interferenztherapie entspricht die AMF der niederfrequenten Behandlungsfrequenz.

Es kann in der therapeutischen Anwendung zwischen einer Zweipol- und einer Vierpolmethode unterschieden werden.

Bei der *Zweipolmethode* werden zwei Elektroden verwendet, wobei die Wechselströme bereits im Gerät überlagert werden (**Abb. 7.16a**). Die Modulationstiefe beträgt dabei 100 %, so dass die niederfrequente Wirkung schon unter den Elektroden eintritt und es zu einem optimalen Reizeffekt zwischen den Elektroden kommt. Ein weiterer Vorteil dieser Methode ist die einfache Elektrodenapplikation.

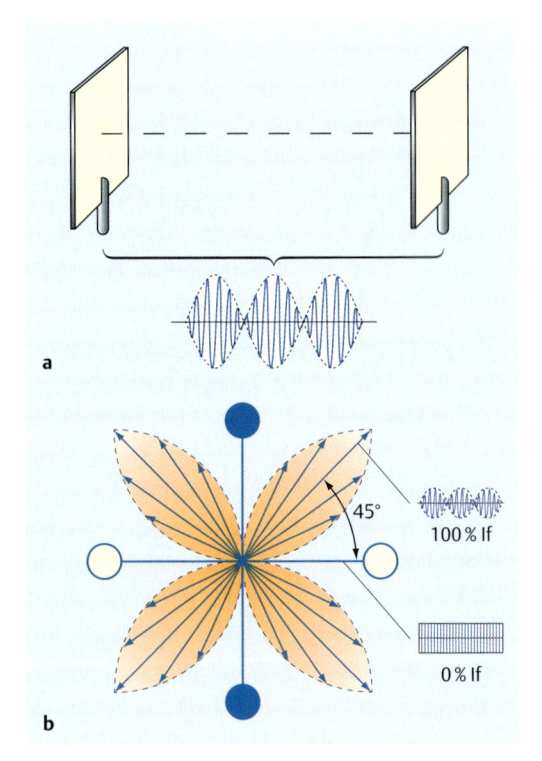

Abb. 7.16a–b Interferenzströme. **a** Zweipolmethode. **b** Vierpolmethode (nach Steuernagel Band 2).

Bei der *Vierpolmethode* werden vier Elektroden am Körper angelegt und zwei nichtmodulierte Wechselströme vom Gerät in separate Stromkreise abgegeben. Dort wo sich diese Ströme im Gewebe überschneiden, entsteht eine Interferenz (**Abb. 7.16b**). Die Modulationstiefe von 100 % entsteht deswegen

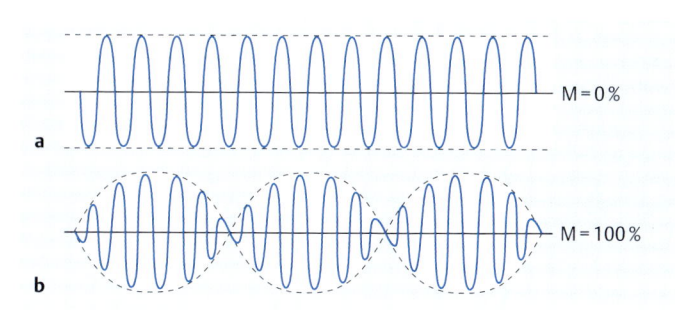

Abb. 7.17a–b Behandlungsströme in der Interferenztherapie. **a** mittelfrequente Trägerfrequenz. **b** niederfrequente Behandlungsfrequenz

nur auf den Diagonalen von 45°. Dies bedeutet eine deutlich geringere Hautbelastung als bei der Zweipolmethode. Die Anlage der Elektroden ist jedoch schwieriger exakt zu bewerkstelligen.

Sowohl bei der Zweipol- als auch bei der Vierpolmethode wird dem Körper ein sinusförmiger mittelfrequenter Wechselstrom zugeführt, unter den Elektroden herrschen konstante Intensitäten und die Frequenzen liegen zwischen 1 Hz und 250 Hz. Der daraus entstehende Interferenzstrom ist ebenfalls ein Wechselstrom, dessen Amplitude jedoch nicht mehr konstant ist, sondern niederfrequent moduliert.

Behandlungsströme

Bei der Interferenztherapie werden verschiedene Behandlungsströme wirksam. Zunächst die *mittelfrequente Trägerfrequenz* über 2 KHz, die dazu beiträgt, den Hautwiderstand zu verringern (er beträgt bei 50 Hz etwa 3000 Ohm, bei 5 KHz nur noch ca. 30 Ohm). So wird eine größere Tiefenwirkung erreicht (**Abb. 7.17a–b**). Darüber liegen die *Behandlungsfrequenzen* im niederfrequenten Bereich bis 200 Hz (400 Hz).

Die mittelfrequenten Wechselströme sind biphasisch, die positive und negative Halbwelle ist nullliniensymmetrisch, sie haben keine galvanische Komponente. Der Indikationsbereich wird um die Möglichkeit der Behandlung von metallischen Implantaten erweitert. Hautschäden, wie sie bei Gleichströmen durch Elektrolyseprozesse entstehen, sind ausgeschlossen. Eine klar ersichtliche Oberflächenreizung der Haut in Form einer starken Rötung tritt nicht auf. Jedoch sind auch wie bei der TENS-Therapie eine Behandlung schlaffer Lähmungen und die Durchführung einer Iontophorese aufgrund zu kurzer Impulsdauer und der fehlenden galvanischen Komponente nicht möglich.

Erhöhung der Stromstärke

Das Körpergewebe unterliegt einer gewissen Anpassungsfähigkeit gegenüber Reizen. Es ist eine bekannte Tatsache, dass ein Patient unter Reizung mit einem fest eingestellten Strom mit der Zeit diesen weniger deutlich wahrnimmt und womöglich gar nicht mehr empfindet. Die Adaptation (Reizgewöhnung) tritt dadurch auf, dass die gereizten Sensoren Informationen über äußere Veränderungen in sinkendem Maße weiterleiten. Die Stimulation mit

Checkliste

im Bereich von ca. 5–10 Hz	• können sie am sympathischen Nervengewebe eine anregende, tonisierende Wirkung hervorrufen • motorisch schwellig wirken sie durch Aktivierung der Muskelpumpe ödemresorbierend
Schüttelfrequenzen von 5–16 (20) Hz	• bewirken bei motorisch schwelliger Intensität eine Detonisierung verspannter Muskulatur
Serienimpulse von ca. 30–60 Hz	• bewirken eine Erhöhung der Grundspannung von Muskulatur
Serienimpulse über 100 Hz	• bewirken eine Erniedrigung der Grundspannung von Muskulatur • auf sympathisches Nervengewebe wirken sie dämpfend

einem unveränderten Reiz führt zu einer Abnahme der Reizwirkung. Um eine Adaptation zu vermeiden, kann man entweder die Stromstärke erhöhen oder die Frequenz ändern. Immer wenn eine Adaptation bemerkt wird, kann die Intensität erhöht werden, bis der Patient das anfängliche Stromgefühl wieder empfindet. Dies kann im Verlauf der Behandlung mehrmals erfolgen.

Die ständige Frequenzänderung, auch *Frequenzspektrum* genannt, kann eine Adaptation ebenfalls verhindern oder zumindest verzögern. (Bernard machte als Erster von der Möglichkeit Gebrauch mit den Stromformen CP und LP.) Das Wort „Spektrum" wird als ein Behandlungsfrequenzbereich interpretiert. Man unterscheidet zwischen einem engen Spektrum z. B. 30–50 Hz und einem breiten Spektrum z. B. 100–200 Hz. Ein breites Spektrum vermindert die Adaptation wirksamer als ein enges Spektrum. Als *Modulationszeit* in der ein Frequenzspektrum durchlaufen wird, sind verschiedene Einstellungen wählbar, z. B. 1 : 1, 6 : 6, 12 : 12, 1 : 5, 1 : 5.

Neben der Modulationsfrequenz ist auch die *Modulationstiefe* von Bedeutung. Die Modulationstiefe wird in Prozent ausgedrückt und kann zwischen 0 und 100% betragen. Die Amplitude ist die maximal eingestellte Stromstärke. Bei der Interferenztherapie entsteht aus der Modulation von 2 unterschiedlichen Frequenzen eine Modulation der Amplitude. Die 100%ige Modulationstiefe findet bei der Vierpolmethode immer in der Diagonalen von 45° zu den Elektroden statt. In Richtung zu den Elektroden nimmt die Modulationstiefe ab und ist unter den Elektroden sinusförmiger Wechselstrom (**Abb. 7.18a**). Das Behandlungsgebiet muss dementsprechend immer zwischen den 4 Elektroden liegen. Die Interferenzbildung bei der Vierpolmethode entspricht etwa einer Schmetterlingsfigur, das Behandlungsfeld ist konstant.

Vektortechniken

Um das Behandlungsfeld zu verschieben, ohne die Elektrodenanlage zu verändern, nutzt man die Vektortechnik (**Abb. 7.18a-e**). Die Verschiebung des Interferenzfeldes kommt durch Intensitätsschwankungen in den beiden Stromkreisen zustande. Durch die Vektorverschiebung wird der Bereich der größten Reizwirkung = 100%ige Interferenz bis nahe an die Elektroden vergrößert. In der Vektortechnik kommen mittlerweile 3 verschiedene Techniken zur Anwendung: der manuell einstellbare, der automatisch einstellbare und der isoplanäre Vektor.

Manuell einstellbarer Vektor
Die manuelle Einstellung bietet die Möglichkeit, die Stimulation auf eine bestimmte Stelle des Behandlungsgebietes zu konzentrieren, ohne die Elektrodenanlage zu verändern. Auf diese Weise könnte z. B. ein Schmerzpunkt gezielt therapiert werden.

Automatisch einstellbarer Vektor
Bei dieser Einstellung wird das Behandlungsgebiet automatisch rhythmisch durchlaufen im Bereich von 15° oder 30°. Das Behandlungsgebiet wird vergrößert und eine Reizgewöhnung verzögert. Die Rotationsgeschwindigkeit des Vektors ist einstellbar. Bei motorisch schwelliger bis überschwelliger Intensität kann über die Muskelpumpe der venöse und lymphatische Abfluss gesteigert werden (Ödemresorption).

Isoplanärer Vektor
Bei dieser Technik findet eine Oberflächenreizung zwischen allen 4 Elektroden statt. Die isoplanäre Technik eignet sich zur Behandlung großer Gebiete, bei nicht genau lokalisierbaren Schmerzen, oder als milde Vorbehandlung mit einer nachfolgenden gezielten Behandlung kleinerer Gebiete.

Indikationen/Kontraindikationen

Indikationen
- Schmerzdämpfung
- Detonisierung
- Durchblutungsförderung
- Stoffwechselsteigerung
- Muskelkräftigung (2-polig)

Auf Grund der fehlenden Oberflächenreizung ist der IF-Strom auch für die Kombinationstherapie mit Ultraschall hervorragend geeignet.

Kontraindikationen
- lokale Entzündungen
- Lymphangitis
- Thrombophlebitis
- akute, fieberhafte Allgemeininfektionen
- Hautdefekte und Sensibilitätsstörungen
- Schwangerschaft (abdominal, lumbal)
- Herzschrittmacher

Die Muskelstimulation ist kontraindiziert bei:
- Myopathien
- multipler Sklerose
- Morbus Parkinson

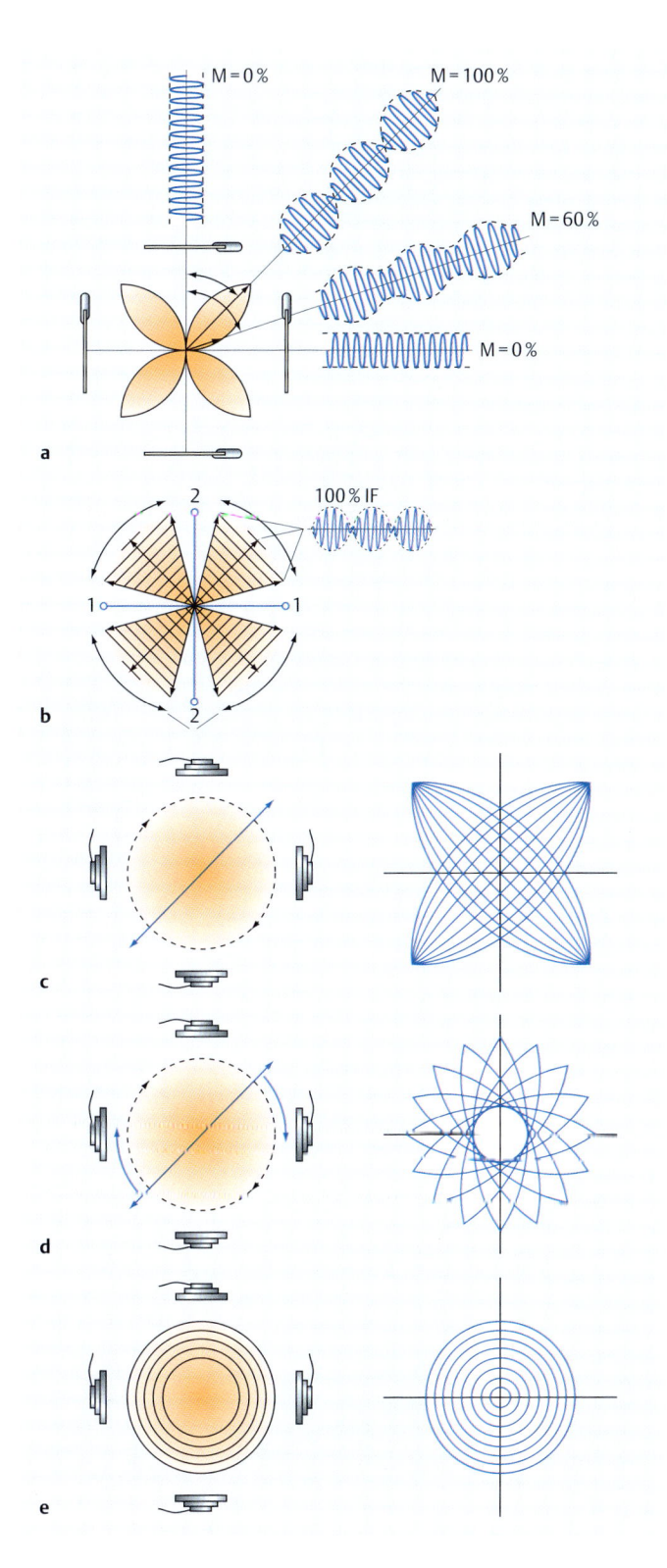

Abb. 7.18a–e Optimierung der Modulationstiefe mit Hilfe von Vektoren. **a** Modulationstiefe im Gewebe. **b** Modulationstiefe mit Vektorverschiebung (nach Steuernagel Band 2). **c** manuell einstellbarer Vektor. **d** automatisch einstellbarer Vektor. **e** isoplanärer Vektor.

7.7 Ultraschall-Therapie

Ultraschall besteht aus Schallwellen sehr hoher Frequenz. Im eigentlichen Sinne ist es also eine mechanische Therapie, wenn die Schwingungen des Ultraschalls auf den Körper angewendet werden (**Tab. 7.6**). Da der Ultraschall aber aus elektrischer Energie gewonnen wird, rechnet man ihn zur Elektrotherapie im weiteren Sinne. Mithilfe eines elektromagnetischen Wandlers wird aus einer elektrischen hochfrequenten Energie eine mechanische Energie gleicher Frequenz hergestellt, der Ultraschall. Dies geschieht im Ultraschallgerät, das aus 2 Hauptteilen, dem Generator und dem Schallkopf, besteht. Mit dem Generator wird regelbarer hochfrequenter Strom erzeugt. Der Schallkopf wandelt dann die elektrischen Impulse in mechanische um (**Abb. 7.19**), indem die Quarzscheibe durch Anlegen einer Wechselspannung ihre Dicke im Rhythmus der Frequenz ändert (piezoelektrischer Effekt, **Abb. 7.20**). Mit dem Schallkopf wird die Behandlung durchgeführt.

Tabelle 7.6 Wirkungen der Ultraschall-Therapie

Mechanische Wirkung	Thermische Wirkung
erzeugt durch Druckunterschiede im Gewebe eine Verbesserung des Zellstoffwechsels sowie eine Mikrovibration auf Muskelgewebe	entsteht durch Reibung an den verschieblichen Gewebeschichten.
Kombinationstherapie	
Ultraschall kann in Verbindung mit allen NF und MF Strömen verabreicht werden. In diesem Fall ist der Ultraschallkopf stromführend; die Gegenelektrode ist an geeigneter Stelle anzubringen.	

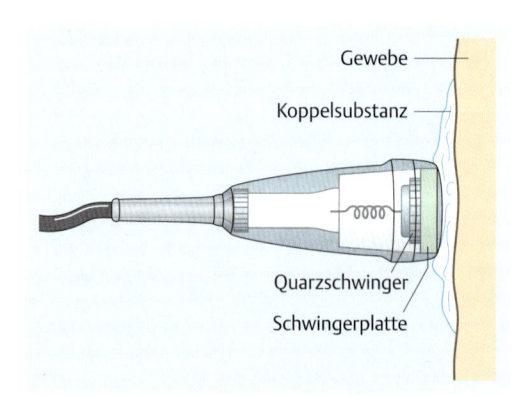

Abb. 7.19 Schnitt durch einen Ultraschallkopf (nach Steuernagel Band 3, 1997).

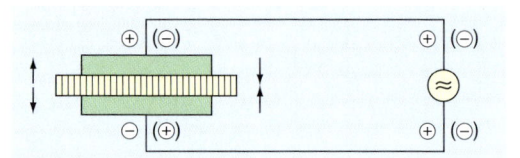

Abb. 7.20 Piezoelektrischer Effekt (nach Steuernagel Band 3, 1997).

7.7.1 Wirkungen des Ultraschalls

Der Ultraschall hat mechanische und thermische Wirkungen auf die Gewebe.

Mechanische Wirkung
Es kommt zu einer intensitätsabhängigen Volumenänderung (ca. ± 0,02 %) der Zellen infolge der Druck- und Sogwirkungen der Schwingungen, dadurch wird die Zellaktivität erheblich gesteigert und Heilungsprozesse werden unterstützt. Gewebe mit niedrigem Wasser- und hohem Proteingehalt wie Sehnen und Bänder absorbieren viel Ultraschall und zeigen die stärksten Effekte. Unter anderem wird die Dehnbarkeit verbessert und ein Vibrationseffekt auf die Muskulatur ausgeübt, der sich detonisierend auswirkt.

Thermische Wirkung
Durch die hochfrequenten mechanischen Schwingungen des Ultraschalls kann das Gewebe erwärmt werden (**Abb. 7.21**). Besonders Gewebestrukturen, die vor dem Knochen liegen, wie z. B. Sehnen, Bänder und Gelenkkapseln, aber auch Narben und im Gewebe eingelagerte Nervenstämme, zeigen diesen Effekt. Bei der Behandlung von oberflächlich gelegenem Gewebe wird eine Ultraschall-Frequenz von 3 MHz angewendet. Die Wärme kann genutzt werden, um die Dehnbarkeit zu verbessern und Kontrakturen zu beseitigen. Die Ultraschalltherapie sollte während und nach der Behandlung mit Dehnungen kombiniert werden.

Sekundärwirkungen der Wärme sind:
- Schmerzlinderung
- Resorptionssteigerung
- Muskeldetonisierung
- Durchblutungssteigerung
- Entzündungshemmung
- Viskositätsverbesserung der Gelenkflüssigkeit

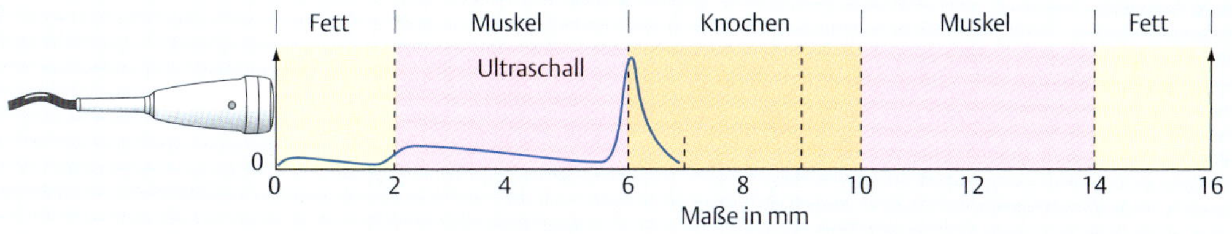

Abb. 7.21 Wärmebildung bei der Ultraschalltherapie in den verschiednen Geweben (nach Steuernagel Band 3, 1997).

7.7.2 Beschallungsmethoden

Für die Therapie werden zwei verschiedene Beschallungsmethoden unterschieden:
Dauerschall oder Gleichschall und Impulsschall.

Gleichschall

Bei Gleichschall oder Dauerschall wird Ultraschall kontinuierlich während der gesamten Behandlungszeit in das Gewebe abgegeben (Impuls/Pause-Zyklus: 100%). Dauerschall ist die am häufigsten angewandte Beschallungsart, da hierbei der mechanische und der thermische Effekt nahezu gleichwertig sind. Bei chronischen Beschwerden wird intensiver Ultraschall eingesetzt. Temperaturzunahmen bis über 40 °C werden durch vorübergehende Schmerzempfindung bestätigt. Es kann dann für kurze Zeit (ca. 1 Min.) auf pulsierenden Ultraschall gewechselt werden.

Impulsschall

Bei Impulsschall klingen die Wirkungen des Ultraschalls in den Schallpausen mehr oder weniger ab. Die Wärmebildung nimmt beim Impulsschall fast gänzlich ab, während der mechanische Effekt und die daraus resultierenden biologischen Effekte voll erhalten bleiben. Bei Geweben mit geringer Belastbarkeit (akuter und subakuter Zustand) wird eine milde Ultraschall-Behandlung empfohlen (Puls/Pause-Zyklus: 10–50%). Die Behandlung sollte möglichst täglich erfolgen. Indikationen des Impulsschalls sind die Vermeidung von Überwärmung, wenn zur Muskeldetonisierung eine höhere Dosis erforderlich ist; Verhinderung von Wärmestauungen an der Knochenhaut bei höheren Intensitätswerten; Vermeidung von Reizungen an der Hautoberfläche, wenn große Tiefenwirkung erreicht werden soll; Vermeidung von Wärme, wo sie schaden würde.

7.7.3 Dosierung des Ultraschalls

Die Dosierung des Ultraschalls richtet sich nach der Behandlungsfläche, nach der Intensität des Ultraschalls und nach der Beschallungsdauer. Die Behandlungsfläche, auch effective radiating area (ERA), wird durch die effektive Behandlungsfläche des Behandlungskopfes bestimmt. Sie gibt die Fläche des Ultraschallbündels in cm² an. Die ERA kann in Abhängigkeit von der Ultraschallfrequenz variieren. Die Intensitäten werden folgendermaßen eingeteilt:
- schwache Intensität: < 0,2 Watt/cm²
- mittlere Intensität: 0,2–0,5 Watt/cm²
- hohe Intensität: 0,5–1,0 Watt/cm²

Diese Intensitätswerte werden bei Behandlungen mit Gleichschall empfohlen. Wenn große Tiefenwirkung erreicht werden soll und mit Impulsschall behandelt wird, kann ohne Bedenken die doppelte Dosis verabreicht werden. Zu beachten ist, dass durch die Absorption des Ultraschalls in einem bestimmten Medium die Intensität mit zunehmender Eindringtiefe abnimmt. Wenn der Intensitätswert um die Hälfte abgenommen hat, spricht man von Halbwertstiefe. Man sollte die Patienten vor jeder Behandlung fragen, ob nach der vorhergegangenen Behandlung Schmerzen aufgetreten sind, was auf eine Überdosierung hinweisen kann. Gegebenenfalls ist die Dosis zu verringern, oder der Ultraschall gepulst zu verabreichen.

Checkliste

Schwache Intensitäten	• an Gelenken, die nicht von Muskulatur umgeben sind, z. B. Fußgelenk, Kniegelenk, Ellenbogengelenk, Handgelenk, Fingergelenke • über Knochenvorsprüngen, z. B. Epikondylen oder am Wadenbeinköpfchen (Gefahr der Schädigung des N. peronaeus) • über Ganglien (Anwendung z. B. bei Morbus Raynaud oder Morbus Sudeck) • zur Anregung der Kallusbildung • bei frischem Narbengewebe • eventuell bei Erstbehandlungen • allgemein bei akuten Prozessen
Mittlere Intensitäten	• zur Behandlung von Muskulatur und Gelenken, die von Muskulatur umgeben sind, z. B. Hüftgelenk, Schultergelenk
Hohe Intensitäten	• bei sehr dickem Fettgewebe • zur Verminderung der Ossifikation • allgemein bei chronischen Prozessen

Die Dauer der Behandlung richtet sich nach dem Krankheitsbild und der Größe des zu behandelnden Areals. Es empfiehlt sich die Einteilung eines größeren Areals in kleinere Bereiche, die etwa doppelte Schallkopffläche haben. Diese werden dann anfangs 1½–2 Minuten behandelt. In den Folgebehandlungen kann die Zeitdauer jeweils verlängert werden bis zur Höchstdauer von 5–7½ Minuten je Areal.

7.7.4 Ultraschallkopfführung

Durch verschiedene Arten, den Ultraschallkopf zu führen, können im Gewebe unterschiedliche Effekte erzeugt werden. Deswegen sollte vermieden werden, dass der Patient die Ultraschall-Behandlung an sich selbst ausführt, da gerade eine fehlerhafte Schallkopfführung Schäden verursacht, oder zu ungenügendem Behandlungserfolg führen kann und eine entspannte Lagerung nicht gewährleistet ist.

Dynamische Beschallung
Die Bewegung des Ultraschallkopfes erfolgt in gleichmäßigem, rhythmischem, nicht zu schnellem Tempo, entweder hin- und herstreichend oder kreisend sich überlappend unter leichtem Druck.

Semistatische Beschallung
Der Ultraschallkopf wird praktisch auf der Stelle kreisförmig bewegt. Dabei werden kleine Behandlungsfelder gezielt beschallt, z. B. radikulär-paravertebrale Beschallung, Myogelosen, Triggerpoints oder Kalkeinlagerungen in geschädigten Sehnen.

Statische Beschallung
Da hierbei die Gefahr mechanische und thermische Schäden zu verursachen sehr groß ist, sollte die Applikation mit niedriger Intensität erfolgen und gepulst verabreicht werden. Es können sonst Interferenzen auftreten.

7.7.5 Beschallungsort

Die Ultraschalltherapie kann am Krankheitsort ausgeführt werden (lokale Beschallung), über Reflexzonen (Reflexzonenbeschallung) oder lokal im Bereich der Austrittsstellen der Spinalnerven (kombinierte Beschallung). Die Wahl des Beschallungsortes richtet sich nach der Indikation:
- **Lokale Beschallung** nach Traumen, im Bereich schmerzhafter Weichteile, an Gelenken, im Verlauf eines peripheren Nervs, bei muskulären Verspannungen
- **Kombinierte Beschallung** Schultergelenk und C5–C7, Ellenbogengelenk und C6–C8, Hand-, Fingergelenke und C7–Th1, Hüftgelenk und L4–S1, Kniegelenk und L3–L5, Fußgelenk und L5–S2
- **Reflexzonenbeschallung** zur Behandlung innerer Organe in der Head-Zone des Organs oder paravertebral im zugehörigen Segment (**Abb. 7.22a–c**)

7.7.6 Ankopplungsformen

Damit der Ultraschall auch in das Gewebe eindringen kann, müssen Lufteinschlüsse zwischen Ultraschallkopf und Gewebe vermieden werden. Dafür bedarf es eines Ankopplungsmediums. Dies kann über Ultraschallgel, Paraffinöl, oder medikamentenhaltiges Gel erfolgen, es wird dann von der direkten Ankopplung gesprochen. Außerdem kann auch unter Wasser eine Ultraschallbehandlung durchgeführt werden, dies heißt indirekte Ankopplung.

Direkte Ankopplung

Die Ankopplungsmethode mit Ultraschallgel ist preisgünstig, hygienisch und am einfachsten zu handhaben. In ausreichender Menge aufgetragen, ist es auch vorteilhaft an unebenen Körperstellen. Paraffinöl ist ein hervorragendes Gleitmittel, bildet jedoch nur einen dünnen Ölfilm, der an unebenen Körperstellen leicht den Kontakt zwischen Schall-

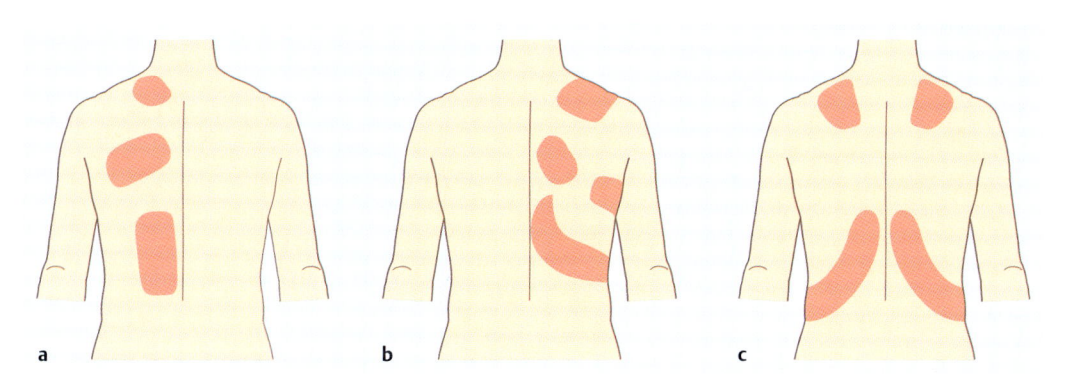

Abb. 7.22a–c Reflexzonenbeschallung (nach Steuernagel Band 3, 1997). **a** Magenstörungen. **b** Leber- und Gallenstörungen. **c** Asthma bronchiale.

kopf und Gewebe unterbrechen lässt. Außerdem eignet sich die Ankopplung mit Öl nicht zur Simultantherapie, da Öl einen hohen elektrischen Widerstand hat. Medikamentenhaltige Gels werden zur Phonophorese oder Sonophorese eingesetzt. Sie werden in die Haut aufgenommen und von dort resorbiert. Wie viel Wirkstoffe des Medikaments in die Haut eindringen, hängt in erster Linie von der Behandlungszeit ab. Das Verfahren ist relativ teuer, da ein Großteil des Wirkstoffs nach der Behandlung abgewischt wird. Alternativ kann es als Salbenverband auf der Haut belassen werden.

Indirekte Ankopplung

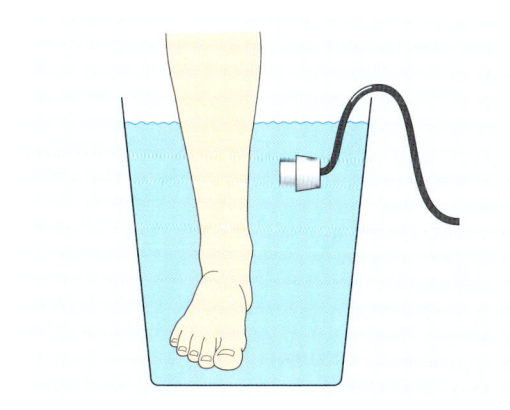

Abb. 7.23 Indirekte Ankopplung des Ultraschalls bei der subaqualen Behandlung.

Die Behandlung mit Ultraschall unter Wasser eignet sich besonders an unebenen Körperstellen (z. B. Händen oder Füßen) sowie an besonders empfindlichen Stellen, an denen direkter Kontakt schmerzhaft ist (z. B. bei Wunden, frischen Narben oder Ulcus cruris Behandlung). Man kann dem Wasser evtl. noch ein Medikament mit antiseptischer Wirkung zusetzen (**Abb. 7.23**).

Bei der Behandlung unter Wasser sind folgende Dinge zu beachten: Es muss ein ausreichend großes Gefäß, das aus geeignetem Material besteht (Kunststoff-, Spezialglas- oder Keramikgefäße, keine Metallwannen) verwendet werden. Die Wassertemperatur wird meist indifferent ca. 36 °C gewählt oder dem Krankheitsbild entsprechend (z. B. bei entzündlichen Erkrankungen leicht kühlend oder bei chronischen Erkrankungen mit einem zusätzlichen Wärmereiz). Das Wasser darf keine Luft enthalten, der Schallkopf muss wasserdicht sein. Die Behandlung erfolgt im Abstand von ca. 2 cm parallel zur Körperoberfläche; dabei sollte der Behandler zum Schutz Gummihandschuhe tragen, wenn die Hände mit im Wasser sind.

7.7.7 Kontraindikationen der Ultraschalltherapie

- Infektionskrankheiten, hohes Fieber
- akute Entzündung
- erhöhte Blutungsneigung
- Erkrankungen, bei denen eine mechanische Beeinflussung kontraindiziert ist, z. B. Arteriosklerose, Thrombose, Varikose, Thrombophlebitis
- Erkrankungen, bei denen Wärme kontraindiziert ist, dürfen nur mit niedriger Dosierung und evtl. gepulst verabreicht werden
- Gravidität
- über Laminektomienarben
- Tumore (maligne, benigne)
- Epiphysenfugen

- nach Strahlentherapie
- im Bereich eines Herzschrittmachers
- bei Koronarsklerose keine Beschallung der Herzsegmente
- Beschallung des Augapfels
- höheres Segment als C3 (Möglichkeit von Streuwellen auf das verlängerte Rückenmark)
- bei Empfindungsstörungen, da Warnsignale (Schmerz- oder Wärmeempfindung) fehlen
- Vorsicht ist geboten über Knochenvorsprüngen
- Bei der Kombinationstherapie sind die Kontraindikationen der jeweiligen Stromformen noch zusätzlich zu beachten

7.7.8 Simultanverfahren: Kombination von Ultraschall und Reizstrom

Es besteht die Möglichkeit, Ultraschall und Reizstrom mit einem Gerät gleichzeitig zu verabreichen, oder 2 Geräte (Ultraschall und Reizstrom) miteinander zu koppeln. Somit stehen zur Kombination alle Stromformen des Reizstromgerätes zur Verfügung. Die Geräte müssen unbedingt mit einer CV–Schaltung ausgerüstet sein. Bei der Kombination mit Gleichströmen ist auf die Polarität zu achten. Der Ultraschallkopf ist immer negativ gepolt, die Anode ist an geeigneter Stelle – entweder gegenüber oder proximal des Behandlungsgebiets – anzulegen. Um Verätzungen vorzubeugen, ist ausreichend viel Koppelmittel aufzutragen. Bei der Ankopplung mit medikamentenhaltigen Gelen wandern negativ geladene Ionen (Anionen) aus dem Koppelmittel in die Haut (Iontophonophorese).

Bei TENS und Interferenzströmen spielt die Polarität keine Rolle. Die Intensität des Stromes wird meist sensibel schwellig eingestellt. Es kann vorkommen, dass über motorischen Reizpunkten die motorische Schwelle erreicht wird, was kurzzeitig zu einer Muskelkontraktion führt. Häufig wird über aktivierten Schmerzpunkten beim Simultanverfahren eine deutliche Rötung sichtbar. An solch einem Punkt empfiehlt es sich, eine intensive örtliche Behandlung durchzuführen.

7.8 Hochfrequenztherapie

Bei der Hochfrequenztherapie handelt es sich um hochfrequente Wechselströme im Bereich von 100.000 bis 3.000 Millionen Schwingungen pro Sekunde. Sie werden für therapeutische Zwecke in drei Frequenzbereiche eingeteilt (**Tab. 7.7**).

Beim Kurzwellenverfahren wird der Patient im Kondensatorfeld elektrischen Feldern ausgesetzt, im Spulenfeld handelt es sich um magnetische Felder. Bei der Dezimeter- und bei der Mikrowellentherapie wirken elektromagnetische Wellen auf das Gewebe. Allen gemeinsam ist die Umwandlung elektrischer Energie in Wärmeenergie direkt im Gewebe. Bei der praktischen Anwendung spielt der Abstand zwischen der Körperoberfläche und den Elektroden eine große Rolle.

Tabelle 7.7 Einteilung der Frequenzbereiche

	Frequenz	*Wellenlänge*	*Anwendung*
Kurzwelle	27,12 MHz	11,06 m	• Kondensatorfeldmethode – Patient befindet sich im elektrischen Feld – verabreicht über 2 Applikatoren – Glaskapselelektroden – Weichgummielektroden • Spulenfeldmethode – Patient befindet sich im magnetischen Feld – verabreicht über 1 Applikator – Monode – Minode – Triplode – Induktionskabel

Tabelle 7.7 Fortsetzung

	Frequenz	Wellenlänge	Anwendung
Dezimeterwelle	433,93 MHz	69 cm	• Strahlenfeldmethode – Patient befindet sich in einem elektromagnetischen Wellenfeld – verabreicht über 1 Applikator – Großfeldstrahler Pyrodor – Langfeldstrahler – Rundfeldstrahler
Mikrowelle	2.450 MHz	12,25 cm	• Strahlenfeldmethode – Patient befindet sich in einem elektromagnetischen Wellenfeld – verabreicht über 1 Applikator – Großfeldstrahler – Langfeldstrahler – Rundfeldstrahler – Fokusstrahler (Kontaktstrahler) – Körperhöhlenstrahler

7.8.1 Kurzwellenverfahren

Man unterscheidet beim Kurzwellenverfahren die Kondensatorfeld- und Spulenfeldmethode.

Bei der Kondensatorfeldmethode kommen stets zwei Applikatoren zum Einsatz. Die größte Energieabsorption findet im Fettgewebe statt. In diesem Gewebe entsteht somit die intensivste Erwärmung (**Abb. 7.25a**). Unterschiedliche therapeutische Ergebnisse können auch durch die Elektrodenpositionierung erreicht werden (**Abb. 7.24a–f**). Je geringer der Elektrodenhautabstand (EHA) ist (0–2 cm), desto stärker sind die Feldlinienverdichtungen an der Körperoberfläche, was zu einer starken Oberflächenerwärmung führt. Ist der Elektrodenhautabstand größer (2–5 cm), ist eine Wärmeentlastung der Körperoberfläche die Folge und es kommt zu einer größeren Erwärmung in der Tiefe. Durch den Einsatz von Filzunterlagen können auch Spitzeneffekte vermieden werden, was wiederum zu einer gleichmäßigeren Durchwärmung führt. Wird eine Elektrode verkantet, kann dies zu einer örtlichen Überwärmung führen; um dies zu vermeiden, ist auf die parallele Anordnung der Elektroden zu achten.

Bei der Spulenfeldmethode wird die Behandlung mit nur einem Applikator ausgeführt, der hochfrequente elektrische Wechselstrom fließt durch eine Spule, es kommt zur Ausbildung von magnetischen Wechselfeldern um die Spule, dadurch entstehen Wirbelströme, die endogen in Wärme umgewandelt werden. Die Energieabsorption findet überwiegend in der Muskulatur statt, was dort und auch in

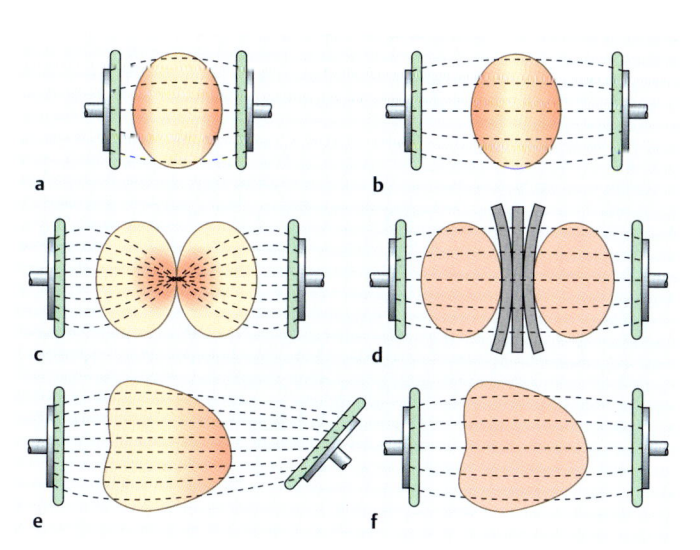

Abb. 7.24a–f Elektrodenpositionierung bei der Kurzwellentherapie (nach Steuernagel Band 3, 1997). a geringer Elektroden Haut Abstand (EHA) –> starke Oberflächenerwärmung. b größerer EHA => Tiefenwirkung und gleichmäßigere Wärmeverteilung. c örtliche Erwärmung durch Spitzeneffekt. d Vermeidung örtlicher Überwärmung durch Filzunterlagen. e örtliche Überwärmung durch Verkantung. f Vermeidung örtlicher Überwärmung der Elektroden durch parallele Elektrodenstellung.

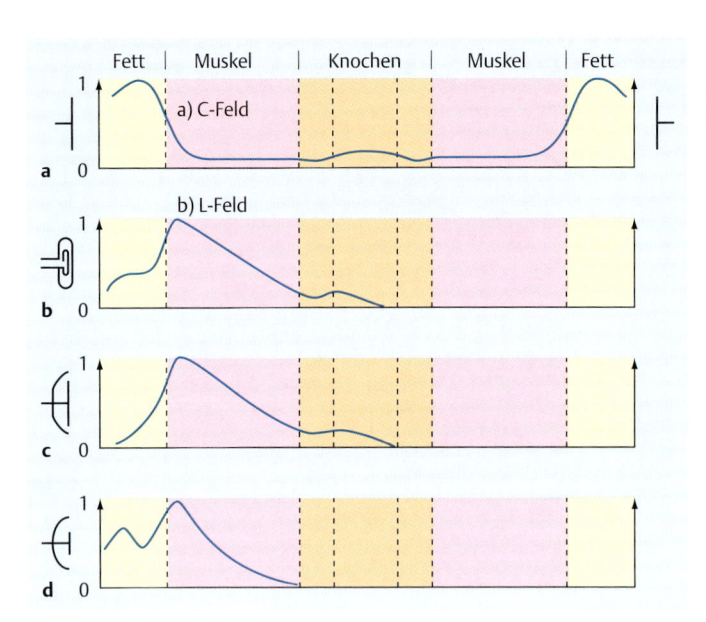

Abb. 7.25a–d Temperaturverteilung bei der Anwendung verschiedener Therapieformen (nach Steuernagel Band 3, 1997). **a** Kurzwellenkondensatorfeld. **b** Kurzwellenspulenfeld. **c** Dezimeterwellenverfahren **d** Mikrowellenverfahren

den umliegenden Geweben zur Erwärmung führt (**Abb. 7.25b**).

Für beide Methoden gibt es unterschiedliche Arten von Applikatoren, diese sind in **Tab. 7.8** aufgelistet.

Tabelle 7.8 Applikatoren beim Kurzwellenverfahren

Kondensatorfeldmethode	Spulenfeldmethode
• Schliephake-Elektroden (Abstandselektroden) • Weichgummi-Elektroden	• Minode • Monode • Diplode • Induktionskabel

Dosierung nach Schliephake

Für die Dosierung der Kurzwellentherapie bedienen wir uns der Dosierungseinteilung nach Schliephake. Akute und subakute Erkrankungen werden mit niedriger Dosis (Schliephake I und II) und einer kürzeren Zeit (ca. 3–8 min) möglichst täglich behandelt. Chronische Erkrankungen werden mit höherer Dosis (Schliephake III und IV) und einer längeren Zeit (bis 30 min) in größeren Abständen 2- bis 3-mal pro Woche behandelt.

Checkliste

• Schliephake I	• keine spürbare Wärme • therapeutisches Vorgehen – Dosierung bis Wärmeempfinden angegeben wird, – dann zurückregeln
• Schliephake II	• gerade spürbare Wärme
• Schliephake III	• deutlich angenehme Wärme
• Schliephake IV	• kräftige, noch gut erträgliche Wärme

Sicherheitsmaßnahmen

Die Kurzwellentherapie darf nie bei Patienten mit implantiertem Herzschrittmacher angewandt werden, denn die Hochfrequenz kann durch Einwirkung auf den Schrittmacher Herzkammerflimmern und eine Veränderung der Schrittmacherfrequenz hervorrufen.

Bei einer Kurzwellentherapie während der Schwangerschaft ist besondere Vorsicht geboten. Intensive Kurzwellenbehandlung im Bereich des Abdomens kann in der Frühschwangerschaft zu teratogenen Schäden führen. Ursachen sind Durchblutungs- und Diffusionsänderungen im Uterus, besonders im Bereich der Plazenta, die mit einer

Verringerung des Sauerstoff- und Nährstoffangebots an den Föten einhergehen.

> **Kontraindikation für Kurzwellentherapie**
> - Patienten mit Herzschrittmacher
> - Schwangerschaft (relative Kontraindikation)

Um jede Gefahr einer lokalen Überhitzung oder gar Verbrennung auszuschließen, sollten stets alle Metallgegenstände wie Ringe, Spangen, Nadeln, Piercing etc., die sich im Kurzwellenfeld erhitzen könnten, vorsorglich vor der Behandlung entfernt werden. Körperteile mit Metalleinschlüssen wie Marknägel oder ähnlichen osteosynthetischen Materialien im Behandlungsfeld sind von der Behandlung auszuschließen. Hörgeräte und Uhren sind stets abzulegen. Das Gleiche gilt für feuchte Kleidungsstücke. Gewebe aus Perlon, Nylon und dergleichen können sich ebenfalls erhitzen und sind wenig saugfähig, so dass die Haut darunter oft feucht wird. Entkleiden der zu behandelnden Körperpartien, ggf. Abtrocknen der Haut (Schweißbildung in Hautfalten!) ist deshalb anzuraten, insbesondere bei stärkerer Dosierung. Die Kurzwellendurchflutung trockener Verbände ist unbedenklich.

Kleinkinder werden zur Behandlung am besten ganz entkleidet. Ihr geringes Körpervolumen bedingt vorsichtige Dosierung und ständiges Beobachten. Die Hauttemperatur sollte durch Auflegen der Hand bei abgeschaltetem Gerät geprüft werden.

Betten, die zur Kurzwellenbehandlung liegender Patienten verwendet werden, dürfen nicht aus Metall bestehen und keine Metallteile oder halbleitende Bezugsstoffe enthalten. Zu empfehlen ist eine Liege aus Holz mit Stoff- oder Kunststoffbezug.

Die Elektrodenkabel sollen stets frei hängen oder auf einer dicken isolierenden Unterlage (Bettdecke) aufliegen. Sie dürfen weder einander noch das Gerät oder den Patienten berühren.

Verkantete Schliephake-Elektroden und vorstehende Kanten von Weichgummi-Elektroden rufen örtliche Überhitzungen hervor. Sofern eine Konzentration der Wärme erwünscht ist, empfiehlt sich eine vorsichtige Dosierung. Gewöhnlich sollten jedoch die Elektrodenflächen möglichst parallel zur Hautoberfläche liegen. Filzunterlagen müssen an allen Seiten etwas über die Weichgummi-Elektrode hervorstehen.

Sicherheitsmaßnahmen:
- Schmuck ablegen
- feuchte Kleidung ablegen
- auf trockene Haut achten
- Kleinkinder ständig beobachten
- keine Behandlung auf Metallbetten
- Vorsicht mit den Elektrodenkabeln
- Elektrodenfläche parallel zur Hautoberfläche

7.8.2 Dezimeter- und Mikrowellenverfahren

Bei der Dezimeter- oder Mikrowellenbehandlung befindet sich der Patient im elektromagnetischen Strahlenfeld. Die Wirkung beruht auf elektromagnetischen Wellen, die von einem Strahler abgegeben werden. Sowohl bei der Dezimeterwelle als auch bei der Mikrowelle spricht man aufgrund der sehr kurzen Wellen von Bestrahlungen. Der größte Wärmeverlust ist hierbei im Muskelgewebe gegeben, wobei durch die Reflektion der Strahlen umgebende Gewebsschichten um ein Vielfaches miterwärmt werden.

Dezimeterwellenverfahren

Dieser Frequenzbereich findet in neuen Geräten keine Verwendung mehr, lediglich Altgeräte stehen noch für Behandlungszwecke zur Verfügung. Bei der Dezimeterwellenbehandlung durch das Strahlenfeld beruht die Wirkung auf elektromagnetischen Wellen. Diese werden durch verschieden geformte Strahler abgegeben. Für Dezimeterwellengeräte stehen in der Regel folgende Strahler zur Verfügung:
- Langfeldstrahler
- Rundfeldstrahler
- Großfeldstrahler (Muldenstrahler, Pyrodor)

Bei der Dezimeterwelle erreichen wir die größtmögliche Tiefenwirkung (**Abb. 7.25c**). Dies ist für die Dosierung ein wesentliches Kriterium. Wegen der geringen Belastung des subkutanen Gewebes ist das Wärmeempfinden des Patienten relativ gering.

Dosierung der Dezimeterwellentherapie

Checkliste

Für die **Intensität** der Anwendung lassen sich die folgenden Stufen unterscheiden:

• Dosisstufe I	• deutlich unter der Schwelle der Wärmeempfindung

• Dosisstufe II	• eben unter der Schwelle der Wärmeempfindung
• Dosisstufe III	• eben fühlbare Wärme
• Dosisstufe IV	• angenehme, kräftige Wärme
Die **Dauer** der Anwendung kann in drei Bereiche eingeteilt werden	
• kurze Behandlungsdauer	• 5 min
• mittlere Behandlungsdauer	• 10 min
• lange Behandlungsdauer	• 15 min

Mikrowellenverfahren

Bei der Mikrowellenbehandlung werden durch das Strahlenfeld nur die oberflächlichen Strukturen erreicht (**Abb. 7.25d**). Dabei liegt der größte „Wärmeverlust" im Muskelgewebe. Die Mikrowelle hat sich als Allround-Gerät im Bereich der Hochfrequenztherapie durchsetzen können, da das Handling für den Bediener extrem einfach ist, wenig Störungen und Komplikationen auftreten und der Patient sofort spürbar wahrnimmt, dass er therapiert wird. Für die Mikrowellengeräte stehen unterschiedliche Strahler zur Verfügung:
- Körperhöhlenstrahler: kein Elektrodenhautabstand (EHA)
- Großfeldstrahler: 5–15 cm EHA
- Langfeldstrahler: 5–15 cm EHA
- Rundfeldstrahler: 5–15 cm EHA
- Muldenstrahler: kein EHA
- Fokusstrahler: kein EHA
- Ohrenstrahler: kein EHA

Eine neuere Variation des Mikrowellenverfahrens ist die Behandlung auf einer Traktionsliege, unter der ein individuell einstellbarer Mikrowellenstrahler angebracht ist. Dies ermöglicht die Kombinationsbehandlung von Extension und Wärme.

Dosierung
Die Behandlungszeiten Schliephakes liegen zwischen 5 und 15 Minuten. Wichtig für die Dokumentation ist die Angabe der Leistung in Watt.

Sicherheitsmaßnahmen
Neben den Sicherheitsmaßnahmen bei der Kurzwellentherapie sind während der Behandlung von Sinusitiden mit dem Rundfeldstrahler die Augen durch eine spezielle Brille zu schützen. Es handelt sich hier um eine Metallnetzbrille, die im Sinne eines Faraday-Käfigs die elektromagnetischen Wellen ableitet.

Behandlungshinweise
Vor der ersten Behandlung ist neben der Anamnese eine ausführliche Inspektion der Haut, der zu behandelnden Körperregion und der umliegenden Gebiete vorzunehmen. Eine Kunstfaserbekleidung ist während der Anwendung abzulegen. Dies gilt auch für allzu dicke bzw. nicht atmungsaktive Kleidungsstücke. Der unerwünschte Wärmestau soll hierdurch vermieden werden.

Der Patient darf während der Behandlung keine eigenständigen Einstellungen am Gerät vornehmen. Aus hygienischen Gründen sollten die Elektroden immer einen geringen Abstand zur Haut haben. Zur Vermeidung von Schäden und Störungen müssen elektronische Geräte bei gleichzeitigem Betrieb in einem Abstand von ca. 6 m entfernt sein. Handys im Behandlungsfeld können Schaden nehmen.

7.9 Lichttherapie mit Infrarot

Um die Wirkung des Lichts auf die Gewebe deutlich zu machen, werden die verschiedenen Formen der elektromagnetischen Strahlung (Licht) entsprechend ihrer Wellenlänge eingeteilt. Der Wellenlängenbereich, der vom menschlichen Auge wahrgenommen werden kann, befindet sich zwischen 780 und 380 nm. Licht mit längerer Wellenlänge nennen wir *infrarotes Licht*, Licht mit kürzerer Wellenlänge nennen wir *ultraviolettes Licht* oder ultraviolette Strahlung (UV-Strahlung) (**Tab. 7.9**). Die hohe Frequenz der ultravioletten Strahlung geht mit einer hohen Energie einher, die für den Körper schädlich sein kann. Sie kann durch ihre hohe Energie chemische Verbindungen spalten. UV-Strahlung hat dennoch positive Wirkung, z. B. als Voraussetzung für die Vitamin-D-Bildung.

Die elektromagnetischen Wellen des sichtbaren Lichtes führen z. B. zu photochemischen Reaktionen auf der Netzhaut, durch die das Sehen ermöglicht wird. Die psychologische Wirkung von Licht und Farben ist ein eigenständiger wissenschaftlicher Zweig, bei dem Argumente und Gegenargumente noch einiger Klärung bedürfen.

Das Infrarot-Spektrum liegt als unsichtbare Wärmestrahlung angrenzend an das sichtbare Licht im

7.9 Lichttherapie mit Infrarot

Tabelle 7.9 Lichtformen

Infrarotstrahlung	Sichtbares Licht	Ultraviolette Strahlung
- Infrarot A: 760–140 nm	- in der physikalischen Therapie wenig Bedeutung.	- Ultraviolett C: 200–280 nm
- Infrarot B: 1400–3000 nm	- eigenständiger Zweig der Farbenpsychologie	- Ultraviolett B: 280–320 nm
- Infrarot C: 3000 nm–1 mm		- Ultraviolett A-1: 320–340 nm
- wassergefiltertes Infrarot A		- Ultraviolett A-2: 340–400 nm

längeren Wellenbereich. Es kann in drei Frequenzbereiche eingeteilt werden:
- Infrarot-A: 760–1400 nm
- Infrarot-B: 1400–3000 nm
- Infrarot-C: 3000 nm–1 mm

Infrarot-B und -C-Strahlen werden besonders in den oberen Hautschichten absorbiert und führen dort einseitig zur Erwärmung. Da dieser oberste Hautbereich nicht durchblutet ist, kann die eingestrahlte Energie nicht abgeführt werden. Es kommt leicht zur Überhitzung des bestrahlten Hautareals. Bei der Infrarot-A-Strahlung tritt dieser Effekt nur begrenzt auf, da es bis auf wenige diskrete, hautbelastende Wellenlängen die Haut durchdringt und in tiefere Schichten gelangt.

Für ein tiefenwirksames Therapiegerät ist demnach neben der Ausblendung von Infrarot-B und -C auch im Infrarot-A-Bereich eine Filterung der hautbelastenden Wellenlängen erforderlich. In der Atmosphäre findet eine Filterung der Sonnenstrahlung durch vorhandenen Wasserdampf statt. (Ohne Filterung kommt es zur Austrocknung der Erdoberfläche und damit zur Wüstenbildung.)

Beispiel Hydrosun-Strahler
Der neu entwickelte Wärmestrahler (Hydrosun-Strahler) entspricht diesem Zusammenspiel von Sonne und Wasserdampf in der Atmosphäre. Die Lampe des Hydrosun-Strahlers erzeugt überwiegend Infrarot-A, aber auch Anteile aus dem gesamten Spektrum des Infrarot-Bereiches. Vor der Lampe ist eine hermetisch abgeschlossene Wasserküvette positioniert. Man simuliert somit die Bedingungen der feuchten Erdatmosphäre. Die hautbelastenden Anteile aus dem Infrarot-A-Spektrum, aber auch Infrarot-B und -C-Strahlung wird vom Wasser in der Küvette weitgehend absorbiert. Hierbei erwärmt sich die Wasserschicht und wird durch Kühlung auf ca. 60–70 °C gehalten. Auf diese Weise sind die Nachteile einer ungefilterten Infrarot-Strahlung überwunden. Das Resultat ist ein tiefenwirksames Wärmetherapiegerät. Durch den speziellen Wasserfilter wird eine konstante Temperatur im Gewebe gewährleistet. Die heilende Wärme erreicht bis zu 42 °C im Bereich von Muskulatur, Sehnen und Bändern. Sekundäre Transportmechanismen (Konvektion, Leitung) sorgen für ein gleichmäßiges Wärmefeld in einer bisher durch Wärmestrahlung nicht genutzten Tiefe. Dabei werden dank des speziellen Wasserfilters 42 °C nicht überschritten. Es kommt auch nicht – wie bei der herkömmlichen Infrarot-Bestrahlung – zur schmerzhaften Überhitzung der Hautoberfläche.

Die Vorteile der wassergefilterten Infrarot-A-Strahlung:
- Überhitzung, Rötung und Austrocknung der Haut wird vermieden
- längere schmerzfreie Expositionszeiten sind möglich
- höhere Strahlendosen können eingesetzt werden
- größere Tiefenwirkung als bei herkömmlichem Rotlicht
- Verbesserung der Wirkstoffaufnahme über die Haut
- Steigerung der Durchblutung
- einfache Anwendung, minimale Wartung

Kontraindikationen
Die Kontraindikationen entsprechen weitgehend denen der Wärmetherapie
- Wie bei der Sonne ist der direkte Blick in den Strahler zu vermeiden.
- Die bestrahlte Person muss bei Augenkontakt mit dem Strahler eine Schutzbrille tragen oder bei geringerer Strahlungsleistung die Augen geschlossen halten und mit Wattepads bedeckt haben.

Verwendung von Farbfiltern
Da als Strahlungsquelle eine Halogenlampe verwendet wird, die auch sichtbares Licht abgibt, kann der sichtbare Anteil der wassergefilterten Strahlung eingeschränkt werden. Damit eignet sich der Strahler gleichzeitig zur Wärme- und Farbbehandlung.

7.10 Elektrodiagnostik

Die Elektrodiagnostik wir sowohl von Ärzten als auch von Physiotherapeuten eingesetzt, um sich über den Zustand gewisser Gewebearten Klarheit zu verschaffen. Dabei nutzen Ärzte die diagnostischen Möglichkeiten des elektrischen Stroms in anderen Bereichen als die Physiotherapeuten. Ärzte leiten vor allem Ströme ab, die im Körper entstehen, um so die Funktionsweise des Körpers zu beobachten und Abweichungen vom Gesunden zu erkennen.

Nachfolgend einige Beispiele aus dem ärztlichen Diagnosebereich. Hierbei handelt es sich überwiegend um die Aufzeichnung bioelektrischer (im Körper entstandener) Ströme.

Checkliste

• Elektrokardiogramm (EKG)	• Ableitung und Aufzeichnung von Aktionspotenzialen aus der Herzmuskulatur
• Elektroenzephalogramm (EEG)	• Ableitung und Aufzeichnung von Aktionspotenzialen aus dem Zentralnervensystem bzw. dem Gehirn
• Elektrokortikographie	• Ableitung und Aufzeichnung von der freiliegenden Hirnrinde
• Elektromyographie (EMG)	• Ableitung und Aufzeichnung von Aktionspotenzialen aus der Skelettmuskulatur über die Haut oder Nadelelektroden
• Elektrohysterographie	• Ableitung und Aufzeichnung von Aktionspotenzialen aus der Uterusmuskulatur
• Elektrogastrographie	• Aufzeichnung der Aktionsströme der Magenmuskulatur mit Hilfe einer differenten Elektrode im Mageninneren
• Elektrodermatographie	• Registrierung bioelektrischer Potenziale in der Haut
• Elektrodermatometrie	• Diagnostische Messung und Aufzeichnung des elektrischen Gleich- und Wechselstromwiederstandes zwischen zwei Hautelektroden
• Elektrophorese	• Labordiagnostik z. B. Trennung verschiedener Eiweiße proteinhaltiger Flüssigkeiten
• Elektrische Messplätze	• zur Patientenüberwachung

Physiotherapeuten setzen die Elektrodiagnostik vorwiegend für die Funktionsprüfung von Nerven und Muskeln ein. Bei diesen Verfahren wird der Körper elektrischen Reizen ausgesetzt und die Reaktion beobachtet bzw. gemessen.
- *faradische* und *galvanische Erregbarkeitsprüfung*
- Degenerations- und Regenerationsbefunde im neuromuskulären System durch erstellen von *I/T-Kurven*
- Zwischenbefund (Kurzmessung) mithilfe des *Akkomodationswertes* und der *Chronaxie*

7.10.1 Erregbarkeitsprüfung

Normale *faradische Erregbarkeit* liegt vor, wenn ein quergestreifter Muskel auf Impulsserien über 30 Hz bei ausreichender Intensität mit einer Dauerkontraktion antwortet, solange der Strom fließt. Normale *galvanische Erregbarkeit* liegt vor, wenn ein quergestreifter Muskel mit einer einmaligen blitzartigen Zuckung bis ca. 20 ms Impulsdauer reagiert. Bei pathologischer Veränderung der Muskulatur kann auch der Zuckungsablauf verändert sein.

Ist die zur Kontraktion oder Zuckung benötigte Stromstärke höher oder niedriger spricht man von *quantitativer Veränderung*. Ist der *Zuckungsablauf* verändert, z. B. bei Einzelimpulsen nicht mehr blitzartig, sondern träge, eher wurmförmig, spricht man von *qualitativer Veränderung*. In beiden Fällen wird von einer *Entartungsreaktion* (EAR) gesprochen. Sie liegt vor, wenn der Zuckungsablauf gegenüber einem gesunden Muskel abweicht (evtl. Seitenvergleich).

Wir unterscheiden:

Checkliste

komplette EAR	schwere Schädigung bei kompletter Denervation bei Durchtrennung oder Zerreißung eines Nervs
Befund	▪ Nach ca. 4 Tagen Verlust der faradischen direkten und indirekten Erregbarkeit ▪ Nach ca. 2 Wochen Verlust der indirekten galvanischen Erregbarkeit, dann nur noch träge wurmförmige Kontraktion bei direkter galvanischer Reizung
partielle EAR	teilweise Leitungsunterbrechung bei Nervenquetschung, z. B. Bandscheibenschädigung
Befund	▪ Die faradische Erregbarkeit ist noch erhalten, bei galvanischer Reizung kann die Zuckung anfangs normal sein und wird erst nach mehreren Impulsen träge-wurmförmig.

In beiden Fällen handelt es sich um eine schlaffe Lähmung, also um eine Schädigung des 2. motorischen Neurons. Zunächst sollten jedoch die Grade der aktiven Funktion eines Muskels überprüft werden (**Tab. 7.10**).

Um eine optimale Behandlung ausführen zu können, empfiehlt es sich, die genauen Erregbarkeitsverhältnisse der geschädigten Muskulatur zu ermitteln. Dazu überprüft man zunächst, ob die Muskulatur noch faradisch erregbar ist. Ist dies der Fall, kann die Muskulatur mit faradischem Schwellstrom behandelt werden, bis diese erlischt. Ist die faradische Erregbarkeit bereits erloschen und erfolgt auf die direkte galvanische Reizung nur noch eine träge, wurmförmige Kontraktion, ist dies die Folge einer kompletten Denervation.

7.10.2 I/T-Kurve

Um eine genaue Information über den Reizbedarf des geschädigten Muskels zu erhalten, ist die Erstellung einer genauen Diagnose mithilfe einer I/T-Kurve empfehlenswert. Das Erstellen von I/T-Kurven bei gelähmter Muskulatur dient also in erster Linie einer guten Therapie und einer Verlaufskontrolle.

Bei der I/T-Kurve wird die Stromstärke (I) gegen die Reizzeit (T) aufgetragen, die notwendig ist, um gerade noch eine Minimalzuckung auszulösen. Hierzu sollte zur Kontrolle die sichtbare Minimalzuckung, die fühlbare Minimalzuckung (vergleichbar mit einem normalen Pulsschlag) und die Aussage des Patienten über die Zuckungsstärke mit einbezogen werden. Aus diesen 3 Parametern lässt sich die Minimalzuckung möglichst genau ermitteln. Dies wird dann in einem Achsenkreuz grafisch dargestellt. Dabei wird eine Kurve mithilfe von Rechtecksimpulsen erstellt und eine zweite Kurve im gleichen Koordinatensystem mit Dreiecksimpulsen (**Abb. 7.26**). Da die *Dreiecksimpulscharakteristik* (DIC) eines gesunden Muskels deutlich von der *Rechtecksimpulscharakteristik* (RIC) abweicht, kann aus der Form der I/T-Kurve detailliert der Innervationszustand des Muskels abgelesen werden.

Die I/T-Kurve gibt Auskunft über:
▪ den Funktionszustand eines motorischen Nervs
▪ den Funktionszustand eines Muskels
▪ den Verlauf in Richtung Heilung oder weiterer Degeneration
▪ regenerative Zwischenzustände

Erstellung der I/T-Kurve

Zunächst wird die *Rheobase* ermittelt, das ist die Stromstärke, die bei Rechteckimpulsen mit 1000 ms Dauer eine Minimalzuckung auslöst, es wird auch vom Rechteckschwellenwert gesprochen.

Tabelle 7.10 Muskelfunktionstests (aus Reichel u. Groza-Nolte 1998)

Stufen	%-Anteil normaler Muskelleistung	Muskelfunktion
Stufe 5	100 %	Der Muskel bzw. die Muskelgruppe kann den maximal möglichen Widerstand überwinden.
Stufe 4	ca. 60–75 %	Der Muskel bzw. die Muskelgruppe kann den Widerstand überwinden, aber nur in begrenztem Maße.
Stufe 3	ca. 40–50 %	Der Muskel bzw. die Muskelgruppe kann nur noch das Eigengewicht überwinden.
Stufe 2	ca. 25 %	Der Muskel bzw. die Muskelgruppe kann Körperteile nur noch unter Ausschluss der Schwerkraft bewegen (hubfrei).
Stufe 1	ca. 10 %	Es kommt nur eine Muskelspannung zustande, ein Bewegungseffekt bleibt aus.
Stufe 0	0 %	Es ist überhaupt keine Muskelaktivität mehr nachweisbar (Paralyse).

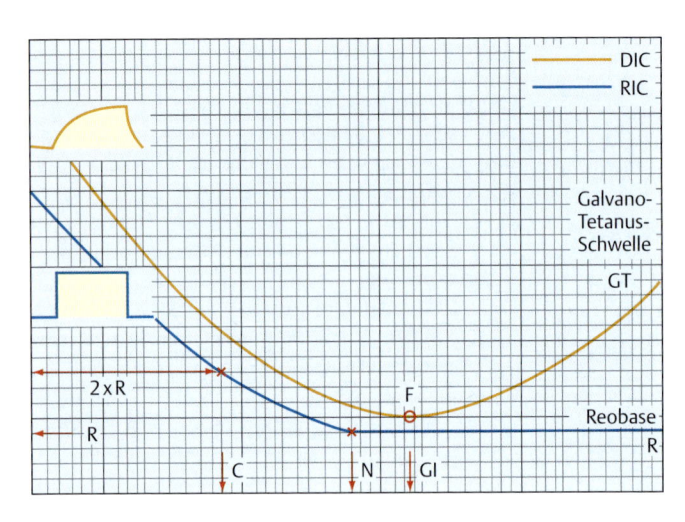

Abb. 7.26 Physiologische I/T-Kurve; Rechtecksimpulscharakteristik (**RIC**): Rheobase (**R**), doppelte Rheobase (**2 x R**), Chronaxie (**C**), Nutzzeit (**N**); Dreiecksimpulscharakteristik (**DIC**): Galvano-Tetanus-Schwelle (**GT**), günstigste Impulsdauer (**GI**), Fußpunkt der DIC (**F**) (nach Steuernagel Band 2).

Danach wird der *Akkomodationsschwellenwert* (GTS) gesucht. Dabei handelt es sich um die Stromstärke, bei der ein Dreieckimpuls mit 1000 ms Dauer eine Minimalzuckung auslöst. Er wird auch Dreieckschwellenwert genannt. Die Pausendauer beträgt generell 2000 ms.

Aus Rheobase und Akkomodationsschwellenwert wird der *Akkomodationsquotient* (Akk.-Wert) errechnet:

- GTS geteilt durch Rheobase = Akk-Wert

7.10.3 Akkomodationswert und Chronaxie

Die Akkomodabilität ist die Anpassungsfähigkeit eines quer gestreiften Muskels an langsam ansteigende Intensitäten. In diesem Fall an Dreieckimpulse. Die in Tabelle **Tab. 7.11** aufgestellten Akkomodationswerte wurden bei 500 und 1.000 ms Impulsdauer ermittelt. Es ist sicherlich sinnvoll, I/T-Kurven mit maximal 500 ms zu erstellen, da in der Lähmungstherapie Impulszeiten von mehr als 500 ms kaum zum Einsatz kommen.

Tabelle 7.11 Akkomodationswerte bei 500 und 1000 ms Impulsdauer

	500 ms Reizzeit nach Prof. Jantsch (Wien)	1000 ms Reizzeit
übererregt	3–4	über 6
normal	2,5–1,5	2–6
beginnende EAR	1,5–1,1	unter 2
totale EAR	ca. 1	ca. 1

Der *Chronaxiewert* ist die Reizdauer, die benötigt wird, um bei doppelter Rheobasenstromstärke eine Minimalzuckung auszulösen. Dafür wird die doppelte Rheobase eingestellt und mit einem Rechteckimpuls gereizt, zunächst beginnend mit einer Reizzeit von 0,05 ms (bzw. 0,1 ms gerätebedingt), die dann verlängert wird, bis die Minimalzuckung wieder erreicht ist.

Checkliste

• normal	• 0,2–0,9 ms
• noch faradisch reizbar (leicht bis mittel geschädigt)	• 1–10 ms
• schlaffe Lähmung	• über 10 ms
• mittelgradig bis schwer geschädigt	• 10–100 ms
• schwerstgeschädigt	• über 100 ms
• gesteigerte Erregbarkeit	• unter 0,2 ms

Nutzzeit ist die Zeitdauer, in der RIC mit der geringsten Stromflusszeit und der geringsten Intensität. Sie ist für die Behandlung nicht von Bedeutung, da gelähmte Muskulatur mit Dreieckimpulsen behandelt wird. Die *günstigste Impulsdauer (GI)* ist der *Fußpunkt* der DIC. Hierbei handelt es sich um die Impulsdauer mit der geringsten Intensität, um eine Zuckung auszulösen, sie gibt die optimale Impulsdauer zur Behandlung eines gelähmten Muskels an.

7.10.4 Therapeutisches Dreieck

Mithilfe des therapeutischen Dreiecks, können die Reizparameter gefunden werden, mit denen es möglich ist einen gelähmten Muskel selektiv zu reizen. Um das therapeutische Dreieck zu ermitteln wird auf einem I/T-Kurven-Blatt die DIC eines gesunden und die DIC eines gelähmten Muskels aufgetragen. Da sich der gesunde Muskel bei langen Dreieckimpulsen gut anpassen kann, benötigt er in diesem Bereich eine größere Intensität (2–6fache). Der gelähmte Muskulatur hingegen hat die Akkomodation verloren, sein Strombedarf ist geringer. Aus diesem Grund steigt der Kurvenverlauf bei längeren Impulszeiten bei der DIC beim gesunden Muskel an und beim gelähmten Muskel nicht, oder nur unwesentlich. So entsteht eine Überschneidung der beiden Kurven. In **Abbildung 7.27** ist dies schraffiert gekennzeichnet. In diesem therapeutischen Dreieck kann der gelähmte Muskel selektiv behandelt werden. Unter selektiver Reizung wird die Einzelreizung eines schlaffgelähmten Muskels oder einer Muskelgruppe mittels langer Dreieckimpulse herausgelöst aus dem Verband gesunder Muskulatur verstanden.

Da sich an Rechteckimpulse weder der gesunde noch der kranke Muskel anpassen kann, ist eine selektive Reizung nicht möglich. Der Verlauf der gesamten I/T-Kurve eines kranken Muskels ist gegenüber einem gesunden Muskel nach rechts oben verschoben, es wird auch von einer *Rechtsverschiebung* gesprochen (**Abb. 7.28a–b**).

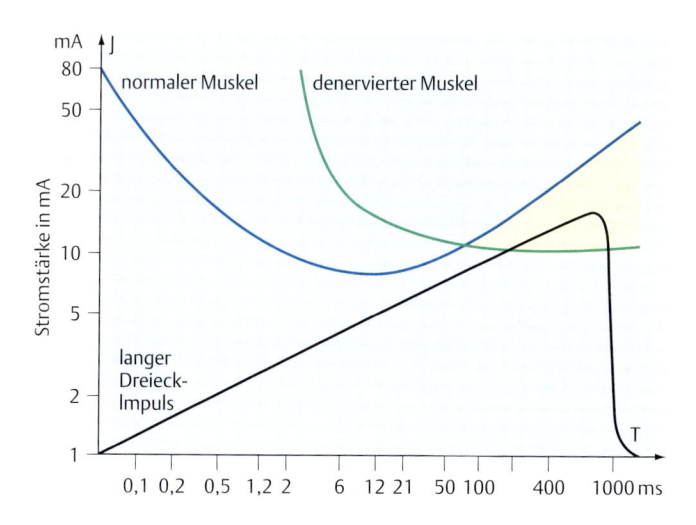

Abb. 7.27 Das therapeutische Dreieck (gelbe Fläche) entsteht, wenn die DIC eines gesunden und eines gelähmten Muskels in das gleiche System eingetragen werden. In diesem Bereich kann der gelähmte Muskel selektiv gereizt werden.

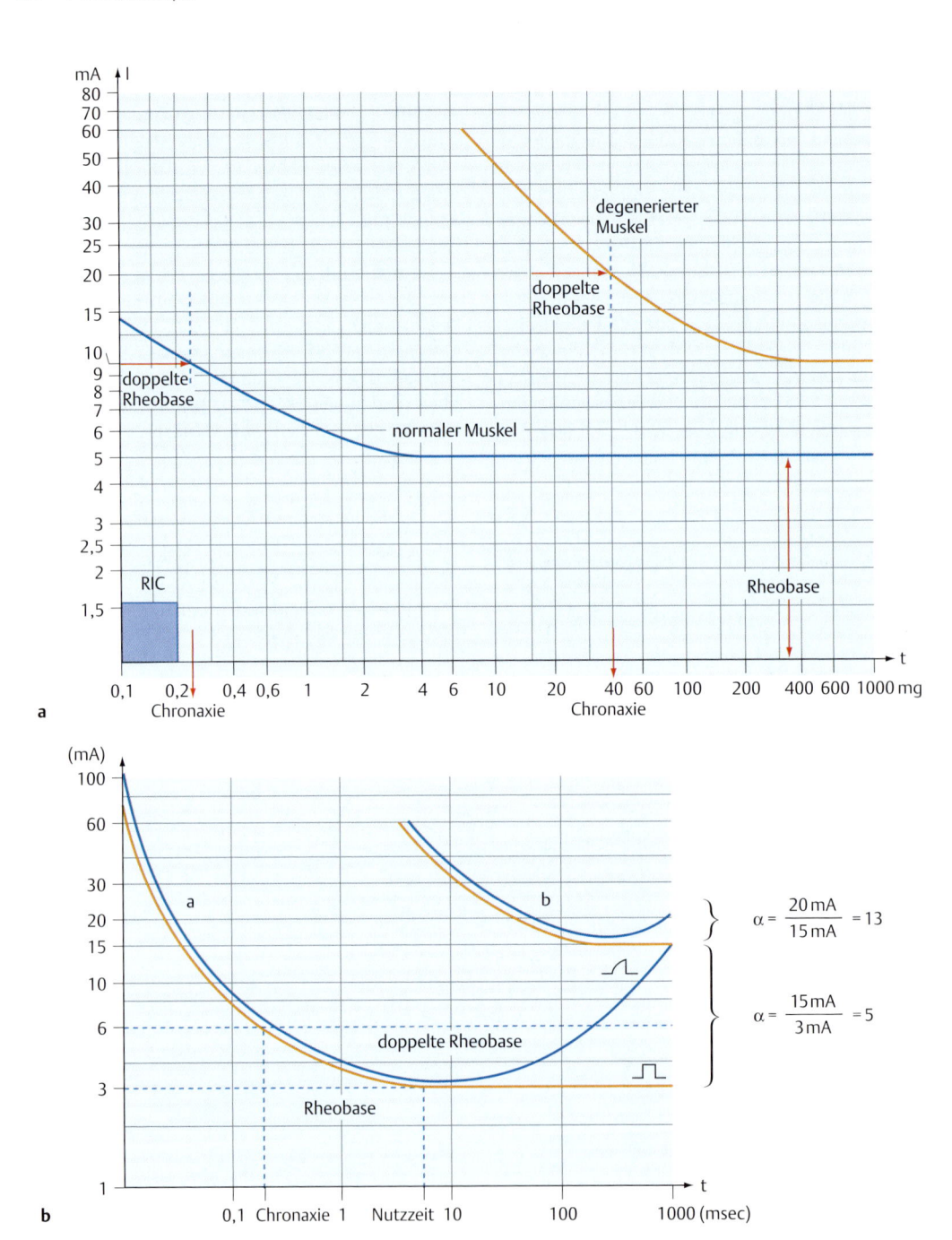

Abb. 7.28a–b a RIC eines gesunden und eines denervierten Muskels b Rechtsverschiebung der I/T-Kurve eines denervierten gegenüber der eines gesunden Muskels (nach Steuernagel Band 2).

7.11 Behandlungsgrundsätze bei schlaffer Lähmung

Bei der Behandlung schlaff gelähmter Muskulatur müssen folgende Parameter beachtet werden. Gereizt wird
- mit der geringsten Intensität,
- ohne Mitbeteiligung benachbarter oder gegenüberliegender gesunder Muskulatur,
- bei möglichst kurzer Impulsdauer und
- mit ausreichend kräftiger Kontraktion.

Eine Vorbehandlung mit hydrotherapeutischen Maßnahmen und/oder aufsteigender Galvanisation ist zu empfehlen.

Zur Behandlung ermittelt man den Fußpunkt der DIC, stellt die entsprechende Impulsdauer am Gerät ein und regelt die Intensität bis zur 2-fachen Stromstärke der Minimalzuckung hoch. Ob die 2- oder 3fache Intensität angewendet werden kann, liegt auch am Stromempfinden des Patienten. Bei weniger als der 2fachen Intensität kommt es zu ungenügender Kontraktion und der Behandlungserfolg wäre zweifelhaft. Die Kräftigung eines gelähmten Muskels ist ohnehin kaum zu erreichen. Das Ziel der Elektrotherapie ist in diesem Fall, die Aktin- und Myosinfilamente funktionsfähig zu erhalten. Dazu ist eine tägliche Behandlung erforderlich bis eine Reinnervation eingetreten ist, bzw. die faradische Erregbarkeit wiederhergestellt ist. Anschließend sollte eine Kräftigung durch aktive Übungen erfolgen, die durch Schwellstrombehandlungen unterstützt werden kann. Die Elektrodenanlage ist immer bipolar, wobei die Elektroden in Ursprung- und Ansatznähe platziert werden (**Abb. 7.29**).

Liegen die Elektroden im Bereich der Sehnen zu weit auseinander, kann der Strom auf die Antagonisten oder benachbarte Muskulatur durchschlagen. Es empfiehlt sich, die Kathode in Ursprungs- und die Anode in Ansatznähe zu platzieren, die Minimalzuckung zu ermitteln und eine Polwendung durchzuführen. Mit der Polung der stärksten Minimalzuckung wird die Behandlung durchgeführt.

Um Überlastungen zu vermeiden, empfehlen sich Pausen von 2–5 sec zwischen den einzelnen Zuckungen. Wird die Zuckung schwächer, ist von einer Ermüdung des Muskels auszugehen und die Behandlung zu beenden. Besondere Aufmerksamkeit ist der Lagerung während der Behandlung zu widmen: Ursprung und Ansatz müssen einander angenähert sein, damit die chemische Bindung zwischen Aktin und Myosin stattfinden kann. Bei einer Überdehnung der Muskulatur besteht die Gefahr, dass die Aktin- und Myosinfilamente auseinander gleiten. Der Schaden wäre irreversibel.

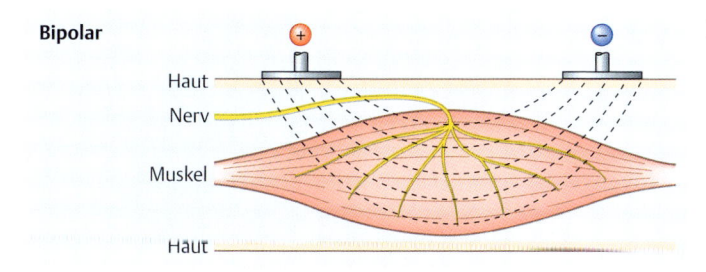

Abb. 7.29 Bipolare Reizung eines gelähmten Muskels (nach Steuernagel Band 2).

7.12 Anwendungsschemata

Im Folgenden werden für einige häufige Diagnosen, die Therapieschemata tabellarisch aufgelistet, die häufig für diese Krankheitsbilder angewandt werden (**Tab. 7.12–7.16; Abb. 7.30–7.34**).

Tabelle 7.12 Anwendungsschema Kniegelenkstotalendoprothese

Diagnose	Knie-TEP
Stromform	- TENS - Hochvolt - Mittelfrequenz 2-polig oder 4-polig
Frequenz	100–200 Hz
Wirkung	schmerzdämpfend, detonisierend
Lagerung des Patienten	- Rückenlage oder sitzend, gestrecktes Bein bei Kontraktur, evtl. das Knie unterlagern
Elektroden	Plattenelektroden, Vakuumelektroden oder selbstklebende Elektroden
Elektrodenanlage	- Querdurchflutung - 2-Kanal anterior-posterior und Querdurchflutung (**Abb. 7.30**)
Intensität	Sensibel-schwellig bis sensibel-überschwellig
Dauer der Behandlung	Befundabhängig 10–30 min
Intervall	Anfangs tägliche Behandlung, im weiteren Verlauf 2- bis 3-mal wöchentlich

Tabelle 7.13 Anwendungsschema bei Quadrizepsatrophie

Diagnose	Atrophie des M. quadriceps femoris
Stromform	- Vorhandene Muskeltrainingsprogramme mit TENS-Strömen - 2-polige Mittelfrequenz - neofaradischer Schwellstrom
Frequenz	(T: 1 ms, R 19 ms) (50 Hz: größte Kraftentfaltung; on/off-Verhältnis 1:5)
Wirkung	Kräftigend bzw. den Atrophieprozess aufhaltend
Lagerung des Patienten	Rückenlage mit gestrecktem Bein, bei Kontrakturen entsprechend unterlagern
Elektroden	Plattenelektroden, Vakuumelektroden oder selbstklebende Elektroden
Elektrodenanlage	- eine Elektrode auf M. vastus medialis, eine Elektrode auf M. vastus lateralis (**Abb. 7.31 a**) - Anode proximal, Kathode distal (**Abb. 7.31 b**)
Intensität	Motorisch überschwellig, ausreichende Kontraktion
Dauer der Behandlung	Bis erste Ermüdungszeichen auftreten
Intervall	Tägliche Behandlung

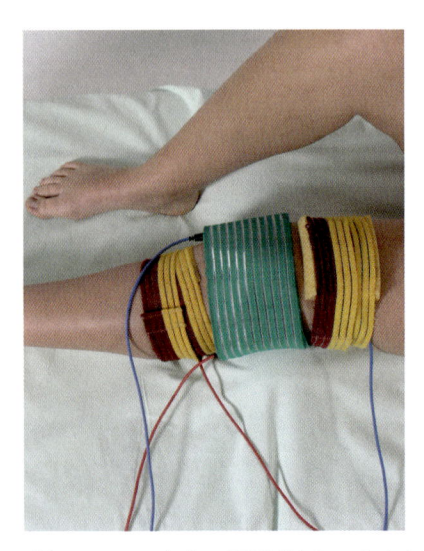

Abb. 7.30 2-Kanalanlage (TENS-HV), Stromkreis 1: Querdurchflutung, Stromkreis 2: diagonale Durchflutung, Vorderseite oberhalb der Patella, Rückseite unterhalb des Kniegelenkes.

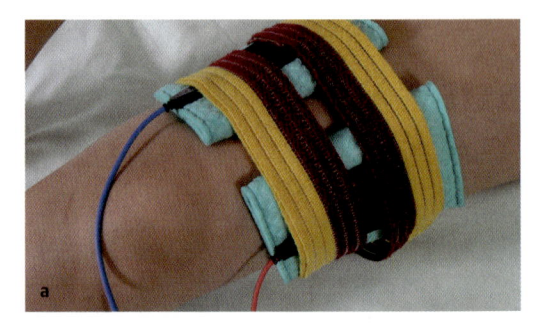

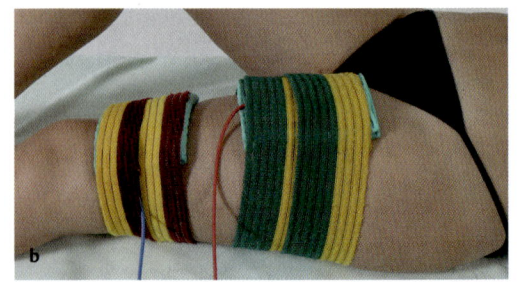

Abb. 7.31 Anwendung bei Quadrizepsatrophie. **a** Beide Elektroden auf den Vastii, mit jeder Behandlung kann bei Bedarf die Polung gewechselt werden. **b** Kathode, bzw. distale Elektrode quer über beide Vastii, proximale Elektrode oder Anode längs auf dem M. rectus femoris.

7.12 Anwendungsschemata

Tabelle 7.14 Anwendungsschema Peronaeusparese

Diagnose	Peronaeusparese
Stromform	Galvanische Reizung mit langen Dreieckimpulsen (Exponentialstrom)
Frequenz	- Impulsdauer: 50 – 500 ms - Pausendauer: 2 – 5 sec - GI aus der I/T-Kurve = Impulsdauer (T)
Wirkung	Funktion der Aktin-Myosin-Filamente erhalten, Muskeldegeneration verhindern
Lagerung des Patienten	Rückenlage mit gestrecktem Bein, Knie evtl. unterlagern
Elektrodenanlage	- Elektroden proximal und distal auf den Muskel Zur optimalen Reizung sollte vor der ersten Behandlung eine Polwendung erfolgen, da bei Lähmungen die Zuckungsqualität von der Polung abhängt. (**Abb. 7.32**)
Intensität	- Motorisch überschwellig, 2–3fache Minimalzuckung, bei der I/T-Kurve im therapeutischen Dreieck
Dauer der Behandlung	Bis erste Ermüdungserscheinungen auftreten
Intervall	täglich

Tabelle 7.15 Tonussenkung bei hypertonem M. trapezius

Diagnose	Hypertoner M. trapezius
Stromform	- IG 50 - FM - Schüttelfrequenzen: ~ 5–13 Hz
Frequenz	Ergeben sich aus der Stromform
Wirkung	Schmerzdämpfend und detonisierend
Lagerung des Patienten	Seitlage, Rückenlage oder sitzend
Elektrodenanlage	Im Verlauf des absteigenden Teils des M. trapezius (**Abb. 7.33**)
Intensität	Motorisch schwellig
Dauer der Behandlung	- 20–30 min
Intervall	- anfangs täglich - zur Weiterbehandlung 2- bis 3-mal wöchentlich

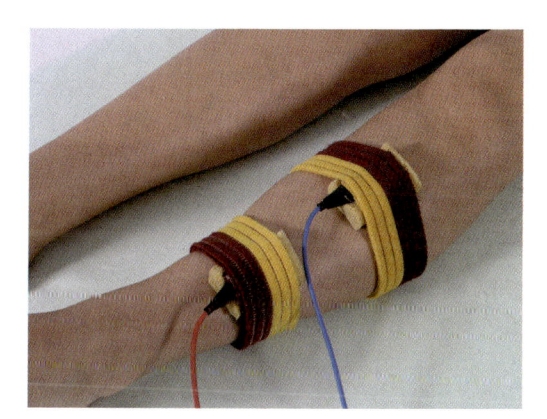

Abb. 7.32 Elektrodenanlage: Kathode proximal, Anode distal auf dem M. tibialis anterior.

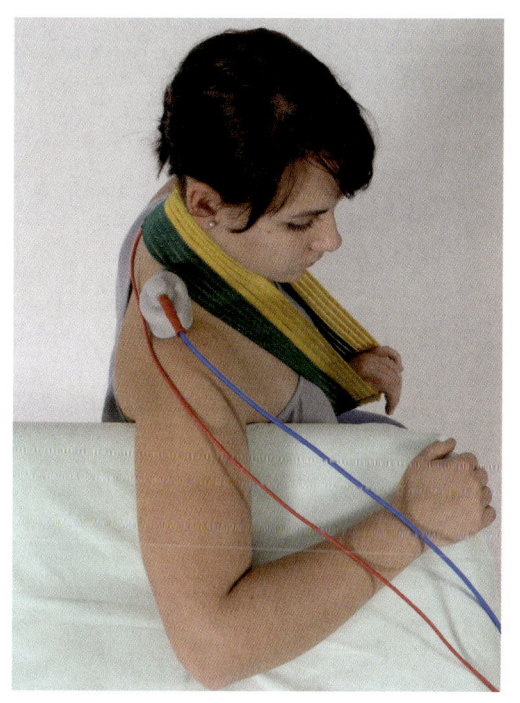

Abb. 7.33 Behandlung des absteigenden Teils des M. trapecius in Kombination mit einer Plattenelektrode im HWS-Bereich und einer Vakuumelektrode am oberen Trapeziusrand.

Tabelle 7.16 Schmerzbehandlung bei Periarthropathia humeroscapularis (PHS)

Diagnose	Periarthropathia humeroscapularis	
Stromform	<ul><li>TENS</li><li>Hochvolt</li><li>Mittelfrequenz 2-polig</li></ul>	Mittelfrequenz 4-polig
Frequenz	<ul><li>akut: 100–200 Hz</li><li>chronisch: ~ 50 Hz</li></ul>	<ul><li>akut: 100–200 Hz</li><li>chronisch: ~ 50 Hz</li></ul>
Wirkung	schmerzdämpfend	schmerzdämpfend
Lagerung des Patienten	Seitlage, Rückenlage oder sitzend	Seitlage, Rückenlage oder sitzend
Elektrodenanlage	Durchflutung anterior-posterior (**Abb. 7.34a**)	<ul><li>Zwei Stromkreise diagonal anlegen für eine Kreuzung der Ströme (**Abb. 7.34b**)</li></ul>
Intensität	<ul><li>akut: sensibel schwellig</li><li>chronisch: sensibel überschwellig bis toleranzschwellig</li></ul>	<ul><li>akut: sensibel schwellig</li><li>chronisch: sensibel überschwellig bis toleranzschwellig</li></ul>
Dauer der Behandlung	<ul><li>akut: 10–20 min</li><li>chronisch: 30 min oder länger</li></ul>	<ul><li>akut: 10–20 min</li><li>chronisch: 30 min oder länger</li></ul>
Intervall	<ul><li>akut: tägliche Behandlung</li><li>chronisch: 2- bis 3-mal wöchentlich</li></ul>	<ul><li>akut: tägliche Behandlung</li><li>chronisch: 2- bis 3-mal wöchentlich</li></ul>

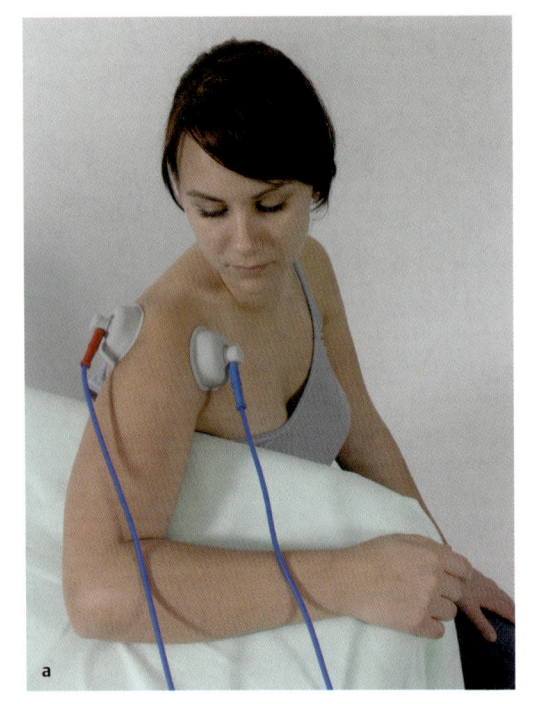

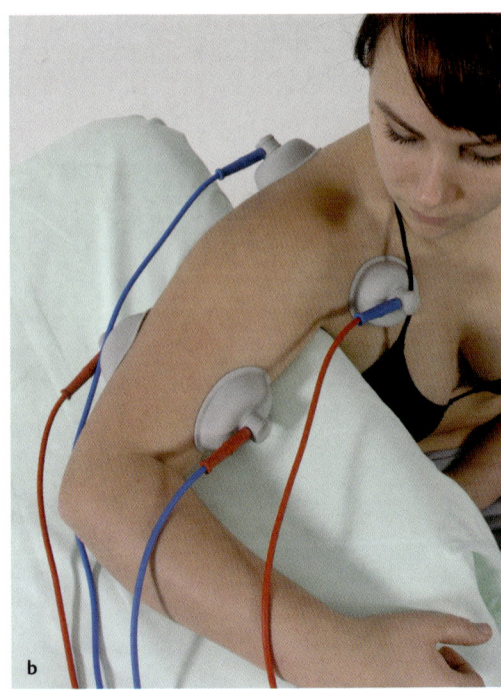

Abb. 7.34a–b Elektrotherapie bei Periarthropathia humeroscapularis. **a** Querdurchflutung anterior-posterior mit Vakuumelektroden. **b** Behandlung mit Interferenzanlage der Stromkreise diagonal, 1. Stromkreis: blaue Kabel, 2. Stromkreis: rote Kabel.

7.13 Medizingeräteverordnung

Die Medizingeräteverordnung (MedGV) ist am 1. Januar 1986 in Kraft getreten. Danach sind sowohl Altgeräte (vor dem 1.1.86 in Betrieb genommen) sowie Neugeräte (nach dem 1.1.86 in Betrieb genommen) jährlich einer sicherheitstechnischen Kontrolle zu unterziehen. Die Kontrolle wird von Prüfstellen für die Prüfung medizinisch-technischer Geräte durchgeführt, die in der Gerätesicherheits-Prüfstellenverordnung mit den jeweiligen Aufgabengebieten benannt sind.

Geräteeinteilung

Die MedGV teilt die Geräte entsprechend § 2 in 4 Gruppen ein.

Checkliste

Gruppe 1	• Energetisch betriebene medizinisch-technische Geräte (Elektrogeräte, die zur Stimulierung von Nerven und Muskulatur geeignet sind)
Gruppe 2	• Implantierbare Herzschrittmacher und sonstige energetisch betriebene medizinisch-technische Implantate
Gruppe 3	• Energetisch betriebene medizinisch-technische Geräte, die nicht der Gruppe 1 und 2 zuzuordnen sind (z. B. Ultraschallgeräte
Gruppe 4	• Alle sonstigen medizinisch-technischen Geräte

Inbetriebnahme

Vor der Inbetriebnahme medizinisch-technische Geräte der Gruppe 1 ist vom Hersteller jedes einzelne Gerät am Betriebsort einer Funktionsprüfung zu unterziehen und der für den Betrieb des Gerates Verantwortliche einzuweisen.

Gerätebuch

Für medizinisch-technische Geräte der Gruppe 1 hat der Betreiber ein Gerätebuch zu führen, in dem einzutragen sind:

- Zeitpunkt der Funktionsprüfung vor der ersten Inbetriebnahme,
- Zeitpunkt der Einweisung sowie Namen der eingewiesenen Personen,
- Zeitpunkt der Durchführung von sicherheitstechnischen Kontrollen,
- Zeitpunkt der Durchführung von Instandhaltungsmaßnahmen mit Namen der Person oder der Firma, die die Maßnahmen durchgeführt hat sowie
- Zeitpunkt, Art und Folgen von Funktionsstörungen und wiederholter gleichartiger Bedienungsfehler.

Gebrauchsanweisung

Der Hersteller hat jedem medizinisch-technischen Gerät eine Gebrauchsanweisung in deutscher Sprache beizulegen mit Ausnahme von Geräten der Gruppe 4, die auch ohne Kenntnis der Gebrauchsanweisung sicher und sachgerecht bedient werden können.

Notwendige Angaben in der Gebrauchsanweisung sind:
- Verwendungszweck des Gerätes,
- Funktionsweise,
- Kombinationsmöglichkeit mit anderen Geräten,
- Reinigung, Desinfektion und Sterilisation,
- Zusammenbau,
- Funktionsprüfung des Gerätes und
- Wartung des Gerätes.

Bestandsverzeichnis

Der Betreiber hat für die von ihm betriebenen medizinisch-technischen Geräte der Gruppe 1 und 3 ein Bestandsverzeichnis zu führen. Darin sind folgende Angaben einzutragen:
- Name oder Firma des Herstellers,
- Typ, Fabriknummer und Anschaffungsjahr,
- Gerätegruppe nach § 2 MedGV und
- Standort oder betriebliche Zuordnung.

Die Art des Bestandsverzeichnisses ist nicht bindend vorgegeben, so dass auch EDV-Lösungen zulässig sind.

Teil II

Kombinierte Physikalische Entstauungstherapie und ihre Indikationen

Physikalische Entstauung:
- manuelle Lymphdrainage
- apparative intermittierende Kompression
- textile Kompression
- Bewegungstherapie

8 Kombinierte Physikalische Entstauungstherapie (KPE) und ihre Indikationen · *281*

8.1 Einleitung · *281*
8.2 Entstauungstherapien, Wirkungsweisen und Kontraindikationen · *281*
8.3 Physiologie des Lymphflusses und Morphologie der Lymphgefäße · *289*
8.4 Klassische lymphologische Indikationen · *293*

Manuelle Lymphdrainage steigert die Lymphangiomotorik

Bei Thrombose besteht immer die akute Emboliegefahr. Sie ist eine absolute Kontraindikation für die Manuelle Lymphdrainage.

Größtes Lymphgefäß ist der Ductus thoracicus

Lymphe enthält
- Wasser, das als Lösungsmittel und Transportmedium dient
- Eiweiß und Fette
- Zellen und Fremdstoffe

8 Kombinierte Physikalische Entstauungstherapie (KPE) und ihre Indikationen

Renato Kasseroller

8.1 Einleitung

Das Lymphgefäßsystem des Menschen ist neben dem Blutgefäßsystem eines seiner *Reinigungssysteme*. Man darf seine Funktion aber keineswegs isoliert betrachten. Dies gilt übrigens für alle Organsysteme, da der Mensch dazu ein zu komplexes System darstellt. Durch die hohe Spezialisierung in den einzelnen medizinischen Teilgebieten wird ein zusammenhängendes Erkennen und Verstehen manchmal erschwert. Durch die verschiedensten Regulationskreise und Steuermechanismen sind die einzelnen Organe miteinander vernetzt (Pischinger 1998, Kurz 1995, Wittlinger 1996).

Das Organsystem Lymphgefäß ist anders gebaut als das Blutgefäß und auch in seiner therapeutischen Beeinflussbarkeit völlig anders. Mit der manuellen Lymphdrainage, meist in Kombination mit einer Kompression, steht uns für die Lymphgefäße eine eigenständige Therapie zur Verfügung.

> *Die Mehrschichtigkeit der Wirkung der manuellen Lymphdrainage zu verstehen, setzt ein Ganzheitsverständnis für den Menschen voraus.*

Wie schon erwähnt wird die Lymphdrainage meist mit einer Kompression verbunden. Wir führen also eine Kombinationstherapie durch, zu der noch weitere Therapieoptionen bestehen. Die moderne kombinierte physikalische Entstauungstherapie, KPE, besteht aus folgenden Einzelbehandlungen:
- manuelle Lymphdrainage,
- apparative intermittierende Kompression,
- textile Kompression,
- Bewegungstherapie,
- Dermatoprotektion (Hautschutz und Hautpflege),

Die einzelnen Faktoren besitzen je nach Diagnose unterschiedliche Wertigkeit. Zusätzlich gibt es für Einzelfälle operative Möglichkeiten, die aber zahlenmäßig zur Zeit eine sehr geringe Bedeutung haben, darauf soll hier nicht eingegangen werden.

8.2 Entstauungstherapien, Wirkungsweisen und Kontraindikationen

8.2.1 Manuelle Lymphdrainage (ML)

Die spezielle Grifftechnik der manuellen Lymphdrainage bewirkt eine *Steigerung der Lymphangiomotorik*. Die neuronale Versorgung der Lymphgefäße obliegt dem sympathischen System. Über eine Aktivierung von Rezeptoren in der Haut wird die Kontraktilität der Lymphangiome erhöht (Mislin 1972, Hutzschenreuther 1994, Ganong 1972).

Die Grundsubstanz des Interstitiums verhält sich *thixotrop*, d. h. sie reagiert auf Temperatur und mechanische Scherbewegungen in Richtung Verflüssigung. Diese Thixotropie bewirkt eine Trägheit des Systems, die bei der Manuellen Lymphdrainage berücksichtigt werden muss. Die Makromoleküle dieser Substanz sind zu Netzstrukturen verbunden, die sich bei Wärme und Bewegung auflösen können. Dieser Auflösungsvorgang wird durch die Manuelle Lymphdrainage beschleunigt, d. h. Gewebsverhärtungen können durch entsprechende Grifftechnik erweicht werden, bei Sistieren (Unterbrechen) der Behandlung ist dieser Vorgang aber rückläufig. Aus diesem Grunde ist die physikalische Entstauungstherapie in den meisten Fällen eine Dauerbehandlung.

Über neuronale Verschaltungen kann die manuelle Lymphdrainage auch einen dämpfenden Effekt im sympathischen Nervensystem hervorrufen. Dies hängt von der Applikation der einzelnen Griffe ab. Insbesondere gilt dies für die *stehenden Kreise* (siehe unten folgende Checkliste). Dadurch wirkt die Therapie beruhigend, sogar analgesierend und Muskeltonus senkend.

Diese drei Wirkungen,
- das Fördern der Kontraktilität der Lymphangione,
- das Nutzen der thixotropen Eigenschaft der Flüssigkeit und

- die dämpfende Wirkung auf das sympathische Nervensystem,

werden durch folgende *Charakteristika der Behandlung* verursacht:
- leichter Behandlungsdruck,
- Wechsel des Arbeitsdruckes im einzelnen Griff,
- Verziehen der Haut statt Gleiten über die Haut

Diese Merkmale verdeutlichen auch die Unterschiede zu anderen Massagetechniken.

Die vielfältigen Wirkungsweisen erklären die vielseitige therapeutische Anwendungsmöglichkeit der ML. Neben allen Krankheitsbildern mit lymphostatischen Ödemen kann die ML auch bei anderen Indikationen eingesetzt werden (siehe Kap. 8.4). Zahlreiche Krankheitsbilder, die den verschiedenen Möglichkeiten der physikalischen Therapie zugänglich sind, können auch durch ML behandelt werden. Man muss von Fall zu Fall entscheiden, ob die Therapie mit ML anderen physikalischen Therapiemaßnahmen vorzuziehen ist. Alter und Konstitution des Patienten, sowie die Art des Krankheitsbildes spielen dabei eine Rolle. Die ML kann auch in Kombination mit anderen Therapiemaßnahmen eingesetzt werden.

> Bei zahlreichen Krankheitsbildern ist die Wirkung der ML wissenschaftlich bewiesen, bei einigen beruht sie auf Erfahrungswerten.

Behandlungstechnik der ML

Die Grifffolge in der Therapie richtet sich nach dem *Vodderschen Grundgedanken des Freimachens der Abflussbahnen*. Es muss zuerst der Abfluss der Lymphe sichergestellt sein. Man arbeitet mit den schulmäßigen Vodderschen Griffen bis zum Krankheitsbereich. Die Behandlung des eigentlichen Krankheitsbildes erfolgt mit den so genannten Therapiegriffen (Wittlinger 1996).

Die Manuelle Lymphdrainage nach Dr. Vodder unterliegt folgenden Prinzipien:
- Das Freimachen der Abflusswege steht an erster Stelle.
- Das proximale Gebiet wird vor dem distalen entleert.
- Die ideale Druckstärke liegt bei etwa 30–40 Torr (Maßeinheit des Luftdrucks), die jedoch immer individuell dem Gewebstyp angepasst werden muss.
- Jede Kreisbewegung variiert von Null Torr, baut stufenlos bis zum individuellen Maximaldruck auf und endet wieder in der Nullphase, ebenfalls stufenlos.
- Die Druckrichtung wird von der Lymphabflussrichtung der Lymphgefäße in der Haut bestimmt, wodurch der richtige Pumpeffekt auf das Gewebe entsteht.

Die nachfolgende Checkliste gibt einen Überblick über die einzelnen Griffe der ML.

Griffe der Manuellen Lymphdrainage

- Stehende Kreise, Daumenkreise - **(Abb. 8.1a–c)**	- Die Finger liegen flach auf der Haut und verschieben diese kreisförmig, entweder auf derselben Stelle stehend oder spiralig fortschreitend. - Dies wird hauptsächlich an Hals, Gesicht und im Bereich der Lymphknoten angewandt.
- Pumpgriff - **(Abb. 8.2a–c)**	- Die Handfläche ist Richtung Boden gerichtet. Daumen und Finger bewegen sich zusammen und verschieben die Haut in ovalen Kreisen. - Die Energie der Bewegung kommt aus dem Handgelenk, das sich scharnierartig bewegt. - Die Finger sind gestreckt, die Fingerspitzen funktionslos. - Beim Senken des Handgelenkes werden die Finger mit Druck nach vorne bewegt, das Vorwärtsbewegen des Handgelenkes erfolgt drucklos.
- Schöpfgriff - **(Abb. 8.3a–d)**	- Dabei ist die Handinnenfläche nach oben gerichtet, es wird gleichfalls eine gebende Bewegung ausgeführt, wie ja die gesamte ML-Behandlung ein Übergeben von Energie vom Therapeuten an den Patienten ist. - Die Handgelenk-Hand-Einheit führt durch die Handgelenkrotation eine korkenzieherartige Bewegung aus. - Die Finger sind gestreckt und die Hand liegt voll an. - In der Druckphase wird eine körperwärts gerichtete Schwingung ausgeführt, deren Umkehrpunkt das Zeigefingergrundgelenk ist.
- Drehgriff - **(Abb. 8.4a–c)**	- Dieser Griff wird an großflächigen, ebenen Arealen angewendet und besteht aus mehreren Bewegungsabläufen. - Die ganze Handfläche liegt auf der Haut auf. - Das Handgelenk hebt und senkt sich, wobei es beim Senken eine Schwingung von außen nach innen vollführt und die Haut spiralig eindreht. - Der Daumen macht ebenfalls eine Kreisbewegung in der Lymphabflussrichtung. - Dies alles geschieht mit Druck, beim drucklosen Heben hingegen wandern die gestreckten Finger etwas weiter, der Daumen bleibt stehen.

• Effleurage	• Jede Behandlung einer Region wird mit einer Effleurage begonnen und beendet. • Dabei handelt es sich um zarte Streichbewegungen, die mit Drehgriffen kombiniert werden können.
• Therapiegriffe und Sondergriffe	• Sie werden für spezielle Krankheitsbilder verwendet und enthalten die bisher zitierten Griffe. • Aufgrund der Individualität können sie nur in der Praxis vermittelt werden (Weiterbildung). • Es sind zum Teil aus anderen Therapieformen abgeleitete für die manuelle Lymphdrainage adaptierte Grifftechniken.

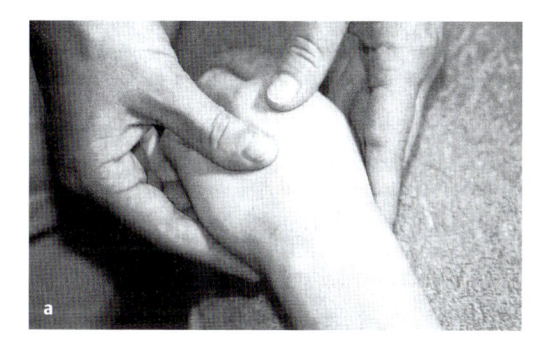

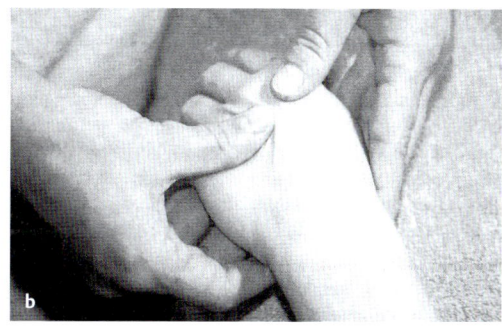

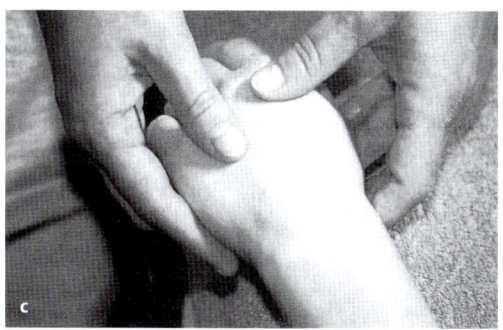

Abb. 8.1a–c Daumenkreis. **a** Querzug. **b** Langzug. **c** Nullphase.

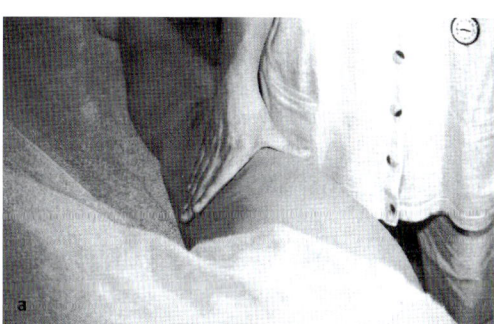

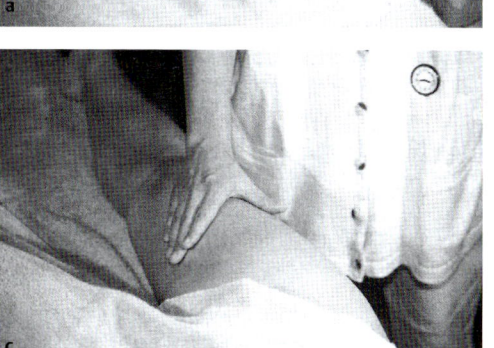

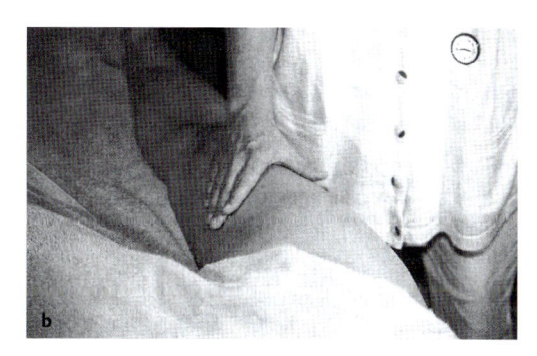

Abb. 8.2a–c Pumpgriff

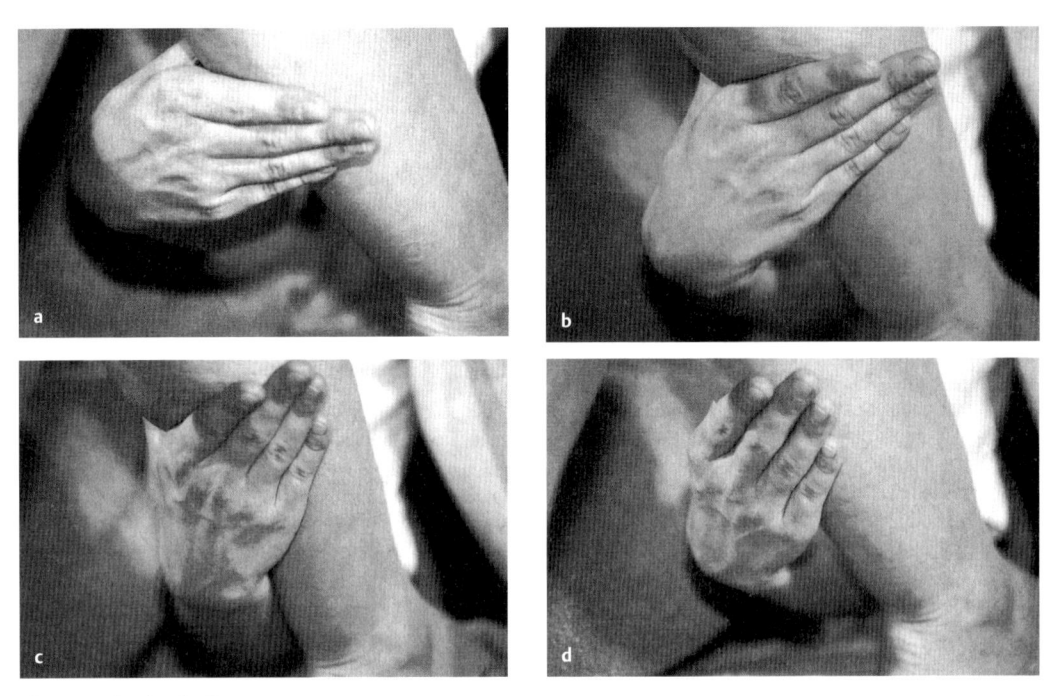

Abb. 8.3a–d Schöpfgriff

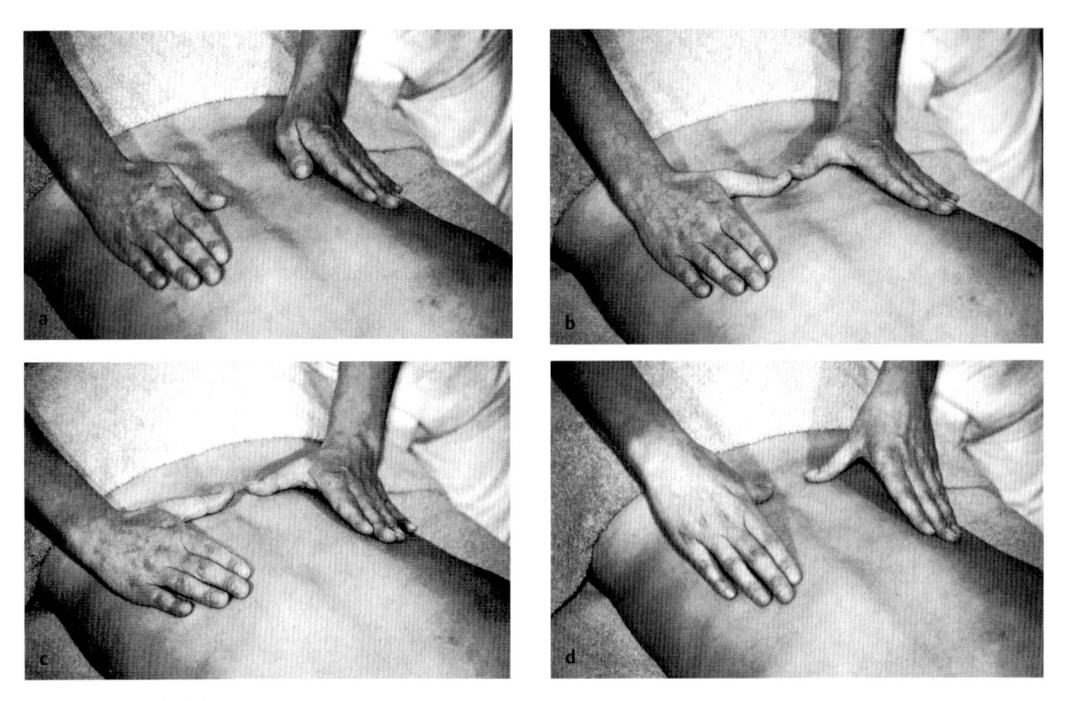

Abb. 8.4a–c Drehgriff

8.2.2 Kompressionsbehandlung

Beim Lymphödem wird der Wiederfüllung des Ödems durch die Kompression entgegengetreten. Dabei soll die Elastizität der Haut überwunden, aufgehoben werden, um eine neuerliche Ausdehnung zu vermeiden. Ziel ist nicht das Zusammendrücken, sondern eine Widerstandserhöhung. Das zweite Ziel ist die Optimierung der Muskelpumpe. Wenn der Muskel von innen arbeitet, das heißt schiebt und drückt, erfolgt die optimale reflektorische Erhöhung der Lymphangiomotorik dann, wenn die Haut nicht nachgibt, unelastisch ist, Widerstand leistet. Fliegt ein Tennisball ins Netz, verpufft seine Energie (Elastizität). Fliegt er gegen eine Wand (Widerlager), kommt er nahezu ungebremst zurück. So wird auch die Kraft der Muskelpumpe „ungebremst" auf die Rezeptoren, die in weiterer Folge die Lymphangiomotorik steigern, übertragen.

> *Die Basis jeglicher Kompressionstherapie ist das Gesetz nach La Place. Dies besagt, dass ein nachweisbarer, sinnvoller Kompressionsdruck nur an einer zylindrischen Figur bei komplettem zirkulären Einwirken des Kompressionsdruckes erreicht wird.*

Vereinfacht sagt dies, dass der Druck einer von außen einwirkenden Kraft auf eine gerundete Oberfläche umso größer ist, je kleiner der Durchmesser der Rundung ist. Die ideale Form einer Extremität hat daher von distal nach proximal regelmäßig und kegelförmig sich zu verjüngen, um proximal immer einen geringeren Druck als distal, bei gleicher Kompression von außen, zu bekommen.

Je nachdem ob elastisches oder weniger elastisches Kompressionsmaterial verwendet wird, kann der Druck auf die Unterlage (Haut) in Ruhe oder bei Belastung erhöht werden. Durch die Rückstellkraft eines elastischen Materials wird der Ruhedruck signifikant erhöht. Bei Verwendung eines starren, weniger elastischen Materials wird der Druck nur bei Belastung (Muskelaktivität oder Ödemwiederfüllung) gesteigert, was gerade in der Lymphödemtherapie gewünscht wird.

Man unterscheidet daher zwischen *Ruhedruck* und *Arbeitsdruck*.
- Ruhedruck ist jener Druck, den das Kompressionsmaterial von *außen* bei erschlaffter Muskulatur auf Haut und Gewebe ausübt.
- Arbeitsdruck ist der Druck, der von *innen*, durch die Arbeit des Muskels gegen die Bandage entsteht.

Bandagieren

In Bezug auf die *Bandagematerialien* gilt es zu unterscheiden:
- Unelastisches Material macht Widerstand – elastisches Material macht Druck;
- Langzugbandage ist elastisch – Kurzzugbandage ist unelastisch;
- Rundstrickmaterial ist eher elastisch – Flachstrickmaterial ist eher unelastisch.

Eine Erhöhung des Gewebsdruckes und dadurch eine bessere Resorption oder geringere Filtration ist lymphologisch ein Nebeneffekt. Hauptsächlich soll die Erhöhung der Lymphangiomotorik verbessert werden. Dafür ist unelastisches Material, das heißt Kurzzug bzw. Flachstrick, immer vorzuziehen. Durch entsprechenden Druck kommt es auch zu einer mechanischen Aufbrechung fibrosklerotischer Veränderungen. Dies besagt, dass entsprechend der individuellen ödemspezifischen Veränderungen der Druck der Kompression variiert werden muss. Die Industrie bietet bei den Strümpfen unterschiedliche Kompressionsklassen an. Bei Bandagierung kann man den Widerstand durch vermehrte Lagen erhöhen, er steigt durch die Reibung der einzelnen Lagen aneinander.

Bei einem Extremitätenödem ist im Anschluss an die Manuelle Lymphdrainage die Bandagierung wesentlich. Der arterielle Zustrom darf nicht unterbrochen sein, der venöse und lymphatische Abfluss soll gefördert werden.

> *Die Bandagierung soll nach der Behandlung mit ML den fehlenden Gewebsdruck ersetzen und dadurch den Erfolg der Behandlung optimieren.*

In der Anfangsphase einer Behandlung ist der Bandagierung gegenüber dem Kompressionsstrumpf der absolute Vorrang einzuräumen. Sie kann über 24 Stunden angelegt sein. Erst nach Erreichen eines stabilen Therapieerfolges darf der Kompressionsstrumpf die Bandagierung ersetzen. Dieser kann in der Nacht abgenommen werden.

Der Kompressionsstrumpf oder -ärmel muss der Extremität genau angepasst sein. Die Druckstärke des Verbandes richtet sich nach dem Zustand des Gewebes. Die arterielle Durchblutung muss auf jeden Fall gewährleistet sein. Die subkutanen Lymphbahnen dürfen nicht komprimiert werden, es muss sowohl der venöse als auch der lymphatische Abfluss gesichert sein.

Durch die ordnungsgemäß durchgeführte Bandagierung werden folgende Effekte erzielt:

- Der Druck der Bandage erhöht, wenn auch gering, den Gewebsdruck und forciert den Einstrom in das Venensystem, wodurch eine bessere Entwässerung entsteht.
- Die Leistung der Muskelpumpe wird durch das Widerlager der Bandage optimiert.
- Der erhöhte Gewebsdruck fördert auch den Einstrom in die Lymphbahnen.
- Eine leichte Stützung des Turgors der Haut wird erreicht. Dieser ist vor allem beim älteren Menschen und bei Ödemgewebe reduziert.

> Der Bandagierungsdruck soll von distal nach proximal abnehmen.

Tritt während der Bandagierung oder unmittelbar nach deren Fertigstellung eine leichte bläuliche Verfärbung der Zehen oder Finger auf, kann diese toleriert werden, falls die Verfärbung bei leichtester Bewegung sofort verschwindet. Dies entsteht, da der momentane Bandagierungsdruck den Venendruck übersteigt. Kommt es zu einer weißen Verfärbung oder bleibt die bläuliche Verfärbung, ist der Druck zu hoch. Die Bandage muss sofort entfernt und neu angelegt werden. Weiße Verfärbung tritt bei Mangeldurchblutung auf.

Der *Kompressionsverband* wird mit textilelastischen oder gummielastischen Binden durchgeführt. Textilelastische Binden werden heute meist als Kurzzugbinde bezeichnet und gummielastische als Langzugbinde. Zur Unterfütterung verwendet man Schaumgummi oder Wattebinden. So wird die Schnürfurchenbildung verhindert.

Bei der Bandagierung mit gummielastischen Binden ist auch die Rückstellkraft der Bandage zu berücksichtigen, weshalb es bei diesem Material bei unsachgemäßer Wickelung besonders leicht zu Schnürfurchen kommen kann.

Die genauere Arbeit kann mit der Kurzzugbinde gemacht werden. Bei der Langzugbinde ist der Ruhedruck durch die höhere Rückstellkraft stärker, weshalb die Kurzzugbinde, falls für längere Zeit angelegt, vom Patienten besser toleriert wird. Diese Technik kann nur in der Praxis vermittelt werden.

Die Bandagierung muss der Form der Extremität angepasst werden. Beide Bindenränder sollen unter demselben Zug stehen. An Stellen mit lockerem subkutanem Gewebe und an Orten mit speziellen anatomischen Verhältnissen, wie z. B. Knöchel oder Handrücken, kann mit der Bandage allein nicht der nötige Kompressionsdruck erreicht werden. Eine zusätzliche teilweise Unterfütterung ist notwendig.

Manchmal zeigen die Ödeme bereits Einziehungen. Dies kommt besonders an den großen Gelenken vor. Über solchen Ödemabschnitten kann man mit Teilunterfütterungen den Bandagendruck verstärken.

Bei den Kompressionsstrümpfen wird nach der Strickart zwischen flach und rundgestrickt unterschieden. Dies ist auf einen Blick zu unterscheiden, da flachgestricktes Material immer eine Naht besitzt, rundgestrickte Ware wie ein nahtloser Schlauch gearbeitet ist. Für Lymphödeme ist einerseits wegen der Deformation der Extremität, andrerseits wegen der geringeren Elastizität dem flachgestrickten Nahtmaterial der Vorzug zu geben. Dies muss meistens nach Maß angefertigt werden.

Darüber hinaus unterscheidet man zwischen einzelnen Kompressionsklassen (Kkl), was den Druck des Maschenwerkes auf die Haut pro Quadratzentimeter beschreibt. Heute werden vier Kompressionsklassen unterschieden; die folgende Checkliste stellt sie vor:

Kompressionsklassen (Kkl)

Kkl I: 18,4–21,1 mm Hg	- *leichte* Kompression - bei sehr geringen Armödemen, leichten Beinlymphödemen, postthrombotischem Syndrom, beginnender Veneninsuffizienz, Varikose
Kkl II: 25,2–32,3 mm Hg	- *mittlere* Kompression - bei Armlymphödemen mit dezenter Fibrosierung, mittleren Lymphödemen der Beine, Varikose
Kkl III: 36,5–46,6 mm Hg	- *kräftige* Kompression - bei massiven Armlymphödemen und Beinlymphödemen entsprechend dem Fibrosierungsgrad und hoher Füllneigung, schwerer Veneninsuffizienz, rezidivierenden venösen Ulcera
Kkl IV: 55 mm Hg	- *extrakräftige* Kompression - bei massivsten elephantiastischen Ödemen, hauptsächlich an Beinen, nicht zur Erstversorgung einzusetzen.

Manchmal ist es von Vorteil, zwei Kompressionsklassen zu kombinieren, z B. einen Strumpf der Kkl II über einen Strumpf der Kkl III zu ziehen, wodurch der Druck erhöht wird, aber nicht linear steigt.

Es sei hier noch auf die AWMF Leitlinien Register Nr. 037/004 und 037/005 hingewiesen (AWMF = Arbeitsgemeinschaft der Wissenschaftlichen Medizinischen Fachgesellschaften).

> **Vorsicht:** Arterielle Verschlusskrankheit, kardiale Dekompensation, septische Phlebitis, Neuropathie bei Diabetes mellitus sind Kontraindikationen für die Kompressionstherapie, leichtere Sensibilitätsstörungen und rheumatoide Arthritis gelten als relative Kontraindikation.

Apparative intermittierende Kompression

Es werden von der Industrie die verschiedensten Apparate (Lymphpumpen), zur Ödementstauung angeboten. Ein funktionierender Lymphabfluss muss aber auch in diesem Falle vorhanden sein. Ist der Abfluss nicht garantiert, kommt es zu Indurationen an der Extremitätenwurzel. Die apparative Entstauung kann nie so differenziert und feinfühlig arbeiten wie die manuelle Technik. Trotzdem darf man sie nicht komplett ablehnen, wenn auch ihr Einsatzgebiet relativ eng gesetzt ist. Sie darf vor allem bei lymphangiologischen Erkrankungen nur in Kombination mit der manuellen Entstauung eingesetzt werden (siehe AWMF Leitlinien Register Nr. 037/002).

8.2.3 Kontraindikationen

Wegen der vielschichtigen Wirkungsweise in erster Linie der Manuellen Lymphdrainage, aber auch der Kompressionsbehandlung, ist es verständlich, dass manchmal bei der Indikation Vorsicht walten muss. Auch für die Entstauungstherapie gibt es Kontraindikationen.

Maligne Erkrankungen

Es ist bis heute nicht bewiesen, dass eine mögliche Metastasierung durch die Lymphdrainage forciert oder ausgelöst werden kann, leider auch nicht das Gegenteil. Wenn bereits eine Metastasierung eingesetzt hat, ist diese Therapie als palliativ (beschwerdelindernd) einzustufen und hat unter dementsprechender Überwachung stattzufinden. Eine genaueste Abklärung der maligne erkrankten Person und eine detaillierte dazugehörende Information über die jeweilige maligne Erkrankung ist unbedingt vorauszusetzen. Sind die genauen Hintergründe eines Lymphstaus unklar, ist die Entstauungstherapie auszusetzen.

Ein plötzliches Auftreten von Farbveränderungen im entsprechenden Tributargebiet (Abflussgebiet), egal welcher Art, aber auch in den angrenzenden Quadranten, plötzliche Schmerzen, Volumenzunahmen, aber auch Volumenverlagerungen sind immer ein Warnsymptom einer neuen Malignität und erfordern neue diagnostische Maßnahmen.

Infektionen

Entzündungen können im Rahmen einer Infektionskrankheit den ganzen Körper erfassen. Es kommt dabei zum Auftreten von Fieber und den typischen Zeichen einer entzündlichen Erkrankung, wie z. B. Rötung, Schmerz, Schwellung, Schleimhautschwellung mit Exsudation (z. B. beim Schnupfen).

Eine Entzündung kann aber auch streng lokalisiert sein. In diesem Fall schützt sich der Körper, indem er die abführenden Lymphbahnen spastisch verschließt. Die Manuelle Lymphdrainage würde in diesem Fall den Gefäßspasmus durchbrechen und die Keime über den ganzen Körper ausschwemmen.

Bei der lokalen Entzündung kann außerhalb des Lymphabflussgebietes eine Manuelle Lymphdrainage mit Vorsicht durchgeführt werden. Ist das Fieber abgeklungen oder sind die Zeichen einer lokalen Entzündung zurückgegangen (Rötung, Schmerz), kann die Lymphdrainagebehandlung wieder gesamt einsetzen.

Während einer aktiven *Tuberkulose* ist jegliche Manuelle Lymphdrainage verboten. Ist die Erkrankung unter tuberkulostatischer Therapie abgeklungen und wird diese weitergeführt, kann trotzdem eine ML auf ärztliche Anordnung durchgeführt werden. Da in den verschiedenen Lymphknoten jedoch inaktive Tuberkelbazillen liegen können, ist hier größte Vorsicht am Platze. Vergrößerte Lymphknoten sind daher vor der Behandlung mit ML im Falle einer stattgefundenen Tuberkuloseerkrankung auszuschließen.

Das Gleiche gilt für die *Toxoplasmose*.

Bei massiven akuten *allergischen Reaktionen* ist die ML ebenfalls nicht indiziert, da die durch Allergene hervorgerufene Histaminwirkung auf den ganzen Körper ausgebreitet werden kann.

Der bakteriellen Hauterkrankung *Erysipel* kommt im Rahmen der ML besondere Bedeutung zu. Sie ist auch unter dem Namen Wundrose oder Rotlauf, im Englischen Cellulitis, bekannt. Es handelt sich dabei um eine Streptokokkeninfektion des kutanen Gewebes. Ein Pilzbefall kann ein guter Wegbereiter dieser Erkrankung sein. Da im ödematösen Gewebe der Säuremantel der Haut gestört ist, können die Erreger auch durch die unverletzte Haut in den Körper eindringen. Ödematöses Gewebe zeichnet sich durch den erhöhten Proteingehalt mit einer geringeren Resistenz aus. Typisch für diese Erkrankung sind Fieber mit Schüttelfrost, eine lokale Rötung, die sich meist flammenförmig ausbreitet, eine Schwellung und starke Schmerzen. Im Rahmen des Erysipels kommt es auch zu einer Schädigung der Lymphbahnen, wie Wandfibrose, Obliteration (Vernarbung) oder Klappeninsuffizienz der Gefäße. Jedes Erysipel im Ödemgewebe verschlechtert daher den Lymphabtransport in diesem Bereich. Fibrosierungen bilden sich vermehrt. Bei wiederholtem Auftreten dieser Erkrankung treten die Symptome meist weniger deutlich hervor, weshalb die Diagnostik oft schwierig ist. Die Therapie des Erysipels hat durch den Arzt zu erfolgen. Die Therapie der Wahl ist die Gabe eines Antibiotikums und das Aussetzen der ML bis zum Wirkungseintritt der Medikation. Die Kompressionsbehandlung kann fortgeführt werden.

Thrombose

> Bei der Thrombose besteht immer die akute Emboliegefahr. Sie ist eine absolute Kontraindikation für die Manuelle Lymphdrainage.

Die Schwierigkeit liegt oft in der ärztlichen Diagnostik. Ein einseitig auftretender Beinschmerz mit plötzlich auftretender Schwellung und bläulicher Hautverfärbung muss immer an eine Thrombose denken lassen. Solange die Thrombose als Ursache dieser Zustände nicht ausgeschlossen ist, hat jegliche Massagebehandlung zu unterbleiben. Nach einer diagnostischen Abklärung kann *außerhalb* des Lymphterritoriums, in welchem der Thrombus liegt, eine Massagebehandlung durchgeführt werden.

Beim Auftreten von thromboembolischen Prozessen ist die untere Extremität bevorzugt. Trotzdem muss gesagt werden, dass dies aber auch im Bereich der oberen Extremitäten möglich ist. Die oberflächliche Thombophlebitis ist weniger gefährlich als eine tiefe Bein- oder Beckenvenenthrombose. Die Freigabe zur physikalischen Therapie nach einer derartigen Erkrankung bedingt diagnostisch einen normalen Doppler- respektive Duplexbefund.

Herzinsuffizienz

Das kardial bedingte Ödem ist ein eiweißarmes, perivaskuläres Ödem. Es kommt zu einer Druckerhöhung im venösen Schenkel durch die reduzierte Pumpleistung des Herzens. Die Reabsorption im venösen Schenkel ist eingeschränkt. Die Folge ist ein dynamisches Ödem. Über den Venenwinkel kommt es zu einem Rückstau in die dort mündenden Lymphbahnen, wodurch sekundär aus dem dynamischen Ödem ein lymphostatisches Ödem entsteht. Aus diesem Grund würde die manuelle Abdrainierung der Ödeme zu einer weiteren Verschlechterung der Herz- und Kreislaufsituation führen, da der vermehrte lymphatische Einstrom den Druck im venösen Schenkel erhöhen würde. Die kardiale Insuffizienz würde verstärkt. Dies kann sich sowohl auf den Lungenkreislauf als auch auf den großen Kreislauf auswirken. Vor einer Therapie mit ML und Kompression ist daher in diesem Fall eine ausreichende kardiale Therapie durchzuführen.

Ist die Herzinsuffizienz ausreichend therapiert, steht der ML nichts im Wege. Hier muss aber darauf hingewiesen werden, dass zahlreiche Patienten die ihnen verschriebene Behandlung nicht ordnungsgemäß durchführen, wodurch eine momentane Kompensation bestehen kann, die jedoch bei geringsten Veränderungen dekompensiert. Das bedeutet, dass diese Patienten unter eine Behandlung mit ML und oder Kompression kardial entgleisen können. Es kommt dann zum Auftreten der typischen Symptome wie Gesichtszyanose und Dyspnoe bei geringsten Belastungen und auch zu peripheren Ödemen.

EPH-Gestose

Aufgrund der Gefährlichkeit dieser Situation soll hier auf diese Problematik der Schwangerschaft hingewiesen werden. Treten in einer Gravidität Ödeme nach der zwanzigsten Schwangerschaftswoche auf, sind diese keineswegs eine Indikation für die Lymphdrainage, da sich eine EPH-Gestose dahinter verbergen kann. Die Zeichen dieser Erkrankung sind Ödem, Proteinurie und Bluthochdruck. Dieses Problem muss umgehend vom Internisten und/oder Gynäkologen untersucht werden.

Ansonsten ist eine Schwangerschaft keine Kontraindikation, da es sich dabei um einen physiologischen Vorgang handelt.

Arterielle Verschlusskrankheit und Diabetes

Liegt bei einem Patienten mit Lymphödem zusätzlich eine arterielle Verschlusskrankheit vor, kann die ML eingesetzt werden. Im Anschluss an die ML dürfen jedoch keine Bandagen angelegt werden. In der älteren Literatur wird die AVK als Kontraindikation angeführt, was heute nicht mehr richtig ist. Sie kann in diesem Fall eine gute unterstützende Therapie sein, besonders nach operativen Rekonstruktionen (Hutschenreuther 1988). Das Gleiche gilt für den diabetischen Fuß. Die Kompressionstherapie beeinträchtigt in erster Linie die Mikrozirkulation, die gerade beim Diabetiker beeinträchtigt ist. Beim

Diabetiker (Typ II) ist zu beachten, dass durch eine intensive manuelle Bauchbehandlung eine Hypoglykämie entstehen kann.

Schilddrüsenfunktionsstörungen

Patienten mit einer derartigen Erkrankung finden oft die ML mit dem an sich optimalen Massagedruck unangenehm. Es kann zu einem positiven Dermographismus kommen. Die Haut reagiert dabei mit einer verstärkten Gefäßzeichnung. Besonders bei Schilddrüsenüberfunktion ist vor der Behandlung mit ML eine medikamentöse Einstellung der Hyperthyreose zu empfehlen. Primär sollte man die Region Okziput – Terminus behandeln, aber auch nur, wenn es als angenehm empfunden wird. Erst in der Folge können kurze Behandlungen von Profundus – Terminus, aber auch nur mit geringem Druck durchgeführt werden. Die Behandlungszeiten dürfen nur langsam gesteigert werden. Dieselben Maßnahmen gelten für die Schilddrüsenunterfunktion.

Asthma bronchiale

Es besteht ein Missverhältnis von adrenergen und cholinergen Rezeptoren in der Bronchialschleimhaut und von deren Erregbarkeit, die Exspiration ist dadurch erschwert (Kummer 1997). Da bestimmte Griffe der ML sympathikolytisch wirken können, kann ein akuter Asthmaanfall ausgelöst werden. Die Griffe am Sternum sind bei diesen Patienten mit größter Vorsicht einzusetzen. Da jedoch die psychische Situation das Krankheitsbild mitbeeinflusst, kann eine Therapie mit ML auch diesbezüglich hilfreich sein.

Hypotonie

Die beruhigende Wirkung der ML birgt die Gefahr, dass der Blutdruck weiter absinkt. Es soll daher mit kurzen Behandlungszeiten begonnen und diese sollen nur langsam gesteigert werden. Nach einer kurzen Ruhepause soll der Patient langsam aufstehen.

8.3 Physiologie des Lymphflusses und Morphologie der Lymphgefäße

Blut und Lymphe sind immer in Zusammenhang zu sehen. Ihre Zusammensetzung ist ähnlich, unterschiedlich sind die Konzentrationen der Einzelsubstanzen. Zahlreiche Bestandteile des Blutes wandern durch die Gefäßwand in das umgebende Gewebe, das Interstitium. Sie werden dadurch chemisch verändert und wandern teilweise wieder in das Blutgefäßsystem zurück. Im Interstitium sind sie für die richtige Funktion einzelner Organsysteme notwendig und verantwortlich. Für einige Stoffe gilt dies mehr oder weniger eingeschränkt, da diese nicht mehr auf direktem Wege in das Blutsystem zurückkehren können. Diese nicht direkt blutfähigen Substanzen werden über das Lymphgefäßsystem aufgenommen, dann in den Lymphknoten großteils chemisch verändert und dort an das Blutgefäßsystem abgegeben oder über weitere Lymphgefäße den nächsten Lymphknoten zugeführt. Man kann also sagen, dass sich in jedem Lymphknoten eine lymphovenöse Anastomose befindet. Dies lässt die Schlussfolgerung zu, dass die Lymphgefäße anders gebaut sind als die Blutgefäße.

Lymphgefäße und Lymphknoten

Die Lymphgefäße sind feinkalibriger als die Gefäße des Blutes. Das größte Lymphgefäß ist der *Ductus Thoracicus*; er misst etwa 5 mm. Der Hauptunterschied zu den Blutgefäßen liegt darin, dass die Lymphgefäße in der Relation mehr Muskulatur haben. Diese ist notwendig, weil das Lymphgefäßsystem im Gegensatz zum Blutgefäßsystem kein Kreislauf sondern eine Einbahn ist. Es verfügt über keine zentrale Pumpe (wie das Herz).

Ein Lymphgefäß ist in kleine Abschnitte von mehreren Millimetern gegliedert, die *Lymphangione*, die sich sowohl eigenständig als auch reflexbedingt kontrahieren. Diese Kontraktionen werden durch die ML positiv beeinflusst. Negative Einflusse uben Kälte, Schmerz, bestimmte Medikamente, mittelfrequenter Strom aus.

Druckverhältnisse in den Gefäßen:
- In den Arterien herrscht ein relativ hoher Druck, am Beginn des arteriellen Systems etwa 120 mm Hg. Vor dem Kapillarschenkel beträgt der Druck etwa 25 mm Hg. Der intrakapillare Druck ist annähernd konstant (Schad 1996).
- Im venösen System herrscht ein Druck von etwa 20 bis 7 mm Hg.
- Im Lymphgefäßsystem liegt der Druck bei etwa 7 bis 12 mm Hg.

Die Lokalisation und Menge der Lymphgefäße unterliegt starken Variationen,

Lymphgefäße überziehen die gesamte Körperoberfläche, die Haut und auch die Schleimhäute, sie sind auch in der Muskulatur zu finden.

Dasselbe gilt für die Lymphknoten, deren Größe zwischen 0,5 mm und 2 cm liegt, und deren Anzahl zwischen 600 und 900 schwankt.

Die wichtigsten Lymphknotenpakete befinden sich in der Axilla, Leistenbeuge, im Halsbereich und im Abdomen.

Lymphbahn

Die *Lymphe* wird aus den verschiedenen Entstehungsgebieten zu bestimmten Lymphknoten drainiert. Die Lymphflussrichtung und die Abflussgebiete sind streng definiert. Diese *lymphologischen Tributargebiete* werden durch gedachte Linien, die *lymphologischen Wasserscheiden* (**Abb. 8.5**), getrennt. Diese Wasserscheiden liegen unter physiologischen Verhältnissen relativ dicht beieinander. Das ist ein Vorteil, weil Flüssigkeit bei Bedarf über diese Wasserscheiden verschoben werden kann. Andererseits verändern sie sich bei pathologischen Verhältnissen entsprechend leicht.

Die *Lymphbahn* beginnt in der Haut mit den *initialen Lymphgefäßen*. Das sind handschuhfingerartige Gebilde, die im rechten Winkel zur Hautoberfläche blind im Corium der Haut liegen. Auf die initialen Lymphgefäße folgen die *Präkollektoren*. Sie bilden ein mehrschichtiges Netzwerk parallel zur Oberfläche (**Abb. 8.6a–b**). Beide, initiale Lymphgefäße und Präkollektoren, haben weder Klappen noch Muskeln. Man bezeichnet sie auch als *Lymphkapillaren* oder *Lymphsinus* (Zöltzer 2001) und sie zeigen einen unterschiedlichen Wandaufbau zu den Blutkapillaren.

Blutkapillaren haben eine stärkere Basalmembran, neben den Endothelzellen findet man auch so genannte Perizyten, die die Endothelzellen überlappen.

Lymphkapillaren hingegen haben eine sehr zarte Basalmembran, die Endothelzellen sind lockerer miteinander verbunden, die Nahtstellen zwischen den Endothelien sind teilweise offen, teilweise geschlossen. Diese Verbindungen (open und closed junctions) sind variabel, deren Veränderung ist eine aktive Leistung der Endothelzelle (Castenholz 1998, Zöltzer 2001), die nach den heutigen Erkenntnissen ohne externe Einflüsse erfolgt. Die Basalmembran steht in direktem Zusammenhang mit den Fasern des Bindegewebes. Die Lymphkapillaren haben eine Größe von etwa 10 bis 40 Mikrometer, sie sind in

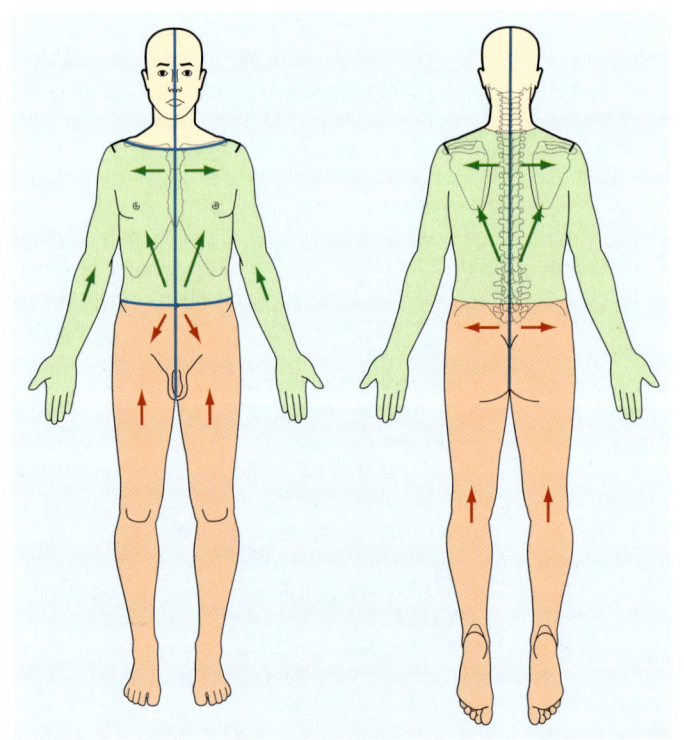

Abb. 8.5 Lymphologische Wasserscheiden.

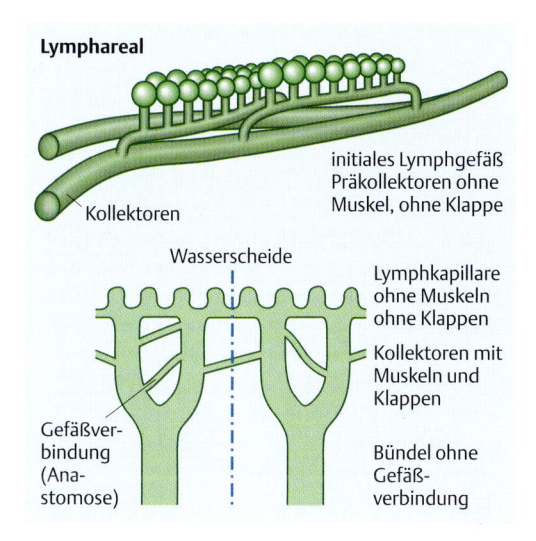

Abb. 8.6a–b Lymphbahn. **a** Initiale Lymphgefäße, Präkollektoren. **b** Längsschnitt

ihrer Größe und daher auch in ihrer Kapazität sehr variabel.

In der Tiefe des Coriums bzw. in der Subcutis gehen die Präkollektoren in die *Kollektoren* mit Muskel und Klappe über, die Lymphangionstruktur ist gegeben.

Analog ist der Verlauf der Lymphgefäße in der Muskulatur, nur dass diese durch die Faszie in den epifaszialen Bereich ableiten. Mit einigen Ausnahmen erfolgt der lymphatische Hauptabfluss epifaszial. Die Kollektoren pumpen die Flüssigkeit über die Lymphknotenstationen zu den beiden Venenwinkeln (*Terminus*), wo das Lymphgefäßsystem endet.

Die am Terminus abgegebene Flüssigkeitsmenge, das *Lymphzeitvolumen*, beträgt in 24 Stunden etwa 2000 Milliliter. Diese Menge kann bei Bedarf, wenn auch nur für beschränkte Zeit, durch die Kaliberschwankungen der Gefäße und durch die mögliche Steigerung der Angiomotorik auf das bis zu Zehnfache gesteigert werden. Diesen Vorgang bezeichnet man als *Sicherheitsventil der Lymphgefäße*.

Lymphe

Die Lymphgefäße transportieren mengenmäßig ein relativ kleines Flüssigkeitsvolumen aus dem Interstitium. Aber aufgrund der speziellen Zusammensetzung dieser Flüssigkeit kommt diesen Gefäßen eine enorme Bedeutung zu.

> Lymphe enthält in erster Linie neben Wasser, das als Lösungsmittel und Transportmedium dient, Eiweiß und Fette, aber auch Zellen und Fremdstoffe.

Ist der Abtransport eingeschränkt, kommt es zu Verschiebungen bei den Konzentrationen der Einzelsubstanzen, was Effekte auf den Zustand und die Funktion des Bindegewebes hat. Vor allem eine Erhöhung des interstitiellen Eiweißgehaltes hat weit gehende Folgen. Das chemische Milieu verändert sich, das zieht Sekundärreaktionen nach sich. Insbesondere die verstärkte Aktivierung der Proteoglykansynthese hat neben konsekutiven Indurationen des Gewebes (Verhärtungen) weit reichende pathogenetische Folgen.

Transportmechanismen

An erster Stelle steht die *Diffusion*. Entsprechend der Brownschen Molekularbewegung bewegen sich Substanzen im Gewebe vom Ort der höheren Konzentration zum Ort der niedrigen Konzentration. Substanzen diffundieren aus dem Gefäß, in das Gefäß und im Interstitium.

Zusätzlich kommen intra- und extravasale *Druckunterschiede* zum Tragen, wodurch größere Moleküle die Gefäßwandbarriere überschreiten können, was mittels Diffusion nicht möglich wäre.

Weiter ist die *Osmose* von Bedeutung, weil durch die Nichtdurchlässigkeit der Gefäßwand für Makromoleküle eine Wasseranziehung, genauer eine Anziehung niedrigmolekularer Substanzen bewirkt wird.

Zusammengefasst lässt sich sagen, dass beim Transport von Stoffen aus dem Blut folgende Kräfte wirken:
- Der Blutdruck in den Kapillaren und der onkotische Sog der Gewebeeiweiße bewirken neben der Diffusion die filtrierende Kraft,
- der Gewebsdruck und der onkotische Sog der Bluteiweiße verursachen die reabsorbierende Kraft.

Der onkotische Sog wird in der aktuellen Literatur als *kolloidosmotischer Druck* bezeichnet. Unter physiologischen Bedingungen besteht diesbezüglich ein fließendes Gleichgewicht im Bereich der Endstrombahn, d. h. die Perfusionskräfte an der Kapillare sind in beiden Richtungen gleich. Dies wurde um die Jahrhundertwende vom Physiologen Starling festgestellt („On the absorption of fluids from connective tissue spaces", Mai 1896); man spricht daher auch vom Starling Gleichgewicht (**Abb. 8.7**).

Abb. 8.7 Starling Gleichgewicht

Gefäßlumen
Bindegewebe
Filtration
Reabsorption

BD = Blutdruck
GD = Gewebsdruck
PP = Plasmaprotein
GP = Gewebsprotein

Der Gewebsdruck variiert in den einzelnen Organen. Er ist in Haut und Muskulatur negativ, wodurch eine filtrierende Kraft entsteht. Insgesamt besteht daher ein leichter Überhang der filtrierenden Kräfte. Dies erklärt die enorme Bedeutung der Lymphgefäße. Blut und Lymphgefäßen ist gemeinsam, dass sie „durchlässige dichte Rohre" sind. Der Stoffaustausch beschränkt sich nicht auf die Kapillarstrecke, sondern erfolgt im gesamten Verlauf, wenn auch mit unterschiedlicher Intensität und Richtung. Steigt die Filtration, wird auch die lymphpflichtige Last angehoben. Weil das venöse System in seiner Kapazität streng begrenzt ist (etwa 90 % der physiologischen Filtratmenge wird aufgenommen), kann jede Erhöhung des Filtrates nur über die Lymphbahn abtransportiert werden.

Weiter gibt es den *aktiven Transport* durch die Endothelzellen der Gefäße für makromolekulare Substanzen. Die Membran der Endothelzelle stülpt sich ins Lumen des Gefäßes und nimmt das Molekül auf. Es wird in ein Bläschen (Vesikel) eingeschlossen. Dieses Vesikel wandert durch die Zelle und lässt das Molekül auf der anderen Seite wieder frei. So gelangt es vom Blut ins Gewebe. Nach neuesten wissenschaftlichen Erkenntnissen kann dieser Vorgang auch in die entgegengesetzte Richtung erfolgen. Man nennt diesen Vorgang Zytopempsis, Pinocytose oder auch Transcytose.

Die aus den Blutkapillaren ausgetretenen Proteine werden im Bindegewebe teilweise von den Makrophagen verkleinert und abgebaut. So werden sie venengängig. Die von den Makrophagen nicht erfassten Proteine müssen über die Lymphgefäße abtransportiert werden.

Übersteigen die Filtrationskräfte die Reabsorptionskräfte, kommt es zu einer Überwässerung des Gewebes; ein Ödem droht. Dieses Zuviel an Flüssigkeit im Gewebe ist lymphpflichtige Last. Zur lymphpflichtigen Last gehören auch ins Bindegewebe ausgetretene Erythrozyten, Zelltrümmer, abgestorbene Zellen und – wie schon gesagt – Eiweißkörper. Mikro- und Makrophagen mit phagozytiertem Material werden auch über das Lymphgefäßsystem abtransportiert.

Krebszellen können ebenfalls über das Lymphsystem weitertransportiert und unschädlich gemacht werden. Dies ist wichtig bei der Metastasenbildung und Ausbreitung bzw. ihrer Bekämpfung. Fremdstoffe wie Ruß, Staub oder Bakterien werden ebenfalls über die Lymphwege abtransportiert.

Langkettige Fettsäuren, die aus dem Speisebrei im Darm resorbiert werden, müssen über die Darmlymphe abtransportiert werden. Die kurzkettigen Fettsäuren gehen über das Pfortadersystem. Durch eine Diät mit kurzkettigen Fettsäuren kann man die Menge der Darmlymphe beeinflussen. Die Erhöhung der lymphpflichtigen Last bedingt noch kein Ödem. Dies wird durch die Erhöhung der Pulsationsfrequenz und der Pulsamplitude der Lymphangiome kompensiert. Reicht die Gesamtleistung des Lymphgefäßsystems (Transportkapazität) nicht aus, das Lymphzeitvolumen zu bewältigen, kann es zur Ödembildung kommen. Diese Möglichkeit bezeichnet man als *Ödembereitschaft*. Auf sie kann der Organismus auf mannigfaltige Weise reagieren:
- Erhöhung der Lymphangiomotorik
- Öffnung und bessere Nutzung lympholymphatischer Anastomosen
- Erhöhung der Aktivität der Makrophagen
- Neubildung von Anastomosen (in Diskussion).

Daraus resultiert die Sicherheitsventilfunktion des Lymphgefäßsystems (**Abb. 8.8**).

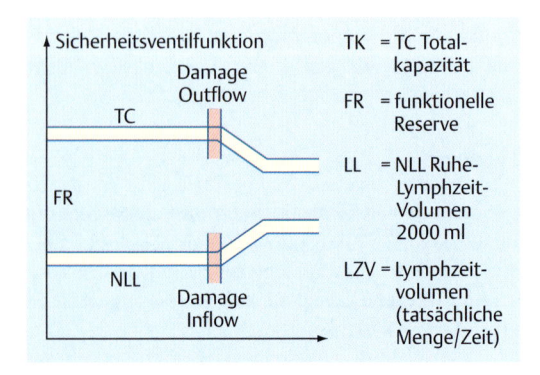

TK = TC Totalkapazität
FR = funktionelle Reserve
LL = NLL Ruhe-Lymphzeit-Volumen 2000 ml
LZV = Lymphzeitvolumen (tatsächliche Menge/Zeit)

Abb. 8.8 Sicherheitsventilfunktion.

Ödeme

Es gibt zwei grundlegend unterschiedliche *Entstehungsarten* von Ödemen, die auch zu klinisch unterschiedlichen Symptomen führen:
- Ein Ödem kann einerseits entstehen aufgrund eines Fehlers in der Dynamik des Flüssigkeitstransportes vom Blutgefäß ins Gewebe und/oder umgekehrt. Man spricht dann von einer *dynamischen Insuffizienz*. Das Ödem entsteht also perivaskulär und hat eine relativ geringe Eiweißkonzentration (Proteinkonzentration).
- Andererseits kann ein Ödem durch eine Störung im lymphatischen Abtransport entstehen. Man spricht von einer *mechanischen Insuffizienz*. Das Ödem entsteht dabei in der Haut und zeigt eine höhere Eiweißkonzentration. Der hohe Proteingehalt der Lymphstauödeme wirkt sowohl wasserbindend, das heißt ödemsteigernd, als auch stimulierend auf Fibrozyten im Sinne einer erhöhten Proteoglykanbildung. Diese Proteoglykane sind thixotrop. Sie sind für den Verhärtungszustand des Gewebes verantwortlich. Man spricht von *lymphostatischen Ödemen*. Sie sind derzeit keiner medikamentösen Therapie zugänglich. Lediglich die physikalische Behandlung bringt Erfolge. Allerdings nur, wenn diese genau abgezielt eingesetzt wird.

8.4 Klassische lymphologische Indikationen

Die klassischen Indikationen sind
- primäre und sekundäre Lymphödeme,
- das Lipödem und
- das zyklisch idiopathische Ödem/Syndrom.

Dazu kommen weitere Erkrankungen, bei denen eine Mitbeteiligung der Lymphgefäße möglich und/oder sicher ist. Auf diese wird in Kapitel 8.4.4 eingegangen.

Bei genauerer Betrachtungsweise kann ein Lymphödem auch als ein Kompartmentsyndrom der Haut gesehen werden, was wiederum eine Erweiterung des Blickwinkels auf Indikationen bedeutet.

Primäre Lymphödeme sind gekennzeichnet durch einen angeborenen Fehler im Bereich der Lymphbahnen, einer Aplasie oder Hypoplasie oder insuffizienten Hyperplasie, was aber nicht heißt, dass das Lymphödem kongenital ist. Sekundäre Lymphödeme sind immer als Zweitmanifestation nach einer anderen Entität zu sehen.

8.4.1 Primäres und Sekundäres Lymphödem

Kodierung in der ICD 10 der WHO (Internationale Klassifikation der Krankheiten der Weltgesundheitsorganisation):
- I 89.0: Elefantiasis, Elephantiasis, Hodenelefantiasis, Hodenelephantiasis, Lymphangiektasie, Lymphgefäßdilatation, Lymphgefäßerweiterung, Lymphödem, Lymphödem am Bein, Orchelefantiasis, Orchelephantiasis, Peniselefantiasis, Peniselephantiasis
- I 97.2: Elefantiasis durch Mastektomie, Elephantiasis durch Mastektomie, Lymphgefäßverschluss durch Mastektomie, Lymphödem durch Mastektomie, Lymphödem nach Ablatio mammae, Oberarmlymphödem durch Mastektomie, Postmastektomie-Ödem, Postmastektomie-Syndrom
- Q 82.0: Elephantiasis congenita hereditaria, Hereditäres Lymphödem, Nonne-Milroy-Meige Syndrom

Epidemiologie

Eine genaue statistische Erfassung der lymphologischen, genauer eigentlich lymphangiologischen Erkrankungen gestaltet sich schwierig. Mehrere Studien aus den Jahren 1999 (ÖBIG-Studie) und 2005 (Neuhüttler) haben sich mit den sekundären Lymphödemen beschäftigt. Für eine Population von 100 000 aus dem postonkologischen Bereich wurde die Inzidenz, als die Gefahr an einem Lymphödem neu zu erkranken, von etwa 40 Fällen pro anno angegeben. Bei Lymphomen und nichtinfektiösen Erkrankungen der Lymphgefäße schwanken die daraus entstehenden Lymphödemzahlen zwischen 15 und 100 %. Diese Zahlen bedeuten, dass in einer Population von 100 000 etwa 1200 Lymphödeme klinisch manifestiert sind. In dieser Zahl sind auch die primären Lymphödeme enthalten, für die es aber nur Schätzwerte gibt (ca. 30 % aller Lymphödeme).

Diese Studien ergaben auch, dass die sekundären Lymphödeme des axillären Tributargebietes in 70 % der Fälle in den ersten zwei Jahren nach einer Axilla-Dissektion auftreten. Danach wird das Risiko geringer. Es kann aber auch noch nach Jahren zur Manifestation kommen.

Auch wenn sich die Prozentsätze sehr unterscheiden, sind die zahlenmäßig größten Gruppen die Patientinnen mit Zustand nach Lymphknotendissektion wegen eines Mamma- oder Ovarialkarzinoms, gefolgt von Patienten nach einem Prostatakarzinom und danach Patienten nach malignem Melanom (Neuhüttler 2005). Durch die zur Operation zusätzlich durchgeführte Bestrahlung erhöht sich beim Mammakarzinom das Lymphödemrisiko um 40 %.

Tabelle 8.1 zeigt die Prozentzahlen zur Inzidenz (Rate der neu Erkrankten) zum Lymphödem bei den unterschiedlichen Krebserkrankungen.

Tabelle 8.1 Prozentzahlen zur Inzidenz zum Lymphödem bei unterschiedlichen Krebserkrankungen

Krebserkrankung	Prozent
maligne Neoplasie der Brust	15 %
maligne Neoplasie des Uterus	5 %
maligne Neoplasie der Cervix	30 %
maligne Neoplasie des Ovar	50 %
andere maligne gynäkologische Neoplasie	50 %
maligne Neoplasie der Prostata	1 %
maligne Neoplasie des Hoden	7 %
maligne Neoplasie des Penis	50 %

Sekundäre Lymphödeme entstehen meist nach iatrogenen (durch ärztliche Maßnahmen herbeigeführte) Lymphbahnschädigungen wie Operationen oder Bestrahlungen. Traumata oder deren Therapie, sowie Infektionen sind weitere mögliche Ursachen. Hier ist in unseren Breiten an erster Stelle das Erysipel (eine Hautentzündung) zu erwähnen, wobei gesagt werden muss, dass dies auch der Trigger eines primären Lymphödems sein kann. Weltweit die größte Ursache für Lymphödeme ist jedoch die Filarieninfektion, eine Parasitenerkrankung, die für etwa 80 Millionen Lymphödeme Verursacher ist.

Bei den primären Lymphödemen ist die untere Extremität (99%) deutlich bevorzugt. Das Verhältnis weiblicher zu männlichen Patienten beträgt hier 4:1. Diese primäre Form des Lymphödems kann kongenital (angeboren) auftreten, meist aber auch nach einer Latenzzeit. Statistisch gesehen tritt es häufig um das 15. bis 18. Lebensjahr auf; es wird dann als Lymphoedema praecox bezeichnet. Ein zweiter Altersgipfel für die Manifestation eines primären Lymphödems liegt bei etwa 35 Lebensjahren, die Bezeichnung dafür ist Lymphoedema tardum.

Weiter treten postoperativ sekundäre Lymphödeme nach venösen Operationen in etwa 5 % der Fälle auf, nach arteriellen Rekonstruktionen in 20 bis 40 % der Fälle. Hier muss jedoch zum postischämischen Ödem oder postoperativen Kompartmentsyndrom differenziert werden, welches nicht als Lymphödem per se gesehen wird. Lymphödeme finden sich auch gehäuft nach endoprothetischen Knie- und Hüftgelenksoperationen.

Bei einigen dysmorphogenetischen Veränderungen und chromosomalen Aberrationen kann ein Lymphödem mitvergesellschaftet sein.

Pathogenese

> Ein Lymphödem beruht immer auf einem mechanischen Abflusshindernis im Bereich der Lymphbahnen oder Lymphknoten.

Ursachen können sein
- eine *reversible* funktionelle Störung. Beispiele sind Kälte, Schmerz oder Einschnürungen, welche die Lymphangiomotorik stören. Man hat daher bei allen Schmerzzuständen, das heißt praktisch bei allen postoperativen und posttraumatischen Zuständen, eine Mitbeteiligung der Lymphgefäße. Das Gleiche gilt für zahlreiche Erkrankungen aus dem rheumatischen Formenkreis und auch für das CRP Syndrom, den Morbus Sudeck (siehe Kap. 8.4.4);
- *irreversible* organische Störungen an den Lymphgefäßen und Lymphknotenstauungen, man spricht dann von *echten* Lymphödemen.

Dem primären Lymphödem liegt immer eine angeborene Anomalie der Lymphgefäße und/oder Lymphknoten zugrunde. In der Regel handelt es sich um eine Hypoplasie; komplette regionale Aplasien, also das Fehlen dieser Gefäße, sind selten, ebenso funktionsuntüchtige Hyperplasien.

Das sekundäre Lymphödem basiert auf einer erworbenen Abflussstörung.

Eine andere Einteilungsmöglichkeit unterscheidet *benigne* und *maligne* Lymphödeme. Das ist aus therapeutischer Sicht sehr wichtig, da diese Einteilungsform unter Umständen auf eine Kontraindikation hinweisen kann. Verursacht ein maligner Prozess direkt den Lymphstau, wird von einem malignen Lymphödem gesprochen, analog ist dies beim benignen Lymphödem.

In der älteren Literatur wird auch zwischen *aszendierenden* (meist primär) und *deszendierenden* (meist sekundär) Formen gesprochen, was aber heute nicht mehr relevant ist, da sich die Form und Lokalisation insbesondere der sekundären Armlymphödeme, die wohl die größte Einzelgruppe sind, wegen geänderter Operationsradikalität verändert hat.

Durch den mangelnden Abtransport interstitieller Flüssigkeit über die Lymphbahn kommt es zu einem anfänglich volumenmäßig relativ geringen Rückstau, der *Lymphostase*. Da Proteine größtenteils auf diesem Wege aus dem Interstitium entfernt werden, zeigt dieses Ödem eine hohe Eiweißkonzentration. Diese wiederum führt durch den erhöhten kolloidosmotischen Druck zur weiteren Ödematisierung, des Weiteren aber auch noch zu Umbau des Interstitiums, der früher als Fibrose bezeichnet wurde. Neuere Studien zeigen, dass es dabei zu keiner Vermehrung kollagener Fasern kommt (Brenner 2004), sondern nur zur erhöhten Produktion von Proteoglykanen. Die Flüssigkeit findet sich in Gewebsspalten des Interstitiums, die sonographisch dargestellt werden können (Marshall 1999). Die früher angegebene Vermehrung des Fettgewebes findet jedoch nicht statt.

Die Ursache der Lymphostase liegt meist relativ zentral. Der Stau entsteht immer weiter distal, dort wo das dichte Netz der Lymphkollektoren und Lymphkapillaren liegt, im Interstitium der Haut. Darauf ist die lymphödemtypische Symptomatik zurückzuführen. Im Rahmen dieser Veränderungen in der Haut kann es auch zu Hyperkeratosen kommen; dies ist eine stark verkornende Veränderung der Hautoberfläche.

Symptomatik

Die klassische Einteilung besagt, dass ein Lymphödem durch eine Volumenvermehrung von mindestens 200 ml bzw. eine Zunahme des Extremitätenumfangs von 2 cm (International Society of Lymphology Konsensus 1995) gekennzeichnet ist. Stammödeme werden damit praktisch ignoriert. Da aber Lymphödeme auch am Stamm auftreten, nach axillärer Lymphknotendissektion auch dort meist beginnen, hat sich neben der Umfangmessung in letzter Zeit die Hautfaltenmessung immer mehr durchgesetzt, weil damit auch das Rumpfödem miterfasst wird und zusätzlich der Indurationszustand quantitativ erfasst werden kann. Hautfalten, ohne Subkutis gemessen, von mehr als 2 mm sind als pathologisch anzusehen.

Das Lymphödem an sich ist nicht schmerzhaft, es bestehen aber durch die Volumenbelastung und die daraus resultierende Fehlhaltung praktisch immer zusätzliche Veränderungen am Bewegungsapparat, die sehr wohl Schmerzen nach sich ziehen können. Durch die Induration imponiert die Haut prall und hart. Wegen der Ödematisierung von Kutis und Subkutis ist eine Dellenbildung der Haut durch unterschiedlichen Druck möglich. Diese Dellbarkeit ist ein weiteres wichtiges Symptom, womit einfach, wenn auch nicht so genau wie bei der Hautfaltenmessung, zwischen den Stadien unterschieden werden kann.

Folgende Checkliste stellt die Stadien I–III vor:

Stadieneinteilung bei Lymphödem

Stadium I	ist durch eine leichte Dellbarkeit und eine reversible Volumenvermehrung gekennzeichnet.
Stadium II	besagt Volumenvermehrung mit härterer Dellbarkeit, wobei die bestehende Induration nicht mehr komplett reversibel ist.
Stadium III	die lymphstatische Elefantiasis besagt, dass durch die massive Induration keine Dellenbildung mehr möglich ist und zusätzlich bestehen sekundäre Hautveränderungen, wie mykotischer Befall, Lymphzysten- und Fistelbildungen, oder papillomatöse Veränderungen.

Zehenödeme sind typisch für das Lymphödem (**Abb. 8.9**). Man spricht von Kastenzehen. Dies gilt auch für den Fingerbereich, wo es aber nie so deutlich zu Tage tritt. Aufgedrehte Nägel sind ein weiterer typischer Befund des Lymphödems. Ein weiteres typisches Symptom ist die Papillomatosis, eine Strukturveränderung der Haut, ersichtlich durch Knötchen und warzenartige Veränderungen auf der Haut, oft mit Hyperkeratosen (Verhornungen) kombiniert. Im Bereich des Lymphödems zeigen sich auch vertiefte Hautfurchen besonders über den Gelenken. Im fortgeschrittenen Stadium ist die Haut grobporig.

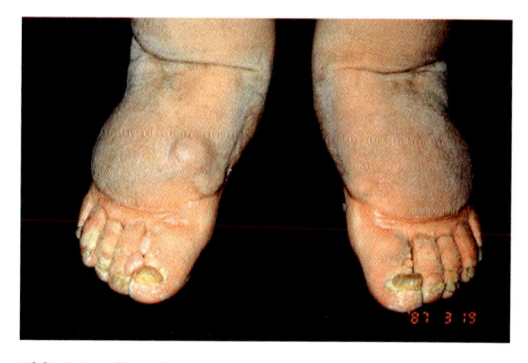

Abb. 8.9 Zehenödeme.

Durch das Hautödem ist es schwieriger im Vergleich zur gesunden Seite eine Hautfalte zu bilden und auch anzuheben. Dies wird als positives Stemmer-Zeichen bezeichnet. Mit einer genauen Hautfaltenmessung an den Extremitäten und am Rumpf, kombiniert mit einer Volumenbestimmung nach Kuhnke

(1976), wird heute das Lymphödem nach der LVF-Methode (s. u.) genauer klassifiziert.

LVF Klassifikation

- L steht für Lokalisation
- V steht für Volumenvermehrung
- F steht für den Faltenindex

Die **Tabellen 8.2, 8.3** und **8.4** zeigen die Klassifikationsmethode. Mit ihr kann ein Lymphödem am Stamm ohne Volumenvermehrung, aber mit beginnender Induration eindeutig definiert werden, welches nach der bisherigen Methode nicht erfasst worden wäre.

Tabelle 8.2 L = Lokalisation mit einer Zahl
- Zunächst wird das Tributargebiet erwähnt und dann zu L eine Zahl hinzugefügt, wobei die Zuteilung nach der Häufigkeit erfolgte (Kasseroller 2005).
- So ist eine genaue Differenzierung und Beschreibung der Lokalisation möglich.

Code	Tributargebiet		
	axillär	*kranial*	*inguinal*
L1	Stamm, Thorax	Hals	Stamm, Bauch
L2	Unterarm	Gesichtsschleimhaut	Unterschenkel
L3	Unterarm und Hand	Hals und Gesichtsschleimhaut	Unterschenkel, Fuß
L4	Oberarm und Unterarm	Hals und Gesicht	Unterschenkel, Oberschenkel
L5	gesamter Arm	Schädel	gesamtes Bein
L6	Hand		Fuß
L....x			Genitale zusätzlich

Tabelle 8.3 V = Volumen mit einer Zahl
- Es werden die Volumina der Extremitäten optoelektronisch oder rechnerisch nach Kuhnke (1976) ermittelt und das Volumen der erkrankten Seite durch das Volumen der nicht befallenen Seite dividiert.
- So entsteht ein Quotient, der den Prozentsatz der Volumendifferenz festlegt.
- Eine Volumendifferenz von bis zu 5 % wird toleriert.
- Bei einem beidseitigen Ödem ist diese Berechnung nicht sinnvoll, durch die Bezeichnung Vx wird dies aber trotzdem erfasst.

Code	Mehrvolumen (im Seitenvergleich)
V0	weniger als 5 %
V1	5–10 %
V2	10–25 %
V3	25–50 %
V4	51 % und mehr
Vx	nicht berechenbar

Tabelle 8.4 F = Faltenindex
- Die Hautfalten werden an den verschiedensten Stellen gemessen und durch den Normalwert 2 dividiert, wodurch der Hautfaltenindex entsteht.
- Im Routinebetrieb werden sie
  - an den Extremitäten an 4 Stellen (**Abb. 8.10a–b**) gemessen und
  - am Thorax an drei Punkten gemessen (**Abb. 8.11**).
- Der auffälligste Wert wird für die Bewertung herangezogen.

Code	Hautfaltenindex (gemessene Hautfalte in mm dividiert durch 2)
F1	1,25–2
F2	2–3,5
F3	> 3,5
F4	Zusätzlich Verfärbung
F5	Sekundärerkrankungen

8.4 Klassische lymphologische Indikationen 297

Abb. 8.10a–b Hautfaltenmesspunkte. a Arm und Hand. b Bein.

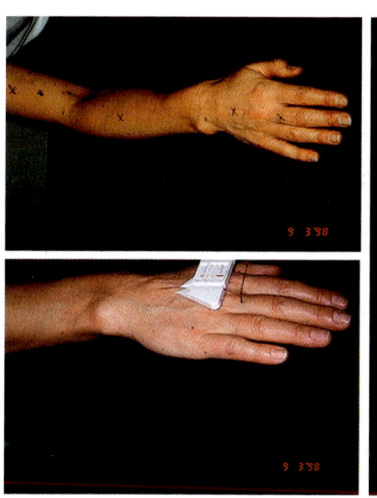

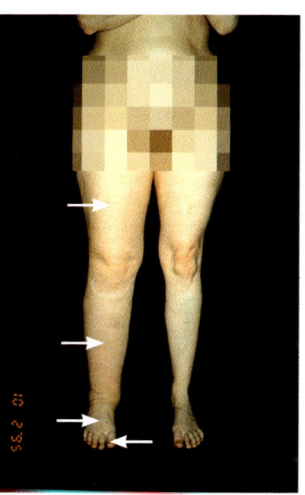

Hautfaltenmesspunkte
Normalwert < 2 mm

Messpunkte an unterer Extremität

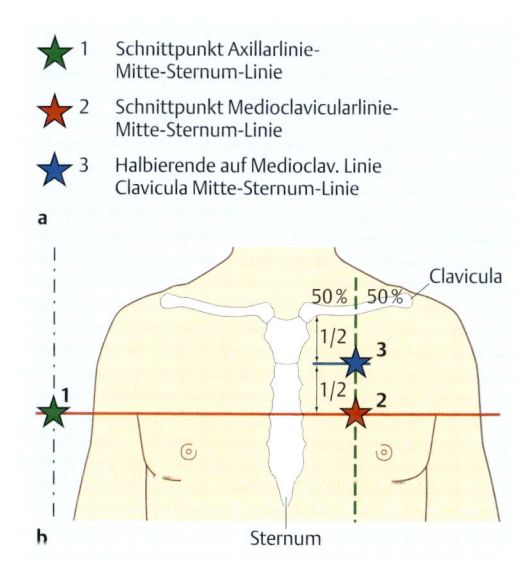

1 Schnittpunkt Axillarlinie-Mitte-Sternum-Linie
2 Schnittpunkt Medioclavicularlinie-Mitte-Sternum-Linie
3 Halbierende auf Medioclav. Linie Clavicula Mitte-Sternum-Linie

Abb. 8.11 Messpunkte am Thorax

Diagnose und Differenzialdiagnosen

Folgende Checkliste fasst die ärztliche Diagnostik bei Lymphödemen zusammen.

Ärztliche Diagnostik Lymphödem

Sonographie	• Marschall Lymphspalten (**Abb. 8.12**), • im Normalgewebe und bei anderen Ödemen nicht zu sehen. • Die Dermis ist verdickt (> 1mm) (17).
indirekte Lymphangiographie	• Morphologische Information über Verlauf von Lymphbahnen, • dermaler Backflow des Kontrastmittels, • erweiterte Kollektoren
Lymphszintigraphie:	• funktionelle Information über Leistungsfähigkeit des Lymphgefäßsystems, • reduzierter Uptake (reduzierte Aufnahme) des Kontrastmittels in den Lymphknoten der Extremitätenwurzel unter standardisierter Belastung mit eingeschränkter Darstellung der Abflusswege
optoelektronische Volumenmessung	• mittels Infrarot wird die Extremität abgetastet und das Volumen mit relativ hoher Genauigkeit vermessen

Klinik	• Unterschiedliche Dellbarkeit:
	   – leicht wie Butter → beginnendes Lymphödem,
	   – etwas härter, wie gefrorene Butter → beginnende Fibrosierung
	   – Delle nicht mehr möglich → Endstadium, Elephantiasis.

Hautfaltenmessung	• dicker als 2 mm (Ausnahme: Schädel, Sternum)
	 • am Arm:
	   – Mittelfinger Grundglied
	   – Handrücken Mitte
	   – Unterarm Streckseite
	   – Oberarm Mitte sowie in Ellbogennähe und Handgelenksnähe
	 • am Bein: analog (Bild 3)
	 • bei Lymphödemen des axillären Tributargebietes:
	 • am Thorax seitlich und ventral am Schnittpunkt der medioclavicularen und mediosternalen Linie.

Stemmer-Zeichen	• positiv (Stemmer 1976)
Umfangmessung (approximativ) und Umrechnung in Volumen nach Kuhnke	• Der Umfang an der Extremität wird in 4-cm-Abständen gemessen, wobei der erste Messpunkt standardisiert sein muss. • Vereinfacht kann der Umfang auch an drei selbstdefinierten, immer gleichen Punkten gemessen werden.

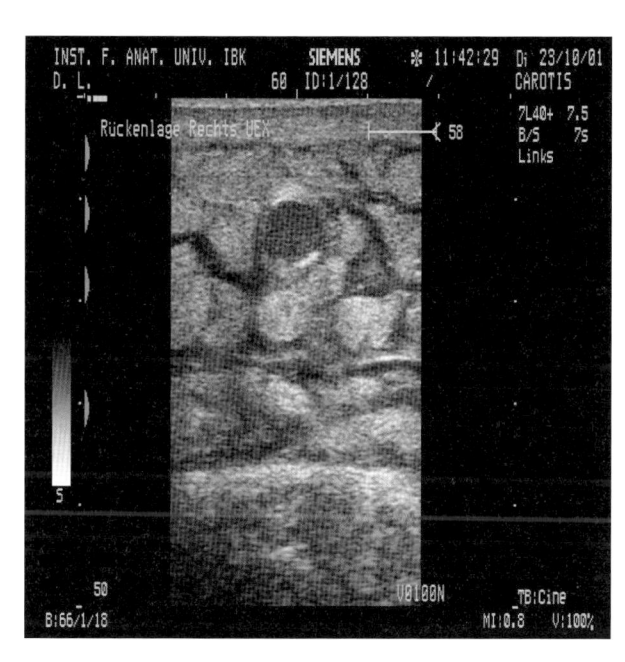

Abb. 8.12 Sonografie.

Therapieoptionen

Beim Lymphödem ist die kombinierte physikalische Entstauungstherapie die Behandlung der ersten Wahl.

Sie besteht aus ML, die immer mit einer individuellen Kompression zu kombinieren ist. Zusätzlich ist die Hautpflege mit pH-neutralen Seifen und entsprechender Rückfettung erforderlich. Die Haut darf nicht austrocknen, was beim Lymphödem besonders leicht möglich ist und in der Folge Eintrittspforten für Keime eröffnet. Pilzprophylaxe an wunden Stellen ist zu empfehlen.

Die Kompression ist mit Bewegung noch effizienter. Eine Mitbehandlung der reaktiven Veränderungen des Bewegungsapparates ist meist notwendig. Diese Therapie wird in 2 Phasen durchgeführt:

- *Phase 1:* anfangs intensiv; zur initialen Entstauung mit oft 2–3 Sitzungen täglich (Lymphdrainage 60 Minuten) und Kompressionsbandagierung mit speziellen Unterfütterungen. Diese Phase dauert in der Regel drei Wochen. Längere Phasen sind mangels Compliance der Patienten nicht sinnvoll (Herpertz 1994).
- *Phase 2:* Erhaltungsphase mit individueller Frequenz an Lymphdrainagen, wobei die Bandagierung durch eine Kompressionsstrumpfversorgung ersetzt werden kann. Die Phase 2 ist ab einer Induration mit einem Hautfaltenindex ab 2 eine Dauertherapie. Beim Kompressionsstrumpf soll beim Lymphödem nur Flachstrickware eingesetzt

werden, eine Maßanfertigung ist praktisch immer notwendig.

Durch die apparative intermittierende Kompression kann die Entstauung forciert werden und in der Erhaltungsphase die Lymphdrainagefrequenz dadurch reduziert werden.

Gesicherte medikamentöse Möglichkeiten gibt es zurzeit keine. Die Wirksamkeit von Selen zur Verhinderung akuter infektiöser Exazerbationen ist in Ermangelung ausreichender Studien nicht schlüssig nachweisbar. Fußpflege kann wichtig sein, wenn Lymphangioadenitiden verringert werden sollen. Penicillin scheint ebenfalls zu einer bedeutenden Verringerung der Lymphangioadenitiden beizutragen, wenn es mit Fußpflege kombiniert wird. Diuretika sind in der Lymphödemtherapie kontraindiziert.

Die chirurgischen Therapiemöglichkeiten sind gering. Mikrochirurgische Anastomosierungen werden vereinzelt durchgeführt. Autologe Gefäßtransplantationen ergeben Zukunftsmöglichkeiten.

Prognose

Das Lymphödem kann in seiner Progression bei entsprechender Compliance mit der 2 Phasen-Therapie beherrscht werden. Im Idealfall werden etwa 5 Phase-1-Therapien in etwa 6- bis 15-monatigem Abstand und intermittierend die Phase 2 benötigt. Bei bestehender Fibrosierung ist eine Dauertherapie nötig.

Die häufigste Komplikation des Lymphödems ist das Erysipel, das wiederum die Gesamtsituation negativ beeinflusst, wobei es sich hier in der Regel nicht um ein bakterielles Problem durch den Keim, sondern ein lokales individuelles Abwehrproblem seitens des Patienten handelt. Durch vorausgegangene Bestrahlung wird das Lymphödem ebenfalls beschleunigt.

Bei unzureichender Behandlung kann das Lymphödem in die Invalidität führen. Eine Anpassung der beruflichen Situation ist immer notwendig.

8.4.2 Lipödem

Kodierung in der ICD 10 der WHO:
- R 60.9 Fettgewebsödem, Gewebswassersucht, Lipödem, Mukosaödem, Ödem, renales Ödem, Schleimhautödem, Wassersucht

Epidemiologie

Das Lipödem wurde erstmals von Allen und Hines (1940) beschrieben. Vor allem wegen diagnostischer Probleme in der Vergangenheit liegen uns lediglich Dunkelziffern zur Epidemiologie vor. Die schmerzhafte, lokalisierte Vermehrung von Fettgewebe wird heute als eigenes Krankheitsbild gesehen. Schätzungen aus Deutschland, basierend auf den Angaben der lymphologischen Fachkliniken, ergeben etwa 1 Million Betroffene. Da sich das Lipödem sehr langsam entwickelt und progredient verläuft, kann man davon ausgehen, dass die absolute Zahl deutlich höher liegt. Zudem dürften zahlreiche Lipödeme fälschlich als Lymphödem diagnostiziert geführt werden. Die echten Zahlen dürften über denen der Lymphödeme liegen. Frauen sind deutlich häufiger betroffen als Männer. Beim Mann wird das Lipödem als extrem selten beschrieben und ist meist schwächer ausgebildet. Der Befall der unteren Körperhälfte überwiegt deutlich, in etwa 30 % der Fälle ist die obere Körperhälfte mit betroffen. Der isolierte Befall des Oberkörpers ist möglich. In etwa 20 % der Fälle findet sich eine positive Familienanamnese.

Pathogenese

Beim Lipödem, einer Hyperplasie des subkutanen Fettgewebes, findet man eine erhöhte Anzahl von Fettzellen normaler Größe und einen gleichzeitigen Umbau des retikulären Fasergerüstes, welches verklumpt. Zusätzlich zeigt sich reflektorisch eine Elongation und Dilatation der Blutkapillaren im betroffenen Gebiet. Dadurch entsteht zunächst eine geringe Steigerung der Filtrationsrate, das heißt relativ wenig Ödem.

Die Lymphgefäße sind zunächst unauffällig. Es entstehen aber im Laufe der Zeit zunehmend, wegen der initialen Überbelastung dieser Gefäße, mikroaneurysmatische Erweiterungen der Lymphkollektoren und Präkollektoren (Amman-Vesti 2001). Dadurch kommt es zu einer Reduktion des Lymphabtransportes, sodass ab etwa dem 45. Lebensjahr eine zusätzliche Lymphostase entsteht. Durch die Vermehrung der Fettzellen und den daraus entstehenden Druck, sowie durch den späteren fibrotischen Gewebsumbau kommt es zu einer Mitbeteiligung sensibler Fasern. Daraus resultieren Schmerzen. In der Kutis finden sich histologisch keine Veränderungen.

Symptomatik

Beim Lipödem (**Abb. 8.13**) imponiert die Fettanlagerung an bestimmten Stellen, wobei die untere Körperhälfte klar bevorzugt ist. In 30 % der Fälle ist auch der Oberkörper betroffen. Die bevorzugten Lokalisationen sind
- die Region vom Beckenkamm nach distal, lateral mehr als medial;
- manchmal sieht man medial beim Knie einen typischen Fettlappen;
- beim Sprunggelenk kann ein überhängender Fettkragen entstehen;
- der Vorfuß bleibt normal, wodurch auch das Stemmer-Zeichen zunächst negativ ist.
- Bei Befall der oberen Körperhälfte ist der Befall analog.
- Am Oberarm lateral mehr als medial, nach distal abnehmend bis zum Handgelenk.
- Der Thorax ist selten betroffen.

Die veränderte Läppchenstruktur zeigt sich palpatorisch vergleichbar mit subkutanen Styroporkügelchen, die walnussgroß werden können.

Das Lipödem ist immer symmetrisch. Die Haut erscheint sehr fein und zart, ihr Turgor ist etwas reduziert. Oft sind Teleangiektasien zu sehen, es besteht auch eine erhöhte Neigung zu Hämatomen. Es entstehen orthostatische Ödeme, besonders in der zweiten Tageshälfte. Das Lipödem ist zusätzlich schmerzhaft, in der betroffenen Region ist die Schmerzschwelle herabgesetzt, was diagnostisch beim pinching-Test (bei Kneifen von Haut mit Subkutis am Oberschenkel lateral schmerzhafter als medial, Gleiches bei Befall des Unterschenkels) genützt wird. Es wird oft über ein verändertes Temperaturempfinden berichtet. Die Beine werden als heiß angegeben, obwohl sich die Haut kühl anfühlt.

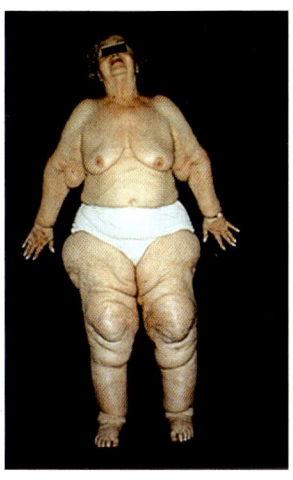

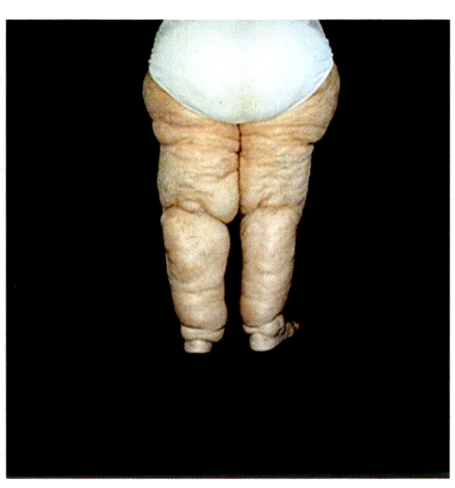

Abb. 8.13 Beim Lipödem imponiert die Fettanlagerung.

Diagnostik und Differenzialdiagnostik

Folgende Checkliste fasst die ärztliche Diagnostik des Lipödems zusammen.

Ärztliche Diagnostik Lipödem

Sonographie	• Septierungen in der Subkutis • Schneegestöber im Schallbild • die Subkutis ist verdickt, gemessen (Ultraschall 7,5MHz Linear) eine Handbreit oberhalb des lateralen Knöchels, mehr als 11 mm
Indirekte Lymphangiographie	• sternförmig ausgefranstes Kontrastmitteldepot • spiralige Kollektoren • kein dermaler Backflow
Lymphszintigraphie	• Normalbefund mit teilweise bis zum etwa 45. LJ erhöhtem Uptake
Klinik	• feine Haut • Nachpendeln des Fettmantels • streng symmetrisch • keine Dellbarkeit • Resistenz gegen Reduktionsdiät
Stemmer-Zeichen	• negativ
Pinching-Test	• paradox (bei Kneifen von Haut mit Subkutis am OS lateral schmerzhafter als medial, Gleiches bei Befall des Unterschenkels)

Weitere Fettverteilungsstörungen sind:
- *Lipodystrophia progressiva, Typ Simmons* auch *Barraquer-Simmons-Syndrom*. Veränderungen der unteren Körperhälfte, ähnlich dem Lipödem, hingegen Fettschwund in der oberen Körperhälfte, Genese unklar.
- *Verteilungsstörung vom Typ „Dickes Bein bei jungen Mädchen" von Hoff*: Dissoziation des Fettbestandes von Ober- und Unterkörper. Zusätzlich wird hier eine hormonelle Regulationsstörung berichtet.
- *Lipomatose nach Günther*: Dabei kommt es zu einer Vermehrung der Fettanteile beschränkt auf bestimmte Körperregionen, sowie Vorkommen mehrerer Lipome.
- *Steatopygie*: Dabei handelt es sich um eine lokale Fettvermehrung im Bereich der Gefäßregion, rassenmäßige Beschränkung.
- *Adipositas circumpelvina*: Symmetrische Fettvermehrung im Bereich der Becken-, Hüft- und Gesäßregion, kein allgemeines Übergewicht.
- *Madelung-Syndrom, Brody-Syndrom, Lipomatosis Launeuss-Pensaude*: Schmerzlose Vermehrung des Unterhautfettgewebes im Bereich von Hals, Nacken-, Schulter- und Interscapularregion, manchmal auch mediastinal, Männer häufiger als Frauen.
- *Adipositas dolorosa, Morbus Dercum*: Schmerzhafte symmetrische Fettansammlung der Beine, oft kombiniert mit allgemeiner Adipositas. Hände, Gesicht und Füße bleiben frei, Polyneuralgien.
- *Adipositas dolorosa Kling*: Große Fettmassen an der Innenseite beider Kniegelenke sowie am Oberschenkel außen.
- *Cellulitis, Pannicolupatia ödemato sklerotica, Curri*: Ödem des Fettgewebes, Zunahme der Fettmasse und Zellgröße, Änderungen der Blutkapillaren, Vermehrung kollagener Fasern.

Therapie

> Beim Lipödem ist die kombinierte physikalische Entstauungstherapie als Erhaltungstherapie indiziert, wobei die besseren Erfolge meist erst ab dem 45. Lebensjahr erzielt werden.

Eine Phase 1-Therapie ist nur selten notwendig. In der Phase 2 liegt die Lymphdrainagefrequenz in der Regel bei wöchentlichen bis 14-tägigen Sitzungen, die Kompression sollte täglich stattfinden. Bei jüngeren Patienten besteht die Möglichkeit der Liposuktion (Fettabsaugung) in TLA (Tumeszenz-Lokal-Anästhesie), wobei auf eine für das Lipödem adaptierte Technik zu achten ist. Präoperativ sind indirekte Lymphographie und Lymphszintigraphie zu empfehlen, um ein Lymphödem auszuschließen. Eine postoperative Kompression und Entstauung ist befristet.

Prognose

Das Lipödem ist zwar zunehmend schmerzhaft, aber an sich eine eher unkomplizierte Erkrankung. Bei Therapieverweigerung kann sie in ein Lymphödem übergehen. Die chirurgische Intervention ist als kausale Therapie zu verstehen.

8.4.3 Zyklisch idiopathisches Ödem/Syndrom (CIS/CIÖ)

Kodierung in der ICD 10 der WHO:
- I 78.8 Dilatation des Plexus pampiniformis, Ektasie des Plexus pampiniformis, erhöhte Durchlässigkeit von Kapillargefäßen → CIS, Erweiterung des Plexus pampiniformis, Kapillaritis, Vergrößerung des Plexus pampiniformis

Epidemiologie

Über diese rezidivierenden Schwellungen am ganzen Körper mit unbekannter Ursache liegen keine genauen Zahlen vor. Es sind nur Frauen betroffen. Das Zyklische Idiopathische Ödem tritt des Öfteren mit dem Lipödem vergesellschaftet auf. Ähnlich den Symptomen des prämenstruellen Syndroms, hat es damit aber nichts zu tun.

Pathogenese

Das zyklisch idiopathische Ödem/Syndrom imponiert durch eine generalisierte Schwellneigung und ist gekennzeichnet durch eine periodisch erhöhte Filtrationsrate. Möglicherweise kommt es auch zu einem Leaking (Auslaufen) der Lymphgefäße. Es liegt eine Erhöhung des Eiweißgehaltes der interstitiellen Flüssigkeit vor, weshalb konsekutiv, wenn auch sehr langsam, eine Induration wie bei einem Lymphödem, aber eben generalisiert, entsteht.

Symptomatik

Beim zyklisch idiopathischen Syndrom besteht eine generalisierte Ödematisierung mit Gewichtsschwankungen von bis zu 5–10 kg. Im Allgemeinen sind diese Gewichtsveränderungen nach oben auf die zweite Zyklushälfte konzentriert. Da es keine technischen objektivierbaren Untersuchungen gibt, bleibt praktisch nur die Anamnese. Aufgrund der sehr langsam entstehenden aber progredienten Fibrosierung wird dies vom Patienten kaum wahrgenommen. Es entsteht mit der Zeit ein festes pralles Gewebe, das oft auch als derbes Bindegewebe bezeichnet wird.

Diagnostik, Therapie und Prognose

Anamnese und klinische Erfahrung sind hier die einzigen Diagnosemöglichkeiten, da es keine technischen Untersuchungsmöglichkeiten gibt.

> Beim zyklisch idiopathischen Syndrom bleibt nur eine Entstauung mit etwa 14-tägigen Lymphdrainagen. Zumindest eine Kompressionsstrumpfversorgung ist empfehlenswert, mehr wird nicht umzusetzen sein.

Das zyklisch idipopathische Syndrom zeichnet sich bei nicht entsprechender Therapie durch eine sehr langsame Fibrosierung aus mit einem sehr späten Übergang in ein Lymphödem.

8.4.4 Weitere Indikationen für die Entstauungstherapie

Lymphödemsonderformen

Nach diesen klassischen Indikationen lymphangiologischer Erkrankungen, die mit der physikalischen Entstauungstherapie zu behandeln sind, gilt es noch einige Sonderformen zu erwähnen.

Lymphostatische Enteropathie

Man spricht von einer *lymphostatischen Enteropathie* wenn aufgrund einer funktionellen oder auch organischen Störung der Abtransport der Lymphe aus dem Bereich von Dick und Dünndarm eingeschränkt ist. Die Ursache liegt meist in einer Hypoplasie der abdominellen Lymphbahnen, aber auch mechanische Verengungen können dafür verantwortlich sein.

Die zentralen Lymphgefäße der Darmwand sind maximal erweitert. Die Darmzotten sind ödematös gequollen und können platzen, worauf eiweißreiche Ödemflüssigkeit ins Darmlumen entweicht. In der Folge entstehen ein lokaler Lymphstau und ein Eiweißmangel mit einem diffusen generalisierten Ödem, auch ein Aszites ist möglich. Die gesamte Fettresorption wird ebenfalls gestört, da die langkettigen Fettsäuren nicht mehr über die Lymphbahnen abtransportiert werden. Es kommt zu Fettstühlen und Diarrhöen. In weiterer Folge kann es zu Ödemen der Gliedmaßen, der Genitalien und auch des Schädels kommen, sowie zu chylösen (milchig trüben) Ergüssen in die Körperhöhlen. Vor allem bei klinisch manifesten primären Lymphödemen ist an eine Mitbeteiligung im Abdomen zu denken.

Therapie: Die ML wird in Form der Bauchtiefendrainage appliziert, immer in Verbindung mit einem atemgymnastischen Programm. Dadurch reduziert man das Lymphödem des Dünndarmes, worauf der Eiweißverlust über den Darm sinkt. Ein genaues Diätprogramm ist einzuhalten, wobei nur Fettformen verwendet werden dürfen, die keine langkettigen Fettsäuren enthalten. Die noch vorhandene, aber sehr geringe Transportkapazität der abdominalen Lymphbahnen wird so besser ausgenützt, da die Chylomikronen nicht mehr abtransportiert werden müssen. Die kurzkettigen Fettsäuren werden über das Darmvenensystem resorbiert und stehen so dem Körper als Energieträger zur Verfügung. Diese Fette tragen die Zusatzbezeichnung m c t.

Lymphangiome und Lymphektasien

Tumorartige benigne Veränderungen der Lymphbahnen wie Lymphangiome und Lymphektasien sind an sich Indikationen für chirurgische Interventionen und *keine* Indikation für die Entstauungstherapie.

Myxödem

Ein weiterer Sonderfall einer Ödemerkrankung ist das Myxödem. Es entsteht, wenn auch bei anderer Kausalität, eine Veränderung des Interstitiums im Sinne einer Fibrosierung. Die interstitielle Flüssigkeit ist muzinös (schleimig) verändert, was zu einer erhöhten Fibroblastenaktivität im Sinne einer gesteigerten Proteoglykansynthese führt. Die Ödeme treten zunächst meist prätibial und später generalisiert auf. Aufgrund der interstitiellen Veränderungen ist eine Indikation für die Entstauungstherapie gegeben, obwohl es sich dabei um eine dynamische Insuffizienz handelt.

Postoperative lymphostatische Zustände

Postoperativ kann es zu lymphostatischen Zuständen durch Irritationen und Durchtrennungen von Lymphbahnen kommen, die meist nach etwa 14 Tagen spontan abheilen, hervorgerufen durch eine Neogenese von Lymphgefäßen.

Unabhängig von der Ursache schließt der menschliche Organismus jede Wunde mit einer Narbenbildung. Je nach Gewebe wird der Defekt, mehr oder weniger dem Vorzustand angeglichen, ausgefüllt. Die Narbenbildung ist eine Funktion des Bindegewebes. Die in die Wunde eindringenden Fibroblasten bilden die Fibrozyten, kollagene Fasern und die Grundsubstanz. Der zunächst lösliche Kollagenanteil wird mit der Zeit in unlösliches Kollagen umgebaut. Gefäße sprießen zusätzlich ein, die sich später wieder zurückbilden. Kommt es zu einer besonders derben wuchernden Narbenbildung, spricht man von einem *Keloid*, dessen typisches Zeichen die breite Basis der Narbe und die Vorwölbung über das Niveau der Umgebungshaut ist.

> *Die ML bewirkt eine Erweichung des Narbengewebes, die Keloidbildung kann dadurch reduziert werden. Der Erfolg der Erweichung tritt auch auf, wenn die Narbe schon über längere Zeit bestanden hat.*

Bei ausgedehnten Narben können die Lymphbahnen derart unterbrochen sein, dass die physiologische Neogenese nicht ausreicht. Diese Unterbrechung kann durch ML beeinflusst werden, weil eine Rekanalisation leichter erreicht wird. Dieser Effekt kann auch nach kosmetischen Operationen sinnvoll eingesetzt werden.

Chronisch Venöse Insuffizienz

Nach den durch Lymphbahnstörungen hervorgerufenen Erkrankungen ist bei den Indikationen für die manuelle Lymphdrainage und die Kompressionstherapie an erster Stelle die Chronisch Venöse

Insuffizienz (CVI) anzuführen. Die Wertigkeit der Behandlungen ist hier anders.

> *Die Kompression ist die Therapie der ersten Wahl, die ML kommt nachgeordnet, da diese Ödemform zu Beginn eine dynamische Insuffizienz darstellt.*

Die durch eine venöse Insuffizienz hervorgerufenen Ödeme sind rein lymphodynamischer Natur. Die Funktion der Venenklappen ist stark reduziert beziehungsweise aufgehoben, wodurch sich der hydrostatische Druck der Blutsäule erhöht, was wiederum einen Rückstau in das Kapillargebiet mit einer leicht erhöhten Filtration bewirkt. Die Reabsorption in den venösen Schenkel ist massiv gestört, hingegen der Abtransport der lymphpflichtigen Last auf dem üblichen Weg zum Angulus venosus ist primär noch nicht gestört, sodass die venöse Fehlleistung noch kompensiert werden kann. Diese Beine sind anfangs noch schlank, mit der Zeit wird aber der Einstrom mehr und kann dann nicht mehr bewältigt werden, da die Kapazität des intakten Lymphgefäßsystems überschritten wird. Es kommt zur Ödembereitschaft und zur zeitweisen Ödembildung. Die Beine sind am Morgen schlank und werden am Abend dicker. Bei einer weiteren Zunahme der Veneninsuffizienz wird dies ein Dauerzustand. Ein dynamisches Ödem ist entstanden. In weiterer Folge kommt es aber zu einer Mitbeteiligung der subfaszialen und später auch der epifaszialen Lymphgefäße, aus der dynamischen Insuffizienz wurde eine mechanische, lymphostatische Insuffizienz. Die reine Kompressionsbehandlung wird um die Entstauungsbehandlung erweitert.

Bei entzündlichen Venenerkrankungen sind auch die begleitenden Lymphbahnen betroffen, es kommt zu einer zusätzlichen Schädigung der Gefäße zunächst einer Dilatation, später zu Obliteration und Fibrosierung. Die volle Transportkapazität kann nicht mehr erreicht werden. Gleiches gilt bei *Wundheilungsstörungen* unterschiedlichster Genese.

Traumatologie

Im Indikationsgebiet Traumatologie wird die Manuelle Lymphdrainage verstärkt in Kombination mit anderen physikalischen Therapiemaßnahmen eingesetzt. Dies soll die ML-Therapie keineswegs herabsetzen, sondern vielmehr den positiven adjuvanten (unterstützenden) Effekt der ML-Therapie betonen. Die Traumatologie war bisher die Domäne der anderen physikalischen Behandlungsmöglichkeiten. Mit der Manuellen Lymphdrainage können durch ihre vielseitigen Wirkungsmechanismen die Gesamtbehandlungszeiten verkürzt werden und dadurch das Therapieziel der Wiederherstellung früher erreicht werden. Bei zahlreichen Indikationen kann aber die Manuelle Lymphdrainage auch alleine eingesetzt werden. Neben einer direkten Schädigung der Lymphbahn durch ein Trauma muss man sich vor Augen halten, dass durch den begleitenden Schmerz die Lymphangiomotorik herabgesetzt ist.

Auch bei Überlastungsreaktionen ist eine adjuvante Behandlung mit Manueller Lymphdrainage sinnvoll und Erfolg versprechend.

Morbus Sudeck, CRPS

In der modernen Literatur wird das von Sudeck erstmals beschriebene Krankheitsbild als „complex regional pain syndrome" (CRPS) bezeichnet. Im Zentrum des Geschehens steht eine lokale Minderdurchblutung, die eine Ernährungsstörung des Gewebes zur Folge hat. Histologisch sieht man eine Weitstellung der peripheren Endstrombahn, während die Arteriolen verengt sind. Die Folge davon ist eine Übersäuerung des Gewebes, die wiederum eine Kapillarwandschädigung mit erhöhter Permeabilität nach sich zieht. Es kommt zu einem verstärkten Flüssigkeitsaustritt ins Gewebe, das Ödem beginnt. Ein erhöhter Sympathikotonus im betroffenen Gebiet ist die Grundursache, der von jeder, auch der kleinsten Gewebsläsion ausgelöst werden kann. Die pathophysikalischen Veränderungen und Symptome treten immer im distalen Bereich der Extremität auf.

Von der früheren beschriebenen Stadieneinteilung ist man heute abgegangen. Man unterscheidet zwischen einer Form ohne direkte nervale Schädigung und mit einer nervlicher Beteiligung (Kausalgie).

Je nach der Symptomatik unterscheidet man heute beim Morbus Sudeck zwischen den in der folgenden Checkliste zusammengefassten drei Symptomgruppen.

Symptomgruppen bei Morbus Sudeck

▪ 1. Autonomer CRPS	▪ Es besteht eine distale Schwellung. ▪ Die Extremität kann hypotherm oder auch hypertherm sein. ▪ Die Schweißsekretion ist erhöht. ▪ Der Schmerz wird meistens als oberflächlich angegeben.

• 2. Motorischer CRPS	• Hier imponiert in erster Linie die aktive Einschränkung der Beweglichkeit. • Die Kraft ist reduziert. • Zusätzlich besteht ein Tremor. • Auch hier wird ein oberflächliches Schmerzbild angegeben.
• 3. Sensorischer CRPS	• Bei dieser Form imponiert ein tiefer spontaner Schmerz. • Es kann sowohl eine Hyper- als auch eine Hypoalgesie bestehen. • Die gesamten Empfindungen sind verändert.

Die Trias der autonomen, motorischen und sensiblen Störungen sind die wichtigsten klinischen Symptome. Als Zusatzdiagnostik ist es manchmal notwendig, die Hauttemperatur zu messen. Ein positiver Ischämietest kann vorliegen. Die technischen Zusatzuntersuchungen zeigen typische Veränderungen im normalen Röntgenbild. Die Strukturveränderungen in der Spongiosa des Knochens sind in der Szintigraphie bereits zu einem früheren Zeitpunkt sichtbar. Das begleitende Knochenmarködem lässt sich am besten mit der Kernspintomographie nachweisen (Kozin 1981).

Ein weitläufiges physikalisches Therapieprogramm wird beim CRPS eingesetzt. Neben einer Sympathikusblockade können auch allgemeine Schmerzmittel eingesetzt werden.

> Der Stellenwert der ML wird bei dieser Erkrankung immer höher. Dabei wird hauptsächlich lokal behandelt.
> Je nach klinischem Erscheinungsbild wird die ML zunächst mit Wärmeentzug oder Wärmetherapie kombiniert.

Eine begleitende Bewegungstherapie muss sehr vorsichtig durchgeführt werden. Ein Übertreiben der Bewegungstherapie kann eine Progredienz hervorrufen.

Rheumatischer Formenkreis

Es handelt sich dabei um Affektionen des Skeletts und seiner Anhangsgebilde wie Gelenke, Muskeln, Sehnen, Bänder, Schleimbeutel, Haut und Fettgewebe. Dabei kommt es zu Schmerzen und Funktionseinschränkungen, ohne dass ein Trauma vorangegangen sein muss. Es handelt sich beim Wort Rheumatismus um keine Diagnose, sondern lediglich um eine Überschrift für eine große Gruppe von Krankheiten. Die rheumatische Erkrankung kann unterschiedlichste Ursachen haben. Vor einer Lymphdrainagetherapie muss aber eine infektiöse Genese ausgeschlossen worden sein.

Die ML wird aufgrund ihrer entstauenden Wirkung eingesetzt, da es bei diesen Krankheiten auch immer Ödeme, manchmal Mikroödeme gibt. Zusätzlich bestehen Schmerzen, die wiederum die Lymphangiomotorik bremsen. Wir haben daher auch bei diesen Krankheitsbildern eine Mitbeteiligung des Lymphgefäßsystems.

Die Lymphdrainage hat aber bekannterweise auch einen direkten schmerzstillenden Effekt über eine reflektorische Wirkung am sympathischen Nervensystem.

Durch diese Schmerzsymptomatik ist die gesamte Bewegung reduziert, was sich in einer mehr oder weniger stark ausgebildeten Muskelatrophie niederschlägt. Dies bewirkt andrerseits eine muskuläre Hypertension, die gerade durch die Manuelle Lymphdrainage effektvoll herabgesetzt werden kann.

Werden rheumatische Erkrankungen mit Manueller Lymphdrainage therapiert, ist davor eine infektiöse Genese auszuschließen.

Einen Sonderfall nimmt hier die *Sklerodermie* ein. Bei dieser Systemerkrankung liegt eine Autoallergie gegen Zellkerne und Kollagenfraktionen vor. Es kommt zu einer perivaskulären, subkutanen und submukösen Fibrosklerose. In der Umgebung der kleinen Gefäße entstehen Ödeme mit Verdickung der Basalmembran und Zunahme der verklumpten kollagenen Fasern. Die Grundsubstanz der Subkutis ist flüssigkeitsärmer als normal, es kommt zu einer Sklerosierung des Bindegewebes.

Die Haut sieht bräunlich verfärbt aus, sie gleicht manchmal glänzendem Pergamentpapier. Es bestehen tastbare Ödeme mit Minderdurchblutung und gestörter Temperaturregulation. Die Elastizität der Haut sinkt ab und zusätzlich kommt es zu einer Verdickung, so dass die Bewegungseinschränkung der Gelenke zunimmt. Die Erkrankung beginnt meistens an den Akren des Körpers wie Nase-, Finger- und Zehenspitzen. Zusätzlich können hyperpigmentierte narbenartige Areale auftreten. Perioral entstehen vermehrt Falten. Es kommt auch zur Austrocknung der Mundschleimhaut. Das Zungenbändchen kann sklerosieren. Die Sklerodermie ist des öfteren mit einer Dupuytren Kontraktur kombiniert.

Die Sklerosierung an den kleinen Blutgefäßen findet sich aber nicht nur im Bindegewebe der Unterhaut, sondern auch in der Muskulatur, im Gastrointestinaltrakt, dem Nervengewebe und anderen Organen.

Je nach dem klinischen Auftreten unterscheiden wir heute drei Stadien der Sklerodermie. Als Stadium I bezeichnet man ein Auftreten der Erkrankung an den Akren bis zum Handgelenk. Breitet sich die Erkrankung weiter zentripetal aus, spricht man vom Stadium II. Bei einer Ausbreitung nach zentrifugal über den ganzen Körper wird vom Stadium III gesprochen. Die manuelle Lymphdrainage soll hier als Ganzkörperbehandlung eingesetzt werden.

8.4.5 Untersuchungs- und Behandlungsbeispiel

Das nachfolgende Fallbeispiel zeigt die Untersuchung und Behandlung eines 37-jährigen, männlichen Patienten mit primärem congenitalem Lymphödem (**Abb. 8.14**).

Fallbeispiel: Primäres congenitales Lymphödem, inguinales Tributargebiet rechts, Stadium L5xV4F5: Patient, männlich, 37 Jahre;

Schwellung im Bereich des Fußes rechts im Alter von 3 Monaten erstmals bemerkt, Therapiebeginn mit zeitweiliger Kompressionsbehandlung, langsame Verschlechterung und Ausbreitung auf gesamte Extremität; bis zum 16. Lebensjahr keine besondere Einschränkung eines normalen kindlichen Lebens;

Mit 16 Jahren erstes Erysipel und Übergreifen auf Genitalregion, Erysipelfrequenz steigend bis zu monatlichen Exazerbationen in den folgenden Jahren.

Mit 24 Jahren erstmals offene Ulzeration am Vorfuß, später auch Unterschenkel, Beginn der Ausbildung von Papillomatosen im distalen Bereich.

Mit 26 Jahren versuchsweise Einlegen einer Drainagefadens von Hüfte bis Sprunggelenk mit nur kurzer Verbesserung der Situation, danach weiter progredienter Verlauf.

Mit 30 Jahren Beginn einer Dauerbehandlung mit kombinierter physikalischer Entstauungstherapie Phase I, 1-2x/Jahr je 14 Tage, dazwischen Phase II mit 2-3 MLD /Woche und Selbstbandagierung,

Mit 32 Jahren Kompressionsstrumpfversorgung mit Hose rechtes Bein Kompressionsklasse IV, linkes Bein Kompressionsklasse 2, verstärkter Zwickel; zusätzlich Bermuda Kompressionsklasse 2, damit konnte Progredienz etwas reduziert werden, aber immer wieder Ulcera am Unterschenkel und Vorfuß, im Rahmen einer stationären Phase I Behandlung Langzeitantibiose mit Clarithromycin; Rückgang der Erysipelfrequenz, zwischen 34. und 37. Lebensjahr kein Erysipel.

Mit 35 Jahren kanalisierende Liposuktion im Bereich des Oberschenkels, Auflockerung des lokalen derben Palpationsbefundes für etwa ein halbes Jahr.

Gewicht 104 kg, Volumen links 8429 ml, rechts 17623 ml

Mit 37 Jahren Gewebsresektion nach Homan am Unterschenkel medial und lateral in 2 Sitzungen, Abtragung von Papillomatosen im Fußbereich.

Präoperatives Volumen 19756ml rechts, postoperatives Volumen 19122 ml

Jetzt, 6 Monate danach, nach wie vor reduzierter Umfang, deutlich gelockertes Gewebe.

Intermittierend MLD 1–2x/Woche, Selbstbandagierung oder Kompressionsstrumpf, zuletzt keine kombinierte physikalische Entstauungstherapie seit 4 Wochen, nur Kompression

Lymphszintigraphie und indirekte Lymphangiographie zeigen völliges Fehlen von Kollektoren am rechten Bein, lediglich ein Leistenlymphknoten, links Normalbefund, intraabdominelle Abflusssituation normal.

Intraoperative Patentblauapplikation in das rechte Bein zeigte einen auf die intrakutanen Gefäße beschränkten Abfluss.

Histologie incl. Immunhisto: subcutanes Fettgewebe normal, strukturlose Hohlräume mit Durchmesser bis 500 μm, verdickte Bindegewebssepten, aber keine fibrot. Veränderungen, nur vereinzelt zarte Lymphgefäße, größere Spalträume endothelzellfrei; in kleinen angedeutete Lymphendothelien, in Hohlräumen feinstrukturiertes Fasergerüst, entsprechend eingetrockneter Grundsubstanz, hoher Proteoglykananteil.

Aktuelle Klinik: Monströses derbes Lymphödem gesamtes rechtes Bein, Skrotalödem, Penisödem, derzeit abgeheilte Ulcera an Unterschenkel und Vorfuß, zahlreiche papillomatöse Veränderungen im gesamten Fußbereich, ekzematöse Effloreszenz an der rechten Wade. Grobe Hautfaltenbildung ist wieder möglich,

Befunde: Volumen rechts 19632 ml, links 8435 ml, Gewicht 110 kg, Hautfaltenindex am Oberschenkel über 5, sonst nicht möglich;

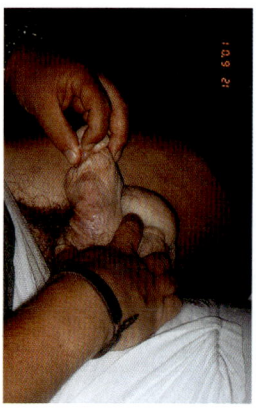

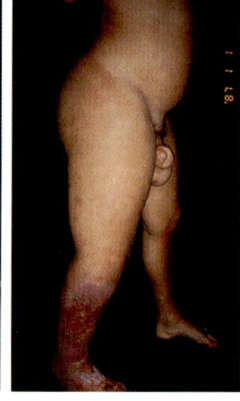

Abb. 8.14 Patient mit deutlich sichtbaren Ödemen im Bereich des rechten Beines und des Penis.

Ulzera abgeheilt trocken, einige Papillomatosen am Fuß sekretbehaftet; besondere Zunahme im Bereich distaler Oberschenkel an den Messpunkten 44 und 48 ein Plus von 4 cm.

Derbe Indurationen am distalen Oberschenkel, aber auch proximal bei Leistenbeuge und Glutealregion, Uterschenkel etwas weicher als vor 6 Monaten.

Therapiekonzept: Intensivierung kombinierter physikalischer Entstauungstherapie , zunächst Phase I, täglich 90 Minuten plus Bandagierung incl. Scrotum und Penis, Unterbauch mit 20cm Langzug und mehrlagig Pads, Beinbandagierung bis zu den Zehen, am Unterschenkel nur Watteunterfütterung am Oberschenkel lateral Pad mit Rillen in Längsrichtung; Schwerpunkt der ML für die nächsten 10 Tage im proximalen/zentralen Bereich.

Behandlung der Halslymphknoten und des Bauches, in diesem Fall mit eingehender Bauchtiefendrainage, kombiniert mit Atemübungen und Zwerchfellatmung, zusätzlich mit Ödemgriffen von gluteal und lateralem proximalem Oberschenkel über Wasserscheide in Richtung Axilla und paravertebral zu Interkostalräumen, aber auch über vertikale Wasserscheide zu kontralat. Leistenlymphknoten. Danach eigentliche Beinbehandlung am Oberschenkel von vorne und hinten, zusätzlich Fibrosegriffe mit erhöhtem Druck; zusätzliche Beinbehandlung links proximaler Oberschenkel; Unterschenkel zunächst nur ansatzweise, reduzierter Druck, anschließend nochmals Oberschenkel mit Pump- und Schöpfgriffen, Beginn der Beinbandagierung, danach abschließende nochmalige Bauchbehandlung.

Literatur

Allen E, Hines E. Lipedema of the legs: A syndrome charcterized by fat legs and orthstetic edema. Pro Staff Mayo Clin. 1940; 15:184–7.

Amman-Vesti BR, Fanzeck UK, Bollinger A. Microlymphatic aneurysms in patients with lipedema. Lymphology. 2001; 34:170–5.

Brenner E, Kröll A, Neuhüttler S, Moriggl B. Morphology of a secondary lymphedema of the leg – a correlative, cross-sectional study. Lymphology. 2004; 37(Suppl.):225–32.

Castenholz A. Zur strukturellen Organisation und Permeabilität der Gewebe. Lymphschranke. Lymphologie in Forschung und Praxis. 1998; 1:7–15.

Ganong WF. Medizinische Physiologie. Auerswald. Springer Verlag; 1972.

Herpertz U. Qualitätssicherung in der Lymphologie. Z Lymphol. 1994; 18:24–30.

Herpertz U. Krankheitsspektrum des Lipödems an einer Lymphologischen Fachklinik – Erscheinungsformen, Mischbilder und Behandlungsmöglichkeiten. Vasomed. 1997; 5: 301–7.

Hutzschenreuter P. Die Wirkung der Manuellen Lymphdrainage bei AVK IIa Stadium. Z. Phys. Med. Baln. Med. Klim. 1988; 17:339.

Hutzschenreuter P. Manuelle Lymphdrainage und die glatte Muskelzelle. In: Aktuelle Beiträge zur Manuellen Lymphdrainage. Heidelberg: Haug; 1994.

International Society of Lymphology. Consensusdocument of the 14th Congress of Lymphology. Washington, J Lymphogy. 1995; 28:113–7.

Kasseroller R. LVF Klassifikation des axillären und inguinalen Tributargebietes, Z Gefässmedizin. 2005; 2 (4): 4–8.

Kozin F, Soin JS, Ryan LM, Carrera F, Wortmann RL. Bone scintigraphy in the reflex sympathetic dystrophy syndrome. Radiology. 1981; 138:437–43.

Kuhnke E. Volumenbestimmung aus Umfangmessungen, Fol.angiologica. Vol XXIV; 7/8, 1976.

Kummer F. Pathogenese des Asthma bronchiale. Der Hausarzt. 1997; 11:6–8.

Kurz I. Lehrbuch der Manuellen Lymphdrainage nach Dr. Vodder. Bd. 2 (6. Aufl.) und 3 (5. Aufl.). Heidelberg: Haug; 1994/1995.

Marshall M, Breu FX. Differential diagnosis of lymphedema, lipedema and phlebedema using high resolution (duplex) ultrasound. Phlebolymphology. 1999; 25: 25–32.

Mislin H. Handbuch der allgemeinen Pathologie. 3. Bd., 6. Teil. Heidelberg: Springer; 1972.

Neuhüttler St. Epidemiologie des Lymphödems. Dissertation. Med. Universität Innsbruck; 2005.

ÖBIG-Studie: Versorgungssituation und Versorgungsbedarf von Lymphödempatienten. Österreichisches Bundesinstitut für Gesundheitswesen. BM für Arbeit Gesundheit und Soziales; 1999.

Pischinger A. Das System der Grundregulation. 9. Aufl. Heidelberg: Haug; 1998.

Schad H. Physiologie der Lymphbildung und Lymphstörung. Phlebologie. 1996; 213–221.

Smith R. Consensusdocument of the American Cancer Society Workshop. Supplement Cancer. 1998; 83:12.

Stemmer R. Ein klassisches Zeichen zur Früherkennung und Differentialdiagnose des Lymphödems. VASA. 1976; 5:261–2.

Wittlinger H u. G. Lehrbuch der Manuellen Lymphdrainage nach Dr. Vodder. Bd. 1. 12. Aufl. Heidelberg: Karl F. Haug Verlag; 1996.

Zöltzer H. Das initiale Lymphendothel ist aktiv an der Lymphbildung beteiligt. Lymphologie in Forschung und Praxis. 2001; 1:7–17.

Übungsfragen zur Massagetherapie

> *Wiederholen und vertiefen Sie die Inhalte und bereiten Sie sich so auf die Prüfung vor.*
> *(Die Seitenzahlen in Klammern nennen Ihnen die Fundstellen für die Antworten.)*

Wie ist die ideale Raumtemperatur für eine Massagebehandlung? (Seite 16)

Nennen Sie Indikationen für Querfriktionen nach Cyriax! (Seite 23)

Was sind Triggerpunkte? (Seite 28)

Warum werden strukturelle Crosslinks im Bindegewebe durch wiederholte Dehnung und Verschiebung des Gewebes abgebaut? (Seite 36)

Beschreiben Sie die Wirkung mechanischer Reize auf die Körperflüssigkeit! (Seite 36)

Mittels Massage ist auf segmentalem Weg eine Schmerzlinderung möglich. Beschreiben Sie die Gate-Control-Theorie! (Seite 39)

Nennen Sie Beispiele für lokale Wirkungen der Massage und für Fernwirkungen! (Seite 43)

Differenzieren Sie Komponenten des Muskeltonus! (Seite 45)

Nennen Sie das Ziel der Befunderhebung vor der Massagetherapie! (Seite 55)

Zählen Sie verschiedene Massagegriffe auf! (Seite 69 ff)

Übungsfragen zur Reflexzonentherapie

> *Wiederholen und vertiefen Sie die Inhalte und bereiten Sie sich so auf die Prüfung vor.*
> *Üben Sie die unterschiedlichen Befund- und Behandlungstechniken in Lerngruppen mit- und aneinander und verbessern Sie so Ihre manuelle Geschicklichkeit.*
> *(Die Seitenzahlen in Klammern nennen Ihnen die Fundstellen für die Antworten.)*

Die Bindegewebsmassage ist eine Reflexzonentherapie. Nennen Sie weitere Reflexzonentherapien. (Seite 98 f)

Warum wird der Begriff Bindegewebs*massage* der Therapie nicht wirklich gerecht? (Seite 100)

Nennen Sie die lateinischen Begriffe für Oberhaut, Lederhaut, Unterhaut, Muskel-/Körperfaszie. (Seite 101)

Was versteht man unter segmentaler Innervation? (Seite 102 f)

Zählen Sie die Aufgaben des vegetativen Nervensystems auf. (Seite 103)

Bei welchem Schmerzphänomen spricht man vom *übertragenen* Schmerz? (Seite 104)

Beschreiben Sie die Rolle des kutiviszeralen Reflexbogens bei der Bindegewebsmassage. (Seite 105)

Die Bindegewebsmassage hat auch lokale Wirkungen. Welche? (Seite 107 f)

Was sind Bindegewebszonen? (Seite 109 f)

Wo liegt die Blasenzone? (Seite 111 f)

Wo liegen die Kopfzonen? (Seite 111 f)

Wie wird die Verschieblichkeit des Bindegewebes untersucht? (Seite 115)

Beschreiben Sie Hauttechnik der Bindegewebsmassage. (Seite 119)

Beschreiben Sie die Unterhaut- und Faszientechnik. (Seite 119)

Nennen Sie mögliche Reaktionen des Patienten auf die Bindegewebsmassage. (Seite 127 f)

Was sind Ausgleichstriche? (Seite 129)

Übungsfragen zur Thermotherapie

> *Wiederholen und vertiefen Sie die Inhalte und bereiten Sie sich so auf die Prüfung vor.*
> *(Die Seitenzahlen in Klammern nennen Ihnen die Fundstellen für die Antworten.)*

Erklären Sie, warum Wärme physikalisch als Bewegungsenergie definiert werden kann. (Seite 151)

Nennen Sie die drei Arten der Wärmeübertragung. (Seite 152)

Erklären Sie den konvektiven Wärmetransport. (Seite 152)

Was besagt das Arndt-Schulz-Gesetz? (Seite 153)

Nennen Sie typische Wirkungen von
a) Kältereizen,
b) Wärme- und Hitzereizen. (Seite 154)

Was versteht man unter Homöostase? (Seite 155 f)

Beschreiben Sie die Mechanismen des Körpers zur
a) Wärmeabgabe,
b) Wärmebildung. (Seite 156)

Nennen Sie Formen der Kälteanwendungen in der Kryotherapie. (Seite 159)

Welche messbaren Wirkungen der Therapie mit Fangopackungen gibt es? (Seite 166)

Was ist eine Paraffinpackung? (Seite 168)

Nennen Sie drei Indikationen für eine Heiße Rolle. (Seite 170)

Übungsfragen zur Hydrotherapie

> *Wiederholen und vertiefen Sie die Inhalte und bereiten Sie sich so auf die Prüfung vor.*
> *(Die Seitenzahlen in Klammern nennen Ihnen die Fundstellen für die Antworten.)*

Definieren Sie den Begriff Hydrotherapie. (Seite 175)

Nennen Sie mindestens 5 Indikationen für den Einsatz von Wasser zu Heilzwecken. (Seite 175)

Was versteht man unter hydrostatischem Druck? (Seite 176)

Was sagt das Archimedische Prinzip? (Seite 177)

Nennen Sie Parameter, die die Reizstärke hydrotherapeutischer Anwendungen bestimmen. (Seite 180 f)

Zählen Sie die Grundformen der Hydrotherapie auf. (Seite 182)

Was sind wärmeentziehende Wickel? (Seite 189)

Nennen Sie Indikationen für wärmeentziehende-Wickel. (Seite 189)

Beschreiben Sie den Unterschied zwischen Flachgüssen und Druckstahlgüssen. (Seite 191 ff)

Wassertreten ist gesund. Welche Tipps zur korrekten Ausführung geben Sie Ihren Patienten? (Seite 203)

Übungsfragen zur Balneotherapie

> *Wiederholen und vertiefen Sie die Inhalte und bereiten Sie sich so auf die Prüfung vor.*
> *(Die Seitenzahlen in Klammern nennen Ihnen die Fundstellen für die Antworten.)*

Warum spricht man bei der Balneotherapie von einer kurortspezifischen Therapie? (Seite 207)

Nennen Sie mindestens 4 Therapiebausteine der Kurortmedizin. (Seite 207)

Was versteht man unter einer Trinkkur? (Seite 211)

Wie wirkt eine Trinkkur mit sulfathaltigem Heilwasser? (Seite 212)

Was versteht man unter einer Inhalationskur? (Seite 212)

Definieren Sie den Begriff Aerosol. (Seite 213)

Nennen Sie natürliche Aerosole. (Seite 213)

Nennen Sie Wirkungen des Solebads. (Seite 220)

Was sind Peloidbäder? Welche Wirkung haben Sie auf die Haut? (Seite 223 f)

Übungsfragen zur Elektrotherapie

> *Wiederholen und vertiefen Sie die Inhalte und bereiten Sie sich so auf die Prüfung vor.*
> *(Die Seitenzahlen in Klammern nennen Ihnen die Fundstellen für die Antworten.)*

Unterscheiden Sie feste und flüssige Leiter. (Seite 231 f)

Definieren Sie Gleichstrom und Wechselstrom. (Seite 234)

Die Wirkung unter den Elektroden ist abhängig von deren Größe.
Vervollständigen Sie: Je kleiner die Elektrode, desto … (Seite 235)

Beschreiben Sie elektrische Phänomene im Körper bei Niederfrequenztherapie. (Seite 236)

Galvanischer Strom ist ein konstanter Gleichstrom. Nennen Sie 5 Wirkungen, die therapeutisch genutzt werden können. (Seite 240)

Beschreiben Sie eine Iontophorese. (Seite 241 f)

Was ist ein Stangerbad? Nennen Sie Indikationen für diese Therapie. (Seite 244)

Was sind diadynamische Ströme? (Seite 247)

Wofür steht TENS? (Seite 248)

Beschreiben Sie eine Schmerzbehandlung mittels TENS. (Seite 248 f)

Nennen Sie mechanische und thermische Wirkungen der Ultraschall-Therapie. (Seite 256)

Mit welcher Intensität werden Muskeln und Gelenke behandelt? (Seite 257)

Welche diagnostischen Aussagen lassen sich mit einer I/T-Kurve machen? (Seite 267)

Sachverzeichnis

A

Abflussbahn 284
Ableitung 129
Abwehrstärkung 203
– Achselund Armbereich 141 ff
Adipositas circumpelvina 301
Adipositas dolorosa 301
Adipositas dolorosa Kling 301
Aerosol 213
Afferenz, noziozeptive, viszerale 104
Akkomodationsquotient 268
Akkomodationsschwellenwert (GTS) 268
Akkomodationswert 266, 268
Akratopegen 215
Akratotherme 215
Aktionspotenzial 236
Akupunkturpunkt 98
Allergie 287
Alveolarraum 212
Amplitudenmodulationsfrequenz 252
Anelektrotonus 241
Angstlösung 50
Abhebeprobe 62
Anion, negativ geladenes 232
Ankopplung
direkte 258 indirekte 259
Ankopplungsform 258
Anode 232
– Vorgang, elektrochemischer 233, 235
– Wirkung, spezielle 235
– Anwendung, hydrotherapeutische s. Hydrotherapie 178
Apl-TENS 249
Arbeitsdruck 285
Archimedisches Prinzip 177
Armzone 50
Armguss 196
Arndt-Schulz-Gesetz 153
Arthritis, rheumatoide 167
ASTE-Rückenlage 134
ASTE-Seitenlage 133
ASTE-Sitz 138 ff
Asthma bronchiale
– HBT-Maßnahme 202
– Lymphdrainage, manuelle (ML) 289
– Reflexzone, Skelettmuskulatur 49
– Reflexzonenbeschallung 259
– Reflexzonentherapie, Bindegewebe 144 ff

Aszendenspunkt 30
Atom 231
Atommodell 231
Auflage 191
Auftrieb, statischer 177
Auftriebwirkung 244
Ausgangsstellung 17 f
Ausgleichsstrich 129
Axonreaktion 37

B

Babymassage 90
Bad
– hydroelektrisches 243
– Kontraindikation 245
– schwefelhaltiges s. Schwefelbad 222
Badedermatitis 208
Badekur 7
– Reaktion 216
Bäderheilkunde s. Balneotherapie 207
Balneologie
– Begriffsbestimmung 207
– Patient, älterer 227
– Stellung 210 f
Balneotherapie 207 ff
– Entwicklung, historische 7 f
– Geschichte 208 f
– Reizstärke 217
– spezielle 218 ff
– Therapiebaustein 207
Bandagematerial 285
Bandagierung 285
Bandagierungsdruck 286
Bauchmassage 81
Bauchlage 18
– Becken- und Beinbereich 134
Behandlungplan, therapeutischer 161
Behandlungsareal 68
Behandlungsfrequenz 253
Behandlungsstrom 253
Beinzone, arterielle 50
Beinwickel 189
Berührungskompetenz 5
Beschallung
– dynamische 258
– semistatische 258
– statische 258
Beschallungsort 258
Beschwerden, postoperative 160
Bewegungsmassage 19
Bewegungssystem
– Reflexzonentherapie 108

– Behandlung 118
– Behandlungsbeispiel 132
– Indikation 108
Bindegewebe
– Anatomie 101
– Flüssigkeitsgehalt, veränderter 109
– Reflexzone 109 f
– Charakteristika 109
– dorsale 106
– 1. Ordnung 109
– Rumpf, dorsaler 110 f
– Teirich-Leube 50 f
Bindegewebsmassage, flächige
– Behandlungsablauf 124 ff
– Prinzip 119
Bindegewebsmassage s. Reflexzonentherapie, Bindegewebe
Bindegewebszone s. Bindegewebe, Reflexzone
Blasenzone 112
Bleistifthaltung 193
Blitzguss 198 f
Blitzguss-Massagebad 200
Blutvolumenverteilung 177
Bodychart, Inspektionsdokumentation 115 f
Bradikinin 35
Brief intens TENS 249
Brody-Syndrom 301
Bronchien 49
Brustguss 196
Brustwickel 188
Bürsten-Massage
– elektrische 245
– manuelle 33 f

C

Cellulitis 301
Chronaxie 268, 270
Chronaxiewert 270
Chronisch venöse Insuffizienz 201
Circulus vitiosus 44
Conventional TENS 248
Courant diphasé fixé (DF) 247
Courant modulé en courtes périodes (CP) 247
Courant modulé en longues périodes (LP) 247
Courant monophasé fixé (MF) 247
Crosslink, pathologisch struktureller 36
CRPS s. Morbus Sudek 304

D

Dämpfe 200
Darm, Reflexzone
– Bindegewebe 50
– Skelettmuskulatur 49
Daumenkreis 282 f
Deep Friction 23 f
Definition, physikalische 151
Dekubituswunde 250
Denkmodell, neues 11 f
Dermatitis, atopische 52
Dermatom 50, 103
Dermis 102
Deszendenzpunkt 31 f
Detonisierung 45 f
– Technik 46
Dezimeterwelle 263
Dezimeterwellenverfahren 263 f
– Dosierung 263
– Temperaturverteilung 262
Diabetes mellitus 292
Dickdarmzone 112
Diffusion 291
Doppelimpuls, monophasischer 251
Drehgriff 284, 286
Dreieck, therapeutisches 269
Dreieckimpuls
– langer 269
– Reizung, galvanische 271
Dreiecksimpulscharakteristik (DIC) 269
Druck
– hydrostatischer 176 f
– kolloidosmotischer 291
– Lymphdrainage, manuelle 25
Druck-Sog-Wirkung 36
Druckstrahlguss 198 f
– Druckunterschied, intraund extravasaler 291
Ductus Thoracicus 289
Dünndarmzone 112
Durchblutungsförderung
– Massage 45
– Strom, galvanischer 240
Durchblutungsstörung, schwere 54
Durchflutungsmöglichkeit
– Stangerbad 244
– TENS-Gerät 249

E

Effekt, piezoelektrischer 259
Effleurage 283
Eigenbehandlung 69
Eingriff, chirurgischer 160
Einhandknetung 74 f

Einhandstreichung 70 f
Einzelimpuls 237
– monophasischer 251
Einziehung 109
Eisbeutel 159
Eiskompresse 159
Eismassage 159
Eisteilbad 159
Eistupfung 159
Elektrode
– differente 235 f
– indifferente 235 f
Elektrodenanlagemöglichkeit
– Iontophorese 242
– TENS-Gerät 249 f
Elektrodenfläche 239
Elektrodenwirkung 235
Elektrodenzwischenlagen 241
Elektrodermatometrie 266
Elektrodermographie 266
Elektrodiagnostik 266 ff
Elektroenzephalogramm (EEG) 266
Elektrogastrographie 266
Elektrohysterographie 266
Elektrokardiogramm (EKG) 266
Elektrokortikographie 266
Elektrolyse 232
– Wirkung 241
Elektromyographie (EMG) 266
Elektronenwechsel 232
Elektrophorese 266
Elektrotherapie 231 ff
– Anwendungsschemata 272 ff
– Entwicklung, historische 8 f
– Grundlage, physikalische 231
– Übungsfragen 312 n
Emser Sole 209
Energie, thermische 155
Entartungsreaktion (EAR) 266 f
Enteropathie, lymphostatische 303
Entmüdung 36
Entspannung 50
Entstauung 47 f
– Technik 48
Entstauungstherapie
– Indikation 302 ff
– physikalische, kombinierte (KPE) 281 ff
Entzündung
– chronische 167
– Massagekontraindikation 54
Entzündungskaskade, biochemische 35
Entzündungsreaktion, nicht infektiöse 36
EPH-Gestose 288
Epidermis 101

Epikondylopathie 245
Ergonomie 16
Erkrankung, orthopädische 160
Erregbarkeitsprüfung
– faradische 266
– galvanische 266
Erregung, myogene 38
Erwärmung, allgemeine 152 f
Erysipel 287
Eu-Peloide s. Lockergestein 165
Extremität
– Funktionsprüfung 67
– Massagetherapie 60
– Umfangmessung 297
– Waschung 183 f

F

Fango 163 ff
– Herkunft 163
– Indikation 167
– italienischer 165
– Kontraindikation 167
– Wirkung 166
Fangopackung 167 f
Fangoparaffin 165
Fangoparaffinpackung 164
Farbfilter 265
Faszie
– Beschaffenheit 65
– Verklebungsauflösung 43
Faszienpalpation 65
Faszientechnik
– Behandlungsablauf 127
– Prinzip 119
Fehlreaktion, hydrotherapeutische 181 f
Fernwirkung 42
Festgestein (Para-Peloide) 165
Fettverteilungsstörung 301
Fieber 54
Fingerfriktion, quere 63
Fingerspitzenknetung 76 f
Flachguss 192
Flachhandstreichung 69 f
Formenkreis, rheumatischer 305
Freiluftinhalation 213
Frequenzbereich 260
Frequenzspektrum 254
Friktion 77
Frühreaktion, sympathische 107
Funktion, vegetative 42
Funktionseinschränkung, posttraumatische 167
Funktionsmassage 19 ff
Fußmassage 87 f
Fußpunkt 268

G

Galvanischer Strom s. Strom, galvanischer 240
Galvano-Tetanus-Schwelle 268
Gammainnervation 37
Ganzpackung 187
Ganzwaschung 183
Gate-Control-Theorie 39
Gefäß
- inneres, Umstimmung 49
- Reflexzonentherapie 146
- Störung 53
Gefäßzone, arterielle 112, 114
Gelenk
- Druckempfindlichkeit 66
- Muskulaturstörung 53
- rheumatisches, entzündliches 161
Gelenkmobilisation 160
Gelenkkreizung 160
Genitalbereich 147
- Bindegewebszonenlage 112
- Massagetherapie 49
- Reflexzonentherapie 147
Gerät, medizinisch-technisches 275
Gerätebuch 275
Geräteeinteilung 275
Geriatrie 53
Gesichtsguss 197
Gewebe
- Befund 66
- Druck, intermittierender 36
- Substanzausschwemmung 36
- Wärmebildung 257
Gewebekonsistenz 59
Gewebsfalte 117 f
Gichtanfall, akuter 160
Gildemeister-Effekt 238
Gleichschall 257
Gleichstrom
- Definition 234
- konstanter 240
- Vorgang, elektrochemischer 233
Gleichstromimpuls 238
Gleichstromtherapie 234 ff
Gleitmittel 16
Gliederwaschung 183
Glutaealregion, dorsale 84
Golgi-Sehnenorgan 39
Grenzstrangganglien 104
Griff 25 f
Grundgesetz, biologisches s. Arndt-Schulz-Gesetz 153
Guss
- Hydrotherapie 191 ff
- Kälteanwendung 159

Gussform 193 ff
Gussraum 192
Gusstechnik 193

H

Hackung 78
Halogenlampe 265
Hals-Schulter-Armregion 89 f
Halswickel 188
Hämatom, frisches 160
Hämatomverletzung 54
Handmassage 83 f
Hand-über-Handstreichung 71
Harkengriff 73
Hartspann s. Muskelverspannung 45
Haut
- Anatomie 101
- Druckempfindlichkeit 66
- Ionenpassage 242
- Verklebungsauflösung 43
Hauterkrankung, entzündliche 54
Hautfaltenindex 296
Hautfaltenmesspunkt 297
Hautfaltenmessung 297 ff
Hautkonsistenz 61 f
Hautoberfläche 59
- Palpation 61
Hautreaktion 128
Hauttechnik
- Behandlungsablauf 120 ff
- Prinzip 119
Hautverklebung 42
- HBT s. Hydround Balneotherapie 175 ff, 207 ff
Head-Zone 105 f
Heißblitz Rücken 199
Heilbad
- künstliches 226 f
- spezielles 218 ff
- Wirkung 216
Heilquelle
- Entstehung 214
- radioaktive 225
Heißluftbehandlung 171
Heilungsprozess 47
Heilwasser 214
- Klassifikation 215
Hemi-Massage 29 f
Hemmung, präsynaptische 107
Heparin 35
Herz, Reflexzone
- Bindegewebe 50
- Skelettmuskulatur 49
Herzinfarkt, akuter 54
Herzinsuffizienz

- Lymphdrainage, manuelle (ML) 288
- Massagekontraindikation 54
Herz-Kreislauf-Belastung 224
Herzschrittmacher 262
Herzzone 113
High frequency-low Intensity TENS 248 f
High voltage Stimulation s. Hochvolt-Strom (HV) 251
Histamin 35
Hitzereiz 154
Hochfrequenz 234
Hochfrequenztherapie 260 ff
- Grundlagen 240
Hochvolt-Strom (HV) 251
Hömöostase
- Definition 155
- thermische 156
Humolithe 164
Hydrosun-Strahler 265
Hydrotherapie 175 ff
- Aspekt, ökologischer 176
- Einsatzmöglichkeit, therapeutische 175
- Entwicklung, historische 7 f
- Fehlreaktion 181 f
- Grundform 182
- Grundlage 175
- Grundregel 182
- Physiologie 178
- Praxis 182 ff
- Reaktionsebene 179 f
- Reizstärke 180
- Hydround Balneotherapie (HBT) 175 ff, 207 ff
Hyperämie
- arterielle 35
- Fango 166
Hyperstimulationsanalgesie 249
Hyperthermietherapie 217
Hypertonie
 arterielle, HBT-Maßnahme 201
- Massagekontraindikation 54
Hypomennorrhoezone 50
Hypothalamus 40
Hypotonie
- arterielle, HBT-Maßnahme 202
- Lymphdrainage, manuelle (ML) 289

I

Immunsystem 42
Impulsdauer, günstigste 268
Impulsform 251
Impulsgalvanisation 246

Impulsschall 257
Induration, beginnende 296
Infektion 287
Infrarotstrahlung 264 f
Inhalationskur 212
Innervation, segmentale 102
Insertionstendopathie 23
Inspektionsdokumentation 115 ff
Insuffizienz
– chronisch venöse 303 f
– dynamische 293
– mechanische 293
Interferenzstrom 252 f
– Entwicklung, historische 9
Interzellularsubstanz 101
Iodbad 226
Ion 232
Ionenpassage 242
Iontophorese 241 f
– Entwicklung, historische 9
– Kontraindikation 243
– Nachteil 242
– Vorteil 242
– Wirkung 241
Ischämie, lokale 44
Ischias-Ausgleichstrich 133
Isothermie 165
I/T-Kurve 269

J

Jost, Thomas 99
Jurafango 165

K

Kaltbad 7
Kältekammer 159
Kältepackung, silikatgelhaltige 159
Kältereiz 154
Kaltluft 158
Kaltreiztherapie 158
Kaltwasseranwendung 158
Katelektrotonus 241
Kathode 232
– Vorgang, elektrochemischer 233, 235
– Wirkung, spezielle 235
Kation, positiv geladenes 232
Keloidbildung
– Lymphdrainage, manuelle 303
– Massage 52
Kiblerfalte 63
Kirchturmimpuls 251
Klatschung 78
Kleinkindmassage 90

Kletterhaltung 193
Klimaheilkunde 208 f
Klimatherapie 209 f
Klopfung 78
Kneipp Sebastian 8
Kneipp-Guss 191 f
Knetung 74 ff
– flächige 76
Kniegelenkstotalendoprothese 272
Kniguss 193
Kniextensionsverbesserung 21
Knöchelstreichung 70
Kohlensäurebad 218
Kohlensäure-Trockenbad 218 f
Kohlrausch, Reflexzone 49
Kollagenose 36
Kollektor 291
Kolonbehandlung 99
Kolonmassage 30 ff
Kombinationstherapie 12
Kompresse 191
Kompression, intermittierende, apparative 287
Kompressionsbehandlung 285
Kompressionsklasse (Kkl) 286
Kompressionsstrumpf 286
Kompressionssyndrom 54
Kompressionsverband 286
Kondensatorfeldmethode 261 f
– Frequenzbereich 260
Kontaktaufnahme 55
Kontraktur 160
Kopfzone 50, 113
Körper
– Phänomen, elektrisches 236
– Wärmereaktion 154 f
Körperdecke
– Anatomie 101
– Schichten 101
Körperkerntemperatur 157
Körperreaktion 154 f
Körperschalentemperatur 157
Körpertemperatur, Regulation 155
Körperwahrnehmung 91
Koxarthrose 89 f
Krebserkrankung 294
Kryogelbeutel 158
Kryotherapie 157 ff
– Fernwirkung 159
– Indikation 159 f
– Kontraindikation 161
– Methode 158
– Wirkung 159 f
Kurkrise 216
Kurortmedizin 207
Kurzwelle 260
Kurzwellenkondensatorfeld 262

Kurzwellenspulenfeld 262
Kurzwellentherapie 261 ff
– Applikator 262
– Elektrodenpositionierung 261
– Kontraindikation 265
– Sicherheitsmaßnahme 262 f
Kurzwellenverfahren s. Kurzwellentherapie
Kurzwickel 188
Kutis 101

L

La Place Gesetz 285
Lagerung 17, 67 f
Lagerungsmaterial 16
Lähmung, schlaffe 271
Längsdurchflutung 244
Langzug 285
Leber-Galle, Reflexzone
– Bindegewebe 50, 113
– Skelettmuskulatur 49
– Leberund Gallererkrankung
– Rolle, heiße 170
– Reflexzonenbeschallung 259
Lehmpackung
– Erkrankung, chronische 161
– kalte 159
Leibwaschung 183
Leiter
– fester 231 f
– flüssiger 232
– Klasseneinteilung 233
Leitfähigkeit
– elektrische 178
– Veränderung 238
Lenden-Becken-Hüftregion 89 f
Lendenregion 79 f
Lendenwickel 188
Leukotriene 35
Licht
– infrarotes 264 f
– sichtbares 264 f
– ultraviolettes 264 f
Lichttherapie 264 f
Limbisches System 40
Ling Per Henrik 7
Lipödem 300 ff
– Diagnostik 301
– Epidemiologie 300
– Klinik 301
– Pathogenese 300
– Prognose 302
– Symphtomatik 300
– Therapie 302
Lipomatose 301
Lipomatosis Launeuss-Pensaude 301
Lockergestein (Eu-Peloide) 165

Lumbalguss, heißer 197 f
Lumboischialgie, chronische 132 f
Lumen 31
– Lungenund Bronchialerkrankung 170
Lungenzone 114
LVF Klassifikation Lymphödem 296
Lymphangiographie
– Lymphödem 295
– Lipödem 301
Lymphangiom 289, 303
Lymphangiomotorik 281
Lymphbahn 290 f
Lymphdrainage, manuelle (ML) 24 f, 281 ff
– Behandlungstechnik 282
– Griff 25 f, 282
– Kontraindikation 287
– Technik 25
Lymphe 290 f
Lymphektasie 303
Lymphfluss 289
Lymphgefäß
– Druckverhältnis 289
– initiales 290 f
– Morphologie 289 f
– Reflexzone 50
– Sicherheitsventil 291
– Topographie 25
Lymphkapillare 290
Lymphknoten 289
Lymphödem
– benignes 294
– Diagnose 298
– Differenzialdiagnose 298
– echtes 294
– Epidemiologie 293 f
– Klinik 298
– LVF-Klassifikation 296
– malignes 294
– Pathogenese 294
– primäres 293
– Prognose 299 f
– sekundäres 293
– Sonographie 299
– Stadieneinteilung 295
– Symptomatik 295
– Therapieoption 299
Lymphödemsonderform 302 ff
Lymphostase 295
Lymphsinus 290
Lymphsystem, Entstauung 47
Lymphszintigraphie
– Lipödem 301
– Lymphödem 298
Lymphtransportmechanismus 291 f

Lymphzeitvolumen 291
Lymphzone 112
Lympodystrophia progressiva 301

M

MacKenzie-Zone 105 f
Madelung-Syndrom 301
Magen
– Reflexzone
– Bindegewebe 50
– Skelettmuskulatur 49
– Reflexzonentherapie 147
Magenstörung 259
Manipulativmassage Dr. Terrier 21
Marnitz-Tiefenmassage 99
Massage 15 ff
– Ausgangsstellung 17 f
– angstlösende 51
– detonisierende 45 f
– entstauende 48
– Entwicklung, historische 6 f
– Heilungsprozess, anregender 47
– hyperämisierende 43 ff
– integrierte 28
– klassische, Kontraindikation 54
– mobilisierende 21
– schmerzlindernde 48 f
– umstimmende 49 f
– Verschieblichkeit 47
Massageform 19 ff
Massagegriff
– Anregung 40
– Wirkkomponente 36 ff
Massagehandgriff 69
Massagemittel 16
Massageraum 15
Massagetechnik 19 ff, 69 ff
Massagetherapie 34
– Anamnese 57
– Befunderhebung 55
– Behandlungsmodalität 56
– Behandlungsplanung 67 ff
– Diagnose 56
– Dokumentation 56
– Ersteindruck 57
– Fallanamnese 58
– Funktionsprüfung 67
– Indikation 51
– Funktionsstörung 52
– Störung, strukturelle 52
– Inspektion, lokale 59
– klassische 15
– Kontraindikation 54 f
– Palpation 59 f

– Durchführung 60
– Symptomatik 56
– Technik 68 f
– Übungsfragen 310 n
– Untersuchung 55 ff
– Durchführung 56
– Wirkkomponente 34 ff
– Wirkung 34, 42 ff
Mastzelle 35
McKenzie-Zone 48 f
Medical Hydrology 207
Medikament
– anionenhaltiges 243
– iontophoresegeeignetes 243
– kationenhaltiges 243
Medikamententransport 241 f
Medizingeräteverordnung 275 f
Meerwasserbad 221 f
Menses 50
Meridian 98
Messplatz, elektrischer 266
Metastasierung 287
Migräne 49
Mikroampere-Reizstrom 248
Mikrowellenverfahren 264
Mittelfrequenz 234, 238
Mittelfrequenz-Interferenzstromtherapie 252 ff
Mittelfrequenztherapie 238 f
Modulationstiefe 254 f
– Optimierung 255
Modulationszeit 254
Mofette 218
Morbus Dercum 301
Morbus Sudeck
– autonomer 304
– Lymphödem 294
– motorischer 305
– Reflexzonentherapie 137 f
– sensorischer 305
– Symptomgruppe 304
Motoneuronen 44 f
Musculus quadriceps femoris 272
Musculus trapezius, hypertoner 273
Muskel, gelähmter
– Dreiecksimpulscharakteristik 269
– Reizung, bipolare 271
Muskelbehandlung, TENS 249
Muskelbindegewebe 47
Muskelfaser 38 f
Muskelfaserriss 23
Muskelfunktionstest 267
Muskelgruppe
– ischiokrurale 21
– schulterblattführende 81

Muskelhypertonus (s. auch Muskelverspannung) 45
– chemisch bedingter 46
– Prüfung 63
– reflektorischer 46
Muskelinnervation 38 f
Muskelkonsistenz 63
Muskelkontraktur 46
Muskelkontrakturlösung 45
Muskellänge 38, 65
Muskelleistung, normale 267
Muskellockerung 22
Muskelreizung 237
Muskelschmerz, Circulus vitiosus 44
Muskelspannung 39
Muskelspindel
– Art, unterschiedliche 38
– Gammainnervation 37
Muskeltonus 45
Muskeltonuserhöhung 160
Muskelverschieblichkeit 46 f
Muskelverspannung 45 f
– Circulus vitiosus 44
– Rolle, heiße 170
Muskulatur
– spastische 161
– Störung
– gelenkbedingte 53
– statisch/dynamisch bedingte 52
– wirbelsäulenbedingte 53
Muskulaturdurchblutung 45
Myogelose 44 f
Myositis ossifikans 47
Myotom 50 f, 103
Myxödem 303

N

Nackenguss, heißer 198
Nähe-Distanz-Verhältnis 5
Narbe
– frische, Unterhauttechnik 143
– Lymphdrainage, manuelle 303
– Massage 252
– Reflexzonentherapie 143
Narbengewebe 303
Natronlauge 241
Nervenfaser 39
Nervensystem
– peripheres 42
– vegetatives 103 f
– Störung 53
– Umstimmung 105
– zentrales 104
Nervus ischiadicus 134
Nervus vagus 104

Neurodermitis 52
Neurologie 53
Niederfrequenz 234, 236
– Frequenzbereich 237
Niederfrequenz-Reizstrom 246 f
Niederfrequenztherapie
– Anwendung 236 f
– Grundlage 236 ff
Nierenzone
– Bindegewebe 114
– Skelettmuskulatur 49
Nullphase 283
Nutzzeit 268

O

Oberguss 197
Oberkörperwaschung 185
Oberschenkel
– Massage 85 f
– Schüttelung 22
Obstipation
– chronische, Rolle, heiße 170
– Reflexzone, Skelettmuskulatur 49
Ödem 293
– idiopathisches, zyklisches 301
– lymphostatisches 293
– Massage 52
– zyklisch idiopathisches (CIÖ) 302
Ödembereitschaft 294
Ödemgriff 26 f
Onkologie 54
Operation 54
Organ, inneres
– Reaktionslage, Umstimmung 49
– Reflexzonentherapie
– Behandlung 118 f
– Behandlungsbeispiel 144 ff
– Steuerung 39
Organfunktion 105
Osmose 291
Oxidation 233

P

Pädiadrie 53
Palpation 60 ff
– Muskeltonusprüfung 63 f
– Reflexzonentherapie 115 f
Palpationstechnik 117
Pankreas
– Reflexzone, Skelettmuskulatur 49
– Reflexzonentherapie, Bindegewebe 147

Pankreaszone 114
Pannicolpatia ödemato sklerotica 301
Pannikulose 52
Paraffinpackung 168 f
Para-Peloide 165
Parasympathikus 40, 104
Parese
– schlaffe 160
– spastische 29
Patient
– älterer 227
Pelithe 163
Peloid 163 ff
– Art 165
– Begriffserklärung 164 f
– Geschichte 163
Peloidbad 223 ff
– Indikation 225
– Kontraindikation 225
– Wirkung 224 f
Periarthropathia humeroscapularis 273
Periostmassage Prof. Vogler 32
Periosttherapie 98
Periostreizung 160
Peronaeusparese 273
Pflaster 191
Physiotherapie, Denkmodell, neues 11 f
Physik 5
Pinching-Test 301 f
Plastizität 164
Plattenelektrode 273
Präkollektor 290 f
Prallkopfvernebler 213
Prostaglandin E2 35
Psychatrie 53
Psychologie 53
Psychosomatik 53
Pumpgriff 26
– Massage 26
– Lymphdrainage, manuelle 282 f
Punkt, linearer 31

Q

Quadrizepsatrophie 272
Quellsediment, schlammartiges 165
Quellung 52
Querdurchflutung 244
Querfriktion Dr. Cyriax 23 f
– Einsatz 45
– Fuß 24
Quergriff 26 f
Querstreichung 71 f
Querzug 283

R

Radonbehandlung 225 f
Random frequency TENS 249
Raum, interstitieller 48
Reabsorption 48
Reaktion
- Definition 153
- paradoxe 105
- spinale 38 f
Reaktionslage, Umstimmung 49
Reaktionstherapie, funktionelle 6
Rechtecksimpulscharakteristik (RIC) 267, 270
Reduktion 233
Reflex
- viszerokutaner 105
- viszeromuskulärer 104
- viszerosomatischer 105
- viszeroviszeraler 104
Reflexaktivität
- parasympathische 40 f
- sympathische 107
Reflexbogen, kutiviszeraler 105
Reflexdystrophie, sympathische 137
Reflextherapie 98
Reflexzone
- Bindegewebe 49, 109 ff
- Skelettmuskulatur 49
Reflexzonenbeschallung 258 f
Reflexzonentherapie 49, 97 ff
- Begriffsbestimmung 97
- Bindegewebe (Bindegewebsmassage) 100 ff
- Befunderhebung 114 ff
- Inspektion 115
- Palpation 115
- Behandlung 118 ff
- Behandlungsaufbau 131 ff
- Behandlungstechnik 119 ff
- Charakteristika 100 f
- Dosierung 119 f
- Fehlreaktion 129
- Geschichte 100
- Indikation 108 f, 117 ff
- Kontraindikation 108 f
- Massage, klassische 49
- Methode 98 ff
- Reaktion 127 ff
- Übersicht 98 f
- Übungsfragen 310 ff n
- Umstimmung 130
- Wirkmechanismus 101
- komplexe 99
- Methode 98 ff
Regelkreis
- Muskellänge 38 f

- Muskelspannung 38
- Regenerations- oder Entmüdungsmassage 22 f
Regulation 153
Reibung 77
Reibungswiderstand 178
Reiz
- adäquater 153
- Definition 153
- elektrischer 236
- thermischer 238
- Wirkung 154
- überschwelliger 237
- unterschwelliger 236
Reizparameter 250
Reiz-Reaktionspunkt 129 f
Reiz-Reaktions-Regulationstherapie (R-R-R-T) 190
Reiz-Reaktions-Therapie 6
Reizschwelle 239
Reizstärkeparameter 180 f
Reizstrom 237
Reiztherapie, funktionelle 5
Reizung
- direkte 237
- indirekte 237
Relaxation, postisometrische (PIR) 20
Rheobase 267 f
Rheumatismus, degenerativer 167
Rheumatologie 158
Rolle, heiße 169 ff
Rotlichtglühlampe 171
Rückenguss 195
Rückenlage 18
Rückenmassage 79
- Behandlungsaufbau 87
Rückenschmerz, chronischer 43
Ruhedruck 285
Ruhepotenzial 236
Rumpfbehandlung 29

S

Sägegriff 73 f
Salzsäure 241
Säuglingsmassage 91
Sauna 162 f
Schenkelguss 194
Schilddrüsenfunktionsstörung 289
Schlamm 165
Schliephake
- Dosierungseinteilung 262
- Elektrode 262
Schluff 164
Schmelzwasseranwendung 158

Schmerz, viszeraler, übertragener 104
Schmerzbehandlung
- Periarthropathia humeroscapularis 274
- Transkutane Elektrische Nervenstimulation (TENS) 248
Schmerzdämpfung 241
Schmerzempfindung 110
Schmerzlinderung
- massagebedingte 35 f
- segmentale 39
- Technik 48 f
Schmerzprovokation 60, 66
Schmerzsyndrom, regionales, komplexes 137
Schneegehen 203
Schneidegefühl 127
Schöpfgriff 26 f
- Lymphdrainage, manuelle 282, 286
- Massage 26 f
Schulterbereich 141 ff
Schultergelenkregion 82
Schuppenflechte 52
Schüttelfrequenz 237
- Stromform, monophasische 246
Schüttelung 22
Schwangerschaft
- Kurzwellentherapie 262
- Reflexzonentherapie 147
Schwefel
- eingeatmeter 223
- kolloidaler 222
Schwefelbad 223
Schwellenwert
- sensibler 239
- motorischer 240
Schwitzbad 7
Segment, Spinalnerv 103
Segmentmassage 98
Segmenttherapie 98
Sehne 44
Sehnenbündel 39 f
Sehnengleitgewebe 47
Sehnenscheide
- Massagewirkung 44
- Verschieblichkeitsverbesserung 47
Seitlage 18
Selbstheilungskraft 5
Sensibilität 60
Serienimpuls 237
Serotonin 35
Shiatsu 98
Sicherheitsventilfunktion 292
Sigmapunkt 31
Signalübertragung

– cholinerge 104
– trophotrope 104
Siltstein 164
Simultanverfahren, Ultraschall/Reizstrom 260
Sitzbehandlung 18
Skelettmuskulatur 49
Sklerodermie 305 f
– Fango 167
– Lymphdrainage, manuelle 306
– Massage 52
Sklerotom 103
Solebad 220
– Indikation 221
– Kontraindikation 221
– Wirkung 220
Solebewegungsbad 221
Sonographie
– Lipödem 300
– Lymphödem 298 f
Sorptionseigenschaft 166
Sozialkompetenz 5
Spasmus, elektrogener 46
Spastik 160
Spätreaktion, parasympathische 107
Spinalnerv 103
Spondylitis ankylosierende 167
Sportmassage 22
Sportphysiotherapie 10
Spulenfeld-Kurzwellentherapie 9
Spulenfeldmethode 261 ff
Stäbchen-Massage 33
Stangerbad 244 f
Starling Gleichgewicht 291
Steatopygie 301
Stellglied 156
Stemmer-Zeichen
– Lipödem 301
– Lymphödem 298
Stickstoffgas 158 f
Stoffwechselprodukt 36
Stoffwechselsituation 43 ff
Strahlenfeldmethode 261
Strahlung, ultraviolette 265
Streichung 69 ff
– kreisförmige 72
– zirkulierende 72
Strichführung
– Achsel-Schulter-Armbereich 141 ff
– Becken und Beinbereich 133 ff
– Heißblitz Rücken 199
– Rückenbereich 135 ff
Strom
– diadynamischer 9, 247
– galvanischer 240 f

– Anwendung 241 ff
– Wirkung 240 f
– neofaradischer 246
Stromform
– diadynamische 247 f
– Grundlage, elektrophysikalische 234 ff
– Temperaturverteilung 262
Stromstärke 239
Stromstärke I/Reizzeit T 267
Stromstärkeerhöhung 253 f
Stromübergang 232
Subkutis 102
Summation 238
Sympathikus 104
– Dämpfung 40
Syndrom, zyklisch idiopathisches (CIS) 302
System, endokrines 42

T

Taulaufen 203
Teilbad, hydroelektrisches 244
Teirich-Leube, Reflexzone 49
Temperaturempfindung 154
Tendomyose, hypertone s. Muskelverspannung 45
Tendopathie 23
Tendosynovitis 23
TENS-Therapie s. Transkutane Elektrische Nervenstimulation
Terminus 291
Terrier Dr. Manipulativmassage 21 f
Thalassotherapie 207
Therapeut 17
Therapie, physikalische 5 ff
– befundgerechte 11 f
– Begriffserklärung 5
– Bereich 10
– Entwicklung, historische 6
Therme 215
Thermoregulation 156
– Regelkreis 157
Thermotherapie 151 ff
– Wasser s. Hydrotherapie 178
Thixotropie 281
Thorax 298
Thrombophlebitis 54
Thrombose
– Lymphdrainage, manuelle 288
– Massagekontraindikation 54
Tiefenmassage 99
Tonusregulation 241
Tonussenkung 273
Torf 165
Toxoplasmose 287

Trachea 49
Traditionelle Chinesische Medizin (TCM) 98
Trägerfrequenz, mittelfrequente 253
Trainingsmassage 22
Transfertechnik 17 f
Transkutane Elektrische Nervenstimulation (TENS) 248 ff
– Entwicklung, historische 9
– Indikation 250
– Kontraindikation 251
– Muskelbehandlung 249
– Periarthropathia humeroscapularis 274
– Schmerzbehandlung 248
– Vorteil 250
Transport, aktiver 291
Traumatologie
– Kryotherapie 158
– Lymphdrainage, manuelle 304
Tributargebiet 296
– lymphologisches 290
Triggerpunkt 5 f, 44 f
Triggerpunkt-Behandlung 160
Triggerpunktentwicklung 44
Triggerpunktmassage 28
Trinkkur 7, 213 f
Tuberkulose 287
Tuina 98
Tumorerkrankung 54

U

Überaktivität
– parasympathische 105
– sympathische 105
Überwärmeguss 197 f
Ulcus cruris 250
Ultrareizstrom 246
– Entwicklung, historische 9
Ultraschallgel 258
Ultraschallkopf
– Führung 258
– Schnitt 256
Ultraschall-Therapie 256
– Dosierung 257
– Kontraindikation 259 f
– Wirkung 256
Ultraschallvernebler 213
Umstellung, physiologische 154
Umstimmung
– Nervensystem, vegetatives 105
– Reaktionslage 49 f
Unterarm 83
Unterguss 194

Unterhaut 43
Unterhautfaszienstrich 74
Unterhautmassage
- Behandlungsablauf 123
- Prinzip 119
Unterhauttechnik
- Narbe, frische 143
- Reflexzonentherapie 126
- Behandlungsaufbau 132
- Prinzip 119
Unterkörperwaschung 185
Unterleibsbeschwerde 170
Unterschenkel 87
Unterwassermassage 32 f

V

Vakuumelektrode 273
Vakuum-Massage 33
Valleix-Druckpunkt 134
Varus-Inversionstrauma 23
Vektortechnik 254
Venenentstauung 47
Venen-Lymphgefäßzone 50
Verdauungsorgan 146
Verhalten
- Störung 53
- Therapeut 17
Verklebung 43
Verklebungsprophylaxe 47
Verletzung
- kapsuläre 23
- Kryotherapie 160
- muskuläre 23
Verschieben, flächiges 116
Verschiebeschicht, tiefe 116 f
Verschieblichkeit
- veränderte 110
- verbesserte 47
Verschieblichkeitstest 62
Verschlebung 76
Verschlusskrankheit
- arterielle
- Lymphdrainage, manuelle 288
- periphere, HBT-Maßnahme 201 f
Verstopfung 50
Verteilungsstörung 301
Vierpolmethode 252
Viskosität 178
Vodderscher Grundgedanke 282
Vogler
- Kolonbehandlung 99
- Kolonmassage 30 ff
Vollguss 195
Volumenmessung, optoelektronische 298
Vorbereitungsmassage 22

Vorgang, elektrochemischer 233
Vorwettkampfmassage 22
Vulkanit-Fango 165

W

Wadenwickel 189
Warmbad 7
Wärme 151
Wärmeabgabe 156
Wärmebildung 156
- Ultraschall-Therapie 257
Wärmedosis-Rate 151
Wärmeenergie-Berechnung 153 f
Wärmekapazität 152 f
- Peloide 164
Wärmeleitfähigkeit 152
- Peloide 165
Wärmeleitvermögen 152
Wärmeleitzahl 152
Wärmemitführung 152
Wärmeproduktion 156
Wärmeregulation
- chemische 156 f
- physikalische 156 f
Wärmereiz 154 f
Wärmetherapie 162 ff
Wärmetransport, konvektiver 152
Wärmeübertragung 152
Waschung 183 ff
- Anwendung, praktische 184
- Behandlungstechnik 185
- Kälteanwendung 159
- Wirkung 184
Wasser 175 f
- Eigenschaft 176 f
- iodhaltiges 226
- radioaktives 225
Wasseranwendung 203
Wasserkur 8
Wasserscheide, lymphologische 290
Wasserstoff-Brücke 37
Wassertreten 203
Wechselarmguss 196
Wechselbrustguss 196
Wechselknieguss 194
Wechseloberguss 197
Wechselrückenguss 195
Wechselschenkelguss 194
Wechselstrom 238
- mittelfrequenter 238
- technischer 247
Wechselunterguss 195
Wechselvollguss 196
Wedensky-Hemmung 238 f
Weichgummielektrode 262

Weichteiltechnik 19 ff
- lumbale 20
Wellenlängenbereich 264 f
Wellness 10
Wickel 187 ff
- kalter 159
- schweißtreibender 190
- wärmeentziehender 189 f
- wärmeproduzierender 189 f
- wärmezuführender 190
- Wirkung 190 f
Wickelform 187 ff
Wickeltechnik 187
Wickeltuch 187
Wirbelsäule
- Beschwerdeursache 66
- Funktionsprüfung 67
- Muskulaturstörung 53
Wirkkomponente
- biochemische 34 f
- Massagetherapie 34 ff
- mechanische 36
- neurale 37
Wirkort 108 f
Wirkort-Wechselwirkung 147
Wirkung
- chemische 243
- elektrolytische 241
- Gleichstromtherapie 235 f
- hydrostatische 243 f
- lokale
- Massagetherapie 42 f
- Reflexzonentherapie 107 f
- mechanische 256
- reflektorische 105
- Skelettmuskulatur 44
- Strom, galvanischer 240
- thermische 243
- Ultraschall-Therpie 256
Wochenbett 147
Wundbehandlung 250
Wunde
- Massage 52
- offene 54
- postoperative 250
Wundheilungsstörung 304

Z

Zehenödem 295
Zelle 101
Zirkelpunkt 31
Zuckungsablauf 266
Zugreiz
- Bindegewebe 120
- geringer 107
Zusatzelektrode 244
Zustand

– lymphostatischer, postoperativer 303
– posttraumatischer 160
Zweihandknetung 75 f
Zweihandstreichung 71
Zweipolmethode 252
Zwischenwettkampfmassage 22

>> Bewegung verstehen!

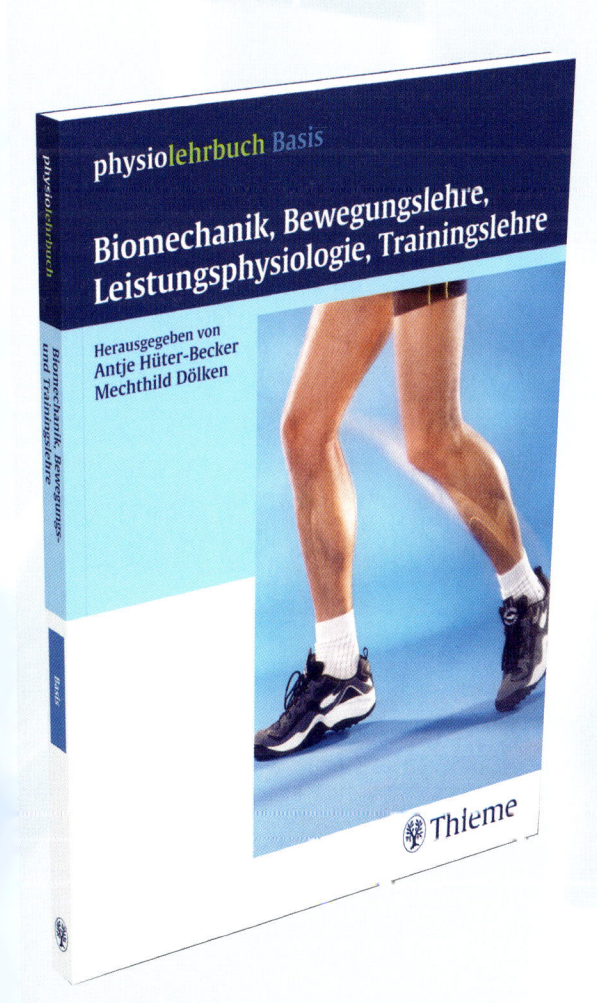

physiolehrbuch Basis

Biomechanik, Bewegungslehre, Leistungsphysiologie, Trainingslehre

Herausgegeben von
Antje Hüter-Becker
Mechthild Dölken

> Ideale Kombination von aufeinander aufbauenden Fächern

> Wirkung der Kräfte auf das Bewegungssystem

> Gesetzmäßigkeiten der Kinematik

> **Leistungsphysiologie** als weitere Grundlage der Trainingslehre integriert

> Trainingsprinzipien und Training der motorischen Grundeigenschaften

Biomechanik, Bewegungslehre, Leistungsphysiologie, Trainingslehre
Hüter-Becker/Dölken (Hrsg.)
2004. 340 S., 331 Abb., 23 Tab., kart.
ISBN-10: 3 13 136861 6
ISBN-13: 978 3 13 136861 4
€ [D]32,95

Georg Thieme Verlag KG, Sitz u. Handelsregister Stuttgart, HRA 3499, phG: Dr. A. Hauff
Preisänderungen und Irrtümer vorbehalten. €-Preise gültig in Deutschland. Zzgl. Versandkosten.

Ihre Bestellmöglichkeiten:

- Telefonbestellung: 07 11/89 31-900
- (FAX) Faxbestellung: 07 11/89 31-901
- @ Kundenservice @thieme.de
- www.thieme.de

Thieme